# 小儿麻醉临床案例手册

# CLINICAL PEDIATRIC ANESTHESIA
## A CASE-BASED HANDBOOK

主编　Kenneth R. Goldschneider

　　　Andrew J. Davidson

　　　Eric P. Wittkugel

　　　Adarm V. Skinner

主译　连庆泉　上官王宁

主审　吴军正

U0390915

人民卫生出版社

# 小儿麻醉临床案例手册

主　　译　　连庆泉　上官王宁

编译秘书　　时亚平

译　　者　　（按姓氏笔画排序）

上官王宁　温州医科大学附属第二医院育英儿童医院

王　炫　　复旦大学附属儿科医院

左云霞　　四川大学华西医院

叶　茂　　重庆医科大学附属儿童医院

叶雪飞　　温州医科大学附属第二医院育英儿童医院

向　强　　武汉市儿童医院

向桂芳　　华中科技大学同济医学院附属同济医院

刘华程　　温州医科大学附属第二医院育英儿童医院

连庆泉　　温州医科大学附属第二医院育英儿童医院

宋兴荣　　广州市妇女儿童医疗中心

张马忠　　上海交通大学医学院附属上海儿童医学中心

张建敏　　首都医科大学附属北京儿童医院

胡智勇　　浙江大学医学院附属儿童医院

姜丽华　　郑州大学第三附属医院

晏馥霞　　中国医学科学院阜外医院

主　　审　　吴军正（Junzheng Wu, MD, PhD）美国辛辛那提儿童医院

人民卫生出版社

小儿麻醉临床案例手册

**图书在版编目（CIP）数据**

小儿麻醉临床案例手册 /（美）肯尼斯·R. 戈德施奈德主编；连庆泉，上官王宁主译 .—北京：人民卫生出版社，2016
ISBN 978-7-117-23496-2

Ⅰ.①小… Ⅱ.①肯… ②连… ③上… Ⅲ.①儿科学 - 麻醉学 - 案例 - 手册 Ⅳ. ① R726. 14-62

中国版本图书馆CIP数据核字（2016）第 244891 号

| 人卫智网 | www.ipmph.com | 医学教育、学术、考试、健康， |
| | | 购书智慧智能综合服务平台 |
| 人卫官网 | www.pmph.com | 人卫官方资讯发布平台 |

图字号：01-2014-7713

**小儿麻醉临床案例手册**

主　　译：连庆泉　上官王宁
出版发行：人民卫生出版社（中继线 010-59780011）
地　　址：北京市朝阳区潘家园南里 19 号
邮　　编：100021
E - mail：pmph @ pmph.com
购书热线：010-59787592　010-59787584　010-65264830
印　　刷：北京京华虎彩印刷有限公司
经　　销：新华书店
开　　本：850×1168　　1/32　印张：21
字　　数：526 千字
版　　次：2016 年 12 月第 1 版　2018 年 9 月第 1 版第 3 次印刷
标准书号：ISBN 978-7-117-23496-2/R · 23497
定　　价：90.00 元

打击盗版举报电话：010-59787491　E-mail：WQ @ pmph.com
（凡属印装质量问题请与本社市场营销中心联系退换）

# 前言: 如何使用这本书
## ROBERT McDOUGALL

  基于病例的学习和教学已经在临床麻醉学中用了很多年。本书使用案例演示来帮助读者学习小儿麻醉的各种实践问题。这本书与基于内容的格式组织的传统教科书形成了鲜明的对照和差异。本书的目标人群是那些已经对小儿麻醉有所了解并且想要更深入地认识小儿麻醉临床实践的人。这些人包括但不仅限于技术人员、护士、麻醉护士、医科学生、初级医师、住院医师、专科培训医师以及麻醉学者。最好使用它来作为准备考试的入门书或工具。虽然本书不是作为一本参考书或告诉你"如何去做"的指南,它还是可以为麻醉实施者考虑对一些特殊病例如何进行麻醉准备提供帮助。

  下面的注解解释了这本书能如何用来帮助读者学习小儿麻醉的原则和实践。

  基于病例的学习和教学是通过鼓励读者考虑如何解决面对的病例情况,以达到提高获取知识和临床决策的能力。这种在学习过程中积极地参与,提升更高的学习水平,分析、综合推理和评估,而不是简单的"吸收"现有的知识。

  这本书的每一章包含了一个与该章标题有关的案例报告。每一章都有学习目标引发的每个报告的讨论。贯穿案例报告的黑体字里有关键词。请注意这些关键词:它们是有意识地与案例中的观点联系起来,并在文章中进行解释,还可以帮助回答作者提出的问题。讨论是以问答的形式体现,这种形式会帮助学习者达到学习目标。这些章节还包括一些重要观点的参考文献并建议更进一步的阅读。

读者应该把每个案例想成一个"模拟"案例,在阅读(学习)目标和案例报告之后,决定怎样管理案例。对于独自学习的读者来说,我们推荐把自己的想法写下来。如果以两个或更多的人组成一个小组的方式进行病例讨论学习,这样就会更有成效。团队成员能轮流问另一个人问题,允许成员对文章中的说明进行分享之前,先仔细思考自己的答案。

**如何在讨论部分设置最佳提问?**

在读所提问题的答案之前,读者应该考虑自己的答案或在团队中进行讨论。读者的答案不是在管理上的"最后定论"。在章节中描述的麻醉计划是基于文献中的证据以及作者们的经验。在任何既定的形势下,经常会有几个可以接受的途径。当各种不同的但都是适宜的选择被呈现出来时,它们的优点和劣势也会被讨论。实际上,越有经验的从业者可能会不同意列出来的答案。这些持不同看法的人会通过考虑为什么会意见不同并讨论不同的途径或推理而从中获益。

在每章的最后问问你自己,"我达到我的学习目标了吗?如果没有(达到),那么为什么没有?有没有一本参考书可以澄清一个观点或者提高我的理解能力?"

本书旨在作为一本帮助思考和做决定的指南。它的意图不是作为一本详尽的参考工具书。作为这样的一本指南,在每一章的结尾都有参考书名单。最前面的几本参考书已经被作者确认为信息量特别丰富,这些参考书已经被注解。其他参考书名单也已经列出,以满足追寻特定的副主题的需求。因此,当文中引用特别的资料时,其来源会被这样方便的辨认。总的来说,所提供的参考书和进一步阅读的建议会帮助学生加深对相关主题的进一步的探索,而且可能帮助读者达到与作者预先设想不同的目标。

临床实践中遇到的问题需要根据现有的证据制订应对之策,而面试委员会的考官会问相似的、但是假定的问题。实际上,大多数麻醉考试包含案例相关问题的案例报告。这本书里的案例对准备考试可提供理想的帮助。

总之,思考案例并且设法回答问题。请独自一人或和他人一起来学习和享受这本书吧。

(刘华程 译)

# 致　谢

什么有价值的项目是独立完成的？面对如此多的困难，如果没有一群杰出优秀的人提供支持和帮助，这本书将不会问世。

我们感谢那些提供帮助使得这本书顺利出版的人。

来自皇家儿童医院的Gillian Ormond医师：您被招募进这个团队并很好地参与到这个过程，您的组织技巧和支持是无价之宝。我们对您的帮助深表感谢。

牛津大学出版社的Staci Hou：感谢您的支持和容忍一些不可避免但是无意的延误，以及对一些细节的把握。

所有参编的作者：感谢你们乐意奉献你们的专业知识，你们代表了小儿麻醉教学领域的最高水平。对此我们表示最衷心的感谢……

Kim Wittkugel, Jen Goldschneider, Sophie Davidson和Gerry Skinner：感谢你们的耐心和鼓励。

# 参 编 人 员

**Lori A. Aronson**, 医学博士
副教授, 临床麻醉和小儿科
辛辛那提儿童医院医疗中心
辛辛那提大学, 医学院
辛辛那提, 俄亥俄州
章节: 第九章、第十一章、第二十七章、第四十七章、第四十八章、第四十九章

**Anne C. Boat**, 医学博士
助理教授, 临床麻醉和小儿科
主任, 胎儿麻醉
辛辛那提儿童医院医疗中心
辛辛那提大学, 医学院
辛辛那提, 俄亥俄州
章节: 第五十五章、第五十六章

**Lindy Cass**, 内外全科医学士, 澳大利亚及新西兰麻醉科医学院院士
麻醉和疼痛管理部
皇家儿童医院
维多利亚, 澳大利亚
章节: 第二十章

George Chalkiadis,内外全科医学士,澳大利亚及新西兰麻醉科医学院院士,澳大利亚及新西兰麻醉学院疼痛医学奖学金（获得者）
麻醉和疼痛管理部
临床副教授
皇家儿童医院
维多利亚,澳大利亚
章节: 第五十九章、第六十七章

Vidya Chidambaran,医学博士,内外全科医学士
助理教授,临床麻醉和小儿科
辛辛那提儿童医院医疗中心
辛辛那提大学,医学院
辛辛那提,俄亥俄州
章节: 第十三章、第五十章

Jason Chou,内外全科医学士,澳大利亚及新西兰麻醉科医学院院士,澳大利亚及新西兰麻醉学院疼痛医学奖学金（获奖者）
麻醉和疼痛管理部
皇家儿童医院
维多利亚,澳大利亚
章节: 第五十九章

Michael Clifford,内外全科医学学士,澳大利亚及新西兰麻醉科医学院院士,临床超声认证
麻醉和疼痛管理部
皇家儿童医院

维多利亚,澳大利亚

章节: 第三十章

**Gillian Derrick,** 医学科学学士,医学士,英国皇家学院麻醉科

儿科顾问麻醉医师

临床服务主任

专业服务高级职员

伯明翰儿童医院

伯明翰,英国

章节: 第二十七章

**Charles B. Eastwood,** 医学博士

助理教授,临床麻醉和小儿科

辛辛那提儿童医院医疗中心

辛辛那提大学,医学院

辛辛那提,俄亥俄州

章节: 第五十七章、第六十八章

**Britt Fraser,** 内外全科医学士,澳大利亚及新西兰麻醉科医学院院士

麻醉及急性疼痛管理部

吉朗医院

维多利亚,澳大利亚

章节: 第四章

**Geoff Frawley,** 理科学士,内外全科医学士,澳大利亚及新西兰麻醉科医学院院士,诊断和卫生管理文凭

麻醉及急性疼痛管理部
临床副教授
皇家儿童医院
维多利亚,澳大利亚
章节: 第五十二章、;第六十四章


**Nancy S. Hagerman**,医学博士
助理教授,临床麻醉和小儿科
中心主任,门诊手术及麻醉准备
咨询门诊
辛辛那提儿童医院医疗中心
辛辛那提大学,医学院
辛辛那提,俄亥俄州
章节: 第一章、第七章


**Elizabeth A. Hein**,医学博士
助理教授,临床麻醉和儿科
辛辛那提儿童医院医疗中心
辛辛那提大学,医学院
辛辛那提,俄亥俄州
章节: 第十五章、第十七章


**Liana G. Hosu**,医学博士
助理教授,临床麻醉和儿科
辛辛那提儿童医院医疗中心
辛辛那提大学,医学院
辛辛那提,俄亥俄州
章节: 第九章、第四十八章

**Peter Howe,**内外全科医学士,澳大利亚及新西兰麻醉科医学院院士

麻醉及疼痛管理部

皇家儿童医院

维多利亚,澳大利亚

章节: 第十六章、第二十八章

**George K. Istaphanous,** 医学博士

助理教授,临床麻醉和儿科

主任,神经外科手术麻醉

辛辛那提儿童医院医疗中心

辛辛那提大学,医学院

辛辛那提,俄亥俄州

章节: 第三十五章

**J. Fay Jou,** 医学博士

助理教授,临床麻醉和儿科

辛辛那提儿童医院医疗中心

辛辛那提大学,医学院

辛辛那提,俄亥俄州

章节: 第三十六章、第四十九章

**Michael J. Kibelbek,** 医学博士

助理教授,临床麻醉和儿科

辛辛那提儿童医院医疗中心

辛辛那提大学,医学院

辛辛那提,俄亥俄州

章节: 第十一章

**Matthias W. König,** 医学博士
助理教授,临床麻醉和儿科
辛辛那提儿童医院医疗中心
辛辛那提大学,医学院
辛辛那提,俄亥俄州
章节: 第二十三章、第三十七章、第三十八章

**Renee Nierman Kreeger,** 医学博士
助理教授,临床麻醉和儿科
辛辛那提儿童医院医疗中心
辛辛那提大学,医学院
辛辛那提,俄亥俄州
章节: 第三十二章、第六十三章

**C. Dean Kurth,** 医学博士
主任,麻醉科
教授,临床麻醉和儿科
辛辛那提儿童医院医疗中心
辛辛那提大学,医学院
辛辛那提,俄亥俄州
章节: 第十九章、第六十九章

**Gillian R. Lauder,** 爱尔兰国立大学内外全科医学士,英国皇家麻醉科医学院院士,加拿大皇家内科医学院麻醉科院士
麻醉科,英属哥伦比亚省儿童医院
温哥华,英属哥伦比亚,加拿大
章节: 第六十一章

**Jerrold Lerman,** 艺术与科学学院学士,医学博士,加拿大皇家内科医学院麻醉科院士,澳大利亚及新西兰麻醉科医学院院士

麻醉科

麻醉学临床教授

布法罗妇女儿童医院

布法罗,纽约

章节:第七十章

**Erica P. Lin,** 医学博士

助理教授,临床麻醉和儿科

辛辛那提儿童医院医疗中心

辛辛那提大学,医学院

辛辛那提,俄亥俄州

章节:第三十三章、第六十二章

**Andreas W. Loepke,** 医学博士,研究型博士

助理教授,临床麻醉和儿科

辛辛那提儿童医院医疗中心

辛辛那提大学,医学院

辛辛那提,俄亥俄州

章节:第三十三章、第三十五章

**Mohamed A. Mahmoud,** 医学博士

助理教授,临床麻醉和儿科

主任,放射科麻醉和镇静

辛辛那提儿童医院医疗中心

辛辛那提大学,医学院

辛辛那提,俄亥俄州

章节: 第十章、第三十七章、第三十八章、第四十四章

**Judith O. Margolis,**医学博士,公共卫生学硕士

助理教授,临床麻醉和儿科

辛辛那提儿童医院医疗中心

辛辛那提大学,医学院

辛辛那提,俄亥俄州

章节: 第十五章、第三十六章

**David Martin,**医学博士

专科住院医师,儿麻醉

辛辛那提儿童医院医疗中心

辛辛那提大学,医学院

辛辛那提,俄亥俄州

章节: 第二十一章

**Nicholas Martin,**内外全科医学士,英国皇家麻醉科医学院院士,澳大利亚及新西兰麻醉科医学院院士

麻醉及疼痛管理部

皇家儿童医院

维多利亚,澳大利亚

章节: 第三十四章

**Dugald McAdam,**内外全科医学士,澳大利亚及新西兰麻醉科医学院院士

麻醉及疼痛管理部

皇家儿童医院

维多利亚,澳大利亚
章节: 第五十一章

**John J. McAuliffe,Ⅲ** 医学博士,工商管理硕士
副教授,临床麻醉和儿科
主任,神经生物学部
辛辛那提儿童医院医疗中心
辛辛那提大学,医学院
辛辛那提,俄亥俄州
章节: 第十章、第二十三章、第三十七章

**Robert McDougall,**内外全科医学士,澳大利亚及新西兰麻
醉科医学院院士
麻醉及疼痛管理部
临床副教授
皇家儿童医院
维多利亚,澳大利亚
章节: 介绍: 如何使用这本书、第二十五章、第二十六章

**Rebecca McIntyre,**内外全科医学士,澳大利亚及新西兰麻
醉科医学院院士
麻醉及疼痛管理部
皇家儿童医院
维多利亚,澳大利亚
章节: 第四十一章

**Ian McKenzie,**内外全科医学士,皇家妇产科学会文凭,澳
大利亚及新西兰麻醉科医学院院士

麻醉及疼痛管理部
主任,麻醉及疼痛管理部
皇家儿童医院
维多利亚,澳大利亚
章节: 第三十一章

**Mark J. Meyer**,医学博士
副教授,临床麻醉和儿科
辛辛那提儿童医院医疗中心
辛辛那提大学,医学院
辛辛那提,俄亥俄州
章节: 第六章、第四十二章、第七十一章

**David L. Moore**,医学博士
副教授,临床麻醉和儿科
辛辛那提儿童医院医疗中心
辛辛那提大学,医学院
辛辛那提,俄亥俄州
章节: 第二十二章、第五十八章

**Jacqueline W. Morillo-Delerme**,医学博士
副教授,临床麻醉和儿科
麻醉主任,自由校园
辛辛那提儿童医院医疗中心
辛辛那提大学,医学院
辛辛那提,俄亥俄州
章节: 第四十九章

Eugene Neo，内外全科医学士，澳大利亚及新西兰麻醉科医学院院士

    麻醉及疼痛管理部

    皇家儿童医院

    维多利亚，澳大利亚

    章节：第五章

Mario Patino，医学博士

    助理教授，临床麻醉和儿科

    辛辛那提儿童医院医疗中心

    辛辛那提大学，医学院

    辛辛那提，俄亥俄州

    章节：第四十六章、第六十六章

Elizabeth Prentice，内外全科医学士，澳大利亚及新西兰麻醉科医学院院士

    麻醉及疼痛管理部

    皇家儿童医院

    维多利亚，澳大利亚

    章节：第十八章、第六十章

Philip Ragg，内外全科医学士，澳大利亚皇家外科医学院麻醉科院士，澳大利亚及新西兰麻醉科医学院院士

    麻醉及疼痛管理部

    临床副教授

    皇家儿童医院

    维多利亚，澳大利亚

    章节：第八章

**Lorna Rankin,**理科学士,澳大利亚及新西兰麻醉科医学院院士,医学学士学位和外科学士学位,儿科科学文凭
麻醉科
星河儿童医院
奥克兰,新西兰
章节: 第五十三章

**Shilpa Rao,**内外全科医学士,医学博士
麻醉科
布法罗妇女儿童医院
布法罗,纽约
章节: 第七十章

**Gresham T. Richter,**医学博士
副教授
耳鼻喉-头科及神经外科
阿肯色州大学医学科学
阿肯色州儿童医院
小石城,阿肯色州
章节: 第十七章

**Stefan Sabato,**荣誉内外全科医学士,澳大利亚及新西兰麻醉科医学院院士
麻醉及疼痛管理部
皇家儿童医院
维多利亚,澳大利亚
章节: 第二十四章、第四十五章

**Senthilkumar Sadhasivam,**医学博士,公共卫生学硕士
副教授,临床麻醉和儿科
主任,急性和围术期疼痛管理
辛辛那提儿童医院医疗中心
辛辛那提大学,医学院
辛辛那提,俄亥俄州
章节: 第十三章、第五十章、第五十五章、第五十六章

**Nancy B. Samol,**医学博士
助理教授,临床麻醉和儿科
辛辛那提儿童医院医疗中心
辛辛那提大学,医学院
辛辛那提,俄亥俄州
章节: 第三章、第六十五章

**Paul J. Samuels,**医学博士
副教授,临床麻醉和儿科
主任,儿科麻醉教育
辛辛那提儿童医院医疗中心
辛辛那提大学,医学院
辛辛那提,俄亥俄州
章节: 第六十八章

**Ian Smith,**内外全科医学士,澳大利亚及新西兰麻醉科医学院院士
麻醉及疼痛管理部
皇家儿童医院
维多利亚,澳大利亚

章节: 第二十九章

**Ximena Soler,** 医学博士
助理教授,临床麻醉和儿科
主任,肝移植术的麻醉
辛辛那提儿童医院医疗中心
辛辛那提大学,医学院
辛辛那提,俄亥俄州
章节: 第二十七章、第四十七章

**James P. Spaeth,** 医学博士
副教授,临床麻醉和儿科
主任,心脏手术的麻醉
副主任技师,临床麻醉科
辛辛那提儿童医院医疗中心
辛辛那提大学,医学院
辛辛那提,俄亥俄州
章节: 第三十二章、第四十四章、第六十二章、第六十三章

**Peter Squire,** 内外全科医学士,澳大利亚及新西兰麻醉科医学院院士
麻醉及疼痛管理部
皇家儿童医院
维多利亚,澳大利亚
章节: 第十二章

**Peter Stoddart,** 理科学士,英国皇家麻醉科医学院院士,英国皇家内科医学院院士

布里斯托尔皇家儿童医院
麻醉高级临床讲师
布里斯托尔,英国
章节: 第五十四章

**Alexandra Szabova,**医学博士
助理教授,临床麻醉和儿科
辛辛那提儿童医院医疗中心
辛辛那提大学,医学院
辛辛那提,俄亥俄州
章节: 第四十章、第四十三章

**Jon Tomasson,**医学博士
助理教授,临床麻醉和儿科
辛辛那提儿童医院医疗中心
辛辛那提大学,医学院
辛辛那提,俄亥俄州
章节: 第四十四章

**Ben Turner,**内外全科医学士,澳大利亚及新西兰麻醉科医学院院士
麻醉及疼痛管理部
皇家儿童医院
维多利亚,澳大利亚
章节: 第二章

**Anna M. Varughese,**医学博士,公共卫生学硕士
副教授,临床麻醉和儿科

副主任医师,临床麻醉科
主任,门诊手术及麻醉准备
咨询门诊
辛辛那提儿童医院医疗中心
辛辛那提大学,医学院
辛辛那提,俄亥俄州
章节: 第一章、第四十六章、第六十六章

**Norbert J. Weidner,** 医学博士
副教授,临床麻醉和儿科
医务主任,星光安养院
主任,儿科姑息及舒适护理团队
辛辛那提儿童医院医疗中心
辛辛那提大学,医学院
辛辛那提,俄亥俄州
章节: 第六章、第四十二章、第七十一章

**Junzheng Wu,** 医学博士
副教授,临床麻醉和儿科
辛辛那提儿童医院医疗中心
辛辛那提大学,医学院
辛辛那提,俄亥俄州
章节: 第十九章、第二十一章、第六十九章

# 目　　录

## 第一部分　术前咨询和术前准备存在的挑战

## 第二部分　儿科用药的挑战

## 第三部分　气道管理的挑战

## 第四部分　肺部疾病患者的挑战

## 第五部分　血液和体液管理的挑战

## 第六部分　先天性心脏病的挑战

## 第七部分　眼科学的挑战

## 第八部分　神经外科手术和神经监测中的挑战

## 第九部分　血液和肿瘤相关疾病的挑战

## 第十部分　代谢性与内分泌系统疾病的挑战

## 第十四部分　麻醉苏醒室里的挑战

# 第一部分

---

## 术前咨询和术前准备存在的挑战

# 第一章 术前焦虑的处理

Nancy S. Hagerman, Anna M. Varughese

## 简 介

多达65%的儿科患者在围术期感到焦虑和恐惧,特别是在麻醉诱导期。产生这种焦虑的原因包括:患儿感觉到痛苦带来的威胁、被迫与父母分开、一个陌生的环境、失去控制。焦虑和较差的行为依从性与吸入诱导有关联,吸入诱导与一些不良后果有一定的相关性,其中包括苏醒期谵妄、术后不适应的行为,例如:广泛性焦虑、分离性焦虑、进食困难、睡眠障碍。值得庆幸的是,在诱导期麻醉医师可以利用行为和药物的干预来提高患儿的依从性。

---

**学习目标**

1. 确定患者在麻醉诱导期间处于情感抑郁和较差的行为依从性的危险之中。
2. 理解与快速诱导相关的不良后果。
3. 熟悉行为和药物的术前抗焦虑干预以及它们的优点和不良后果。

---

## 病例报告

一个五岁的健康男孩儿在门诊手术室做睾丸固定术。他的既往病史是重要的,六个月之前因为肠炎进行单一的住院治疗。他的既往手术史是在他四岁的时候在全身麻醉下置入双侧耳管。这次麻醉前患儿未参加手术前参观,同时不幸的是,他的父母在来医院的路上迷路迟到了。造成患儿非常紧张,麻醉医师考虑给予术前药已经具有抗焦虑作用,也为了不耽误手术开始而没有再次给予术前用药。

孩子的父母陪同孩子到了手术室,但是到了面罩即将扣上去的时候,他推开面罩并说"不"。她泪流满面的母亲、麻醉医师、麻醉住院医师以及护士同时尝试着安慰他使其安心。在他开始尖叫的同时,麻醉医师将面罩通以8%的七氟烷和氧气扣在他的脸上。在接下来的麻醉和手术过程中并无异常。

在麻醉后恢复室,患儿表现苏醒期谵妄,并因此出院延迟。一周以后,常规的术后随访电话反映他又有分离性焦虑和广泛性焦虑的表现,而且自从术后一直没有睡过好觉。

# 讨　论

### 1. 哪一种孩子在麻醉诱导期间处于情感抑郁和较差的行为依从性的危险之中?

人口统计学资料以及与个性相关的影响因素确定了患儿术前焦虑的危险因素,包括患儿的年龄,既往手术麻醉史,既往医疗过程中行为问题出现的次数,住院时间的长短也与患儿术前焦虑和较差的行为依从性有关。诱导过程中患儿的行为依从性随年龄增加而改善。1~4岁患儿在诱导过程中出现痛苦情绪的风险较高。Varughese等在2008年发现这种情况随年龄增长和术前参观而改善。之前的麻醉史对于学龄期儿童的行为依从性有消极的影响,因为他们能将先前的麻醉诱导与住院治疗及手术相关的不愉快的经历联系在一起。然而,之前有过麻醉经历的学龄儿童可能会有一个术前经验的内部模式,这种模式能够被术前参观明显改善。Davidson等在2006年发现,在以前的医疗保健过程中有过行为问题的患儿以及住院五次以上的患儿在麻醉诱导期会更加的焦虑。

观察表明患儿在麻醉诱导期的依从性随着术前住院时间的延长而提高。因为与许多医师快速的交流而引起的一种超负荷的感觉,术前准备越快,术前焦虑发生的几率越高,患儿可能没有充足的时间去整合信息以及理解医师的保证。

更多的影响因素是与个性相关的,其中包括患儿的性格。腼腆羞怯的患儿在新的环境里会更加倾向于紧张不安,社会适应能力较差的患儿也是如此。事实还表明在孩子手术之前表现得更加担忧的父母同样会使孩子在围术期感觉更加焦虑。Kain解释为两种机制:第一,父母担当着孩子的减压器。当父母表现得更加担忧的时候,他们几乎不能回应孩子的需求;第二,父母的焦虑会作为基因特征遗传给孩子(Kain等,2000)。然而,其他人推断尽管父母的担忧与患儿的焦虑有一定的因果关系,但是反过来说也能说得通:即父母的担忧是对孩子焦虑的一种回应。

在诱导期间与情感抑郁和较差的行为依从性无关的因素包括母亲的年龄,患儿的性别,患儿的民族,兄弟姐妹的数量,兄弟姐妹中的排行,父母的婚姻状况,父母的社会地位,手术操作的类型,全身状态的ASA分级,以及禁食的时间等。

**2. 与快速诱导相关的不良后果有哪些?**

吸入诱导时较差的行为依从性可能与苏醒期谵妄、术后不适应行为有关联,术后不适应行为包括广泛性焦虑、分离性焦虑、进食困难、睡眠障碍、冷漠、回避、逆反以及忧郁、遗尿。对于行为改变的程度和频率的估计在不同的研究之间相差很大,但是有些研究已经报道多达54%的患儿在手术后两周以内会有行为改变(Kain等,2002)。

### 3. 能够帮助缓解患儿术前焦虑的行为干预有哪些?

术前指导作为一种减轻术前焦虑的手段已经被临床应用许多年了,但是随着时间的推移,准备的内容有了一定的变化。在1997年,一个由心理专家组成的专家组在行为准备项目方面达成了共识(Kain等,2002)。应对技能指导、或者有儿科专家进行术前准备,当属最有效的术前干预,其次是建模、游戏疗法、手术室观摩以及最后阅读印刷好的宣传资料。由于应对技能指导利用更多的资源以及由此而产生的比术前参观还要高的费用,Kain将经过这些不同的术前准备项目的患儿的焦虑水平进行了直接的比较。他们发现这些经过儿童生活(应对技能)准备的儿童比起那些父母儿童没有经过这些准备的儿童表现出较轻的焦虑。然而,比起那些经过术前参观的患儿并没有不同。如果学龄期儿童在术前5~7天甚至更多参与术前准备,他们能进行更多的术前准备项目,这与手术前一天参与的患儿截然相反。这说明整合新信息以及预演新学到的应对技能的时间对于患儿是非常有利的。

麻醉诱导期间父母是否在场仍然是有争议的。赞成者认为父母在场不但能减少术前用药的需要,还能消除因为与父母分开而引起的患儿的尖叫与挣扎,其潜在的好处有减少患儿焦虑以及减轻长期的不良行为反应。那些反对父母在场的人指出在手术室无菌的环境中潜在的危害、正常操作程序的中断、手术室过于拥挤以及一位家长带来的潜在的不良反应。虽然曾经有过数例手术过程被父母中断的报道,但是这种事情的发生频率是十分低的。随机对照试验的结果并不总是支持父母在场的情况下是有利的。这很可能是因为在随机对照试验期间父母未能被知道怎么样去提升他们应有的行为。父母批评、过度安慰、命令等行为与孩子更大的悲痛有关联。相反,那些用非程序化谈话的父母可以减轻孩子的痛苦(Kain等,2002)。

### 4. 咪达唑仑的性能、效果、局限性有哪些?

咪达唑仑是最常使用的术前镇静剂之一,儿科患者最常见的给药方式是口服(Kain等,2004)。它能减轻患儿术中焦虑,也可能减少术后行为改变。此外,接受咪达唑仑的患儿父母表现更少的焦虑,对手术过程更加满意(Rosenbaum等,2009)。

咪达唑仑是一种短效的苯二氮䓬类的药物,能够口服给药、静脉给药、经鼻给药、直肠给药以及肌内注射给药,有相对较快的起效速度。已经证实它不仅可以减轻患儿与父母分开而产生的焦虑,也能减轻麻醉诱导期的焦虑。苏醒时间没有因为咪达唑仑而显著延迟,也没有确定的证据证明咪达唑仑可以减少苏醒期谵妄的发生率。咪达唑仑能够改善患儿术后在家中的行为证据是不一致的。

咪达唑仑的局限性包括口服时的苦味,经鼻给药时会有灼烧和刺痛的感觉。口服和直肠给药都会导致较低的以及不可预测的吸收。在被用于婴儿和青少年的时候咪达唑仑不是短效药物,因为它在这些年龄阶段的半衰期较长以及它产生的活性代谢产物。不良反应包括反常反应以及呃逆的风险。当与阿片类药物共同使用的时候,它能减弱患者的呼吸。尽管它能导致顺行性遗忘以及外显的记忆丢失,但是内隐的记忆是被保存的(Rosenbaum等,2009)。这些遗忘效应使一些患儿感到不安,因为他们认为,他们在未来面临类似事件的时候缺乏回忆会更容易引发焦虑。术前应用咪达唑仑的患儿被发现回到随后的手术时表现出更明显的焦虑(Kain等,2003)。

### 5. 其他可用于抗焦虑的药物选项有哪些?

尽管一些人认为咪达唑仑是儿童术前用药的"金标准",但是有人认为其他不同的药效果更好。$\alpha_2$受体激动剂的应用正在趋于流行。$\alpha_2$受体激动剂不影响记忆,其发挥的镇静作用类似于正常的困倦和睡眠,而咪达唑仑产生的镇静作用类似于一种酒精摄入的昏睡。另外,$\alpha_2$受体激动剂对呼吸驱动力没有或者有极少影响。他们能减少必需的诱导药的剂量,而且还和减弱插管的应激反应有关。

术中$\alpha_2$受体激动剂能减少大约50%的麻药需要量(包括挥发性的药剂和阿片类药物),而且与血流动力学的稳定有一定的联系。此类药物可减轻术后疼痛以及降低七氟烷相关术后谵妄的发生率(Rosenbaum等,2009)。与咪达唑仑相比,口服可乐定需要更长的时间起效(45分钟vs.20分钟),口服可乐定还与稍微延长的术后镇静相关。高选择性$\alpha_2$受体激动剂右美托咪啶,比可乐定可能会是更加有吸引力的选择。虽然它有一个较短的起效时间和更快的消除半衰期,但是由于它从消化道吸收的有限,因此不能口服给药而只能经鼻给药或者经黏膜给药。不像咪达唑仑,经鼻给药的时候它不会产生刺痛的感觉。如果需要快速起效以及能有严密的监测,经鼻舒芬太尼是一种有效的术前用药。尽管它有呼吸抑制的作用,但是它能产生与咪达唑仑同等的抗焦虑效应以及面罩接受度(Rosenbaum等,2009)。

### 6. 哪种孩子更益于接受术前镇静药?

选择患者的术前用药种类比对所有患者都用常规的术前药物要好很多。由我们的机构做的一项调查(Varughese等,2008)表明预测诱导期的痛苦以及较差的行为依从性的因素包括术前患儿的焦虑水平、年龄、先前的麻醉经历、术前参观以及术前准备的时间。这些重要的因素组成了临床预测准则来帮助指导术前用药(图1.1)。

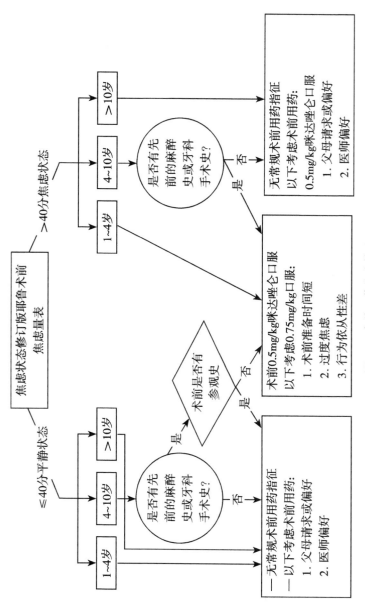

图1.1　术前用药临床算法

## 总　结

1. 麻醉诱导期间情感抑郁和较差的行为依从性的危险因素包括较小的年龄、害羞的脾气、较差的社会适应能力、部分孩子和父母的焦虑以及先前的麻醉和住院经历。

2. 与粗暴诱导相关的不良后果包括苏醒期谵妄、术后适应不良的行为如忧虑、分离焦虑以及睡眠障碍。

3. 有价值的行为干预包括应对技能教育、儿童生活专家进行准备以及术前参观。

4. 基于对患儿术前焦虑的评估而把咪达唑仑作为患者术前的选择用药是一种有效的策略。新型的药物（如 $\alpha_2$ 受体激动剂）也能被用于术前抗焦虑。

（姜丽华　译）

## 注释参考文献

· Kain ZN, Caldwell-Andrews A, Shu-Ming W. Psychological preparation of the parent and pediatric surgical patient. *Anesth Clin North Am* 2002; 20(1): 29–44.

This comprehensive review article of behavioral preoperative anxiolytic interventions details the risks of not treating preoperative anxiety and reviews studies on the usefulness of nonpharmacological interventions, including preoperative preparation programs for children, parental preparation programs, parental presence during anesthesia induction, the use of perioperative music and sensory stimuli, and the preoperative interview process.

· Rosenbaum A, Kain ZN, Larsson P, Lonnqvist P. Pro-Con Debate: The place of premedication in pediatric practice.

*Pediatr Anesth* 2009; 19: 817-828.

This is an interesting international discussion of both pharmacological and nonpharmacological anxiolytic interventions in the preoperative pediatric patient.

# 延伸阅读

Cox RG, Nemish U, Ewen A. Evidence-based clinical update: Does premedication with oral midazolam lead to improved behavioural outcomes in children? *Can J Anaesth* 2006; 53(12): 1213-1219.

Davidson AJ, Shrivastava PP, Jamsen K, Huang GH, Czarnecki C, Gibson M, Stewart S, Stargatt R. Risk factors for anxiety at induction of anesthesia in children: A prospective cohort study. *Pediatr Anesth* 2006; 16(9): 919-927.

Kain ZN, Mayes LC, Weisman SJ, Hofstadter MB. Social adaptability, cognitive abilities, and other predictors for children's reactions to surgery. *J Clin Anesth* 2000; 12(7): 549-554.

Kain ZN, Caldwell-Andrews AA, Wang SM, Krivutza DM, Weinberg ME, Mayes LC. Parental intervention choices for children undergoing repeated surgeries. *Anesth Analg* 2003; 96(4): 970-975.

Kain ZN, Caldwell-Andrews AA, Krivutza DM. Trends in the practice of parental presence during induction of anesthesia and the use of preoperative sedative premedication in the United States, 1995-2002: Results of a follow-up national survey. *Anesth Analg* 2004; 98(5): 1252-1259.

Sadhasivam S, Cohen LL, Szabova A, Varughese A, Kurth CD, Willging P Wang Y, Nick TG, Gunter J. Real-time assessment of perioperative behaviors and prediction of perioperative outcomes. *Anesth Analg* 2009; 108(3): 822-826.

Varughese AM, Nick TG, Gunter J, Wang Y, Kurth CD. Factors predictive of poor behavioral compliance during inhaled induction in children. *Anesth Analg* 2008; 107(2): 413-421.

# 第二章　幽门梗阻时的电解质紊乱

Ben Turner

## 简　介

幽门梗阻对小儿麻醉医师来说是一种常见挑战。处理这种患儿需要理解体液、电解质以及酸碱的异常,需要掌握应对饱胃患儿的诱导技术以及小婴儿术后镇痛的方法。围术期关键的信息是认识到这是内科急症而并非外科急症。围术期纠正体液、电解质以及酸碱的异常对于减少围术期的并发症是至关重要的。在进行幽门切开术之前,麻醉医师要能够准确地评估婴儿什么时候处于足够理想的状态。

---
**学习目标**

1. 理解与幽门梗阻有关的酸碱、电解质失调以及怎样纠正这些紊乱。
2. 评估可供选择的麻醉技术。
3. 制订麻醉后镇痛计划。
---

## 病例报告

一个3.6kg 5周龄的男孩因为体重不增以及喂奶后无胆汁喷射性呕吐而来急诊室。患儿足月产,无心脏病史、无呼吸系统疾病史、无肾脏疾病史。患儿无用药史。其母亲有幽门狭窄病史。

检查发现,患儿囟门凹陷,毛细血管充盈时间为3秒。他脸色苍白,中度昏睡,脉搏120次/分。他十个小时无尿。生病前体重未知;但是,估计失水量达到5%~10%。右肋上缘发现一个明显的橄榄大小的团块。呼吸音清无杂音,无黄疸。毛细血管血气分析显示pH 7.57, $CO_2$分压58mmHg, $Na^+$ 131mmol/L, $K^+$ 4.6mmol/L, $Cl^-$ 87mmol/L, $HCO_3^-$ 32mmol/L, $BE^+$ 10.1mEq/L。幽门梗阻的确诊依赖于超声检查。因一直禁食,通过静脉液体补充进行纠正(表2.1)。两天后,他的血气分析值为pH 7.44, $CO_2$分压为46mmHg, $Na^+$ 134mmol/L, $K^+$ 4.2mmol/L, $Cl^-$ 106mmol/L, $HCO_3^-$ 26mmol/L, $BE^+$ 1mEq/L。该患儿被认为正在适当的液体治疗,被安排了幽门肌切开术。

在一间温暖的手术室内,鼻胃管抽吸的同时插入了一根大孔径的口胃管进行抽吸,将患儿仰卧位、左侧卧位、右侧卧位以及俯卧位(四个方位进行抽吸)。监控下,对患儿进行麻醉诱导:阿托品20μg/kg,丙泊酚3mg/kg,琥珀胆碱(司可林)2mg/kg。压迫环状软骨通气后行气管插管。3%的七氟烷与氧气/一氧化二氮进行麻醉维持。静脉用对乙酰氨基酚(扑热息痛)15mg/kg进行镇痛。没有使用阿片类止痛药。在手术结束时,手术医师用2ml 0.25%的布比卡因浸润患儿的伤口。

患儿醒来时拔除气管导管,有规律的自主呼吸。患儿转移到恢复室继续禁食,并再进行12小时的液体维持。

# 讨　论

### 1. 什么是幽门梗阻? 如何诊断?

幽门梗阻是由幽门的环形肌层肥大所导致的幽门流出道梗阻的情况。在活产婴儿中其发生率为1/(400~500),是婴儿呕吐而需手术治疗的最常见的原因(表2.1)。男性多于女性,比率大概是4:1。一般于出生后3~6周发病。幽门梗阻的呕吐物中无胆汁,这与由于其他原因所引起的呕吐不同。审阅最近放射学和外科文献可以发现,幽门橄榄大小肿物只有1/4的患者能明显触及(Reid,2009)。为了避免不必要的剖腹手术,推荐使用超声检查,其特异度和敏感度几乎是100%(Hernanz-Schulman等,1994)。

### 2. 什么是潜在的酸碱失衡?

低氯性代谢性碱中毒。幽门梗阻表现的呕吐导致了胃酸(盐酸),水,$Na^+$以及$K^+$失代偿性的丢失。患者因此发展为代谢性碱中毒。在生理条件下,进入十二指肠的胃酸被胰腺分泌的碳酸氢盐所中和。幽门梗阻时,胰源性$HCO_3^-$被吸收,这也加重了碱中毒。净升高的碳酸氢盐的浓度超过肾近曲小管的吸收能力,会导致尿液pH值的首次碱性(Fell和Chelliah,2001)。

液体丢失以及口服摄入减少会导致细胞外液容量减少。这会激活肾素-血管紧张素-醛固酮系统: $Na^+$被保留同时$K^+$随尿液流失。全身钾含量下降还有另外的两个原因:碱中毒导致$K^+$进入细胞内,一小部分$K^+$随呕吐物丢失。因此,麻醉药对钾水平的影响(可能低,可能正常,也可能高)必须被考虑到整体酸碱和电解质模式(Schwartz等,2003)。

表2.1　幽门梗阻的术前液体维持治疗

| 评估液体丢失量 | 液体疗法(注意: 见尿补钾) |
| --- | --- |
| 小于5%(当然,尿量减少) | 无需大量补充。0.45% NaCl与5%葡萄糖加入20mmol/L的KCl以正常维持速率的150% 12小时静脉滴注 |
| 5%~10%(中度昏睡,脸色苍白嘴唇干燥,少尿) | 大剂量0.9%的生理盐水20mL/kg 30分钟内滴完接着0.45% NaCl与5%葡萄糖加入30mmol/L KCl以正常维持速率的200% 12小时静脉滴注 |

| 评估液体丢失量 | 液体疗法(注意: 见尿补钾) |
|---|---|
| 大于10%(昏睡,面色苍白,斑点无尿,心动过速) | 大剂量0.9%的生理盐水20mL/kg 30分钟内滴完接着0.45% NaCl与5%葡萄糖加入30mmol/L KCl以正常维持速率的200% 16小时或者更长时间静脉滴注 |

葡萄糖、素氮、电解质以及肌酐在脱水量＞10%时应该每4~6小时检测一次,若脱水量＜10%应该每6~12小时检测一次

肾脏对于代谢性碱中毒的预期的反应是减少$H^+$离子的分泌；这将导致碳酸氢盐的净损耗。幽门梗阻时,醛固酮的水平升高将预防这种情况的发生。醛固酮促进钠的重吸收以增加$K^+$离子与$H^+$离子的分泌。矛盾的是,这将导致更多的酸性尿以及加重碱中毒。

$Cl^-$离子在呕吐时伴随$H^+$离子一起丢失。这将导致低氯血症。正常情况下,肾脏会重吸收$Cl^-$离子(伴随$Na^+$离子重吸收)以分泌$HCO_3^-$离子为交换；然而,当这个过程发生时肾小球滤液中的$Cl^-$离子是不足的。因此,会发生碳酸氢盐完全的重吸收、酸性尿,从而继续碱中毒。在低容量状态的代谢性碱中毒时尿中$Cl^-$离子浓度是非常低的甚至是没有。只有血清$Cl^-$离子浓度恢复了碱中毒才能达到纠正。因此,通过补充容量、$Na^+$离子以及$Cl^-$离子,体内的稳态才会恢复。

在极端未修正的情况下,重度血容量不足可能导致组织氧供减少、代谢性酸中毒；血液浓缩可能导致红细胞增多。

**3. 术前液体、电解质的管理以及随后的手术时机的选择有什么原则?**

a)纠正血容量不足。

b)补充钠和氯,使得肾通过排出碳酸氢盐而纠正碱中毒。

如表2.2中描述的方案。恢复目标是正常的容量状态、血清 $HCO_3^-$ 离子浓度 <30mmol/L、血清 $Cl^-$ 离子浓度 >105mmol/L。尽管这不是实践中常用评定标准，但是幽门梗阻患儿尿中 $Cl^-$ 离子浓度 >20mmol/L可以证明血容量已经被纠正以及肾脏也不会最大限度地重吸收氯化钠了（Goh等，1990）。

表2.2　一月龄患儿呕吐时的鉴别诊断

| 类别 | 实例 |
| --- | --- |
| 脓毒症 | 败血症 |
| | 尿路感染 |
| | 脑膜炎 |
| 机械性的 | 幽门梗阻 |
| | 肠扭转不良 |
| | 较窄疝 |
| | 胃食管反流 |
| 其他 | 喂食过多 |
| | 先天性肾上腺增生 |

液体复苏不足，围术期面临的风险如下：碱中毒所致的中枢性呼吸抑制、电解质紊乱所致的心律失常以及血容量不足所致的血压过低

### 4. 适当的麻醉技术有哪些？

幽门肌切开术麻醉时的主要目标是确保误吸风险较高患儿的呼吸道安全以及在术后呼吸抑制最小风险的情况下保证术后恢复的患者充分镇痛。在病房里插的鼻胃管不能切实的减少胃部容积。对于大部分患者来说，诱导前立即插入大孔径的经口胃管能很大限度的减少胃部容积（Cook-Sather等，1997）。

静脉诱导、压迫环状软骨插管的全身麻醉被描述为"标准"技术（MacDonald等，1987）。插管前建议预充氧。为了改善通气或插管状况，压迫环状软骨可能需要被取消。如果使用琥珀胆碱的话，为了避免心动过缓在插管前应该给予20μg/kg的阿托品静脉注射。这之后可能紧跟着使用非去极化性肌松药（NDNMB）如阿曲库铵0.5mg/kg，但是在我看来这并不是必需的。

对于胃排空患者的幽门梗阻会减少误吸的风险，因此有些临床医师更加倾向于其他诱导技术，包括用或不用非去极化性肌肉松弛药的吸入诱导、用（或不用）非去极化性肌肉松弛药的静脉诱导、单独应用脊髓麻醉（Mostafa等，2003）。这样的潜在优点就是避免了琥珀胆碱的应用。然而这样仍然会有其他问题存在，例如麻醉医师是否能够确定在进行了如上所述的四个方位的抽吸之后胃是否是空的。Cook-Sather等（1986）总结到，尽管盲目地抽吸能够切实地清除胃内容物，但是要排出胃内残留的少量液体也是不可能的。这么做的临床意义是未可知的。清醒气管插管被一些医师应用，但是一般情况下这是不推荐使用的。如果应用了非去极化性肌肉松弛药，拔管前一定要使用对抗药物。

用更短效的挥发性药剂进行维持，如七氟烷或地氟烷越来越多地被应用，可以更快的苏醒以及理论上减少术后窒息的发生率。用瑞芬太尼和一氧化二氮进行维持也有记述（Davis等，2001）。

对于镇痛经常采用布比卡因浸润伤口以及静脉注射对乙酰氨基酚。直肠吸收对乙酰氨基酚的速率和程度是多变的，因此如果可能的话，静脉注射会更加可靠。尽管可以应用小剂量的阿片类镇痛药，但是它起效比较慢而且还会增加术后窒息的发生率。

## 5. 术后适当的管理计划有哪些？

术后麻醉的问题包括镇痛、液体维持以及麻醉后窒息的监控。对于镇痛，通常情况下用对乙酰氨基酚15mg/kg静脉注射或者口服[最大量60mg/（kg·d）]就足够了。由于肝糖原耗竭，术后低血糖是一个风险。0.45%的氯化钠加5%的葡萄糖100ml/（kg·d）持续静脉注射直到重新建立喂养；术后进食经常始于术后6~12小时。对于婴儿来说，术后窒息监控和床旁护理必须持续到12小时的无窒息安全期之后（Andropoulos等，1994）。在一些单位，早产新生儿经常被安置在新生儿重症监护病房里。

## 总　结

　　1. 幽门梗阻引起的呕吐导致水、HCl、$Na^+$及$K^+$的丢失。这会导致脱水和低氯性代谢性碱中毒；这些代谢异常必须在术前纠正。

　　2. 为了避免胃内容物的误吸，诱导前的注意事项有用一个大孔径的经口胃管引流胃液。

　　3. 不用阿片类镇痛药，而是用局部麻醉药浸润和对乙酰氨基酚的联合就可以达到充分镇痛。

　　4. 应该考虑术后窒息的风险。

（姜丽华　译）

## 注释参考文献

· Bissonnette B, Sullivan PJ. Pyloric Stenosis. *Can J Anesth* 1991; 38(5): 668-676.
　　An excellent overview of the pathophysiology and management of pyloric stenosis.
· Eaton DC, Pooler JP. Regulation of hydrogen ion balance. In *Vander's Renal Physiology*, 6th ed. New York: McGraw Hill, 2004: 174-176.
　　A clear explanation of renal mechanisms during metabolic alkalosis.

# 延伸阅读

## Further Reading

Andropoulus DB, Heard MB, Johnson KL, Clarke JT, Rowe RW. Postanesthetic apnea in full-term infants after pyloromyotomy. *Anesthesiology* 1994; 80: 216–219.

Cook-Sather SD, Tulloch HV, Cnaan A, Nicolson SC, Cubina ML, Gallagher PR, Schreiner MS. A comparison of awake vs paralysed tracheal intubation for infants with pyloric stenosis. *Anesth Analg* 1986; 86: 945–51.

Cook-Sather SD, Tulloch HV, Liacouras CA, Schreiner MS. Gastric fluid volume in infants for pyloromyotomy. *Can J Anesth* 1997; 44(3): 278–283.

Davis PJ, Galinkin J, McGowan F, et al. A randomised multicenter study of remifentanil compared with halothane in neonates and infants undergoing pyloromyotomy. I. Emergence and recovery profiles. *Anesth Analg* 2001; 93: 1380–6.

Fell D, Chelliah S. Infantile pyloric stenosis. *Contin Ed Anesth, Crit Care Pain* 2001; 1: 85–88.

Goh D, Hall S, Gornall P, BuickR, Green A, Corkery J. Plasma chloride and alkalaemia in pyloric stenosis. *Br J Surg* 1990; 77: 922–923.

Hernanz-Schulman M, Sells LL, Ambrosino MM, et al. Hypertrophic pyloric stenosis in the infant without a palpable olive: accuracy of sonographic diagnosis. *Radiology* 1994; 193 (3): 771–776.

MacDonald NJ, Fitzpatrick GJ, Moore KP, Wren WS, Keenan M. Anaesthesia for congenital hypertrophic pyloric stenosis. A review of 350 patients. *Br J Anaesth* 1987; 59: 672–677.

Mostafa S, Gaitini LA, Vaida SJ, Malatzkey S, Sabo E, Yudashkin M, Tome R. The effectiveness and safety of spinal anaesthesia in the pyloromyotomy procedure. *Paed Anaesth* 2003; 13: 32–37.

Reid JR. 2009. *Imaging in hypertrophic pyloric stenosis.* Accessed Feb. 21, 2011. http://emedicine.medscape.com/article/409621-overview.

Schwartz D, Connelly NR, Manikantan P, Nichols JH. Hyperkalemia and pyloric stenosis. *Anesth Analg* 2003; 97: 355–357.

# 第三章　上呼吸道感染

Nancy B. Samol, Eric P. Wittkugel

## 简 介

　　上呼吸道感染在儿童中很常见,多数孩子会在一年中患6~8次上呼吸道感染。一些证据表明,与感染有关的气道反应可以持续到症状消失后的数周,并增加围术期的不良事件发生率。另有一些资料表明,这些并发症是容易被控制的,并很少引起不良后遗症。不幸的是,消除患者隐匿性上呼吸道感染并没有对患者、家庭和手术整体起到正面的经济及情感上的影响。了解上呼吸道感染患儿麻醉管理相关的风险因素在确认术前评估中是非常重要的,它在优化麻醉计划以限制围术期并发症的发生中是一个值得关注的要点。

---

**学习目标**

1. 回顾上呼吸道感染的病理及临床表现,尤其是当它影响到决定是否择期手术时。
2. 定义并分级麻醉中的不良呼吸事件。
3. 确定明显因素的术前评估,可以预测在麻醉期间及麻醉过后的不良呼吸事件。
4. 制订循证实践指南以利于上呼吸道感染患儿行全身麻醉时优化围术期管理,降低风险。

## 病例报告

患儿,女,两岁,患有腺样体扁桃腺肥大、慢性化脓性中耳炎的病史在手术室行部分扁桃体切除术、放置压力平衡管。她是一个除患有上呼吸道感染并发腺样体扁桃腺肥大、复发性中耳炎外,其他全身状况良好的患儿。

在系统回顾中,患儿有近期持续的上呼吸道感染和今天处于"基线"的慢性咳嗽。虽然她上周发热,但是近五天内并无发热症状。患者在夜间大声打呼噜,1~2秒停顿一次。母亲及时地提醒医务人员,手术曾因上呼吸道感染被取消。今天上午全家驱车2小时到医院。检查室香烟味缭绕,患儿父母双方都吸烟,但否认在家里吸烟。

在进行体格检查时,女孩很警觉,易激惹,体重12.2kg,并没有其他危险情况。无发热症状,生命体征正常,室内空气中的氧饱和度达到98%。她张大口时能看到肥大的扁桃体,并清晰可见少量流涕。她的肺部检查显示其粗糙的上呼吸道呼吸音,湿咳,轻度锁骨上凹陷,但没有湿啰音、干啰音和哮鸣音。

术前与家属进行了麻醉风险的沟通,包括咳嗽重,气道阻塞,术后需延期带气管导管,和住院时间的延长。麻醉诱导:面罩氧,氧化亚氮和七氟烷吸入,此时患儿呛咳,屏住了呼吸,变得难以通气,饱和度开始下降。口咽通气道被置入,正压面罩通气改善了喉痉挛。在完成气管插管后,其余的进程已无大碍。在诱导期,孩子呛咳,饱和度下降,双侧可闻及哮鸣音。

气管导管内给予沙丁胺醇(舒喘灵)后改善了哮鸣音。清醒拔管前有中量的分泌物从患儿的鼻子和气管内吸出。进入恢复室,通过雾化器吸入需要的沙丁胺醇并吸氧气3小时。第二天出院。

# 讨　论

**1. 上呼吸道感染的病理生理是什么,它是如何被认识和定义的?**

上呼吸道感染在儿童是常见的,尤其是在冬季的几个月里,是幼儿园或学龄期的高发病。研究表明,目前任何地方3%~33%的儿童麻醉和手术存在上呼吸道感染。Elwood等(2005)指出大约95%的感染是由病毒引起的,代表性的病毒种类是鼻病毒感染。因为具有上呼吸道感染类似症状的疾病有很多,对上呼吸道感染的鉴别诊断是复杂的。感染,如格鲁布性喉炎、流行性感冒、细支气管炎、肺炎、会厌炎、脓毒性咽喉炎可能跟上呼吸道感染症状很相像。甚至非感染性疾病,如过敏性或血管舒缩性鼻炎的症状也像上呼吸道感染。

在组织水平,病毒入侵呼吸道黏膜,可能会增加气道对分泌物或有害麻醉气体的敏感性。此外,越来越多的证据表明,炎症介质和神经反射在支气管收缩的病因学中发挥着重要作用,这些因素被病毒感染改变。此外,定义上呼吸道感染意味着病变仅在上呼吸道,一些研究已经证明上呼吸道感染对肺功能产生不利影响,包括用力肺活量、肺活量、呼气峰流速以及扩散容量的减少。动物研究表明,在麻醉期间的减少功能残气量,增加肺内分流恶化了病毒性上呼吸道感染的病情(Dueck等,1991)。虽然大多数病毒性上呼吸道感染是自限性疾病,但它产生的呼吸道高反应性在明显临床症状后可持续长达6周。

一个典型的单纯上呼吸道感染包括以下症状:流鼻涕,打喷嚏,充血,干咳,发热不到38.5℃,咽喉刺痛或酸疼及咽喉炎。

亚临床表现包括上下呼吸道水肿,呼吸道分泌物增加和支气管易激惹。患者有发热超过38.5℃,全身症状如嗜睡,或下呼吸道受累如气喘、黏脓性分泌物的迹象、湿啰音、干啰音、咳嗽等多种症状。其病理范畴超出了上呼吸道感染,可能是细菌性的,需要一个较长的恢复期和可能需要的抗生素治疗。这种情况不主张实施择期手术。

**2. 患有呼吸道感染的患儿可能会出现什么围术期呼吸道不良事件? 有什么后果?**

最近大量的研究已经证实,活动期或近期发生的上呼吸道感染是与麻醉相关的不良呼吸事件中具有显著统计学差异的危险因素。这些研究中所定义的不良事件如憋气,动脉血氧饱和度下降(<90%),剧烈咳嗽,气道阻塞,喉痉挛,支气管痉挛,拔管后哮鸣/喘鸣,再插管,肺炎,大量分泌物和意外入院。应当指出的是,虽然上呼吸道感染与呼吸系统并发症的高发生率的确呈现出高相关性,且其大多数处理结果较好,并有着非常小几率的残余发病率。事实上,小儿或成人麻醉相关文献中并没有揭示具有严重不良事件的上呼吸道感染。死亡率增加也未能在任何对照研究中得到证实。

目前文献被研究设计的缺点所限制,这妨碍了临床医师制定关于患儿麻醉的风险/效益比。这些设计包括绝大部分回顾性数据采集,不一致的上呼吸道感染的定义标准,患者体质的特异性,手术和麻醉技术,缺乏对不良反应患者预后的统一定义,以及对这些事件的漏报。

**3. 哪些术前确定的病史及体格检查可以预测麻醉期间及麻醉后的不良呼吸事件?**

幼儿为麻醉提供的无症状的安全期间很短,在某些情况下甚至不存在。因此,评估这些患儿的择期手术的标准是很有意义的,以帮助临床医师从逻辑上衡量手术的风险和收益及是否应取消手术。因此,最近的研究已经确定了九个对病史和体格方面评估的标准,这些标准有助于对不良呼吸预后的预测(Parnis等,2001)。首先,单独的活跃或近期(自诊断<4周)的上呼吸道感染具有显著的统计学危险因素。此外,八个独立的围术期呼吸道并发症先兆的标准已经确定,包括计划实施气道手术,早产史(<37周出生),气道反应疾病,父母吸烟,大量分泌物,鼻塞,打鼾史和家长诉孩子患有"感冒"。值得注意的是,由父母确认患有上呼吸道感染是一个可靠的预测(Schreiner等,1996),与其他症状相比,它能更好地预测喉痉挛发生的几率。

## 4. 如果手术为择期,为何不能取消上呼吸道感染患儿的手术?

由于上呼吸道感染而取消或推迟手术是在以往的麻醉中常见的做法。但在如今的医疗环境,取消一个外科手术的决定不能轻易做出。父母可能请假,安排孩子的看护,并竭尽全力为孩子精神和身体方面进行手术做好准备。取消手术会为家庭和外科机构带来显著的经济影响,而情绪影响的主要承担者是患儿。多数有轻度上呼吸道感染的患儿可以安全地管理而不需要推迟手术。要正确看待这个问题,一项研究表明,2000例手术不得不被取消,以防止其中15例喉痉挛,一种潜在的并发症(Schreiner等,1996)。如果数据表明,推迟一台手术处理不会显著地改变不良呼吸事件,那么取消手术只会给家庭造、外科医师、手术安排带来不便。

### 5. 能优化围术期管理,降低上呼吸道感染患儿全身麻醉风险的实践指南的理论基础是什么?

上呼吸道感染患者的管理应被在最大限度地减少潜在的易激惹呼吸道的刺激。在术前准备方面,苯二氮䓬类药物的使用似乎有增加呼吸事件的风险。术前给有症状的患儿用支气管扩张药如沙丁胺醇或异丙托铵显示并没有减少气道不良事件的发生。预处理给予抗胆碱能药物如胃长宁,以期望减少分泌物和减弱气道高反应性,但这并不会导致并发症减少(Parnis等,2001)。插管可使术中并发症的风险增加(在一些研究中,高达11倍),而使用喉罩或面罩可降低的这些风险(Tait等,2000)。另外,丙泊酚是最安全的诱导剂,在使用硫喷妥钠和吸入药物之前。如果吸入诱导是必要的,氟烷和七氟烷的气道刺激性较异氟烷小,是较好的选择。在术中维持时,七氟烷出现呼吸道力学损害程度在敏感呼吸道的小儿身上要小于氟烷。吸痰应在深度麻醉状态下。任何肌肉松弛剂施用,应完全拮抗。对于长时间手术,加湿吸入剂以避免干燥和分泌物的浓缩。评估和治疗见图3.1。

## 总 结

1. 取消患有上呼吸道感染患儿的手术对患儿、家庭与手术整体都会带来经济上及情绪上的影响。

2. 与上呼吸道感染相关的气道高反应性可能在明显的临床症状消失后持续长达6周。

3. 虽然上呼吸道感染似乎与呼吸道并发症发生率较高相关,但其后遗症多易于管理,而且似乎很少有残留的病情,也不增加死亡率。

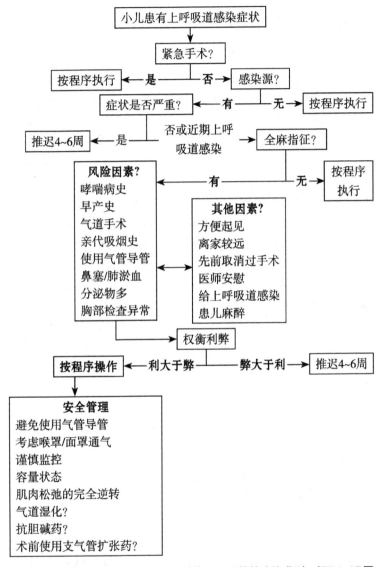

图3.1 针对上呼吸道感染患儿的麻醉管理和评估的建议准则。经Tait AR同意后再版。Anesthetic management of the child with an upper respiratory tract infection. *Curr Opin Anesthesiol* 2005; 18( 6 ): 603-607.

4. 以下九个因素可预测围术期患有上呼吸道感染患儿的呼吸道并发症: 哮喘, 早产史, 气道手术, 父母吸烟, 气管插管, 鼻/肺的充血, 大量分泌物, 异常的胸部检查, 和父母诉患儿患 "病"。

5. 儿科上呼吸道感染患儿的安全管理包括在适当时候使用面罩或者喉罩而不是气管内插管, 严密术中监测, 水化, 完全拮抗肌肉松弛剂, 气体加湿, 如果合适的话考虑使用抗胆碱能药物和术前支气管扩张剂。

（姜丽华　译）

## 注释参考文献

- Elwood T, Bailey K. The pediatric patient and upper respiratory infections. *Best Pract Res Clin Anaesthesiol* 2005; 19(1): 35–46.

  A thorough overview of anesthetic management in the child with a URI. It examines patient, anesthetic, and surgical risk factors, with an emphasis on prediction and prevention of complications. It highlights shortcomings in the current data and suggests future areas of research.

- Parnis SJ, Barker DS, Van Der Walt JH. Clinical predictors of anaesthetic complications in children with respiratory tract infections. *Pediatr Anesth* 2001; 11(1): 29–40.

  This Australian study uses statistical analysis to create discrete checklists used in the preoperative and intraoperative setting that may predict adverse respiratory outcomes based on history and physical exam findings. The authors use logistic regression to stratify risk numerically, allowing clinicians to better predict outcomes.

- Tait AR, Malviya S. Anesthesia for the child with an upper respiratory tract infection: still a dilemma? *Anesth Analg* 2005; 100(1): 59–65.

- This concise and generously referenced review is written by Alan Tait, a pioneer and prolific author on the subject of anesthesia in the child with a URI. In this article, he synthesizes over 50 years of observational and clinical research, much of it his own, to offer a useful algorithm for the assessment and management of these patients as well as to suggest future research directions to minimize anesthetic risk.

# 延伸阅读

Dueck R, Prutow R, Richman D. Effect of parainfluenza infection on gas exchange and FRC response to anesthesia in sheep. *Anesthesiology* 1991; 74: 1044–1051.

Mamie C, Habre W, Delhumeau C, Argiroffo CB, Morabia A. Incidence and risk factors of perioperative respiratory adverse events in children undergoing elective surgery. *Pediatr Anesth* 2004; 14(3): 218–224.

Schreiner MS, O'Hara I, Markakis DA, Politis GD: Do children who experience laryngospasm have an increased risk of upper respiratory tract infection? *Anesthesiology* 1996; **85**: 475–480.

Tait AR. Anesthetic management of the child with an upper respiratory tract infection. *Curr Opin Anesthesiol* 2005; 18(6): 603–607.

Tait AR, Malviya S, Voepel-Lewis T, Munro HM, Seiwert M, Pandit UA. Risk factors for perioperative adverse respiratory events in children with upper respiratory tract infections. *Anesthesiology* 2001; 95(2): 299–306.

Tait AR, Voepel-Lewis T, Malviya S. Perioperative considerations for the child with an upper respiratory tract infection. *J Perianesth Nurs* 2000; 15(6): 392–396.

Tait AR, Voepel-Lewis T, Munro HM, Gutstein HB, Reynolds PI. Cancellation of pediatric outpatient surgery: economic and emotional implications for patients and their families. *J Clin Anesth* 1997; 9(3): 213–219.

von Ungern-Sternberg B, Boda K, Chambers N, Rebmann C, Johnson C, Sly P, Habre W. Risk assessment for respiratory complications in paediatric anaesthesia: a prospective cohort study. *Lancet* 2010; 376: 773–783.

von Ungern-Sternberg B, Saudan S, Petak F, Hantos Z, Habre W. Desflurane but not sevoflurane impairs airway and respiratory tissue mechanics in children with susceptible airways. *Anesthesiology* 2008; 108: 216–224.

# 第四章　肠套叠时急性液体复苏

## Britt Fraser

## 简　介

肠套叠是由一段近端肠管嵌入与其相邻的远端肠管并继续向前蠕动所引起。这是引发婴幼儿肠功能障碍最常见的原因,如果不治疗,可能导致肠缺血和肠穿孔。早期的识别与治疗能够避免手术施行和并发症的发生。肠套叠也可能因为呕吐和腹泻导致严重的脱水。因此,围术期管理的基本方面是识别和治疗脱水。

---

**学习目标**

1. 识别婴幼儿脱水时的特征,并据此来量化其脱水程度。
2. 了解针对婴幼儿脱水情况的复苏原则。
3. 了解围术期患儿液体治疗的原则。
4. 确定婴幼儿肠功能障碍时管理的关键问题和麻醉带来的影响。

---

## 病例报告

一位6月龄体重6kg的男孩儿,既往体健,因呕吐和昏睡两天而急诊救治。他呕吐越来越频繁,并且来医院时已经不能经口摄入东西。在过去的24小时内,他出现腹泻(最近一次便中带血)但很少弄湿尿布。患儿面色苍白而干燥,表情淡漠,十分痛苦。

心率182次/分,血压85/45mmHg,氧饱和度为98%。毛细血管充盈时间为4秒。腹部检查发现有压痛,但是没有包块。

给患儿静脉滴注120ml( 20ml/kg )0.9% NaCl(生理盐水)。随后输入哈特曼液(类似于乳酸林格液)和1%葡萄糖混合液,速率为24ml/h。在等待手术评鉴过程中又一次给予60ml 0.9% NaCl。静脉注射吗啡镇痛并且继续保持不经口摄入任何东西。毛细血管充盈时间提高到2秒,并安排了进一步的检查。

腹部X线平片显示气液平但是没有穿孔的证据。置入鼻胃管( NGT ),开始自主排液。超声扫描显示在回结肠处出现了肠套叠。静脉给予头孢唑林和甲硝唑。尝试使用空气灌肠,但没能够减轻肠套叠。患儿被转至手术室准备剖腹探查和手术复位。

到手术室时麻醉医师注意到毛细血管充盈迟滞。随即输注120ml哈特曼液,继而以24ml/h继续滴注该溶液。首先插入鼻胃管,之后用丙泊酚和琥珀酰胆碱(司可林)快速序贯诱导,插入4.0号气管导管。麻醉维持采用吸入氧气、空气、七氟烷以及复合骶管麻醉。手术复位顺利完成且没有出现并发症。

术后,该婴儿继续静脉输注维持液体,鼻胃管的损耗由0.9%NaCl补充。这些损耗在24小时以后逐渐减少并且待肠鸣音恢复以后重新使用口服摄入方法。输液期间每天监测电解质,且随着经口摄入量的增加,液体输入量逐渐减少。通过注射吗啡和规律使用对乙酰氨基酚(扑热息痛)维持镇痛。第五天时该患儿出院,并且完全恢复口服摄入能力,没有任何复发迹象。

# 讨 论

## 1. 如何识别和量化婴幼儿脱水情况?

术前对脱水患儿进行复苏是很有必要的,延误诊断和不充分的复苏是导致小儿死亡的一个重要原因。本病例中的脱水是由腹泻和缺水共同造成的,也包括一些小间隙的损耗(第三间隙损耗),这些损耗是不可见的,因此经常被低估。发热同样会加重液体的丢失。

要依靠临床评定来识别脱水的程度(表4.1)。轻度脱水(＜体重的4%)往往不出现任何征象。中度脱水(占体重的4%~6%)征象包括毛细血管充盈时间的延长(＞2秒),组织饱满度下降及呼吸频率增加。重度脱水(＞体重的7%)表现出毛细血管充盈时间进一步延长(＞3秒),皮肤变斑驳,呼吸加深并且有进行性酸中毒。随着患儿病情发展为休克,出现心动过速和低血压,并且意识状态下降。最可靠的判断脱水程度的方法是与最近一次称得的体重比较,但这种方法通常不可行。表情淡漠与眼睛凹陷常被提及,但这些并不是可靠的迹象。这则病例中,该患儿的毛细血管充盈严重迟滞,并且出现表情淡漠、皮肤斑驳,提示属于重度脱水。

表4.1　脱水征象

| 脱水程度 | | |
| --- | --- | --- |
| 轻度(＜体重的4%) | 中度(占体重的4%~6%) | 重度(＞体重的7%) |
| 通常没有表现 | 毛细血管充盈迟滞(＞2秒) | 毛细血管充盈严重迟 |
| 可能有舌头干燥 | 组织饱满度下降 | 滞(＞3~4秒) |
| 口渴 | 黏膜干燥 | 皮肤斑驳,发凉,酸中毒 |
| | 呼吸急促,烦躁 | 心动过速,低血压 |
| | 昏睡,易怒 | 尿量减少,意识状态改变 |

## 2. 对于脱水患儿的复苏和随后的液体管理的原则是什么?

对于脱水患儿的复苏应当考虑三个阶段。首先,应该计算先前缺失的液体量。包括胃肠道(呕吐、腹泻、第三间隙损耗),

泌尿系统,出血等造成的液体丢失量,如果有术前禁食也包括在内。这部分确实应当由0.9% NaCl补充,通常剂量为10~20ml/kg,如果有必要,可以重复给予以纠正低血容量。这则病例中初始剂量为20ml/kg的0.9% NaCl使该患儿的临床状态得到一定的改善,但并没有完全消除症状,因此再次相同剂量重复使用。

　　液体补充的第二部分为维持液,包括呼吸、出汗和尿液的进行性丢失。通常计算24小时的液体量,包括水分、电解质、葡萄糖等。Halliday的 "4-2-1原则" [患儿体重不超过10kg,按4ml/(kg·h);10~20kg的部分按2ml/(kg·h);超过20kg的部分按1ml/(kg·h)]于1957年首次提出后,已经多年成为计算液体维持量的主流方法。然而,这个算法需要重新被审视,尤其是在患病的小儿或围术期小儿。在这些病例中,抗利尿激素(ADH)水平由于应激、手术和疼痛而升高,与使用低渗液一同增加了发生低钠血症和脑缺血的风险。婴幼儿对此易感,因为他们的脑、头颅比率较大,$Na^+$、$K^+$-ATP酶尚不成熟,意味着对轻度的低钠血症就会产生症状,而成人并非如此。如果患儿有ADH分泌增高的风险,那么他们维持液量应当减少常规 "4-2-1原则" 的50%。进一步讲,"4-2-1原则" 应以正常的泌尿系统功能为前提,而如果患者处于肾衰竭无尿期,那么他们维持液的用量应当在 "4-2-1原则" 计算的基础上减少60%。

　　液体补充的最后一个部分是针对持续丢失量,例如,在本病例中,那些经由鼻胃管丢失的液体。随着该患者鼻胃管丢失液体量的逐渐减少和经口供给量的增加,静脉输液量就等量的减少。

　　基于以上注意事项,患儿在大手术后的进行性液体需求量必须要认真考虑。应经常估算患儿体内的容量状况,进行性液体丢失量以及电解质情况。补液量应由仍需纠正的不足量,进行性丢失量和维持量三者决定。需注意,由于所需的维持量通常小于 "4-2-1原则"(因为ADH的分泌),所以当考虑上预期的持续丢失量时,给的总液体量通常在最初时比 "4-2-1原则" 要多。

### 3. 什么样的液体用于小儿最好？

用于补充缺失量的液体应当反映出所缺失液体的组成成分。对于大多数病例来说，0.9%的NaCl作为初始用液是比较合适的。

最近有很多关于在小儿维持治疗时的最佳液体的讨论。曾经作为主流的4%的葡萄糖和0.18%的NaCl（"4%和1/5"）现在已经不再推荐给小儿使用，除了某些特殊的领域（如ICU）。它不应该作为常规的维持疗法使用。4%的葡萄糖与0.45%的NaCl（"4%和1/2生理盐水"）对于大多数患儿来说是普遍安全的；然而在某些情况下，只能使用等张液。这些情况包括围术期时，有初始低钠水平的患者，以及那些有中枢神经系统感染、颅脑损伤、支气管炎或是脑性低渗情况的小儿。

有几种可作为备用的等张液，或近似等张液，但在使用的过程中都有潜在的问题。哈特曼液和乳酸林格液都包含有钙离子，使得它们可能与某些药物不能同时使用。当大量输入0.9%的NaCl溶液时，可能因为其高的氯：钠比率而引起代谢性酸中毒。在最初使用0.9%的NaCl复苏后，建议换用另一种氯：钠比率相对较低的溶液以避免引起酸中毒。最后，是勃脉力148™，它含有醋酸盐，大量使用有蓄积危险并可引发低血压。

维持液中应包含有葡萄糖，1%~2%的浓度在大多数小儿中被证明是合适的。高浓度可能会引起血糖水平升高，导致大脑的毒性作用和渗透性利尿，这会加重低血容量的情况。最重要的是，对于长期输液的小儿，应当密切监测其容量状态并进行个体化治疗。治疗开始前以及之后的每一天都应当检查其电解质。如果钠离子水平低（如，<130mmol/L），应当每6小时监测一次。治疗期间也应监测其血糖水平。对于血浆渗透压改变的患儿（如，高血糖或者高钠性脱水），他们将对快速纠正比较敏感，建议经常复查电解质和渗透压。

### 4. 肠套叠引起的肠功能障碍对麻醉的影响有哪些?

对需手术治疗肠套叠的婴幼儿来说,麻醉管理应当由专业的儿科中心来负责(肠套叠的所有特征在表4.2中列出)。全身麻醉前合适的液体复苏是至关重要的。这是由于交感紧张的丧失和诱导期麻醉药的直接作用,二者共同使周围血管扩张,引起低血压,甚至心血管性虚脱。小儿通常在复位时就已经拍过片子,如本病例即透视下空气灌肠复位。这一过程中小儿会继续丢失液体,如果该过程持续时间很长,那么可能再次引起严重脱水。诱导前需再次评估小儿的容量状况,即使在之前被认为是适宜的。

表4.2　肠套叠的主要特征

| | |
|---|---|
| 人群特征 | 年龄:大多数在2个月至2岁,5至9个月是高峰<br>男性多于女性 |
| 病史 | 间断的绞痛,经常加重,呕吐带有胆汁<br>便血(以红醋栗果冻样为特征),腹泻<br>可能有呼吸道病毒样的前驱症状 |
| 查体 | 面色苍白,嗜睡<br>腹部包块或膨胀<br>脱水导致的低血容量性休克 |
| 检查 | 腹部X线:通常正常,除非伴随有肠功能障碍<br>超声:具有高度敏感性和特异性<br>空气灌肠:既是诊断也是治疗 |
| 鉴别诊断 | 胃肠炎,阑尾炎或其他感染<br>其他引起肠功能障碍的原因 |
| 管理 | 扩容,镇痛,抗生素<br>禁食禁饮,鼻胃管<br>空气灌肠~80%的成功率<br>超声引导下的液体灌肠<br>手术复位 |
| 结果 | 空气灌肠后可能复发(复发率9%)<br>恰当地管理会使死亡率下降 |

诱导前应放置鼻胃管(NGT),即使在有些情况下其使用是有争议的,对于伴有肠功能障碍的小儿快速序贯诱导仍被视为是最安全的形式。诱导时应避免使用NO,因为其可能进一步扩张已经受损的肠段。术中可用骶管注射提供镇痛,术后可用吗啡维持镇痛。术后应继续静脉输液和鼻胃管引流直到肠功能恢复正常。本病例中当确定患儿存在低钠血症的风险时选择使用等张液。应规律评估小儿的容量状况并以此来确定补液量,同时应规律检查电解质情况。

## 总 结

1. 任何原因引起的婴幼儿重度脱水都应立刻引起重视。

2. 使用的液体类型应根据丢失的液体类型来确定,但低渗液(如4%的葡萄糖和0.18%的NaCl)应当避免使用。

3. 规律监测体内容量状态以及电解质和血糖水平对静脉输液治疗期是相当重要的。

(姜丽华 译)

## 注释参考文献

· Justice FA, Auldist AW, Bines JE. Intussusception: Trends in clinical presentation and management. *J Gastroenterol Hepatol* 2006; 21: 842–846.
Reviews all patients with intussusception at a tertiary children's hospital over a 6.5-year period.
· National Patient Safety Agency (2007) *Reducing the risk of hyponatraemia when administering intravenous infusions to children.* Patient Safety Alert 22. Accessed Jan. 24, 2011. http://www.nrls.npsa.nhs.uk/resources/?entryid45=59809
Comprehensive recommendations regarding fluid management in children, with background material about hyponatremia

and hyponatremic encephalopathy. Compares the most commonly used fluids.

## 延伸阅读

Applegate KE. Intussusception in children: imaging choices. *Semin Roentgenol* 2008; 43(1): 15–21.

Kaiser AD, Applegate KE, Ladd AP. Current success in the treatment of intussusception in children. *Surgery* 2007; 142(4): 469–475.

McClain CD, McManus ML. Fluid management." In Cote CJ, Lerman J, Todres ID, eds. *A Practice of Anesthesia for Infants and Children*. Philadelphia: Saunders Elsevier, 2009: 159–175.

# 第五章 哮喘患者的腺样体扁桃体切除术

Bugene Neo

## 简 介

在一些国家,哮喘在儿童中的发病率高达20%,尽管许多儿童只是轻微的哮喘并且仅仅需要间断治疗。哮喘的急性加重发作通常由一些诱发因素引起。常见花粉、冷空气或者上呼吸道病毒感染。全身麻醉对于哮喘患儿来说通常是安全的;然而他们更易受到术中支气管痉挛的影响。如果使用仪器对呼吸道产生刺激,那么术中支气管痉挛的发生就更常见。大多数相关临床病例显示,这些加重的情况并且没有严重的后遗症。然而,支气管痉挛时常非常严重并且给麻醉处理带来挑战。

---

**学习目标**

1. 了解如何识别患者正处于术中支气管痉挛的危险中。
2. 制定策略预防支气管痉挛的发生。
3. 回顾对于急性术中支气管痉挛的处理。
4. 总结针对有严重哮喘患者的通气策略。

---

## 病例报告

一名6岁18kg的男孩儿患有哮喘病史3年,因顽固性打鼾和体重不增加而行择期腺样体扁桃体切除术。在最近的12个月里，他4次因哮喘急性发作而急诊救治；每一次都是由感冒引起，予沙丁胺醇（柳丁氨醇）雾化和口服3天的氢化泼尼松治疗，没有住院。当前的维持治疗是规律吸入氟替卡松（皮质类固醇）每天2次，每次2喷以及必要时间断使用沙丁胺醇。他每天平均使用沙丁胺醇2到3次。最近没有上呼吸道感染（URI）病史，尽管夜间有进行性的干咳史。呼吸音检查正常。没有过敏特征。不发热，当前也没有鼻炎症状。术前用2喷沙丁胺醇，同时口服对乙酰氨基酚（扑热息痛）。

　　麻醉诱导与维持使用七氟烷/$O_2$/$N_2O$混合气体，吸入氧浓度（$FiO_2$）为0.3。静脉通路建立后，置入5.5号无套囊经口RAE导管并保留自主呼吸。随后追加芬太尼1μg/kg，地塞米松0.15mg/kg，曲马多2mg/kg。继续保持自主呼吸。手术开始。手术接近尾声时，$SpO_2$从98%降至81%。潮气量从150ml降至70ml。没有出现咳嗽或者憋气；然而肋间回缩较明显。没有出现皮疹并且血压恒定。$FiO_2$增至1.0。取出Boyle-Davis开口器，潮气量和氧饱和度并未升高。尝试手控呼吸，采用高压（35cmH_2O）使两肺适当充气。听诊显示两侧出现呼吸喘鸣。吸痰管顺利通过气管导管，但没有发现分泌物。遂实施喉镜检查；气管导管位置正常。使用间歇正压通气，压力设定35/0。呼吸频率下调至10次/分且吸呼比为1∶4。潮气量达到115ml（6ml/kg）。七氟烷浓度上调至5%。氧饱和度上升至93%。二氧化碳图显示基底部上移。有气体陷闭的表现；流速容量环在下一次呼吸运动开始前并没有回归至零。呼末二氧化碳（$ETCO_2$）上升至58mmHg。延气管导管向下喷了6次沙丁胺醇（图5.1）。手术很快完成并确保不出血。气道阻力、膨胀压、二氧化碳图、$SpO_2$恢复至正常，此时$FiO_2$为0.4。恢复自主呼吸后，该患儿在深麻醉下拔管。恢复期吸入空气时$SpO_2$降至92%，但是对面罩供氧反应良好。患儿出现咳嗽和轻微的呼气喘鸣。每30分钟做一次沙丁胺醇雾化治疗；2小时后患儿的情况好转。胸部X线检查正常后患儿回到病房并观察一夜,期间持续监测脉搏氧饱和度。之后没有再吸氧,出院回家并继续口服氢化泼尼松3天。

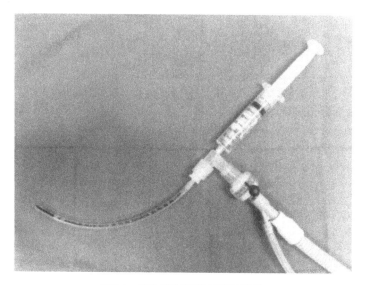

**图5.1　经气管导管给予沙丁胺醇**

# 讨　论

### 1. 对于哮喘患者的麻醉前评估哪些是关键点?

对于哮喘患儿术前评估的主要目标是估计其严重性,如何控制及诱发的敏感性(表5.1)。一名脆弱的哮喘患者(指以间歇性哮喘加重发作为特征的患者)更容易在围术期发生支气管痉挛并且难以控制。术前应咨询呼吸科医师并且使哮喘得到最佳控制这对这些患者将非常有利。术前短期口服类固醇类药物可以作为预防使用,尽管目前缺乏支持这一观点的可靠临床资料。

表5.1　决定哮喘严重程度的关键因素

| |
| --- |
| 一年当中哮喘急性加重发作的次数,去医院治疗的次数以及住院治疗的次数 |
| 最近的哮喘症状,药物使用情况及去医院的次数 |
| 日常治疗的水平 |
| 日常沙丁胺醇的使用频率,最近一次的使用情况,尤其是近期的扩大治疗情况 |
| 在过去的一年里,使用皮质类固醇类药物治疗急性加重发作的次数 |
| 先前重症监护和有创通气的情况 |
| 任何支气管痉挛的特殊诱发因素(包括非甾体类药物的使用) |
| 近期感冒过或者近2周内出现过鼻炎症状(这比非哮喘患者更要严格执行推迟手术) |
| 运动耐受能力(与同龄人相比)是评估哮喘严重程度的一项有用指标 |

　　如果没有出现上述特征,那么我们可以认为是相对安全的;然而,一些研究认为围术期支气管痉挛的发生与评估疾病严重程度的相关性较弱。我们对哮喘的治疗往往不足,因此没有使用强效控制的药物并不能让麻醉医师评估得出疾病的病情较轻的结论。我们必须牢记在社区发生的哮喘患者死亡病例中有许多都是被误分级为"轻度"或"中度"的患者。在围术期,对于所有哮喘患儿都必须高度警惕并且采取必要的预防措施。

　　在患儿术前12个月里有长期口服氢化泼尼松或者高剂量吸入皮质类固醇类药物的用药史,将很可能产生一定程度的肾上腺抑制作用,术中静脉应用皮质类固醇类药物对患儿将是有益的。我们并不知道在围术期维持应用皮质类固醇类药物应该使用多长时间和多大累积剂量的该类药物;然而普遍认为术中单次剂量应用皮质类固醇类药物的潜在好处要超过其不良反应所带来的风险。

## 2. 对于重症哮喘患儿来说应用非甾体类抗炎药（NSAIDs）的风险是什么？

一些成年哮喘患者对阿司匹林过敏，这种条件下NSAIDs对他们来说就相对禁忌。对于儿童这似乎是个小问题。大多数哮喘患儿能够服用NSAIDs而不出现不良反应。总的来说，年龄较大的儿童（青少年），如果具有过敏体质并且患有严重的哮喘，那么他们将很可能会遭受NSAIDs的不良反应（Palmer，2005）。虽然目前已有缓解疼痛的替代疗法出现，并且应该优先于NSAIDs应用于儿科哮喘患者这一群体，但NSAIDs仍然是相对禁忌。

## 3. 幼年时期诱发哮喘的常见因素是什么？

幼年时期诱发哮喘加重最常见的因素便是上呼吸道感染。这多是由自然界中的病毒所引起。其他诱发因素包括吸入刺激性气体（如烟雾）、花粉和其他异物。哭泣或咳嗽（如吸入诱导时的不配合阶段）也可能诱发急性的支气管痉挛。麻醉期间，经气道的仪器操作是最常见的触发因素（如置入气管导管或气管吸痰）。刺激隆突尤其可能会诱发支气管痉挛。刺激性挥发性药物如地氟烷也可能诱发支气管痉挛。另外，需要考虑哮喘在诊断上的差异。（参见第20章）

## 4. 如何预防支气管痉挛？

关键的措施是避免支气管痉挛的触发因素。

推迟择期手术。哮喘控制不佳，最近或当前出现上呼吸道感染或者下呼吸道感染时，应考虑推迟手术。气道高反应性与最近4周有过病毒性上感有关。有上感的哮喘患儿应比非哮喘患儿更加严格地推迟手术。

气管导管与喉罩。只是一个有争议的问题；尽管气管插管与肺部并发症发生率的上升有关，然而其因果关系并不总是明了,并且没有充分的结果数据做出确切的结论。每当考虑气道装置的利与弊时,不应该总是尽量避免使用气管导管;插入喉罩同样也可能引起支气管痉挛,没有气管导管的情况下,对于后续通气需求的管理将更加困难。如果插入的是气管导管,那么避免导管太靠近隆突是很重要的。

术前用药。常用的吸入和口服药应该使用至手术当天。另外,建议在给患者实施麻醉诱导前吸入支气管扩张剂30~60分钟能够降低围术期支气管痉挛的发生率和严重程度。吸入$\beta_2$受体激动剂能够降低由气管插管引起的气道阻力增加(Scalfaro等,2001)。除此之外,术前给择期手术患者使用镇静剂如咪达唑仑或可乐定,能够避免或减轻患儿在插管时的不适。哭闹本身也可能会引起支气管痉挛。抗胆碱能药(如格隆溴铵)的使用在减少气道分泌物的同时可能会增加术后气道黏液的堵塞。

麻醉深度。深麻醉下能够降低气管插管引起的气道反应。耐心是关键:等到患儿处于足够的麻醉深度下再等一小段时间。如果可能,同样建议深麻醉下拔管。使用局麻药对气道进行局部麻醉似乎很吸引人,但是它能够增加支气管紧张度。

避免使用促进组胺释放的药物。这个在一定程度上也存在争议,因为并非所有引起组胺释放的药物都一定会诱发支气管痉挛。然而,只要选择好替代品,将会很容易避免使用诱发组胺释放的药物如阿曲库铵和吗啡等。

## 5. 术中哮喘发作的紧急管理是什么?

紧急管理是初步支持,确保充足的氧供和合理的二氧化碳排出间隙。应当考虑到机械原因(如,气管导管堵塞或打折,隆突刺激,或者电路问题)和其他可能增加气道压的问题(如气胸,浅麻醉引起的腹壁紧张,过敏反应)。如果可能,应当控制通气压力来降低造成气压伤和心血管衰竭的风险(来自胸廓内高压力)。一些简单的措施可以避免无效通气,这些措施包括增加

$FiO_2$,减少呼吸频率及降低吸呼比。允许性高碳酸血症也经常用到。

必须意识到患者容易在急性呼吸危象中出现过度通气(尤其是人工通气时)。这增加了气体闭陷的风险。对患者使用机械通气可以降低这一风险。同样应考虑间断降低胸廓内压力,可以通过使患者与呼吸回路分离并且人工挤压胸部可更加完全地把废物闭陷的气体呼出。

及时使用针对支气管痉挛的特殊治疗措施是同等重要的。可以通过使用挥发性吸入麻醉要来迅速达到目的,但要权衡其在高浓度时对心血管的抑制作用。重复吸入沙丁胺醇(图5.1)是一个快速产生支气管扩张作用的简单方法。然而,雾化吸入时只有低至使用量3%的药物能达到气道,如果使用一个特制的罩能增加传送量(Duarte,2004)。吸入$\beta_2$受体激动剂无效时可以使用皮下注射特布他林。如果是过敏引起的哮喘,那么选择肾上腺素。

对于对$\beta_2$受体激动剂不敏感的患者应及早使用皮质类固醇激素;尽管皮质类固醇激素抗炎作用的起效时间需要4~6小时,但1小时内它就能加强和延长$\beta_2$受体拮抗剂的作用。其后续作用的产生有赖于$\beta$肾上腺素受体表达的增加,G蛋白-$\beta_2$受体偶联的修复以及减轻脱敏状态(Jonhson,2004)。

麻醉状态下的哮喘持续状态极其罕见。对于这类患者的通气管理是一个复杂的领域,并且应当尽早考虑重症监护的可能。如果患者对于吸入沙丁胺醇和基础通气措施效果欠佳,那么有必要使用更先进的通气设备和药品管理。一项meta分析得出结论:静脉注射硫酸镁对于使用支气管扩张剂和类固醇药物治疗的重症急性哮喘患儿来说可能会产生额外的好处(Cheuk等,2005)。$MgSO_4$还有个好处是不良反应少。静脉注射氨茶碱被用于重症哮喘,但是它与麻醉状态下的心血管不良反应相关。研究显示对于急性重症哮喘患儿静脉注射沙丁胺醇或是氨茶碱并无差异( Roberts等, 2003 )。对于最严重的病例可能潜在需要高频通气甚至是体外膜式氧合法的支持。

## 总　结

1. 评估的目的在于明确疾病的严重性,控制情况及危险性。

2. 对于所有哮喘患者来说预防是关键: 术前患者应该继续服用他们平时使用的药物,诱导前吸入β₂受体激动剂。避免支气管痉挛的诱发因素。

3. 术中管理包括排除机械因素引起的喘鸣,考虑替代诊断及简单的通气措施。大多数病例中使用挥发性麻醉药和吸入β₂受体激动剂可以迅速逆转支气管痉挛。

（姜丽华　译）

## 注释参考文献

· Doherty G, Chisakuta A, Crean P, Shields M. Anesthesia and the child with asthma. *Pediatr Anesth* 2005; 15:446–454.
A comprehensive review article covering many aspects of anesthetizing a child with asthma.

## 延伸阅读

Cheuk DKL, Chau TCH, Lee SL. A meta-analysis on intravenous magnesium sulphate for treating acute asthma. *Arch Dis Child* 2005; 90: 74–77.
Duarte AG. Inhaled bronchodilator administration during mechanical ventilation. *Respir Care* 2004; 49(6): 623-34.
Mitra A, Bassler D, Ducharme FM. Intravenous aminophylline for acute severe asthma in children over 2 years using inhaled bronchodilators. *Cochrane Database Syst Rev* 2001; (4): CD001276.

Roberts G, Newsom D, Gomez K, et al. Intravenous salbutamol bolus compared with an aminophylline infusion in children with severe asthma: a randomized controlled trial. *Thorax* 2003; 58: 306–310.

Johnson M. Interactions between corticosteroids and $ß_2$-agonists in asthma and chronic obstructive pulmonary disease. *Proc Am Thorac Soc* 2004; 1: 200–206.

Palmer GM. A teenager with severe asthma exacerbation following ibuprofen. *Anaesth Inten Care* 2005; 33(2): 261–265.

Scalfaro P, Sly P, Sims C, Habre W. Salbutamol prevents the increase of respiratory resistance caused by tracheal intubation during sevoflurane anesthesia in asthmatic children. *Anesth Analg* 2001; 93: 898–902.

von Ungern-Sternberg B, Habre W, Erb T, Heaney M. Salbutamol premedication in children with a recent respiratory tract infection. *Pediatr Anesth* 2009; 19: 1064–1069.

Tait A, Pandit U, Voepel-Lewis T, Munro H, Malviya S. Use of the laryngeal mask airway in children with upper respiratory tract infections: a comparison with endotracheal intubation. *Anesth Analg* 1998; 86: 706–711.

# 第六章　手术室中的安乐制度

Mark J. Meyer, Norbert J. Weidner

## 简 介

一位医师签署了一项安乐（do-not-resuscitate order, DNR）制度,该制度针对积极复苏下不能使其获益且存在有危及生命的疾病的患者。许多小儿遭受着危及生命的疾病,他们从一些有创的诊断和治疗操作中获益,这些操作如气管造口术,外周静脉置管,胃造口置管术和肿瘤减积等。这些操作被认为是姑息手段,而不是针对患者改善和保存生活质量的治疗手段,这些手段并不能阻止潜在状况的恶化。在小儿, DNR可能并非此事之先河,当死亡即将来临时与追求延长生命的干预措施一样,目的在于提高生存质量。然而,这些制度困惑着小儿麻醉医师,他们进行常规麻醉时可能引起心血管抑制和呼吸衰竭。

---

**学习目标**

---

1. 区分围术期管理DNR患者的目标导向和过程导向的方法。
2. 在监护围术期DNR患者的团队中,应描述外科医师、麻醉医师以及其他成员的角色情况。
3. 针对过程与目标,讨论患者麻醉知情同意中的关键点。
4. 了解此种情况下医师团队对于支持手术室人员的职责。

## 病例报告

一位14岁的男孩,患有杜氏肌营养不良症,需全身麻醉下行胃造口置管术。他患有心肌炎伴随轻度的收缩功能障碍及静息期心动过速。11岁开始依靠轮椅行动。晚上需依赖双相气道正压通气(BiPAP),白天间断使用。在过去的2年,他几次因肺炎和肺淤血引起的呼吸衰竭而住进ICU。期间需要插管,机械通气,并且恢复期相当漫长。

去年,他出现吞咽困难,食欲下降,体重减轻12kg,并伴随疲劳。上个月,给他放置了鼻胃管后体重有所增加,且能量水平和耐受力得到改善。有了这些经验,他相信营养对于维持他的生活质量很重要,目前他的呼吸状态因BiPAP而稳定。

之前,他和家人都不愿意尝试任何措施。他们不能接受由于他心肺功能障碍而带来的麻醉风险。在与肺病专家和心脏病专家讨论,及向麻醉医师和外科医师咨询后,他决定接受全身麻醉下实施胃造口置管术。与其儿科医师签署了DNR协议后去了手术室。

麻醉医师重新考虑了DNR制度并且与患者一起完善了目标导向的麻醉实施计划:气管插管全身麻醉,术后到ICU进行监护。在讨论知情同意书期间,患者详细阐述了他的目标。患者与家人确定了目标,就是如果他心脏停搏,那么任何干预措施,包括胸部按压,强心药以及除颤都是可接受的。术后,他不想长期依靠呼吸机。"如果几天之后我的情况不见好转,我希望能够舒适一些,撤掉呼吸机并且拔管。我的父母知道何时结束这一切。"进一步讲,如果他不能回家并且拥有和之前一样的生活质量,那么他希望干预措施都停止。他解释说他希望能够尽快地回家并且任何情况下都不要气管造口。他的父母支持他的目标。

平静的诱导期过后,患者出现了低血压,使用强心药后效果较佳。胃造口术一结束,他就被转至ICU。这一过程结束后

的数小时内,停止了强心药的使用。这之后不久,他成功地在
BiPAP下拔管。第二天他就出院了。

# 讨 论

### 1. 围术期解除DNR的利与弊是什么?

从历史来看,对于DNR患儿这一政策在围术期是被禁止
的,而在之后的阶段可执行。基本原理是麻醉会引起心血管抑
制、呼吸暂停以及气道反射消失,这促使"复苏"行为的出现,尽
管这些行为在麻醉过程本身是常规的。因此,DNR制度被取消
以允许这些复苏行为。对于围术期的医疗团队来说,在没有自
由量裁权的情况下,应当消除分歧并且使用积极的措施。然而,
这一政策呈现出一些限制和对父母及患者本身自主权的挑战。
它既没有考虑到每一位患者特有的临床状态,也不允许尊重父
母意愿的个体化手术和麻醉方案。对于麻醉医师来说,即使在
医疗无效的情况下也应追求积极的复苏措施。

这些政策没有规定围术期的持续时间。围术期可能被限制
于手术开始到结束麻醉后监护即刻,或者也包括在危重监护病
房的恢复时间,或者一直到第一次术后随访。对于所有病例,围
术期的持续时间应当由围术期医疗团队决定并且记入文件证明。

### 2. 什么是"复议要求"?

美国麻醉医师协会( ASA ),美国外科医师学会以及美国儿
科学会( AAP )赞成所谓"复议要求"的做法(美国外科医师学
会,1994 )。这种患者对手术过程的目标的复议是作为手术和麻
醉知情同意的组成部分回顾。复议要求有三个选择: 全面复苏,
目标导向的方法和过程导向的方法。这些选择包括取消制度,
同样也包括个体化方案和尊重患者自主权(表6.1 )。

表6.1　手术室中停止复苏: 要求复议和护理计划的三种方案

| 所有DNR 患者 | 复议要求 | | |
|---|---|---|---|
| 方法 | 全面复苏 | 目标导向计划 | 过程导向计划 |
| 方案的 基本步骤 | 采取所有措施 只有一个目标,即尽最大可能抢救心脏和呼吸意外 | 全面,改良,或是不复苏,全部取决于目标包括:<br>—患者/家属 总的目标<br>—精神目标<br>—呼吸目标<br>—心脏目标<br>—舒适目标<br>—护理团队 帮助实现这些目标的能力 | 过程基于侵袭力,可能的好处,及复杂性列表:<br>—辅助供氧<br>—气囊和面罩通气<br>—插管<br>—机械通气<br>—动脉穿刺<br>—胸腔穿刺<br>—置入胸腔导管<br>—输血及血制品<br>—有创监测<br>—胸部按压<br>—血管活性药<br>—除颤<br>—心脏起搏 |

### 3. 目标导向和过程导向的方法给围术期医疗团队带来怎样的挑战?

目标导向的方法得益于围术期医疗团队,患者本人及家庭之间明确的关系。很少有麻醉医师与他们的患者之间有明确的关系。麻醉医师的挑战在于判断何种复苏措施能够支持患者的目标。这给处理心脏停搏或是否需要积极的抢救措施带来不便,因为麻醉医师必须根据患者的目标决定采取何等的有效措施。由于在相互关系中缺乏优先权力,所以很少有麻醉医师在做决定时显得得心应手。然而,只要将所有的焦点都集中在患者的目标身上,那么这种方法就不能避免麻醉医师带来一些产生医源性并发症的操作(如诱导期短暂的低血压)。

过程导向的方法根据患者所处的生理状态而选择个体化的复苏措施。这就允许患者或其代理人拒绝某些复苏程序。要根据患者的状况来个体化考虑每一项干预措施带来的好处。麻醉医师必须告诉患者哪些干预措施是实施麻醉所必需的,哪些是可以被拒绝的。这使得麻醉医师在实施麻醉的过程中不需要解释患者的意愿和目标。

像上面的这则病例,知情同意讨论应当包括详细的标准复苏过程,并强调哪些是麻醉的常规组成部分。这则病例向我们阐明对于这个患者来说,强心剂将成为标准支持护理的一部分,没有这一项,整个过程就不能进行。因此,目标导向的方法将强心剂作为一项计划内的措施,而不是急救时才使用。给患者插管也是如此,这是麻醉实施过程中一项计划内的措施而非复苏措施。由于知情同意讨论的合理结果可能出现细微的差别和组成的不同,因此必须在图表中对计划做出认真记录。

美国外科医师学会强烈支持要求复议这一政策。美国外科医师学会(1994)推荐的外科医师的角色是向患者家属建议手术可能带来的风险与益处。理想的状况是,麻醉医师与外科医师作为医师队伍的领导者,一同用文件记录与患者及其家属所制定的全部计划。

## 4. 应该由谁来告诉工作人员患者的DNR状态?

从患者及其家属的观点来看,各当事人:麻醉医师,外科医师以及手术室全体工作人员对他们的监护都负有责任,因此围术期所有监护的参与者都应被考虑在内。手术室中的人员对于护理一个积极的,取消的或改变的DNR患者感到不适,而且他们对于过程导向的方法或目标导向方法中的细微差别感到忧虑。围术期医师团队应该告知并根据患者的身体状况,可能出现的问题以及干预措施中的任何限制对手术室人员做出指示。他们需要对计划中的复苏措施,意外事件和支持方法阐释清楚。那样的话,对于患者死于手术室中的事件,全体人员将知晓缺乏复苏措施并不是治疗护理不当,而是对患者自主决定权的积极支持。这将有助于免遭质疑和萌生负罪感,而这些感觉可能伴出现以往处理心肺功能衰竭患者的标准操作中。

### 5. 在提供围术期治疗护理的过程中能拒绝遵守DNR制度吗?

有些时候麻醉医师从道德上来讲不能够去遵循这样一个特殊的计划。如果有另外一位麻醉主治医师在场,伦理上允许替换另一位麻醉主治医师参与这个病例并实施治疗监护。然而,在一些紧急或意外的情况下,并没有时间允许替换,"那么根据美国医师协会的医学伦理原则,应当合理地根据患者自己的意愿继续施行治疗监护,注意患者的目标和价值判断",以便能够尊重患者的自主决定权(ASA,2008)(表6.2)。

**表6.2 麻醉医师与患者及其家属在围术期关于安乐死的目的和讨论建议**

| |
|---|
| 目的:阐明患者的护理目标 |
| 举例: |
| "你是如何决定接受安乐死的?" |
| "当你与儿科医师做出这样的决定时,对你来说什么是重要的?你的医疗护理目标是什么?对这一过程你的目标是什么?" |
| 目的:针对患者和操作过程,讨论麻醉风险。 |
| 举例: |
| "这一过程中麻醉药会引起呼吸停止。需要呼吸机和呼吸管。你儿子在术后可能需要几个小时的时间来依靠呼吸机,直到他的自主呼吸恢复。对于这个你有什么想法吗?这与你的目标一致吗?" |
| 目的:对于未预料到的或不大可能的情况做出意外事件处理计划。 |
| 举例: |
| "如果在手术过程中他的心脏可能停跳,我们可以启动心肺复苏程序(CPR)通过胸外按压和使用药物来恢复心跳。我们会讨论如果这种情况一旦发生,我们将如何操作。" |

## 总　结

1. 对于存在有生命危险的患者来说，外科手术会使其获益，可能不会治愈，但会提高生活质量。

2. 美国麻醉医师协会和美国外科医师学会支持对将要进行手术的患者执行复议要求。术前讨论安乐制度是复议要求的一部分。围术期的选择包括全面复苏，目标导向的方法和过程导向的方法。

3. 作为知情同意的一部分，个体化方案必须用文件进行记载，包括围术期的持续时间。

（姜丽华　译）

## 注释参考文献

- Fallat ME, Deshpande JK. Do-not-resuscitate orders for pediatric patients who require anesthesia and surgery. *Pediatrics* 2004; 114(6): 1686–1692.

  This clinical report specific to pediatrics addresses required reconsideration as well as the rights of children and surrogate decision making.

- Margolis JO, McGrath BJ, Kussin PS, Schwinn DA. Do not resuscitate (DNR) orders during surgery: ethical foundations for institutional policies in the United States. *Anesth Analg* 1995; 80: 806–809.

  This special report discusses the unique ethical challenges for the anesthesiologist who cares for patients with perioperative DNR orders.

# 延伸阅读

American College of Surgeons. Statement on advance directives by patients: "Do not resuscitate" in the operating room. Reprinted from: Statement of the American College of Surgeons on advance directives by patients. "Do not resuscitate" in the operating room. *Bull Am Coll Surg* 1994: 79(9): 29. Accessed Jan. 23, 2011. http://www.facs.org/fellows_info/statements/st-19.html.

American Society of Anesthesiologists, Committee on Ethics, 2008. Ethical guidelines for the anesthesia care of patients with do not resuscitate orders or other directives that limit treatment. Accessed on Jan. 23, 2011. http://www.asahq.org/For-Members/Clinical-Information/Standards-Guidelines-and-Statements.aspx

Truog RD, Waisel DB, Burns JP. DNR in the OR. *Anesthesiology* 1999; 90: 289–295.

# 第七章　小儿的术前禁食

Nancy S. Hagerman, Eric P. Wittkugel

## 简　介

　　术前禁食指南是为了最大限度地降低肺胃内容物的风险。虽然肺误吸很少发生,但对于理想的空腹时间间隔仍有一些基于实证的建议。了解制订这些指南的研究过程是很有帮助的,以确定最大的安全性,同时使过长禁食时间带来的不良后果降至最低。

---

**学习目标**

1. 了解目前美国麻醉医师协会的术前禁食指南。
2. 理解儿科患者中肺误吸的风险,后遗症以及治疗措施。
3. 描述超重/肥胖小儿患者的影响。
4. 列出开放术前禁食的优点。
5. 说出常见的增加肺误吸风险的医疗情况。

---

## 病例报告

　　一个8岁的女孩需要做门诊胃镜来评估她的嗜酸性粒细胞性食管炎。体重35kg,除了超重还有轻微的哮喘,但用日常吸入维持控制良好。到手术地点,她咀嚼口香糖被指示吐掉。从术前一天晚上她已经禁食固体食物,但两小时前喝了一杯苹果汁。消化科医师通知手术团队他已经准备带女孩到内镜室。

# 讨 论

## 1. 目前ASA术前禁食指南是什么？

### 这些指南的对象是哪些患者？

ASA在1999年发表术前禁食指南。这些指南的编辑基于对目前文献,专家意见,开放的论坛讨论以及临床可行性数据的分析研究。指南建议婴儿和新生儿在进食清澈的液体之后空腹2小时或以上,进食母乳之后空腹4小时或以上,在进食婴儿奶粉,少量的饭或动物乳品之后空腹6小时或以上(2-4-6法则)。指南还指出摄入煎炸,高脂肪食物或肉类会延长胃排空时间,并建议应考虑摄入食物的量和类型来确定一个合适的禁食时间(ASA,1999)。清澈的液体即指水,不含脂肪和蛋白质的液体,不含果肉的果汁,碳酸饮料,清茶,以及黑咖啡(Kalinowski和Kirsch,2004)。牛奶类似物有促进胃排空的特性,因为牛奶一和胃液接触就分离成为流体和固体(凝结物)。

这个ASA指南只适用于所有年龄的健康的择期手术患者。不适于产妇或者存在有并发疾病的患者,或者可能影响胃排空或胃液量的情况,例如妊娠、肥胖、糖尿病、食管裂孔疝、胃食管反流病及肠梗阻。此外,此指南也不适用于可预期的困难气道患者。值得注意的是,ASA并不建议对没有明显增加风险的患者常规使用胃肠道兴奋剂(例如,甲氧氯普胺),阻止胃酸分泌的药物(如奥美拉唑,雷尼替丁),抗酸剂和(或)止吐药,以减少肺误吸的危险。

关于术前禁食其他国家有相似的指南。2005年英国皇家护理学院和2008年加拿大麻醉医师协会发表的指南也遵循

ASA "2-4-6法则"。此外,加拿大麻醉医师协会建议在进食含肉类或煎炸或高脂肪的食物之后空腹8小时。斯堪的纳维亚指南(2005)只不同于其在4小时法则中包含母乳喂养的婴儿公式(Brady等,2009)。表7.1给出了简要指南。

确定一个安全的术前禁食时间很难,因为肺误吸的发生率很低,研究的样本量常常太小。正因为如此,胃液量常作为误吸的替代标志物在整个麻醉文献中用来确定安全的做法。

### 2. 儿童误吸的风险是什么?

幸运的是,围术期发生误吸的概率是很小的,依赖于以前的方法,据估计发生率在1/10000~10/10000。这些事件大多发生在麻醉诱导期,通常发生于气道管理时伴有咳嗽、呕吐的患者(Cook-Sather和Litman,2006)。

一项大型前瞻性研究表明,较之择期手术,在急诊手术中有更高的误吸发生概率。此外,还包括大多数小于3岁的伴有肠梗阻和肠闭塞的小儿。作者还发现发生轻至重度误吸事件的大多数儿童都不伴有重大医疗后遗症。事实上,基于获得的经验,Warner和他的同事可以将一个发生了轻度的误吸事件后的小孩送回病房,在苏醒室观察两小时,他不再出现咳嗽和呼吸困难,脱氧后不再发生组织缺氧和影像学异常。

严重的误吸经常表现出支气管痉挛,呼吸急促,气喘,发绀,发热,需要呼吸支持,必要时可能需要气管插管,肺灌洗,进入重症监护室进行机械通气。胸部X线检查显示右肺中叶吸入性肺炎的浸润。影像学改变经常发生在几小时之后,在接下来的48~72小时逐步改善。经过适当的治疗,围术期误吸的死亡率相当小——估计小于1/70000。

表7.1 小儿术前禁食指南

| 年龄组 | 固体 | 清亮液体 | 母乳 | 动物乳品及配方奶 |
|---|---|---|---|---|
| 新生儿<6个月 | 无 | 2h(a、b、c) | 4h(a、b、c);(d:乳制品类型未规定) | 6h(a、b);4h(d:乳制品类型未规定;4h配方奶)(c) |
| 婴儿6~36个月,<12个月(e) | 6h(b、c、d、e) | 2h(a、b、c、d、e) | 4h(a、b、c、e);6h(d:乳制品类型未规定) | 6h(a、b、e);(d:乳制品类型未规定;4h配方奶(c) |
| 儿童>36个月,>12个月(e) | 6h(a、c、e);8h(d);6小时内禁食清单食物及8小时内禁食肉类、油炸或高脂肪的食物(b) | 2h(a、b、c、d、e) | 4h(a、b、c、e);8h(d:乳制品类型未规定) | 6h(a、b);8h(d);4h配方奶(c) |

关键词:
a=美国麻醉医师协会,1999
b=加拿大麻醉医师协会,2008,年龄没有指定
c=北欧指南(专责小组),2005,年龄没有指定
d=美国儿科学会,1992
e=英国皇家护理学会,2005
摘自Brady MC, Kinn S, Ness V, et al. Preoperative fasting for preventing perioperative complications in children. Cochrane Database Syst Rev. Oct 2009;(4): CD005285.版权所有Cochrane,经授权转载

### 3. 这些使用指南适用于肥胖儿童吗？

肥胖儿童在美国已经很多见，从1960年的5%在2000年的早期已经增长到大约16%。事实上，据估计在等待手术的孩子当中大约1/3都是超重或肥胖。超重的孩子倾向于成熟，可能与肥胖是从儿童早期逐渐累积的病这样一个事实有关。术前禁食指南由美国麻醉医师协会出版，Taskforce特别指出它不适用于肥胖儿童，因为肥胖会影响胃排空和流体体积（ASA，1999）。然而，从小儿术前禁食指南出版以来，Cook-Sather等（2009）发现，虽然BMI指数与胃内流体容积成正相关，但是对于临床医师评估误吸的潜在风险的贡献是非常小甚至没有的。此外，他们发现肥胖患者与非肥胖患者在麻醉期间的呕吐没有区别，这可以表明，长时间禁食（大于2小时透明液体）不能降低肥胖患者误吸的风险。就这点儿而论，他们呼吁ASA术前禁食指南中禁透明液体的时间应包括等待当日手术的超重和肥胖患者。相似的，Warner等（1993）在一个关于172 334个成年患者的回顾性研究中发现BMI大于35并不是围术期误吸的一个独立危险因素。

### 4. 如何管理一个正在吃口香糖的患者？

尽管没有成熟的研究证明患者在麻醉之前吃过口香糖胃部液体的容量或pH的改变，咀嚼30分钟后即刻胃内液体的增加和pH的上升对儿童患者外科手术之前的是非常重要的。因为这个原因，很多麻醉医师把没有被吞下的口香糖看做是一种透明的液体，在麻醉开始前2~3小时之前可以食用。因为口香糖的食用能够表明其违反禁食（做法），孩子和家长会认真地对关于禁食的问题提出疑问。

### 5. 一个更加自由的术前禁食政策的好处有哪些？

术前禁食指南在过去的20~25年已经放宽很多。大量研究表明进一步放宽政策（超越当前的2-4-6规则）并不增加肺误吸的危险。鼓励择期手术的健康患儿在麻醉前2小时进清透液体是有好处的。可以降低患儿脱水的程度，从而使麻醉诱导期的血流动力学稳定（特别适用于吸入诱导的小孩），易于静脉穿刺，维持血糖稳定。同时，这样也可能会减少过敏的发生，增加患儿和父母的满意度，降低术后恶心、呕吐的风险（Cook-Sather和Litman，2006）。

### 6. 有哪些常见的病症与肺吸入的危险性增加有关？

在成人1型和2型糖尿病中，液体和固体胃排空可延迟40%~50%。在成人相关文献中表明，这种降低胃排空是最有可能继发于糖尿病自主神经病变，但与糖化血红蛋白，餐前血糖，或年龄并无相关性。

肾衰竭也已经显示与患者的胃排空延迟相关，如在那些接受血液透析或腹膜透析的患者。同时患有糖尿病和肾衰竭的患者可进一步使胃排空延迟（Kalinowski和Kirsch，2004）。

婴幼儿相比年龄较大的儿童，可能有误吸的危险性增加。在一项肺部误吸患儿的大型前瞻性研究中，大部分误吸的患儿患有肠梗阻或肠闭塞（Warner等，1999）。这个亚群中，大部分的孩子都是3岁以下，这被认为可能因为婴幼儿有下食管括约肌张力相比年龄较大的儿童和成人降低。胃食管反流发生率在患儿达3岁时基本与成人相似。此外，年幼的孩子经常在哭闹或者用奶嘴安慰时吞下中等量的空气，这可以增加胃内的压力。

有趣的是，在胃肠道功能紊乱存在时，例如慢性间歇性呕吐，腹痛，和胃食管反流尚未发现与胃内容物误吸的危险性增加有关。已经证实，那些至少禁食6~8小时的孩子在做上消化道内镜检查时,呈现的胃液体积和pH水平类似于那些健康组无胃肠道症状禁食时间相同的孩子(Schwartz等,1998)。作者结论是,他们的研究不支持具有消化道症状的小儿在镇静或麻醉期间风险更大的论点。然而,他们的确承认,缩短这些患者禁食时间间隔少于6小时是令人质疑的。应当指出,无论如何,在小儿食管运动功能障碍的情况下,如失弛缓症,尽管延长了禁食时间,仍可能有大量的食物存留在其消化道。

# 总　结

1. ASA指南如下:2小时禁清透液体,4小时禁母乳,6小时禁婴儿配方奶粉,动物性乳品和少量饭菜。

2. 肺误吸的风险是很低的。大多数患儿误吸后不会产生重大的临床后遗症。如果发生了误吸,在PACU观察两小时后,如果没有出现像低氧、咳嗽、气喘这样的症状,可以考虑转出。

3. 对于肥胖儿童来说,限制饮食时间大于ASA指南不会带来任何好处。

4. 将正在咀嚼的口香糖视为一种透明液体。

5. 增加肺误吸风险的情况有1型和2型糖尿病,肾衰竭,肠功能障碍,肠梗阻,妊娠,食管裂孔疝,胃食管反流病和未预料到的困难气道。

(姜丽华　译)

# 注释参考文献

· Cook-Sather SD, Litman RS. Modern fasting guidelines in children. *Best Pract Res Clin Anaesthesiol* 2006; 20(3): 471–481.

This is a comprehensive review of fasting guidelines for children. It is easy to read and provides a nice discussion of the evidence supporting current guidelines, the management of pulmonary aspiration, and how NPO status affects the patient intraoperatively, as well as its impact on family-centered care.

- **Practice guidelines for preoperative fasting and the use of pharmacologic agents to reduce the risk of pulmonary aspiration: application to healthy patients undergoing elective procedures: A report by the American Society of Anesthesiologist Task Force on Preoperative Fasting.** *Anesthesiology* **1999; 90(3): 896–905.**

This is the ASA's 1999 guidelines for the preoperative fast. It is useful to read these guidelines and the analysis on which they were created to gain a greater understanding of NPO policies.

- **Warner MA, Warner ME, Warner DO, Warner LO, Warner DJ. Perioperative pulmonary aspiration in infants and children.** *Anesthesiology* **1999; 90(1): 66–71.**

This amazing prospective study of 56,138 consecutive patients under the age of 18 who underwent 63,180 general anesthetics at the Mayo Clinic identified 24 cases of pulmonary aspiration. It gives great insight into the incidence and outcomes of this rare complication.

## 延伸阅读

Brady MC, Kinn S, Ness V, O'Rourke K, Randhawa N, Stuart P. Preoperative fasting for preventing perioperative complications in children. *Cochrane Database Syst Rev* 2009; (4): CD005285.

Cook-Sather SD, Gallagher PR, Kruge LE, Beus JM, Ciampa BP, Welch KC, Shah-Hosseini S, Choi JS, Pachikara R, Minger K, Litman RS, Schreiner MS. Overweight/obesity and gastric fluid characteristics in pediatric day surgery: Implications for fasting guidelines and pulmonary aspiration risk. *Anesth Analg* 2009; 109(3): 727–736.

Kalinowski CPH, Kirsch JR. Strategies for prophylaxis and treatment for aspiration. *Best Pract Res Clin Anaesthesiol* 2004; 18(4): 719–737.

Schoenfelder RC, Ponnamma CM, Freyle D, Wang SM, Kain ZN. Residual gastric fluid volume and chewing gum before surgery. *Anesth Analg* 2006; 102(2): 415–417.

Schwartz DA, Connelly NR, Theroux CA, Gibson CS, Ostrom DN, Dunn SM, Hirsch BZ, Angelides AG. Gastric contents in children presenting for upper endoscopy. *Anesth Analg* 1998; 87(4): 757–760.

Warner MA, Warner ME, Weber JG. Clinical significance of pulmonary aspiration during the perioperative period. *Anesthesiology* 1993; 78(1): 56–62.

# 第二部分

---

## 儿科用药的挑战

# 第八章 恶性高热

## Philip Ragg

## 简 介

恶性高热(malignant hyperpyrexia, MH)是一种罕见但可怕的疾病,全麻期间发病率在1:6 000至1:50 000。这意味着一个全职麻醉医师毕生很可能会碰到1例;而儿童专科医院可能每2~3年会有1例。MH无特异性临床表现,疾病进程可表现隐匿,也可进展快速。

---

**学习目标**

1. 熟悉MH的临床特征。
2. 理解MH骨骼肌和心肌的遗传药理学异常,熟悉MH的诊断与鉴别诊断。
3. 熟悉MH的急诊处理流程。
4. 熟悉如何随访MH疑似病例以及评估其对患者和家属的影响。

---

## 病例报告

患儿,11岁,男,体重40kg,择期行腹腔镜阑尾切除术。患儿因发热、腹痛和食欲减退24小时就诊,无既往病史,本次发病以来未服用任何药物。3年前曾因桡骨骨折手术行全身麻醉,无特殊,也未发现特别的**家族麻醉病史**。体格检查:患儿表现不适,脉搏110次/分,血压100/50mmHg,呼吸20次/分,体温38.4℃;右侧髂窝有压痛和肌抵抗;心肺听诊无殊。实验室检查:白细胞计数$18 \times 10^6/L$(中性粒细胞80%),血红蛋白130g/L,血小板$420 \times 10^9/L$。静脉注射丙泊酚(3mg/kg)和**琥珀胆碱**(2mg/kg)快诱导气管内插管,继之吸入3%七氟烷、50%氧。麻醉期间使用的药物包括:芬太尼2.5μg/kg,格拉司琼1mg,阿曲库铵0.5mg/kg,头孢氨苄250mg,甲硝唑400mg,0.9%生理盐水500ml。

手术开始15分钟后,患儿心率上升至**140次/分**(窦性);潮气量维持400ml未变且无气道压力上升,但呼气末二氧化碳($ETCO_2$)从35mmHg上升至55mmHg。此时患儿脉搏氧饱和度($SpO_2$)97%,血压(BP)90/40mmHg,食道温度39℃。调节机械通气频率至20次/分,七氟烷吸入浓度至5%。呼吸机、碱石灰吸收罐以及呼吸回路均未发现异常。经气管导管置入吸引管未遇阻力,胸廓起伏正常,瞳孔对称缩小。麻醉医师暂时诊断为因腹腔镜手术引起的二氧化碳吸收,并要求外科医师暂停手术;同时将吸入氧浓度提高至1.0,并增加潮气量和呼吸频率分别至15ml/kg(600ml)和35次/分实施过度通气。但患儿情况继续恶化:$ETCO_2$升至70mmHg,心率高达160次/分(窦性),血压降至80/40mmHg,体温至39.2℃。血气分析:pH 7.05,$PO_2$ 300mmHg,$PCO_2$ 75mmHg,剩余碱(BE)–8.6;恶性高热诊断成立。迅速移除外科手术器械,根据**MH处理预案**,成立由所有手术及护理人员组成的恶性高热处理小组,各自分担不同的职责(表8.1a和表8.1b)。在单次注射丹曲林3mg/kg后,患儿心率、$ETCO_2$及体温在5分钟内迅速恢复正常。外科医师尽快完成手术后患儿带管送入重症监护室。机械通气和液体治疗12小时后,患儿出现轻度高钾血症($K^+$ 5.9mmol/L),血肌酐酶也升至500U/L,心电图可见少许室性异搏,但未重复使用丹曲林。第二天早上患儿拔管转入普通病房。

## 表8.1a和8.1b 恶性高热处理流程中人员分工预案

### 表8.1a 麻醉医师

1. 呼救同时停止使用挥发性/诱发药物。
2. 要求外科医师停止或尽快结束手术。
3. 更换清洁的麻醉回路(例如带储氧袋的呼吸皮囊);若不方便更换,则将吸入氧气流量增加至15L/min。
4. 使用纯氧过度通气(如三倍分钟通气量)。
5. 静脉注射丹曲林(见问题6),首剂2~3mg/kg,5~10分钟后可重复用药(最大量可至10mg/kg),直至ETCO$_2$和体温有所下降。
6. 降温:关闭所有保温设备,暴露全身;打开对流风机设定为环境温度;静脉给予低温液体;腋窝及腹股沟处冰袋降温;必要时考虑冷水洗胃或灌洗膀胱。
7. 动脉置管监测血压、血气和电解质(特别是钾离子和钙离子)。
8. 留置导尿,若尿量<0.5ml/(kg·h),则考虑使用利尿剂。
9. 留置中心静脉导管监测中心静脉压,必要时经该导管给予正性肌力药。
10. 当病情得到控制,转运患儿至重症监护室。钾、乳酸和肌红蛋白异常可以持续几小时到几天。若高代谢症状或体征再现,几小时后可重复使用丹曲林。

**患儿护理必须合适、及时、有序**

### 表8.1b 其他手术人员

**外科医师:** 暂时停止手术直至症状得到控制,然后尽快完成手术;在此之后,协助麻醉医师。

**麻醉助手:** 递送MH处理设备;配置丹曲林;进行血气分析、检测、放置冰袋。

**手术室护士:** 呼救并帮助配置丹曲林。联系重症监护室并帮助准备其他监测。

**外科技师:** 收集冰、低温液体、药物以及血液样本。

# 讨 论

## 1. MH的病理生理和临床特点是什么？

MH是一种遗传性药物代谢疾病或综合征，以对易感者存在潜在的威胁生命的高代谢状态为特征，由Denborough等在1962年首先描述。绝大多数病例存在兰尼碱受体突变引起的异常；该受体位于骨骼肌肌质网，如被特定麻醉药物-主要是**挥发性麻醉药**和**去极化肌肉松弛药琥珀胆碱**-触发，异常突变受体开放并释放钙离子进入细胞内。早期认为氧化亚氮、吩噻嗪类、筒箭毒碱、酰胺类局麻药（利多卡因和布比卡因）及抗胆碱药都可以触发易感者发生MH的观点已被否定（Hopkins，2000）。易感个体受上述药物触发后，肌质内钙离子增加，增加的钙离子可来自肌质网储存，也可来自细胞外液。由此引发肌肉持续性收缩并激动钙ATP酶，产生高代谢状态，包括有氧代谢（氧耗）和无氧代谢（糖原分解）的增加。机体消耗氧气、产热和二氧化碳增加。临床表现为心动过速、过度通气、动脉血气二氧化碳和呼末二氧化碳增加、体温过高以及肌强直。若未明确诊断，最终会导致肾衰竭、弥散性血管内凝血、进行性酸中毒和死亡，死亡率高达90%。早期诊断和治疗可以使死亡率降至5%以内。

## 2. 什么是MH的分子遗传机制？

MH属于可变外显率的常染色体显性遗传疾病。但遗传特征并非如此简单，最近已发现多个基因位点，很显然有杂合子和纯合子共存现象。超过50%的病例存在兰尼碱受体亚型RYR1突变。这一受体亚型由位于19号染色体上的基因编码（Zhou等，2010）。已确认的另外5个与MH发生相关的基因分别位于17号、1号、3号、7号以及5号染色体，但唯一所知引发MH的基因是

CACNA1S,编码细胞膜α亚基上的电压门控型钙通道。

### 3. 什么是MH相关疾病?

虽然各种肌病、张力失调、劳累性应激以及酶(不全)病均被认为可能与MH发生有关,但仅少数存在明确相关的病理关系。可能会引发MH的疾病包括: *King Denborough*综合征、中央轴突病,低钾周期性瘫痪也可能导致MH。

### 4. 如何诊断MH?

目前尚未发现MH特异性的临床征象、监测参数或生化指标,而MH可隐匿起病或快速进展,也不一定有家族史可循。最常见的早期征象与机体氧耗增加、**二氧化碳升高**及乳酸增多有关,通常伴随自主神经兴奋表现。肌肉代谢增加的关键性的早期特征是**非预期的心动过速**、呼吸频率增加、**ETCO₂升高**(尽管通气充分)以及**体温升高**(每小时可升高2℃,也可延迟数小时后发生)。

肌强直常见,持续时间长但不会播散。对未使用肌肉松弛剂者,肌强直有助于与败血症鉴别诊断。下颌肌强直(咬肌和外侧翼状肌痉挛)常见于静脉给予琥珀胆碱后,若这一症状严重而持久("钢铁般下颚")并伴有其他部位骨骼肌挛缩,则很有可能发生MH。

如果这些体征发生,应考虑MH可能,同时需要进一步鉴别诊断排除其他原因(表8.2)。

**表8.2　MH的鉴别诊断**

麻醉深度不足

通气故障:受损或不合适的呼吸回路,气流不足,通气参数设置不足(分钟通气量过低),呼吸肌故障,钠石灰耗尽,气管导管/喉罩堵塞

过敏反应

止血带引起的缺血

续表

---

内分泌原因:嗜铬细胞瘤、甲状腺危象

神经阻滞剂恶性综合征(若未用神经安定药物,则可由抗多巴胺药物引发)

药物作用(如:摇头丸)

脑缺血

其他肌病(如:杜氏肌营养不良症患者独有的咬肌痉挛)

其他(举例:当患者散热降低时给予过度保温,如使用双向腿部驱血带时)

---

在某些临床情况下,未确诊的MH可予以经验性治疗

MH的其他症状包括:心输出量降低引起心血管衰竭;心率失常包括高钾性心搏骤停(心电图可见T波高尖和室性逸搏);神经系统衰竭、昏迷以及瞳孔散大固定(高热、酸中毒以及体液转移可致急性脑水肿);弥散性血管内凝血(由于组织凝血致活酶的释放引起血栓栓塞);横纹肌溶解与肌红蛋白尿(可致肾衰竭);组织缺氧或发绀、出汗以及发热。

典型MH过程中,行血气分析检查可发现同时存在呼吸性和代谢性酸中毒、血清乳酸升高及高钾血症可能。进一步检查可发现血肌酐升高、持续性高钾血症以及肾功能异常。

### 5. 何为MH的实用处理流程?

尽早诊断是MH处理中无可争辩的最重要环节。治疗稍有延误都可以导致发病率和死亡率上升。即便后续确诊排除MH,早期对疑似MH患者行经验性治疗也无大碍。过度治疗也好于延误治疗。

制定相应的**治疗处理预案**有利于发生MH时合理发挥手术团队人员各自的作用(表8.1a和表8.1b)。澳大利亚和新西兰MH治疗团队开发了一种MH资源套件,其中包含对疑似MH患者的

诊断标准和辅助信息,也有手术相关人员的任务分配以及张贴于手术室内的教育海报。

### 6. 什么是丹曲林?

**丹曲林**是处理恶性高热是最重要的药物。首剂2~3mg/kg,每15分钟可重复用药(最大量可至10mg/kg),直至$ETCO_2$和体温有所下降。丹曲林钠是一种乙内酰脲衍生物,其作用类似于肌肉松弛剂但没有肌肉松弛作用,它直接作用于兰妮碱受体抑制肌质网释放钙离子。每家施行全身麻醉的医院都应该配备此药,放置于处理MH的特殊药箱。鉴于MH罕有发生,而丹曲林的价格高且保质期短,很多医院和附近的医院达成协议,在发生MH危象时为对方提供备用药物。每安瓿含丹曲林粉剂20mg,因其与水极难混合,所以配置较为困难,需要他人配合。

### 7. MH后如何对患者及家属进一步诊治?

再次仔细询问家族史,记录包括触发药物、继往麻醉史、家族MH发生率等相关信息。某些中心会监测患者及其家人静息、空腹血清肌酐激酶水平,该指标升高与MH易感性相关性良好,可能无需肌肉组织活检。但关于此点仍有争议,目前许多研究中心仍然借助活检确诊。肌酐激酶水平正常则没有预测性。肌肉活检(股四头肌)收缩试验是确诊MH易感性的金标准,可通过患儿家属进行筛查;若用于患儿,须在MH发生数月后施行。该测试可在世界上许多指定中心进行。

大多数中心规定肌肉活检仅适用于青春期后人群,澳大利亚将最小年龄设定为12岁,北美规定受试儿童的最低瘦体重(LBM)为20kg。设定这些年龄和体重限制主要是为了确保测试标准。因为该试验需要的股外侧肌样本相对较大,其大小需借助与身高、体重相关的公式计算,通常为3~5cm长,1cm宽。如患儿年龄或体重未达测试标准,其父母应接受测试。父母亲中只要有一人阳性结果即可认为患儿属于MH易感者;若父母双方测试皆为阴性,则将患儿列入MH疑似病例,直至其成长到可以行肌肉活检时方可确诊。

目前有欧洲和北美两种活检方案。欧洲方案(体外收缩试验,IVCT)使用咖啡因(0.5~32mM)和氟烷(0.5%~3%)浓度递增法。依据结果可得到三种可能的诊断:如肌肉样本对咖啡因和氟烷都有异常表现为*MH易感型*;对两者皆无异常表现者为*MH阴性*;对两者之一表现异常者则为*MH可疑型*(归入“易感型”)。北美方案(咖啡因氟烷收缩试验,CHCT)使用咖啡因浓度分级递增(0.5~32mM)和3%浓度氟烷。只有正常和易感型两种可能诊断。

如果测试结果为易感型或可疑型,患儿及家属通常需DNA测试了解兰尼碱受体突变情况。家庭成员只要存在已知15种RYR1突变之一就被认为是MH易感型。研究中心会向患儿/家属提供MH易感者的书面证明,并要求他们随身携带。现在也可以将其做成医疗警示手环随身佩戴。

### 8. 哪些是MH易感者? 如何对他们进行麻醉?

如果患儿出现以下情况则视为MH易感者: ①继往MH发病史;②有亲人属于IVCT阳性或DNA测试阳性或有继往MH发病史。

麻醉的关键在于确认易感者并避免使用触发药物。麻醉机必须彻底清洁以清除挥发性麻醉药物,包括拆除蒸发罐、更换麻醉回路和钠石灰并用纯氧以10L/min的流量灌洗20分钟。麻醉知情同意书必须涉及相关风险并与患者讨论。麻醉过程中还需要监测核心温度。丹曲林随时备用,但无须预防性使用。

# 总 结

1. MH是一种虽然罕见但可致命的药物代谢性疾病，即易感者暴露于挥发性麻醉药或去极化肌肉松弛药后引发的高代谢状态。

2. 易感者通常存在位于骨骼肌内质网的兰尼碱受体RYR1基因突变。

3. MH无特异性临床表现。

4. 处理MH最重要的步骤是做出诊断；早期诊断和治疗可将死亡率由90%降低至5%。

（张马忠　许文妍　译）

## 注释参考文献

- Davis PJ, Brandom BW. The association of malignant hyperthermia and unusual disease: when you're hot you're hot or maybe not. *Anesth Analg* 2009; 109(4): 1001–1069.

  A thought-provoking editorial discussing various MH issues, including the limitations of our knowledge concerning its pathophysiology, the difficulty in testing for the disease, and the risk stratification of MH with various myopathies.

- Hopkins PM. Malignant hyperthermia: advances in clinical management and diagnosis. *Br J Anaesth* 2000; 85(1): 118–128.

  Good overview of the topic.

- MHANZ. Malignant Hyperthermia Australia and New Zealand. ANZCA Publication 2007. Accessed Oct. 15, 2010. http://www.anaesthesia.mh.org.au/mh-resource-kit/w1/i1002692/%3E

  An excellent website containing a "kit" with advice on the

contents of a MH emergency box, OR posters, and task cards for individual members of the team in the event of a MH crisis.

# 延伸阅读

Denborough MA, Forster JF, Lovell RR, Maplestone PA, Villiers JD. Anaesthetic deaths in a family. *Br J Anaesth* 1962; 34: 395-396.

Larach MG for the North American Malignant Hyperthermia Group. Standardization of the caffeine halothane muscle contracture test. *Anesth Analg* 1989; 69: 511-515.

Malignant Hyperthermia Association of the United States of America. Accessed Nov. 30, 2010. http://www.mhaus.org/.

Pollock N, Langton E, Macdonell N, Tiemessen J, Stowell K. Malignant hyperthermia and day stay anaesthesia. *Anaesth Intens Care* 2006; 34: 40-45.

Xiao B, Masumiya H, Jiang D, et al. Isoform dependent formation of heteromeric calcium release channels (ryanodine receptors). *J Biol Chem* 2002; 277(44): 41778-41785.

Zhou J, Allen PD, Pessah IN, Naguib M. Neuromuscular disorders and malignant hyperthermia. In RD Miller, LI Eriksson, LA Fleisher, JP Wiener-Kronish, WL Young, eds. *Miller's anesthesia, 7th Ed.* Philadelphia: Elsevier, 2010: 1181-1195.

# 第九章 过敏反应

Liana G. Hosu, Loria A. Aronson

## 简 介

过敏反应定义为"严重的、威胁生命的全身性或系统性高敏反应"（Johamsson等，2004），发生迅速，可能导致死亡或持久性功能障碍；早期发现和恰当治疗是处理的关键。麻醉期间过敏反应经常发现较迟，因其临床表现易与其他情况混淆。肾上腺素为治疗的首选药物，应尽早使用。

---

**学习目标**

1. 理解过敏反应的病理生理。
2. 熟悉过敏反应的流行病学、病原学及发病危险因素。
3. 能够识别、诊断围术期过敏反应。
4. 熟知围术期过敏反应的基本治疗方案，包括预防措施。

---

## 病例报告

患儿，男，10岁，拟择期行髋关节脱位切开复位术。既往病史：患儿出生后2天曾行**脊髓脊膜膨出修补术**；术后并发脑积水，于3月龄时施行脑室腹腔引流术（ventriculoperitoneal shunt, VP分流），随后陆续施行3次VP分流术；5岁时行马尾松解术。因神经源性膀胱功能障碍，目前患儿保留尿管，轮椅代步。患儿无药物过敏反应史,既往亦无麻醉并发症,但脊髓脊膜膨出和神经源性膀胱功能障碍提示应慎用乳胶制品。

以吸入麻醉诱导,辅以静脉丙泊酚、芬太尼和顺式阿曲库铵气管插管。手术切皮前给予单次剂量头孢唑啉。切皮20分钟后出现**严重低血压、饱和度下降、气道峰压升高和ETCO$_2$下降**。立即停用麻醉药,并予以**100%纯氧、肾上腺素、沙丁胺醇、苯海拉明、氢化可的松以及晶体液扩容**等措施积极复苏。留取血样待查类胰蛋白酶和组胺水平。循环稳定后,维持肾上腺素持续输注送返ICU。患儿出院前完成过敏反应咨询以探究术中过敏反应原因并为今后的麻醉提供建议。

# 讨 论

### 1. 何为过敏反应的病理生理?

围术期过敏反应源于肥大细胞、嗜碱性细胞突然释放大量活性介质进入循环,是一种急性、可能致命的多系统病理生理过程。世界过敏反应协会( the World Allergy Organization )将过敏反应分类为致敏源性和非致敏源性过敏反应。致敏源性过敏反应包括IgE、IgG和免疫复合物/补体激活等介导的反应;非致敏源性过敏反应(以前称为类过敏反应)是药物诱导所致的快速、大量肥大细胞或嗜碱性细胞脱颗粒,而非通过免疫球蛋白介导。不论哪种分类,**即刻治疗方案完全相同**但随后的评估、化验和治疗方案不同。

过敏反应过程中释放多种物质和介质,其中组胺和类胰蛋白酶最易测定。组胺H$_1$受体受刺激后诱发NO合成,是败血症和过敏反应过程中低血压的原因。主要受累器官包括皮肤、黏膜、心血管系统、呼吸系统和胃肠道消化系统。致命因素不外乎两种原因:循环衰竭和呼吸骤停。过敏性休克的机制,一为分布性休克,其特点是静脉系统张力严重下降;二为低容量性休克,即伴随血管通透性增加,大量液体外渗,静脉回心血量减少;过敏反应发生后10分钟内,转移至血管外间隙的血管内容量可高达35%以上。此外,心肌收缩功能受抑制。依据过敏反应的临床征象,包括皮肤红斑、水肿、风团、低血压、心率加快、支气管痉挛和胃肠道平滑肌收缩,Ring与Messmer创建了过敏反应临床严重程度量表(表9.1)用于指导治疗。超过20%的病例可发生双相过敏反应(再发作),病因不明,最早可于首发症状1小时后发生,也可迟至72小时后发生。

表9.1 即刻高敏反应临床严重程度表

| 分级 | 临床征象 |
| --- | --- |
| I | 皮肤黏膜征象: |
| | 皮肤红斑 |
| | 风团伴或不伴血管神经性水肿 |
| II | 中度多器官征象: 皮肤黏膜征象 |
| | +/-低血压 |
| | +/-心率增快 |
| | +/-呼吸停止 |
| | +/-胃肠道功能紊乱 |
| III | 威胁生命的单器官或多器官征象 |
| | 循环衰竭 |
| | 心率增快或心率减慢,+/-心律失常 |
| | +/-支气管痉挛 |
| | +/-皮肤黏膜征象 |
| | +/-胃肠道功能紊乱 |

转载许可: Dewacher P, Mouton-Faivre C, Emala C. Anaphylaxis and anesthesia: controversies and new insights. Anesthesiology, 2009, 111: 1141-1150

## 2. 过敏反应的发生率、病因学及其危险因素

精确数据缺乏,粗略估计给予全麻药后,围术期过敏反应发生率为1：（10 000~20 000）,死亡率约数个百分点（Dewachter等,2009）。神经肌肉阻滞剂（NMBAs）是成人围术期过敏反应的最常见原因,占所有病例的50%~70%；所有NMBAs均可诱发免疫或非免疫介导的过敏反应。过敏反应常于NMBAs诱导或使用抗生素后短时间内发生,但也可发生于应用潜在过敏反应药物后任意时间段。许多非处方药、化妆品和食物含有叔胺、季铵离子（也是NMBAs结构的一部分）,这些可致患者敏化,导致患者首次暴露于NMBAs即可能发生过敏反应。琥珀胆碱相比其他非去极化肌肉松弛药更易导致过敏反应。NMBAs间交叉反应常见（60%~70%）,应基于过敏反应试验选择安全的NMBAs。

天然乳胶位列成人围术期过敏反应第二大常见原因,约占20%病例；它也是小儿术中过敏反应的首要原因。乳胶过敏反应常发生于手术开始30~60分钟,但也可能立即发生或延迟发生。高危人群包括脊髓脊膜膨出、先天性泌尿生殖道畸形、多次手术患儿（尤其是1岁以内）、需每日间歇性导尿及伴有遗传性过敏反应症的患儿（湿疹、哮喘和过敏反应性鼻炎）。虽然脊髓脊膜膨出患儿乳胶过敏可能有遗传因素参与,但更可能的原因是多次手术和导尿接触乳胶制品。20世纪90年代后,由于使用不含乳胶的医疗器械、对乳胶过敏反应的认识加强以及诊断水平的提高,小儿乳胶过敏反应的发生率降低。乳胶过敏反应最常见于胃肠道外接触和黏膜暴露。唯一有效的处理是完全避免接触乳胶,包括使用非乳胶手套。

抗生素触发的过敏反应主要涉及青霉素类和头孢菌素类,两者均含有β-内酰胺环,其诊断应依据点刺和皮内试验。青霉素类和头孢菌素类间交叉反应较低（10%）,可能与共有β-内酰胺环有关。围术期过敏反应的第四大常见原因是静脉麻醉诱

导药。硫喷妥钠和丙泊酚过敏反应罕见(见第11章讨论部分),依托咪酯和氯胺酮几无过敏反应。阿片类药物(尤其是吗啡)经外周静脉用药后可直接刺激组胺释放,常引起皮肤潮红和风团,但过敏反应风险极低。

### 3. 如何识别围术期过敏反应?

围术期过敏反应常基于病史和体格检查做出临床初步诊断;回顾性诊断需依据血清学检查和皮试。

有调查(Laxenaire等,2001)显示麻醉期间过敏反应最常见的临床表现是心血管症状(73.6%)、皮肤症状(69.6%)和支气管痉挛(44.2%)。过敏反应可能因内源性补偿介质的产生而仅表现为轻度或自愈,但也可能为极度严重表现,甚或几分钟内进展至呼吸、循环受损和死亡。麻醉时患者无意识且覆盖铺巾,常难以察觉过敏反应的初始症状;仅当发生呼吸循环急剧变化时才被发现。因而,50%以上病例首发症状是循环衰竭。

除Ring和Messmer分级量表外,出现以下三项提示过敏反应严重: ①发生迅速;②无皮肤症状;③反常性心动过缓。血容量严重不足时,反常性心动过缓是机体的适应机制,保证心室最大程度充盈;此时禁用阿托品。复苏措施包括吸氧、积极的容量治疗和肾上腺素或血管加压素强心支持。

全麻期间过敏反应的鉴别诊断包括: ①哮喘、拔管后喘鸣、肺水肿、肺栓塞和张力性气胸等其他原因所致的呼吸系统症状;②心律失常、心源性休克、出血、低血糖、血管活性药物过量、心包填塞、败血症、迷走反应、静脉气栓等其他原因导致的低血压;③遗传性或获得性血管性水肿及ACE抑制剂治疗等其他原因导致的血管神经性水肿。

血浆组胺和类胰蛋白酶浓度增高可进一步支持临床诊断。但组胺和类胰蛋白酶水平增高为时短暂,因此出现症状后尽早留取血样非常关键。确诊IgE介导的过敏反应的金标准是"基于过敏反应的可疑物质进行皮试"；皮试应于过敏反应后4~6周进行，以免肥大细胞耗竭而致假阴性。

### 4. 怎样治疗围术期过敏反应?

过敏反应的处理包括：立即停用可疑药物或乳胶手套；立即减少或停用麻醉药物；未插管患者立即插管。100%纯氧通气，早期应用肾上腺素，扩容，保持患者头低脚高位( Trendelenburg 位 )，如有可能暂停手术操作。肾上腺素是过敏反应治疗的首选药物，其$\alpha_1$肾上腺素能效应可维持血压，其$\beta_2$肾上腺素能效应有助于松弛支气管平滑肌。

支气管痉挛对肾上腺素治疗无反应时可考虑吸入$\beta_2$肾上腺素能激动剂(**沙丁胺醇**)。经验性给予皮质类固醇类药物可能有助于预防双相或延迟性过敏反应(发生率超过20% )，也有助于治疗血管性水肿。也有推荐使用$H_1$和$H_2$受体拮抗剂治疗，但几无证据表明这些药物在过敏反应急性期治疗中有效。

$\beta$受体阻滞剂治疗者可能出现肾上腺素耐药并发严重低血压和心动过缓。胰高血糖素的心脏正性变力、变时作用不通过$\beta$肾上腺素能受体介导，对这类患者治疗有效。肾上腺素耐药者也可应用去甲肾上腺素、间羟胺、精氨酸血管加压素( AVP )治疗，AVP不依赖于肾上腺素能受体(表9.2 )，可优先选择。

表9.2　可疑过敏反应处理清单

| 治疗 | 实验室检查 | 咨询 |
| --- | --- | --- |
| 纯氧 | 即刻 | 危重护理 |
| 肾上腺素 | 类胰蛋白酶 | 过敏反应咨询 |
| 液体治疗 | 组胺 | 4~6周内皮试 |
| 皮质类固醇 | 延迟性：类胰蛋白酶24小时 | |
| $H_1$和$H_2$受体阻滞剂 | | |
| 精氨酸血管加压素( AVP ) | | |

### 5. 如何预防围术期过敏反应?

每次麻醉前详细回顾各种药物不良反应和药物过敏反应史,包括乳胶过敏反应或各种**乳胶过敏反应警示征象**。类固醇类、抗组胺药、β受体阻滞剂等可能掩盖过敏反应的早期症状,不推荐用作术前药。有围术期过敏反应病史者最安全的管理措施是明确鉴别并避免使用可疑药物。

## 总 结

1. 过敏反应临床表现多样,从轻度皮肤症状到心肺衰竭都有可能发生。早期诊断、尽早给予肾上腺素、扩容、吸氧以及其他支持治疗极为关键。皮质类固醇与抗组胺药物也可能有益于治疗。需继续进行复苏处理和持续监测以防复发的患者,必须进入ICU治疗。

2. 过敏反应发作后应即刻留取血样待查组胺和胰蛋白酶水平。过敏反应咨询和试验有助于确认过敏原并指导未来麻醉实施。

3. 术中过敏反应最常见的三种原因是神经肌肉阻滞药、乳胶和抗生素。迟发性乳胶过敏反应识别诊断困难,应提高警惕。

(张马忠 陈怡绮 译)

## 注释参考文献

· Dewachter P, Mouton-Faivre C, Emala C. Anaphylaxis and anesthesia: controversies and new insights. *Anesthesiology* 2009; 111: 1141–1150.

A recent European review of the etiology, diagnosis, and treatment of intraoperative anaphylaxis.

- **Hepner DL, Castells MC. Anaphylaxis during the perioperative period.** *Anesth Analg* 2003; 97: 1381–1395.

  A detailed review of perioperative anaphylaxis concentrating on pathophysiology, diagnosis, management, prevention, and specific drugs involved in perioperative anaphylaxis.

- **Sampathi V, Lerman J. Case scenario: perioperative latex allergy in children.** *Anesthesiology* 2011; 114: 673–680.

  An excellent case study and discussion of perioperative pediatric latex allergy.

# 延伸阅读

Chacko T, Ledford D. Peri-anesthetic anaphylaxis. *Immunol Allergy Clin North Am* 2007; 27(2): 213–230.

Gueant JL, Aimone-Gastin I, Namour F, Laroche D, Bellou A, Laxenaire MC. Diagnosis and pathogenesis of the anaphylactic and anaphylactoid reactions to anaesthetics. *Clin Exp Allergy* 1998; 28 Suppl 4: 65–70.

Harper NJ, Dixon T, Dugué P, et al. Suspected anaphylactic reactions associated with anaesthesia. *Anaesthesia* 2009; 64(2): 199–211.

Johansson SGO, Bieber T, Dahl R, et al. Revised nomenclature for allergy for global use: Report of the Nomenclature Review Committee of the World Allergy Organization, October 2003. *J Allergy Clin Immunol* 2004; 113(5): 832–836.

Karila C, Brunet-Langot D, Labbez F, Jacqmarcq O, Ponvert C, Paupe J, Scheinmann P, de Blic J. Anaphylaxis during anesthesia: results of a 12-year survey at a French pediatric center. *Allergy* 2005; 60(6): 828–834.

Laxenaire MC, Mertes PM; Groupe d'Etudes des Réactions Anaphylactoïdes Peranesthésiques. Anaphylaxis during anaesthesia: results of a two-year survey in France. *Br J Anaesth* 2001; 87: 549–558.

# 第十章　磁共振成像的麻醉

Mohamed A. Mahmoud，John J. Mcauliffe III

## 简　介

为小儿诊断性检查选择合适的麻醉或镇静技术是一种挑战。需行磁共振成像（MRI）检查的患儿往往伴有明显的夹杂疾病，包括气道梗阻、困难气道以及睡眠呼吸暂停等。MRI检查的特殊环境也给此类患儿的麻醉管理带来了诸多独特的条件限制和潜在风险。因此，为保证患儿安全以及成像清晰，必须设定周全而细致的规划。

---

**学习目标**

1. 探讨MRI环境下困难气道的识别和处理。
2. 认识MRI检查患儿全身麻醉与镇静相比的风险和挑战。
3. 确定适用于睡眠呼吸暂停患儿MRI检查的镇静和麻醉方法。

---

## 病例报告

患儿，男，3岁，体重21kg，孕32周早产，因"癫痫反复发作"拟择期行头颅MRI检查。MRI检查前评估发现患儿患有**小颌畸形和腭裂**；其母亲主诉患儿夜间鼾声很大，似有梗阻症状。翻阅其病历后发现患儿近期曾行**睡眠监测（多导睡眠图）**，并确诊为中度阻塞性睡眠呼吸暂停( OSA ),氧饱和度( $SpO_2$ )最低可降至86%。用七氟烷/笑气/氧气麻醉诱导时,尽管已放置口咽通气道患儿仍面罩通气困难,$SpO_2$降至83%。直接喉镜下看不到咽部结构,患儿氧饱和度迅速下降,直至放入喉罩( LMA )通气才得以改善,麻醉维持使用空氧混合下七氟烷吸入。MRI扫描检查结束后,患儿在MRI室苏醒并拔除喉罩,平稳度过苏醒期后离院回家。

患儿6个月后需再次行MRI随访性评估,这次,麻醉医师计划改用右美托咪啶镇静。患儿吸入70%笑气/氧气诱导后置入静脉留置针;给予负荷剂量右美托咪啶( 2μg/kg,输注时间不低于10分钟)后,患儿出现明显的血压上升和心率下降,静脉注射0.01mg/kg阿托品纠治心动过缓。右美托咪啶持续输注( 2μg/( kg · h ))维持镇静。MRI检查过程中患儿保持自主呼吸,放置肩部垫枕借以维持上呼吸道开放通畅并经鼻导管给氧,检查期间记录到$SpO_2$最低达94%。检查完毕后停止右美托咪啶输注,患儿平稳苏醒。

# 讨 论

### 1. 检查前评估有何作用？其重要性何在？

MRI成像检查前评估和术前评估非常相似。但是MRI检查室远离传统手术室,其特殊的环境给镇静和麻醉带来了特别的挑战。MRI检查室内的强磁场限制了麻醉方式的选择和监测设备的使用,紧急情况下可调用的救援设备也较手术室缺乏。就本例患儿而言,入MRI室麻醉或镇静前仔细评估气道尤为重要。某些情况下,更为谨慎的方法是: 在手术室诱导插管保证气道安全后,转运患儿至MRI检查室。因为手术室可为麻醉医师提供安全、可靠、熟悉的环境,随时可获得处理困难气道的抢救设备和同事的协助。

绝大多数MRI检查仅需保持患儿制动,检查本身并无刺激,通常无需气管插管。有困难气道的患儿应谨慎,尽量避免刺激气道,但应保证抢救设备随时备用。本例患儿首次MRI检查时其实也无需插管,MRI检查当日才发现存在小颌畸形。

由于患儿不合作,其父母提供的病史存在一定误导性,因此评估小儿气道很具挑战。**多导睡眠检查**监测的最低氧饱和度、呼吸暂停的类型(梗阻型、中央型或混合型)及发生频率等,可为判断气道梗阻的严重程度提供一些线索。患儿做第二次MRI检查时并未使用气道辅助设备。但任何情况下,一旦发生意外的气道紧急情况,均应保证有与MRI兼容的通气装置,如口咽通气道、鼻咽通气道及尺寸合适的喉罩等随时备用。

### 2. 两难的选择: 全身麻醉还是镇静?

由于**全身麻醉**安全、可控、相对容易实施。较之镇静,麻醉医师在诊断性检查中更倾向于选择全麻。最常用的全麻方式是吸入诱导后置入静脉留置针,随后持续输注丙泊酚;同时给予鼻导管吸氧。肩部垫高和(或)放置口咽通气道有助保持气道通常;若无效,则需放置喉罩或改行气管插管。

相比之下,常用**镇静**药物药效往往难以预测。有文献表明,镇静除了有较高的失败率(15%),有一定的并发症发生率,甚至死亡(Malviya等,2000)。但是全身麻醉用于诊断性检查费用高、不实用且低效。某些病情复杂的患儿,尤其是困难气道患儿,麻醉医师会选择最为安全有效的镇静措施或全身麻醉完成MRI检查。若认为有必要保护气道,最为谨慎的方法是在设施齐全的手术室内实施麻醉诱导。如选择镇静让患儿保持自主呼吸,则必须选择稳定、安全且对呼吸影响最小的药物。

实施呼吸道相关的MRI检查则是对麻醉医师的另外一种挑战。对于存在气道梗阻的患儿, MRI检查的主要目的是了解睡眠时的气道动力学并确定梗阻的部位和严重程度。为获得有效的图像,理想状态下,患儿气道内不应有辅助通气装置;因此这些患儿麻醉和镇静期间很可能发生气道梗阻,进而氧合降低。为获得最优成像效果,麻醉医师不得不在一定程度上允许这种情况发生。至于低氧到何种程度需要介入迄今并无共识。一般来讲,必须进行气道干预的绝对氧合低限因人而异,需权衡患儿病情的严重程度和MRI检查结果的相对重要性而定。就本例而言,依据多导睡眠检查可获得患儿在自然睡眠下的最低氧合情况,可借此帮助判断患儿可接受的最低氧合程度。在考虑选择镇静还是麻醉前,必须先明确MRI检查的目的,这样才能切实地满足不同个体的检查需求。

### 3. 为困难气道或OSA患儿实施安全的麻醉或镇静存在哪些挑战?

本例患儿小颌畸形很可能是造成OSA的主要原因。为伴有睡眠呼吸障碍或气道梗阻的患儿实施镇静或麻醉时,如何维持患儿**上呼吸道通畅**,对麻醉医师而言是一大挑战。麻醉药可削弱上呼吸道肌群克服吸气相产生的负压的能力,导致上呼吸道尤其是软腭后区的阻力增加,易造成患儿气道梗阻。中毒OSA患儿,任何镇静或麻醉药都可致上呼吸道梗阻和(或)呼吸抑制,即便是最低水平的镇静。睡眠时咽部气道肌张力下降,这一现象在麻醉或镇静时更为明显;因而上呼吸道梗阻风险增加,导致低氧和高碳酸血症。颏舌肌对镇静和麻醉药尤为敏感,其肌张力降低导致舌后坠,加重梗阻。这些改变在OSA患儿更为明显,尤其在使用有强效呼吸抑制或气道松弛作用的麻醉或镇静药物时。

### 4. 哪些是困难气道和OSA患儿MRI气道检查时合适的镇静剂和麻醉剂?

小儿MRI检查常用的镇静或麻醉药包括戊巴比妥、丙泊酚、苯二氮䓬类、氯胺酮及右美托咪啶。丙泊酚和巴比妥类药物会加重上呼吸道梗阻,增加呼吸抑制和暂停的风险;苯二氮䓬类有咽部肌群松弛作用,造成咽腔空间减少;相反,氯胺酮则可以维持成人下咽管径正常。在3例罹患OSA的唐氏综合征患儿施行MRI检查发现,氯胺酮复合右美托咪啶诱导继之右美托咪啶输注可提供有效的麻醉且呼吸困难并未恶化(Luscri和Tobias,2006)。**右美托咪啶**为$\alpha_2$肾上腺素能激动药,具有类似可乐定的镇静、镇痛、抗焦虑作用。镇静和抗焦虑属性使得该药可有效用于小儿镇静。相比其他镇静药,右美托咪啶产生的镇静效应类似于生理睡眠且无明显呼吸抑制。这些有点使得该药用于小儿无创操作镇静颇具吸引力。最近的回顾性分析(Mahmoud等,2009)表明,相比丙泊酚,右美托咪啶麻醉用于OSA患儿行MRI检查时,**氧饱和度下降**和需介入处理的**气道梗阻**很少;右美托咪啶用于严重OSA患儿的其优势更为明显。

### 5. 单用右美托咪啶镇静时应关注的不良反应?

如本例患儿,MRI检查时单独使用右美托咪啶镇静所需剂量较大。输注负荷量时典型的表现是心率下降、血压升高;随后维持量输注期间,由于血浆儿茶酚胺浓度降低则表现为血压下降。停止输注1小时内血流动力学参数可恢复至基础值。因此,**输注负荷剂量**期间需密切关注血流动力学变化。右美托咪啶刺激兴奋外周$\alpha_2$受体可产生反常性血管收缩、一过性高血压及明显的**心动过缓**。其他报道的不良反应有窦性停搏和心律失常。目前对右美托咪啶的血流动力学影响尚未完全理解,其对肺血管阻力的影响仍有待阐明。右美托咪啶的半衰期2.5小时,某些患儿可能发生苏醒延迟。因呼吸抑制极微,右美托咪啶广泛(超处方用药)用于儿科镇静;如在先天性心脏病患儿,已有报道将其用于先天性心脏病患儿MRI检查、心脏直视手术期间以及术后ICU恢复期镇静。

## 总 结

1. MRI检查患儿常合并复杂疾病,包括气道梗阻;须有完善的术前评估。

2. 镇静和麻醉都可安全用于MRI检查,但应根据患儿具体情况权衡选择。

3. 困难气道患儿先在手术室内确保气道安全后再转运至MRI室是较为明智的做法。

4. MRI检查时用右美托咪啶镇静,类似于生理睡眠且无严重呼吸抑制;严重OSA患儿右旋美托咪啶相比丙泊酚可能是更好的选择。

5. 输注右美托咪啶负荷剂量时可致高血压和心动过缓,随后的维持输注期间血压下降。该药因其呼吸抑制极低在儿科镇静领域广泛应用。

(张马忠 许文妍 译)

## 注释参考文献

- Mahmoud M, Gunter J, Donnelly LF, Wang Y, Nick TG, Sadhasivam S. A comparison of dexmedetomidine with propofol for magnetic resonance imaging sleep studies in children. *Anesth Analg* 2009; 109(3): 745–753.

This article concludes that compared with propofol, dexmedetomidine has less effect on upper airway tone and airway collapsibility, provides more favorable conditions during dynamic MRI airway studies in children with OSA, and requires fewer scan interruptions and less aggressive airway interventions.

- Malviya S, Voepel-Lewis T, Eldevik OP, Rockwell DT, Wong JH, Tait AR. Sedation and general anaesthesia in children undergoing MRI and CT: adverse events and outcomes. *Br J Anaesth* 2000; 84(6): 743-748.

Quality assurance data were collected prospectively in this study for children who were sedated (n = 922) or given general anesthesia (n = 140) for MRI or CT. For preselected high-risk children, MRI scanning was more successful with general anesthesia than with sedation.

- **Tobias JD. Dexmedetomidine: applications in pediatric critical care and pediatric anesthesiology. *Pediatr Crit Care Med* 2007; 8(2): 115-131.**

This article provides a general descriptive account of the end-organ effects of dexmedetomidine and an evidence-based review of the literature regarding its use in infants and children. Table 3 in this article summarizes the use of dexmedetomidine for non-invasive procedural sedation.

## 延伸阅读

Cravero JP, Beach ML, Blike GT, Gallagher SM, Hertzog JH. The incidence and nature of adverse events during pediatric sedation/anesthesia with propofol for procedures outside the operating room: a report from the Pediatric Sedation Research Consortium. *Anesth Analg* 2009; 108(3): 795-804.

Koroglu A, Demirbilek S, Teksan H, Sagir O, But AK, Ersoy MO. Sedative, haemodynamic and respiratory effects of dexmedetomidine in children undergoing magnetic resonance imaging examination: preliminary results. *Br J Anaesth* 2005; 94(6): 821-824.

Luscri L, Tobias J. Monitored anesthesia care with a combination of ketamine and dexmedetomidine during magnetic resonance imaging in three children with trisomy 21 and obstructive sleep apnea. *Pediatr Anesth* 2006; 16: 782-786.

Mason KP, Zurakowski D, Zgleszewski SE, Robson CD, Carrier M, Hickey PR, Dinardo J. High-dose dexmedetomidine as the sole sedative for pediatric MRI. *Pediatr Anesth* 2008; 18(5): 403-411.

# 第十一章　鸡蛋、大豆过敏与
丙泊酚的应用

Michael J. Kibelbek，Lori A. Aronson

## 简　介

近年来,儿科患者行内镜胃肠道检查时,胃肠道医师越来越需要麻醉医师的帮助,以为患儿及其父母提供更为安全、舒适、平和的检查过程。虽然门诊消化道内镜检查为时短暂,但这些患者常罹患胃、食管反流病史、多种药物与食物过敏史、胃排空延迟史。

> **学习目标**
>
> 1. 理解此类患病人群体胃、食管反流对麻醉管理的影响。
> 2. 了解内镜检查时气道管理的可选措施。
> 3. 正确评价鸡蛋、大豆过敏与丙泊酚应用的关系。

## 病例报告

患儿,女,4岁,体重14kg,因**嗜酸细胞性食管炎**( eosinophilic esophagitis, **EoE** )和**胃食管反流**( GERD )需多次上消化道内镜检查。患儿有**气道高反应性**和喘鸣病史,沙丁胺醇每日2次吸入治疗。4周前最近一次哮喘发作伴上呼吸道感染,居家雾化吸入沙丁胺醇治疗；此前,患儿曾于外院施行过一次麻醉下内镜检查,麻醉过程平稳但无从获取原始记录。随后的放射变应原吸附试验(radioallergosorbent testing, RAST)提示患儿对青霉素、**小麦、大豆和蛋类**过敏。无阳性家族史,体格检查无特殊。患儿已禁食固体食物10小时,苹果汁2小时。

患儿入手术室前雾化吸入沙丁胺醇,入室后在父母陪伴下常规吸入诱导。随后建立外周静脉通路,**1%利多卡因2ml**咽部**表面麻醉**。停吸入麻醉药,给予20mg丙泊酚加深麻醉,并维持自主呼吸。随后经**丙泊酚间歇给药**维持麻醉。术中经吸鼻导管吸氧2L/min。至内镜检查结束无GERD征象或喘鸣。移除内镜并证实自主呼吸良好、气道通畅后送返苏醒室。

# 讨　论

### 1. 该例患儿麻醉中GERD的意义何在?

虽然经评估后认为可能发生GERD或确诊为GERD的GI患儿很多,但罕有诱导期发生反流者。一般情况下,上消化道内镜检查患儿禁食后的胃容量与pH值与禁食后的其他手术患儿相似。标准禁食指南(固体食物8小时,牛奶或配方奶6小时,母乳4小时,清饮料2小时)可有效地降低GI内镜检查患儿的被动反流(见第7章)。但值得注意的是,若食管蠕动功能障碍,如食管失弛缓症患儿,甚或长时间禁食后食管内仍会残留大量食物。

### 2. 有大豆、鸡蛋过敏史是否可使用丙泊酚?

胃肠疾病患者常有多种食物不耐受或过敏,患者常主诉腹痛、呕吐、消化不良、稀便或EoE病史。食物诱导的异常免疫反应通过迟发型细胞免疫而致EoE。一些EoE患儿也可能存在食物过敏史,产生组胺介导的全身性反应,包括红斑、风团、喘息甚至过敏反应。EoE或其他免疫介导的胃肠疾病患者,其胃肠道暴露于食物性过敏原后,胃肠黏膜发生改变,从而引起呕吐、吸收不良、腹痛或腹泻等症状。经验性忌食牛奶、鸡蛋、大豆、小麦、贝类及坚果类,所谓"六种食物排除饮食疗法"可使75%的患儿症状改善(Putnam和Rothenberg,2009)。患儿父母常主诉患儿对上述所有食物均"过敏",可根据RAST或皮肤点刺试验确认过敏原。尽管摄入这些诱发异常免疫反应的食物可能引起食管疾病复发,但EoE甚或**鸡蛋**和**大豆**过敏患儿罕有发生**丙泊酚**过敏。

　　麻醉药**丙泊酚**难溶于水,制剂配方为油水乳化液。丙泊酚的有效成分为2,6-二(2-甲基乙基)苯酚,溶于高度提纯的大豆油乳剂。这种高度提纯的大豆油乳剂等同于静脉营养的脂肪乳剂。其中的卵磷脂为磷脂酰胆碱和磷脂酰乙醇胺混合物,可防止药物成品产生水油分层。卵磷脂为高度提纯精炼的蛋黄。丙泊酚使用的脂肪乳剂含10%大豆油、2.25%甘油和1.2%鸡蛋卵磷脂。

　　鸡蛋或大豆不耐受或过敏者,其不耐受或过敏的物质是蛋白而非蛋黄或大豆油。大豆蛋白和卵清蛋白为最强过敏原,绝大部分已在生产与提纯过程中去除,含量极微。大豆蛋白过敏者可能对其他豆科植物存在交叉过敏反应,尤其是花生;各类药品说明书中均有明确警示。如得普利麻(丙泊酚)®说明书提示"丙泊酚脂肪乳注射液禁用于已知有丙泊酚脂肪乳或其成分高敏者……"2009年末至2010年初,美国国内丙泊酚严重短缺,进口替代剂型为产于意大利费森尤斯的1%Propoven®(1%丙泊酚),其说明书提及"对大豆或花生油过敏为本药禁忌"。Propoven®供应商解释道,在大豆油精炼之前的压榨工程中,生产设备也处理过花生,可能残存花生抗原,理论上存在交叉污染的可能,这条警示是为了避免大豆油中残存的大豆过敏原引起过敏反应。暴露于大豆油后发生大豆蛋白(过敏原)过敏反应罕见。2004美国食品标签与消费保护法案以及欧洲食品安全部门均豁免精炼食物油包括大豆油列入食品的配料表。同时允许制造商可以在其产品中包含多种不同种类的油。

来自法国的报道（Hepner和Castells，2003）显示，丙泊酚过敏反应的发生率为1∶60 000，占围术期过敏反应病例的1.2%~2.1%，但难以鉴别丙泊酚脂肪乳的特异抗原。鸡蛋过敏成年患者，丙泊酚脂肪乳注射液皮肤点刺和皮内注射试验结果均为阴性。

肠道外英脱利匹特脂肪乳剂®（Intralipid®）过敏报道非常罕见；胃肠道医师也并未将大豆、鸡蛋过敏史列为英脱利匹特脂肪乳剂®肠外营养的禁忌。丙泊酚与胃肠外英脱利匹特脂肪乳剂®的区别只是添加的有效成分不同，但仅麻醉界将鸡蛋、大豆过敏史患者列为大豆脂肪乳剂禁忌。因此，无论是成人或儿童，丙泊酚均不应列为鸡蛋、大豆不耐受者的使用禁忌。

### 3. 上消化道内镜检查患者必需气管插管吗？

辅以局部麻醉药食管表面麻醉，静脉输注苯二氮䓬类或丙泊酚抗焦虑，成人消化道内镜手术通常在清醒镇静下进行；小儿则应考虑全身麻醉和气管插管控制气道。1~12岁上消化道内镜手术儿童随机研究（Hoffman等，2010）显示，吸入七氟烷麻醉时，不插管更易发生诸如氧饱和度下降和喉痉挛等并发症，插管后咽痛发生率较高。作者推荐低龄、肥胖或术前用过咪达唑仑的患儿应施行气管插管全身麻醉。但气管插管与维持的刺激远高于内镜对食管的刺激，活检几乎无痛，因此前者所需最低肺泡有效浓度（MAC）远高于后者。

为提高患儿舒适度并加快周转，超过4岁、无夹杂症的患儿，大多数麻醉医师不会选择插管全麻；而且，气管内操作易引起高反应性气道患儿突发支气管痉挛，这些患儿口咽部足以容纳内镜，不插管亦能保证足够的气体交换空间。麻醉过程中使用口咽通气道和牙垫能防止患儿的牙齿损坏内镜，同时也能保护患儿的牙齿,该年龄段患儿往往处于换牙期。某些特制牙垫允许内镜从其中间通过,而非侧面进入,使用更为方便、安全。

保留牙垫的患儿如需改善通气,轻提下颌即可解除部分梗阻。可经鼻导管直接置入鼻孔或口内为患儿供氧;也可通过麻醉回路向口、鼻供氧或用鼻罩吸氧。通常情况下,内镜通过口咽部后气道通畅程度即有所改善。维持麻醉可吸入也可全凭静脉。若内镜术为时较长或操作复杂,应采取气管插管确保气道通畅。有的医院在施行上消化道内镜术时采用喉罩维持气道,方法很好,但内镜医师需熟知内镜通过喉罩时阻力会轻微增加;麻醉医师也应时刻警惕喉罩移位。

口咽部和食管表面麻醉可减少内镜置入的刺激,减少麻醉药用量,患者依从性也较好。配合较好的大龄儿童可含漱或吞咽数毫升利多卡因混悬液(2%利多卡因与增甜剂混合以减少药物苦味),或口咽部喷雾局部麻醉药。年长儿术前咀嚼2粒苯佐那酯胶囊(退嗽露®)10分钟,可对食管和口咽部产生满意的麻醉效果。然而所有口服局部麻醉药或苦,或有金属味,即便调味后也是如此;低龄儿童清醒状态下很难施用。利多卡因果冻性状黏滞,吞咽可能造成患儿窒息,最好不用。另外必须注意,婴儿及易感儿童使用含果味的Hurricane®喷雾剂(丙胺卡因)可能发生高铁血红蛋白血症。

低龄不合作患儿可施行传统吸入诱导。开放静脉通路后,口咽部缓慢滴入2~3ml **1%或2%利多卡因**(两者均可);随后抬起下颌,使局部麻醉药徐徐流入舌后;停止吸入麻醉药,允许患儿自主呼吸恢复,自主或控制呼吸20秒即可使局部麻醉药充分扩散。置入内镜前再**静脉注射丙泊酚**1~1.5mg/kg维持患儿安静,同时通常能保留自主呼吸;余下操作时间内可按需**间歇**追加同样剂量的**丙泊酚**。

视内镜医师的习惯,患儿平卧或侧卧位均不影响呼吸道通畅。大部分上消化道内镜诊断性检查耗时15分钟或更少。麻醉医师应及时提醒内镜医师在内镜进入或退出胃时,常规吸引胃液或注入的空气。这些步骤有助患者恢复期舒适。患儿通常苏醒平稳、迅速,偶有主诉咽喉痛,多为内镜擦伤黏膜所致。

## 总 结

1. 禁食时间相同时,有GI症状的消化道内镜检查患儿胃内容物容量和pH值与其他手术患儿相似。GERD患者无需特殊预防措施。

2. 鸡蛋、大豆过敏史并非丙泊酚的禁忌证。丙泊酚可用于非全身性过敏反应患者,如食物不耐受且有GI症状者和皮试、RAST试验阳性者。

3. 小儿上消化道内镜检查时,监测麻醉/镇静辅以咽喉部表面麻醉是气管插管麻醉的良好替代方案。但为了减少气道不良事件,低龄幼儿、肥胖儿童及长时间操作患儿仍应选择插管全麻。

(张马忠 陈怡绮 译)

## 注释参考文献

• Furuta GT, Liacouras CA, Collins MH, Gupta SK, Justinich C, Putnam PE, Bonis P, Hassall E, Straumann A, Rothenberg ME. First International Gastrointestinal Eosinophil Research Symposium (FIGERS) Subcommittees. Eosinophilic esophagitis in children and adults: a systemic review and consensus recommendations for diagnosis and treatment. *Gastroenterology* 2007; 133: 1342–1363.

An excellent review of the symptoms, pathophysiology, and treatment of EoE.

• Hepner DL, Castells MC. Anaphylaxis during the perioperative period. *Anesth Analg* 2003; 97: 1381–1395.

This extensive review summarizes the literature experience with anaphylaxis from anesthetic and non-anesthetic drugs commonly given in the perioperative period.

# 延伸阅读

Alalami AA, Ayoub CM, Baraka AW. Laryngospasm: review of different prevention and treatment modalities. *Pediatr Anesth* 2008; 18: 281–288.

Hefle S, Taylor S. "Refined soybean oil not an allergen, say food scientists." Accessed Oct. 13, 2010. http://www.foodnavigator-usa.com/Science-Nutrition/Refined-soybean-oil-not-an-allergen-say-food-scientists.

Hoffmann CO, Samuels PJ, Beckman E, Hein EA, Shackleford TM, Overbey E, Berlin RE, Wang Y, Nick TG, Gunter JB. Insufflation versus intubation during esophagogastroduodenoscopy in children. *Pediatr Anesth* 2010; 20(9): 821–830.

Package insert for Diprivan® 1% (Propofol), APP Pharmaceuticals, LLC, Revision, July 2009. (Includes discussion of Fresenius Propoven 1%).

Package insert for Diprivan® 1% (Propofol), Abraxis Pharmaceutical Products, Issued January 2007.

Putnam PE, Rothenberg ME. Eosinophilic esophagitis: concepts, controversies, and evidence. *Curr Gastroenterol Reports* 2009; 11: 220–225.

# 第三部分

---

# 气道管理的挑战

# 第十二章 阻塞性睡眠呼吸暂停

Peter Squire

## 简 介

腺样体扁桃体切除术已经成为阻塞性睡眠呼吸暂停（OSA）首选的治疗方法，且有越来越多的作为日间手术完成。OSA患者可以使术后呼吸并发症发生率风险从1%增加至大约20%，不幸的是临床病史不足以可靠区分哪些孩子风险最大。标准的金指标是夜间多导睡眠描记（PSG），但鉴于所需完成的操作量，该监测指标为稀缺资源。幸运的是，整夜家庭脉搏氧饱和度监测也提供一个可用的严重程度分级，且可预测术后出现的问题。存在用力呼吸和呼吸时气道有声音的OSA儿童，可能对麻醉和镇痛药物非常敏感。因此，麻醉医师需要鉴别哪些患者风险最高，哪些患者可在"日间手术"完成，哪个是恰当的麻醉方案，且如何在术后有效的监护这些患者。

---

**学习目标**

1. 了解怎样评估呼吸睡眠暂停的严重性和决定是否适合门诊手术。
2. 了解腺样体扁桃体切除术的麻醉原则和并发症。

---

## 病例报告

男,2岁,拟行腺样体扁桃体切除术。患儿父母发现他晚上有用力呼吸并伴打鼾、呼吸暂停和"明显的喘气"。他还有非常不安和偶尔出汗症状。在早晨这个时间段他"行走很缓慢",操场上他得很努力去跟上他的兄弟姐妹的步伐,乘车时经常睡着。他以前的病史并不典型。

体格检查显示他的体重仅11kg,表现为张口呼吸伴鼻下发音,吸空气下他的$SaO_2$为96%。据听诊,他没有胸部或心脏杂音。多导睡眠图(PSG)的结果证明$SaO_2$最低为44%,阻塞性呼吸暂停低通气指数为35.4/h,REM呼吸紊乱指数(REM RDI)为80.5/h,在整个睡眠时间(TST)平均经皮$CO_2$浓度46.1mmHg(REM睡眠期间平均$TcCO_2$增加11mmHg)。

术前口服220mg对乙酰氨基酚(扑热息痛)后,静脉注射丙泊酚50mg和芬太尼7.5μg进行麻醉诱导。诱导期立即出现气道梗阻,尽管用口咽通气道辅助下还算可以进行面罩通气。患儿在没有使用肌松剂情况下顺利插入4.5号气管导管。给予输注150ml 0.9%生理盐水,同时给予曲马多20mg、地塞米松2mg和格拉司琼0.4mg。吸入七氟烷/氧气/空气维持麻醉。摆放好体位后,外科医师插入Boyle-Davis开口器,检查并确认气管导管没有压迫弯折,10cmH$_2$O压力支持通气模式下让患儿保留自主呼吸。必要时予以静注芬太尼以保持呼吸频率在15~20次/分,$ETCO_2$40~50mmHg。在手术结束时,外科医师在明视下小心地插入一根经润滑过的鼻咽通气道,然后用丝滑的线缠绕气道后绑在脸上。吸引残余分泌物后,将患儿转向左侧卧位并在"深"麻醉下拔管。将患儿送至麻醉后恢复室(PACU)吸氧并用面罩进行持续正压通气(CPAP)。在没有重症监护床的情况下,安排其在复苏室内恢复时间长一点。决定让该患儿在病房内留观一夜,给予脉搏血氧饱和度监测、护士观察护理,同时明确交代说明如何给氧、气道管理以及需要紧急医疗救护小组(MET)的标准。每6小时规律服用对乙酰氨基酚一次,每4小时服用0.1mg/kg羟考酮糖浆进行镇痛。离开PACU前1小时给予首剂羟考酮,以便观察对呼吸的影响。以一半的维持率进行静脉液体输注(0.9%生理盐水和5%葡萄糖)直到可以摄入足量的液体。需要时可服用甲氧氯普胺(胃复安)进行止吐。晚上睡觉过程中,仅两次脉搏血氧饱和度降到90%;将该男孩转向左侧卧位,吸氧,使其嘴张开后均很快缓解。第二天患者出院。

# 讨 论

### 1. 什么是阻塞性睡眠呼吸暂停?

阻塞性睡眠呼吸暂停(OSA)是一种睡眠期间的呼吸异常,其特点是较长时间的部分上呼吸道梗阻和(或)间歇性完全梗阻,导致正常通气中断。相关的症状包括习惯性打鼾(呼吸暂停、鼻喷气和"喘气")、白天行为出现问题、睡眠扰乱和白天嗜睡。可导致显著的高碳酸血症和低氧血症,以致认知受损、发育停滞、呼吸困难、高血压或肺动脉高压,甚至由于肺心病或心律失常而导致死亡。

OSA不同于原发性打鼾,原发性打鼾不伴有呼吸暂停、觉醒或气体交换异常。OSA为睡眠呼吸性障碍的一种:是一组临床状态,包括OSA、上气道阻力综合征和阻塞性通气功能不足。在2~6岁发生率最高,因此时扁桃体和腺样体生理性增大,这与中面部骨骼发育有关(仅从6岁开始其明显增大)。事实上,OSA发生易感性与上气道塌陷倾向有关,而对任一个人来说,这种情况是由影响上气道面积和功能的解剖以及神经肌肉因素决定的。因此,病情的严重程度波动范围很大。如果患儿伴有影响上呼吸道功能的综合征( Treacher-Collins或Pierre-Robin综合征患儿其下颌发育不全; Crouzon、Apert或Pfeiffer综合征患儿其上颌发育不全; 唐氏综合征患儿相对巨舌)以及亚洲或非洲裔儿童,其OSA的发生率增加。神经肌肉状况也是造成OSA的一个因素,因为咽喉部肌肉张力降低的缘故( Schwengel等,2009 )。

### 2. 哪种OSA患者术后需在医院进行监护,以及在哪监护?

这是一个被讨论较多的问题,反映了对患有较严重OSA患者其术后出现呼吸系统问题的风险较高这一状况的关注。对于确诊有严重OSA的患儿,最好建议到三级医院就诊,但实际上,患有OSA的儿童对腺样体扁桃体切除术的效果反应不一,且很难确切知道哪些儿童术后需要高依赖病房,尤其是术前没有PSG或脉搏血氧饱和度检查结果的患儿。经常是患者在麻醉后恢复室的表现情况决定其应当在哪里过夜。

小儿外科病房应具备有效的SaO₂监测和给氧设备,且如果有需要,患儿可以变换体位,呼叫帮忙时能叫的到人。如果病房不能做到这一点,那么较小的OSA患儿应住到高依赖病房或重症监护室给予监护。固定良好的鼻咽通气道对术后不送往高依赖病房的中重度OSA患儿来说是避免气道问题很有效的预防措施。

在较小医院施行手术的轻到中度OSA患者术后应当留心观察并得到良好的监护,且最好安排在上午进行手术。原因是呼吸问题可能延迟几个小时后发生,上午进行手术后有更多医务人员在的情况下有更长的术后观察时间。

当术前没有进行PSG检查时,在决定恰当的手术地方前需考虑到其他一些临床因素。表12.1所列内容算不上很详尽,但也提供了如何进行合理化流程以及避免ICU病房患者堆积拥挤和不必要的手术取消这样的一个梗概。麻醉医师按照情况制订的麻醉计划要有一定的弹性,因为一些患者原先觉得术后可以待在病房,但实际上可能会有意想不到的问题发生。诱导时气道严重梗阻、大量鼻腔分泌物、喉痉挛或麻醉后恢复室需要进行CPAP通气，这些都是迟发气道梗阻事件的危险因素。

**表12.1　扁桃体腺样体切除术后患者需要考虑送至ICU或监护病房的临床指征**

- 年龄<24月
- 体重<第三百分位数或病态肥胖
- 任何明显的神经肌肉疾病（如肌性营养不良、肌无力、肌肉疾病、脊髓异常、线粒体和糖原储备异常；严重脑瘫-可能有相关的中枢性呼吸暂停）
- 基因或线粒体性综合征易于导致气道梗阻，如：
  - 唐氏综合征
  - Pierre-Robin序列综合征和Treacher-Collins综合征（下颌骨发育不良）
  - 黏多糖贮积症（Hunter综合征，Hurler综合征）
  - 颅面部综合征（velocardialfacial综合征，半面-体小畸形综合征，甚至大的腭裂）
  - 软骨发育不全
- 复杂或发绀型先天性心脏病
- 肺源性心脏病/右室肥大/肺动脉高压（尤其需要吸氧治疗患者）
- 显著出血性疾病/凝血功能障碍/凝血因子缺乏（原发性出血风险）
- 镰刀形红细胞疾病
- 气道/面部/颈部有外伤或烧伤病史

### 3. 扁桃体腺样体切除术的麻醉原则和麻醉管理是什么？

气道：扁桃体腺样体切除术患者的麻醉涉及与外科医师共享气道。不使用肌肉松弛药进行气管插管的麻醉方法适用于年龄小于8~9岁或体重小于35kg的患儿。较大的儿童需要肌肉松弛药以便于气管插管。对于较大的儿童，一些麻醉医师将选择使用喉罩（LMA）和咽部填塞而不是气管插管；这个需要与外科医师的合作,密切警惕观察气道移位。外科医师使用Boyle-Davis开口器后总是检查气道顺应性,因为气管导管或喉罩可能受压。选择RAE型或"导管切面朝下"型(south-facing)气管导管较为合适,因为这种类型导管能够很好地嵌合在开口器内。

外科医师通常需要一个显著的颈部后仰伸手术体位。术前需对患儿进行相关评估,尤其是有如下一些情况如软骨发育不全、Morquio综合征、Klippel-Feil综合征、唐氏综合征,或任何与颈椎融合、枢椎不稳定或周围软组织沉积有关的疾病(如黏多糖贮积症)。在这种情况下,尽量不要将颈部过度后仰。

镇痛:腺样体扁桃体切除术是一个较痛的手术,需给予足够的镇痛。然而,阿片类药物给予剂量多大可能造成OSA患者术后通气不足和气道阻塞,尤其是幼儿。有明显症状的OSA患儿不需要太多的阿片类药物,使用阿片类药物的方法为谨慎滴定芬太尼使之维持术中的呼吸频率。较大的患儿更适合使用吗啡,但需较长时间滴定才能达到峰效应。可在PACU使其口服一剂羟考酮,经过一段时间的观察后允许其回病房或回家。精确滴注非常关键,如果术后出现的气道问题认为与阿片类药物有关,应考虑使用纳洛酮进行拮抗。

如没有禁忌证,应常规给予对乙酰氨基酚(扑热息痛)(15~20mg/kg)。非甾体类抗炎药是很好的止痛药,但扁桃体腺样体切除术后使用仍存在争议,因为可能有继发性出血的风险。帕瑞昔布或其他COX-2抑制剂抗血小板效应较为轻微,非常适合单一剂量使用。氯胺酮可能也用于OSA儿童。低剂量氯胺酮(0.1~0.2mg/kg)可增强术中镇痛效果,但单独使用其镇痛是不够的。氯胺酮对呼吸抑制作用很小使其具有一定吸引力;然而剂量累积后仍可能引起一些患者通气不足、镇静和恶心。曲马多是一个有效的辅助用药,虽然其静脉剂型不是普遍有。可乐定偶尔用于患有轻到中度OSA的学龄儿童,因为它不会引起通

气不足,且有一定镇静作用和镇痛效果。它也可能有助于避免
"苏醒期谵妄"。

外科医师可以将布比卡因或罗哌卡因注射到扁桃体隐窝,
能不同程度地减少疼痛并能够使患者尽早口服摄入液体。稀释
肾上腺素加入到局部麻醉药中局部注射可减少出血。必须特别
小心以防注入血管。

在麻醉后恢复室提供能起到安慰作用的冷"冰棒"给患儿
吸吮可以减少不适,大多数儿童医院的PACU都有提供。

止吐药:大多数患者常规使用止吐药。腺样体扁桃体切除
术为最容易引起呕吐的手术之一,如果不使用止吐药,呕吐的发
生率高达70%。低剂量地塞米松(0.125mg/kg)和5-HT$_3$拮抗剂
很有效。从口腔流入胃内的血液是引起呕吐的强效诱因,而且
患者术后马上就开始呕吐,尽管已经使用止吐药。如果存在持
续的恶心呕吐,可以加用其他止吐药如氟哌利多、甲氧氯普胺或
异丙嗪。应持续静脉输注液体直到可经口摄入足够的液体。避
免使用低渗液体,因为疼痛、恶心、阿片类药物和非甾体类抗炎
药都有增加低钠血症的风险。

预防气道并发症:总的来说,安全的气道管理是腺样体扁
桃体切除术最重要的原则。误吸是很少出现,但也是所有气道
手术的潜在危险。它可能出现在手术过程中,但如果扁桃体床
持续渗血且患儿仍然处于深度镇静状态,那么在拔管后期误吸
将会是一个非常重要的问题。由于这个原因,腺样体扁桃体切
除术后喉痉挛也很常见。择期行腺样体扁桃体切除术的患者经
常并发上呼吸道感染或唾液分泌增多,或可能存在与基础疾病
有关的肌张力减退。有些人认为由于有误吸或喉痉挛的风险,
患者只能清醒拔管,但这也增加了咳嗽的风险由此而引起出血;
因此,许多人更愿意在侧卧位"深麻醉下"拔管。拔管后处于较
深麻醉状态的患者管理有赖于有经验的PACU医师以及用以识
别和管理气道问题的设备能随手可得。麻醉药物的选择可能对

喉痉挛的发生有一定程度的影响,七氟烷为最为广泛应用的短效挥发性麻醉剂。地氟烷的潜在气道刺激性阻碍了一些麻醉医师对其在临床的使用。由于致吐性和环境污染问题,笑气使用目前已不再流行。这些患者的麻醉维持最好选择静脉输注丙泊酚同时合用50%$N_2O$+氧气,因为丙泊酚具有止吐作用和比较舒适,避免挥发性药物引起气道激惹。

术后管理:术后环境必须具有良好的设备条件和医护人员来进行患儿气道管理。镇痛方法应考虑到呼吸抑制风险和让患者放松舒适状态(可以耐受吞咽喝水)之间的平衡。出院前适当的应用处方镇痛药是很重要的,因为这些患者经常有明显的不适持续到术后两周。扁桃体切除术后出血的程度可以从很少到非常大量,且经常是延迟出现; 进一步讨论请见第15章。

(上官王宁　刘秀兰　译)

## 注释参考文献

- Brown KA, Laferriere A, Lakheeram I. Recurrent hypoxemia in children is associated with increased analgesic sensitivity to opiates. *Anesthesiology* 2006; 105: 665–669.

  A good study highlighting the anesthetic principle that titration of opiates is prudent.

- Nixon GM, Kermack AS, McGregor CD, Davis GM, Manoukian JJ, Brown KA, Brouillette RT. Sleep and breathing on the first night after adenotonsillectomy for obstructive sleep apnea. *Pediatr Pulmonol* 2005; 39: 332–338.

  Emphasizes that the preoperative $SaO_2$ nadir is an important and inexpensive way to predict which cases may be problematic.

- Schwengel DA, Sterni LM, Tunkel DE, Heitmiller ES. Perioperative management of children with obstructive sleep apnea. *Anesth Analg* 2009; 109: 60–75.

Excellent and up-to-date review article on diagnosis of OSA, components of polysomnography, and strategies for postoperative care.

## 延伸阅读

Walker P, Whitehead B, Rowley M. Criteria for elective admission to the paediatric intensive care unit following adenotonsillectomy for severe obstructive sleep apnoea. *Anaesth Intens Care* 2004; 32: 43–46.

# 第十三章 气道异物

Vidya Chidambaran, Senthil kumar Sadhasivam

## 简 介

气道异物可导致明显的呼吸道窘迫,引起并发症和死亡,尤其是幼儿。儿童误吸入异物到气道,需要在全身麻醉下行支气管镜检查,对麻醉科医师来说,有些患者是儿科麻醉中最困难和要求最高的麻醉病例。

> **学习目标**
>
> 1. 了解如何识别和评估气道异物。
> 2. 学习硬质支气管镜检查的麻醉管理,包括控制呼吸与保留自主呼吸的优缺点,以及可能的围术期气道并发症。
> 3. 阐述气道异物取出后患儿的术后管理及可能出现的问题。

## 病例报告

女,2岁,11kg,身体健康,可疑气管吸入异物,用硬质支气管镜进行诊断和治疗。昨天她和洋娃娃玩耍时,突然出现窒息,有短暂的发绀。今天早上该儿童开始发热并有刺激性咳嗽和间歇性喘鸣。尽管胸片显示没有异物,但患儿有吸气性喘鸣,胸骨上窝和肋间隙出现凹陷,需要吸氧。咨询五官科医师后建议并安排她进行紧急硬质支气管镜检查。进入手术室后,开放静脉,给予格隆溴铵（胃长宁），开始用七氟烷进行吸入诱导，保留自主呼吸。在较长的吸入诱导期间，气道梗阻更加严重，脉搏血氧饱和度下降到80%。当外科医师一插入硬质支气管镜试图观察是否有喉头梗阻时，患儿便开始咳嗽，使得部分梗阻变成完全梗阻，脉搏氧饱和度降到50%。外科医师看到声门下气管内有些黄色东西，但不能插入气管导管。外科医师用硬质支气管镜将该异物往下推入右主支气管。由于缺氧患儿心率降到40次/分，立即静脉注射阿托品0.2mg。随着异物被推入右主支气管，一根3.5号的气管导管通过声门插入气管。仅见左部胸部运动和闻及左侧的呼吸音。给予正压通气并注射丙泊酚加深麻醉后，她的脉搏氧饱和度改善到91%，心率升高到120次/分。然后，外科医师拔除气管导管，用4%的利多卡因1ml喷洒在她的声带和气管上，之后插入一硬质通气支气管镜。将麻醉回路连接到硬质支气管镜的侧孔给患者通气，然后开始给予输注丙泊酚。外科医师现在可以通过声门从右支气管取出一小块异物。用硬质支气管镜再次查看发现气道有轻度水肿，给予静脉注射4mg地塞米松进行治疗。在手术室内苏醒时，面罩给氧下患者有轻度喘鸣。在麻醉后恢复室（PACU），在送回病房进行过夜留院观察之前，予以吸入雾化肾上腺素并取得良好效果。

# 讨 论

## 1. 如何识别和评估气道异物？

气道吸入异物表现出来的症状有赖于异物所在的位置、梗阻程度和吸入后持续的时间。一般症状包括正如该病例看到的咳嗽、呼吸困难和喘鸣，以及喘息、发热和肺炎。症状的严重性可以从轻微咳嗽到严重呼吸窘迫不等。如果存在这些症状，应高度怀疑气道异物可能，尤其是在1~3岁的幼儿。体格检查结果可能差异也很大,可以从正常的胸部检查到呼吸音减弱、喘鸣和肺炎的啰音。通常会给予患者做吸气和呼气像胸片以及前后位和侧位气道拍片。由于吸入的异物大多数为射线不显影的(例如有机材料如食物),1/3的这类儿童胸片显示为正常。侧卧位胸部拍片有助于幼儿下气道异物的诊断,因为他们不能合作进行呼气相胸部拍片。正常儿童做侧卧位拍片时纵隔膜向下移。然而,比如当异物位于患者右主支气管时,右侧卧位胸部拍片显示纵隔膜将不会向右移,而显示右肺持续膨胀。病史和体格检查不能排除吸入异物的可能,因为影像学可能是正常的,诊断依靠支气管镜检查。阳性病史和临床症状足以证实支气管镜的诊断和取出气道异物。

花生是特别危险的,因为它经常引起严重的炎症和气道水肿,需要紧急取出。植物性物质遇水膨胀,可能碎成很多片,使取出变得更加困难。

食道异物常常表现为流口水和吞咽困难,如果压迫气道后壁将会变成间接的气道异物。值得注意的是,不规则形状或锋利的食道异物有穿破气道后壁的风险,成为环状软骨压迫的禁忌证。咽下圆状电池必须迅速取出以避免由于电池产生局部电流生成氢氧化钠导致组织坏死。

### 2. 小儿气道异物麻醉管理的原则是什么?

术前评估小儿病情包括查看X线片很重要。与外科医师讨论关于方法和备选方案其重要性无论怎么强调都不过分。其他术前注意事项包括: ①谨慎使用术前用药以避免加重气道梗阻; ②静脉使用抗胆碱药物(如胃肠宁)以使气道操作过程中减少分泌物和预防反射性心动过缓; ③评估胃内容物误吸的风险(图13.1)。

除非患儿生命垂危,通常需要进行全身麻醉以取出气道异物。需要考虑的重要因素包括: ①患者的状况(气道、呼吸和禁

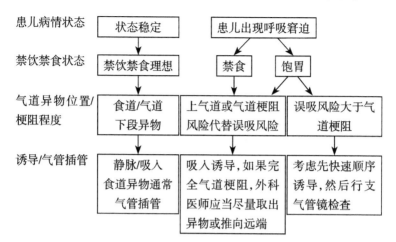

**图13.1 支气管镜下取气管异物的麻醉管理选择**

食状态）；②气道异物的大小、位置和对气道的影响；③外科技术。取出异物可能需要喉镜、支气管镜、胸腔镜、胸腔切开或甚至气管切开。接下来的讨论将着重于硬质支气管镜，为最普遍应用的技术。

将小儿带到手术室前先开放外周静脉。麻醉诱导时外科医师应在场并应准备处理紧急气道梗阻。麻醉重点包括：

（1）保护气道，能够通气，给予纯氧吸入，与内镜医师安全共享气道。

（2）适当的麻醉深度，气道使用利多卡因局部麻醉，操作过程中给予小剂量阿片类药如芬太尼以降低气道反应。

（3）使用类固醇激素预防气道水肿。

（4）预防肺误吸。如果患者饱胃且需立即进行支气管镜检查，应考虑快速顺序诱导，紧急气管插管，并进行胃内吸引。然后再拔除气管导管插入硬质支气管镜检查。

（5）认真监测心电图（ECG）、脉搏氧饱和度、呼气末二氧化碳和血压。

通过硬质支气管镜的侧孔可以进行有效的通气。麻醉维持可以采用吸入麻醉复合按需单次静注丙泊酚或全凭静脉麻醉（TIVA）技术。TIVA技术即使在严重气道梗阻和通气不足的情况下也可以提供持续不中断的麻醉,还可减少由于开放的支气管镜近端而使吸入麻醉药直接排入手术室导致的污染。

### 3. 保留自主呼吸还是控制通气?

麻醉维持时是首选保留自主呼吸还是控制通气,目前仍存在争议(表13.1)。

尽管保留自主呼吸有明确的理论上的优势,但患者在操作过程中经常需要给予辅助通气以预防低氧和高碳酸血症。

**表13.1 气管异物手术控制呼吸与保留自主呼吸的比较**

| 保留自主呼吸 | 控制呼吸 |
| --- | --- |
| 优点 | 优点 |
| 1. 通气更加有效,因为经过梗阻位置的压力差较小 | 1. 患者确保不动,尤其是使用肌肉松弛药的情况下 |
| 2. 能够维持通气,即使当硬质支气管镜近端开口开放着 | 2. 由于麻醉药需求较少,使用短小肌肉松弛药时苏醒快速 |
| 3. 较少使用空气阀 | |
| 4. 把异物推向远端的风险较低患者总是有呼吸 | |
| 不足之处 | 不足之处 |
| 1. 为了维持麻醉深度,需高浓度吸入麻醉药维持,故苏醒时间较长 | 1. 需要空气阀以便维持通气 |
| 2. 由于低分钟通气量,存在高碳酸血症 | 2. 把异物推向远端的风险增加 |
| | 3. 当硬质支气管镜近端开口开放时便不能维持通气 |
| | 4. 有把受损气道变成"没有气道"的风险 |

表格摘自: Holzman RS, Mancuso TJ. Point Counterpoint: Spontaneous vs. controlled ventilation for suspected airway foreign body. Soc Pediatr Anesth Newsletter 2001; 14(3)

### 4. 术后可能会出现哪些并发症？应该如何给予治疗？

术后阶段可以出现与手术操作、麻醉和气道内异物本身效应相关的各种并发症。气道操作可引起气道出血、水肿，导致术后喘鸣。类固醇激素由于其抗炎作用能抑制炎症介质的释放并降低毛细血管通透性，可有效地预防拔管后喘鸣。每6~8小时给4~6个不同剂量（0.25~0.5mg/kg）的地塞米松。类固醇激素治疗24小时的危害风险微乎其微。消旋肾上腺素是肾上腺素右旋和左旋同分异构体的混合物，也用于治疗气道水肿。消旋肾上腺素的α受体效应介导黏膜血管收缩，β受体效应有松弛平滑肌的作用和抑制肥大细胞释放介导的炎症。2.25%消旋肾上腺素化到2ml生理盐水中，体重0~20、20~40和>40kg的患儿分别给予0.25、0.5和0.75ml。30分钟后作用效果达峰值，持续2小时。因有患儿反复使用消旋肾上腺素后出现心律失常和心肌梗死的相关报道，故应监测心电图。消旋肾上腺素治疗有引起回弹性上气道水肿的可能，通常在2小时内发生，因此使用后密切监测持续2小时至关重要。如果患儿喘鸣消失和在观察期结束时状态稳定，那么就可以出院。有时需要术后气管插管以让气道休息，水肿消退后再气管拔管。

其他可能的并发症包括肺误吸，气道梗阻突然消除后的肺水肿，通气所致气压伤或手术操作所致机械性创伤引发的气胸，以及气道梗阻后肺炎。术后常规拍胸部X线片以排除这些问题。

## 总 结

1. 识别术前气道梗阻的程度、位置、类型和持续时间。与外科医师共同联合制订手术麻醉方案。

2. 预先采用缓慢、较长时间的吸入麻醉诱导，并维持保留自主呼吸直至确认有能力维持气道。

3. 通过吸入或静脉麻醉技术维持较深的麻醉状态，使气道反应最小。局部注射利多卡因局部麻醉很重要。

4. 如果由于气管异物的缘故并且很难取出，在发生完全气道梗阻的情况下，可以将异物推进一侧的主支气管来暂时缓解。

5. 术后可能需要使用类固醇激素、消旋肾上腺素以及气管插管/机械通气。术后常规拍胸部X线片。

（上官王宁　刘秀兰　译）

## 注释参考文献

- Holzman RS, Mancuso TJ. Point Counterpoint: Spontaneous vs. controlled ventilation for suspected airway foreign body. *Soc Pediatr Anesth Newsletter* 2001; 14(3).

  Detailed review of pros and cons of spontaneous versus controlled ventilation for maintenance of anesthesia during bronchoscopic removal of airway foreign body in children.

- Kain ZN, O'Connor TZ, Berde CB. Management of tracheo-bronchial and esophageal foreign bodies in children: a survey study. *J Clin Anesth* 1994; 6(1): 28–32.

  A survey of anesthetic management of airway foreign bodies that showed that practice type, greater percentage of time spent in pediatric anesthesia, and greater experience are related to a higher likelihood of inhalation induction.

- Zur KB, Litman RS. Pediatric airway foreign body retrieval: surgical and anesthetic perspectives. *Pediatr Anesth* 2009; 19 (Suppl 1): 109–117.

  A comprehensive review of the practical aspects of anesthetic management of foreign bodies in the airway in children.

# 延伸阅读

Chatterji S, Chatterji P. The management of foreign bodies in air passages. *Anaesthesia* 1972; 27(4): 390–395.

Eren S, Balci AE, Dikici B, Doblan M, Eren MN. Foreign body aspiration in children: experience of 1160 cases. *Ann Trop Paediatr* 2003; 23(1): 31–37.

Fidowski CW, Zheng H, Firth PG. The anesthetic considerations of tracheobronchial foreign bodies in children: a literature review of 12,979 cases. *Anesth Analg* 2010; 111: 1016–1025.

Holzman R. Prevention and treatment of life-threatening pediatric emergencies requiring anesthesia. *Semin Anesthesia Periop Med Pain* 1998; 17: 154–163.

Markovitz BP, Randolph AG. Corticosteroids for the prevention of reintubation and postextubation stridor in pediatric patients: A meta-analysis. *Pediatr Crit Care Med* 2002; 3(3): 223–226.

Matsuse H, Shimoda T, Kawano T, Fukushima C, Mitsuta K, Obase Y, Tomari S, Saeki S, Kohno S. Airway foreign body with clinical features mimicking bronchial asthma. *Respiration* 2001; 68(1): 103–105.

Pahade A, Green KM, de Carpentier JP. Non-cardiogenic pulmonary oedema due to foreign body aspiration. *J Laryngol Otol* 1999; 113(12): 1119–1121.

Vardhan V, Singh M, Reddy S, et al. Airway foreign body in pediatric patient: a fishy experience. *J Cardiothorac Vasc Anesth* 2005; 19(1): 90–92.

# 第十四章 喉 痉 挛

Kenneth R. Goldschneider, Eri P. Wittkugel

## 简 介

喉痉挛是小儿麻醉中最常见的并发症之一。如果不能迅速诊断并准确治疗,喉痉挛可进一步发展成完全性气道阻塞,随之继发缺氧、高碳酸血症、心动过缓和心脏骤停。所有对儿童施行麻醉的麻醉医师,必须对喉痉挛什么时候会发生及怎样去处理有一个很好地理解。

---

**学习目标**

1. 知晓引发喉痉挛的危险因素。
2. 识别喉痉挛如何表现。
3. 掌握如何处理和预防喉痉挛。

---

## 病例报告

一个健康的3岁女孩需行腺样体扁桃体切除术(扁桃体+腺样体)。双亲均有吸烟史。手术前几天,患者有轻微流涕和轻度的晨起咳嗽,但这些问题已经解决。她的术前检查都显示正常。在吸入氧气、氧化亚氮和七氟烷的麻醉诱导过程中,她很紧张并哭喊。诱导约60秒时,护士为其戴上血压袖带和脉搏血氧饱和度探头,并开始寻找静脉通路。小女孩开始出现胸部摇摆运动,自主呼吸下呼吸囊没有活动,也沾有看到面罩上因呼吸而产生的水雾。尽管给予患儿抬颏和提下颌,并使面罩良好地放置,气道仍然梗阻。放置口腔导气管,并吸入8%七氟烷和100%氧气进行持续气道正压通气(CPAP)。患儿氧饱和度开始下降,呼吸道吸出中等量色清的痰液。此时可以听到高调的吸气性喘鸣,同时她的氧合状况开始稳定下来,之后开始有所改善。在确保静脉通路和加深麻醉后,患者气管插管无困难。麻醉以氧气/氧化亚氮/地氟醚维持,辅以吗啡、地塞米松、昂丹司琼。

手术医师确认气道无血液后,患者在睡眠状态并保留自主呼吸下被拔除气管导管(深麻醉下拔管)。当患者即将准备送往恢复室时,出现喘鸣,随之伴有静态和摇摆的胸部运动。给予患儿CPAP不能很好地起效,患儿出现了轻度发绀。在送达PACU前,给予静脉注射丙泊酚1mg/kg具有良好的效果。丙泊酚的药效消退后,喘鸣复发。这一次,给予静脉注射1.5mg/kg利多卡因,但在利多卡因进入患儿体内之前,静脉通道意外脱出。现在患者饱和度开始降低。合适剂量的司可林(琥珀胆碱)已准备,用力托举下颌以对抗双边茎突,通过舌下注射给予琥珀胆碱,同时开放另一条静脉通路。当患者开始有气体交换时,心率急剧下降。给予0.01mg/kg剂量的阿托品静脉注射,处理心动过缓。从她的气道吸出少量血液,最终她顺利恢复并出院回家。

# 讨 论

## 1. 引发喉痉挛的危险因素是什么?

儿童围术期呼吸道并发症的多种危险因素已经被确定(Flick等,2008)。特别是喉痉挛发病率增加的风险因素,包括在家中暴露于二手烟、哮喘、遗传性过敏症、较轻的年龄和气道手术。上呼吸道感染也可增加喉痉挛的风险,特别是如果呼吸道症状已经存在两周。而这个患儿有咳嗽,多出现于早晨,提示应该是鼻涕倒流刺激而非下呼吸道病因引起。其他需要考虑的风险因素见表14.1。

**表14.1　喉痉挛危险因素**

| |
|---|
| 较轻的年龄 |
| 近期发生的上呼吸道感染 |
| 父母吸烟史 |
| 气道手术,有气道出血的相关操作 |
| 扁桃体+腺样体切除术,鼻部手术,腭裂手术 |
| 吸入诱导,未使用肌肉松弛药的深麻醉下气管插管,深麻醉下拔管 |
| 浅麻醉状态 |
| 剧烈的哮喘和过敏性疾病家族史 |
| 胃食管反流 |
| 在家睡觉时"窒息"发作 |
| 长的腭垂 |
| 喉罩使用 |

### 2. 喘鸣的临床提示意义是什么?

喘鸣是一种高调的吸气相声音,因声带的不完全关闭、杓状软骨部分关闭,或两者均有而造成。在本文这个病例中,它可以是部分喉痉挛的一种征象,或者也可以是喉痉挛解除的一种征象,这取决于病例发展的不同阶段。如果患者在诱导时出现喘鸣,最初的处理可以通过下颌骨前移位/抬下颌以确保气道通畅、加深麻醉以及给予正压通气。此时不应置入口咽通气道,因其刺激舌周区域,有将部分喉痉挛转变成完全喉痉挛的潜在风险。给予正压通气,也有可能会刺激和促使任何喉咽分泌物或血液中进一步进入声门。在喉痉挛发作时,最好不要刺激或移动患者。助手此时就是要确保静脉通路和药物准备就绪,可随

即使用,而不是去触碰患者。在大多数情况下,持续气道正压
(CPAP)、氧气和高浓度吸入麻醉剂的结合可以阻止喉痉挛的发
作。如果听到或怀疑口咽有分泌物(上呼吸道感染的黏液、眼泪,
或因口腔内/咽部操作所致的血液),此时轻柔吸引能缓解声门
刺激。喘鸣是一个提示气道功能部分受损的迹象,且患者呼吸
道危害容易恶化,这表明在处理气道的时候需要一定的时间。

如果喘鸣消失并出现没有空气活动(气息),此时发生了完
全性喉痉挛。完全性气道阻塞迹象包括胸壁摇摆运动、吸气凹
陷、气管拖曳、呼气末二氧化碳监测波形消失、麻醉呼吸囊无
运动。虽然憋气也可很类似喉痉挛,但其无呼吸费力,可区分
两者。

**3. 哪些措施可被采取用以预防喉痉挛?**

预防是治疗喉痉挛最好的方法(表14.2)。高风险的患者必
须充分处理,特别是如果他们接受气道手术。

**4. 治疗喉痉挛的有效措施是什么?**

需要立即识别和干预喉痉挛以免进一步进展为完全性气道
阻塞,同时并发低氧血症、高碳酸血症、心动过缓、心脏骤停(表
14.3)。据报道,1000例发生喉痉挛的病例中,有5例进展而发生
心脏骤停(Olsson和Hallen,1998)。

表14-2 预防喉痉挛的措施

| |
| --- |
| 在患者浅麻醉时,避免呼吸道的刺激和手术刺激 |
| 在气管插管前,喉部使用利多卡因;或在拔管前,静脉注射利多卡因 |
| 吸除呼吸道分泌物和血液 |
| 拔管前给予100%氧气以提供有效的安全 |
| 气管导管拔出后,在吸气相全程给予$15\sim20cmH_2O$的压力加压呼吸囊 |
| 待患者完全清醒时拔管,而不是其还在"睡眠"中 |

　　一旦喉痉挛发生,需要明确它是部分性或是完全性的气道阻塞。如果听到喘鸣(部分性喉痉挛),那么应采取以下方法:适当的监测-包括脉搏血氧饱和度和心电图,通过紧紧贴合的面罩给予100%氧气和正压,托举下颌,吸引气道以清除血液和分泌物,应用持续气道正压通气(CPAP)。在吸气相,常常会有短暂的喉部放松,在此期间,结合吸气的同时对呼吸囊给予一个有力的挤压,可以促进持续的氧合和喉痉挛的缓解。此外,在缓解气道阻塞的过程中,扩张喉咽部是一个基本步骤,这样有助于确保除喉痉挛之外不会发生软组织性的气道阻塞。当高水平的CPAP有必要时,需避免压力过大,因其可能会导致胃扩张、后续通气的危害及可能的反流。如果胃存在扩张,在喉痉挛解决后,应胃内吸引。因为喉痉挛发生在浅麻醉时,它可以通过加深麻醉或唤醒患者而有效地处理,这取决于痉挛到底是发生在诱导期、维持期或苏醒期。

　　治疗喉痉挛的另一个有用的技术被称为"震动呼吸囊(Fluttering the bag)",麻醉机呼吸囊以不连贯的节奏快速被挤压和松开。Larson(1998)介绍了一种有趣的技术,使用强的压力于"喉痉挛切口(laryngospasm notch)"。它就位于两个耳朵的后下方。使用两只手的手指向颅底用力,同一时间提起下颌骨向前。

表14-3　处理喉痉挛的方法

| 征象 |
| --- |
| 不完全性喉痉挛:吸呼气运动降低 |
| －喘鸣 |
| －麻醉呼吸气囊活动度降低 |
| －凹陷,摇摆或矛盾胸壁运动 |
| 完全性喉痉挛:无吸呼气运动 |

－无喘鸣,无呼吸音

－麻醉呼吸气囊无运动

－无ETCO$_2$

**治疗**

不完全性喉痉挛:

－最佳化气道位置(头部倾斜,托下颌,扣好面罩)

－100%的氧气,CPAP

－最小刺激

－加深麻醉

－如有需要,吸引气道

完全性喉痉挛,或部分失代偿:

－开始为不全性痉挛

－"喉痉挛切口压力","颤动气囊"

－存在静脉通路:阿托品、琥珀胆碱或丙泊酚

－无静脉通路:肌内注射或舌下含服琥珀胆碱和阿托品

－需要气管插管

如果喉痉挛是完全性的,应采取上述干预,但也可能无法改善气道阻塞。早期呼叫帮助非常重要,并立即开始积极干预措施。当喉痉挛持续存在时,迅速给予使用琥珀胆碱是其适应证琥珀胆碱给药前给予阿托品(10μg/kg),以防止心动过缓。这两种药物均可以通过静脉注射、肌内注射,或舌下含服(无静脉通路时)。琥珀酰胆碱静脉注射的剂量范围为0.1~2.0mg/kg。较小剂量就可以缓解痉挛,但如果需要紧急气管插管,则应给予更大剂量琥珀胆碱。阿托品肌内注射的剂量是20μg/kg,琥珀胆碱肌内注射的剂量是4mg/kg。不要因寻找静脉通路而拖延了给予琥珀胆碱的时间。一旦出现心动过缓,药物作用的起效时间会延长,有效的治疗会延迟。如果在静脉通路存

在时发生了喉痉挛,给予丙泊酚0.5~2.0mg/kg,可代替琥珀酰胆碱。

如果在采取所有这些措施后,气道仍无保障,可能需要环甲膜切开术或紧急气管切开术。负压性肺水肿与喉痉挛相关。因克服气道阻塞而产生强大胸腔内负压,可能会导致肺水肿(Lee和Downes,1983)。

### 5. 为预防喉痉挛的发作,有何特殊处理?

孩子的年龄和行扁桃体加腺样体切除术的需求,这些重要的危险因素,是不可更改的。推迟手术2周,待上呼吸道感染症状缓解是值得考虑的。父母吸烟在有效时间内是不太可能被改变的。麻醉因素是一个主要的因素,麻醉医师是一个可控的变量。在吸入麻醉药中,地氟烷、异氟烷与七氟烷相比,有更大的喉痉挛关联性。丙泊酚与喉痉挛相联性,与硫喷妥钠和氯胺酮相比较低。有争议的证据表明,静脉注射利多卡因可能有助于减少喉痉挛发作。无论这种影响是由于直接的声门松弛现象或较为常见的因麻醉加深原因尚不明确。然而,在声门上喷洒2%~4%的利多卡因可防止喉痉挛。在麻醉苏醒期,应清醒拔管以确保患者不发生喉痉挛。

## 总 结

1. 虽然我们无法改变术前的风险因素,但慎重采取麻醉技术和高度的警惕性,可对喉痉挛发生进行早期识别和及时治疗。

2. 喘鸣和不完全性喉痉挛可迅速进展成完全性喉痉挛。

3. 积极的气道管理和及时使用阿托品、琥珀胆碱,或丙泊酚,需尽快重新建立通畅的气道。

(上官王宁　潘丽娜　译)

# 注释参考文献

- Alalami AA, Ayoub CM, Baraka AS. Laryngospasm: review of different prevention and treatment modalities. *Pediatr Anesth* Apr 2008; 18(4): 281–288.

  This is one of four articles published together in one volume of *Pediatric Anesthesia*. It is a good, basic overview of the risk factors for and recognition and treatment of laryngospasm.
- Flick RP, Wilder RT, Pieper SF, van Koeverden K, Ellison KM, Marienau ME, Hanson AC, Schroeder DR, Sprung J. Risk factors for laryngospasm in children during general anesthesia. *Pediatr Anesth* Apr 2008; 18(4): 289–296.

  Another one of the four articles published together. Using information drawn from a quality improvement database, risk factors are identified and incidence rates provided.
- Hampson-Evans D, Morgan P, Farrar M. Pediatric laryngospasm. *Pediatr Anesth* Apr 2008; 18(4): 303–307.

  One of a cluster of articles on the topic, this one gives an algorithm for treatment of laryngospasm. Unfortunately, it is limited in scope, with reliance on succinylcholine and atropine as pharmacological interventions. It does discuss two mechanical approaches, which are worth reading.
- Wittkugel EP. Laryngospasm. In JL Atlee, ed. *Complications in Anesthesia*, 2nd ed. Philadelphia: Saunders, 2007: 599–602.

  An excellent overview of laryngospasm in children, with two flowcharts that outline the effective management of incomplete and complete laryngospasm.

# 延伸阅读

Burgoyne LL, Anghelescu DL. Intervention steps for treating laryngospasm in pediatric patients. *Pediatr Anesth* 2008; 18: 297–302.

Larson PC. Laryngospasm: the best treatment. *Anesthesiology* 1998;

89(5): 1293–1294.

Lee KWT, Downes JJ. Pulmonary edema secondary to laryngospasm. *Anesthesiology* 1983; 39: 347–349.

Olsson GL, Hallen B. Laryngospasm during anaesthesia: A computer-aided incidence studying 136,929 patients. *Acta Anaes Scand* 1984; 28: 567–575.

von Ungern-Sternberg BS, Oda K, Chambers NA, Rebmann C, Johnson C, Sly PD, Habre W. Risk assessment for respiratory complications in paediatric anaesthesia: a prospective cohort study. *Lancet* 2010; 376(9743): 773–783.

# 第十五章　扁桃体出血

Elizabeth A. Hein, Judith O. Margolis

## 简　介

　　腺样体扁桃体切除术是儿童最常进行的手术之一。仅仅在美国,一年可约行250 000例扁桃腺切除手术。术后出血虽然罕见,但却是扁桃体切除术后潜在的一个严重并发症。对这些患者进行识别及适当的处理是可以挽救生命的。

---

**学习目标**

1. 对腺样体扁桃体切除术患者,识别其术后出血的危险因素。
2. 当患者出现术后出血时,通过临床症状和体征估计失血量。
3. 对进行外科行腺样体扁桃体切除手术的患者,制订一个安全的麻醉计划,以防止术后出血。
4. 描述对出血扁桃体行电灼后出现的常见术后并发症。

---

## 病例报告

　　一个7岁的男孩正从急诊科(ED)送至手术室,需行扁桃体出血的电灼术。8天前因复发性腺样体扁桃体炎而行腺样体扁桃体切除术。他的母亲陈述,他在过去数天没有很好的进食和饮水。她在前一天晚上注意到孩子口腔有一些淡血性分泌物。父母既往身体健康,无出血性疾病的家族史。在急诊室进行检查时,发现患者出现脱水情况,表现为昏睡、嘴唇干裂、皮肤苍白,和令他抱怨的恶心。

男孩的生命体征是心率110次/分,呼吸28次/分,血压85/45mmHg,毛细血管再充盈时间为4秒。从其中一个扁桃体床发现有出血情况。他的最后一次经口摄入食物是6小时以前。在急诊室开放了静脉通路,并应用乳酸林格液进行液体复苏。患者入院时血红蛋白水平为8.5g/dl(85g/L)。

液体复苏后,患者被送至手术室,并给予标准监护。经面罩给予100%纯氧给氧,采用依托咪酯和司克林(琥珀胆碱)进行快速顺序诱导。使用带套囊的气管内导管,导管较之前使用的小1.5号。外科医师通过电灼和填塞使出血停止。然后进行胃灌洗,再通过口胃管吸引出液体。使用止吐和镇痛药物。待患者完全清醒和气道反射恢复时拔管。他被转移到恢复室观察。随后患者出现右侧喘憋,血氧饱和度下降到92%。予雾化吸入舒喘灵(沙丁胺醇),鼻导管2L吸氧后,氧饱和度提高至99%。胸片显示右肺下叶轻度模糊样改变,与肺不张或吸入性情况显示一致。孩子需住院观察一晚。

# 讨　论

### 1. 腺样体扁桃体切除术后出血何时发生?

腺样体扁桃体切除术后出血率估计为0.5%~2%。出血主要见于扁桃体窝内,但也可见于鼻咽部腺样体床。术后出血通常在两个典型时期发生。原发性出血发生在术后24小时内,通常是活动性和易识别的。手术止血不足是最主要的原因。原发性出血确定后,必须调查患者是否有未诊断的出血性疾病的可能。应抽取血液样本来查找是否有凝血因子缺乏,并向血液专家咨询。如果失血显著,液体复苏后检测血红蛋白水平,用以指导是否需要进行输血。

继发性出血最常发生在术后5~10天,但也可以在术后长达28天时发生。继发性出血是常常因为焦痂组织的脱落。这种类型的术后扁桃体出血,表现为长达几天的渗出。失血导致的低血容量,可能合并有因疼痛和呕吐导致摄入不足的低血容量。因此,可能存在两个低血容量的原因,这使得评估血液丢失量及容量状态较为困难。

**2. 扁桃体切除后出血的危险因素是什么?**

虽然已经有许多研究确定了腺样体扁桃体切除术后出血易患儿童的特性,但这些研究有相互矛盾的结论。一项研究(Collison与Mettler,2000)发现:男性,在患者活动频繁的春季和夏季行手术,使用血管收缩剂和类固醇是扁桃体术后出血的危险因素。另一篇近期发表的文章(Fields等,2010)通过之前的工作阐述,总结认为:年龄>5岁,术前使用非甾体抗炎药或阿司匹林是扁桃体切除术后出血的其他危险因素。Gunter等(1995)比较了酮咯酸和吗啡的镇痛疗效和不良反应,特别是嗜睡、呼吸抑制、呕吐方面。虽然这两个群体在恢复室需要同样剂量的阿片类药物,但酮咯酸组在恢复室及出院后在家中,其呕吐发生情况均较少。虽然整体的出血发生率没有显著差异,但酮咯酸组患者有更显著的出血情况。出于这个原因,研究被提前终止。因此,酮咯酸成为儿童扁桃体切除术围术期的禁忌用药。地塞米松常用于控制术后恶心、呕吐(PONV),但当一项对术后恶心、呕吐的研究(Czarnetzki等,2008)偶然发现地塞米松增加术后出血的风险之后,最近对此产生了一些争论。然而作者指出,这些数据只是初步的结果。其他研究没有足够可信的证据显示地塞米松会增加围术期扁桃体切除术后出血的风险(Brigger等,2010年;Gunter等,2006年)。地塞米松用于预防扁桃体切除术后恶心、呕吐是国际上普遍实行的有循证医学基础的干预措施。

耳鼻喉相关文献也重点关注把手术技术作为扁桃体切除术后出血的一个相关诱因。通常的技术使用比较针对冷钢技术（cold steel technique）和电灼技术-包括单极、双极或等离子射频消融。冷钢技术采用非热能工具，如手术刀或圈套器以去除扁桃体组织，再使用缝合和填料以控制出血。电灼，无论是单极或双极，用于剥离和止血。等离子射频消融是一种较新的技术，它被宣传具有术后出血少及患者痛苦少的好处。但等离子射频消融这些好处还没有得到普遍证实。电灼术提供了更好的手术止血，因此原发性出血少。然而，电灼因导致更多的组织热损伤和焦痂的发展，从而增加了继发性出血的可能。

### 3. 失血造成低血容量的症状和体征是什么？

低血容量患儿表现为心动过速、呼吸急促、严重时低血压。尽管有血容量丢失，但儿童通常会长时间地维持血压水平，这段时间往往比成人更长。但其会迅速恶化，严重时一旦开始即发展为失代偿。黏膜会出现干燥。当失血是造成血容量不足的首要原因时，会出现皮肤苍白，毛细血管再充盈延长。实验室检测可能显示血红蛋白水平下降，但如果患者有脱水，血红蛋白值可能正常，甚至由于血液浓缩血红蛋白值反而升高。如果孩子出现咽血，他或她可能会出现恶心及呕吐血性物质。但请记住，如果患者术中或术后使用了昂丹司琼，这些症状可能会被掩盖。已有相关报道，作为围术期麻醉治疗的一部分，患者使用昂丹司琼，术后9~22小时发生呕吐大量血液的情况（Hamid等，1998）。直立性低血压评估有助于量化隐藏在胃肠系统的失血。

### 4. 在此病例中，麻醉相关注意事项有哪些？

一旦确诊扁桃体出血且需要手术止血时，在开始手术操作前应立即开始适当的液体复苏。然而,早期出血后活跃性出血更为常见,显著血容量不足仍可能发生于所有这些患儿中。在此病例中,患儿有血容量不足的征象,应在麻醉诱导前行容量复苏。

不管禁食情况,扁桃腺术后出血的患者均应视为饱胃,且建议行快速顺序诱导。至少需要一条较粗的静脉通道,以补充丢失的血容量和可能需要输血的准备。复苏应先从静脉注射晶体液开始。根据临床症状和血细胞比容,可能需要输注浓缩红细胞。应准备随时可用的喉镜和吸引装置各两个。麻醉诱导时耳鼻喉科医师应在场,因为这可能是一个危险时间,伴随有误吸、困难插管、气道失去控制的高风险。必须对潜在的血容量不足进行评估,以便选择安全的麻醉剂。传统的麻醉诱导药选择有依托咪酯或氯胺酮。如果血容量不足不是一个问题,可谨慎地选用丙泊酚。肌肉松弛药的选择包括琥珀胆碱和罗库溴铵。如果预期气道内可能有血液,必须做好困难插管的准备。如果患者有活动性出血,在气管插管时可能需要助手将一个Yankauer吸引器放置在患者口咽部,以使得插管时声门可见。经口置入带套囊的RAE气管内导管(以发明家Ring、Adair和Elwyn命名)有助于保护气道以防误吸,而且也有利于手术操作。谨慎地使用止痛药。需使用胃管,用生理盐水行胃灌洗,并在结束时吸引出胃内液体。但请记住,这并不能保证胃处于空虚状态。保持吸引器是可使用的状态,因为血凝块仍可从胃里脱落,并误吸入呼吸道内。在手术室内清醒拔管是最安全的麻醉考虑。控制疼痛,警惕再出血,并重新评估容量状态,持续到恢复期。

### 5. 如果没有开放的静脉通路,应如何使用麻醉剂?

如果患儿存在活动性的扁桃体出血、血容量不足的临床表现,存在麻醉诱导时误吸风险,且在无静脉通路开放的情况下,如何去麻醉？这提出了一个真正的临床难题。吸入诱导时误吸的危险性高，因此应开放静脉通路。对一个尚可配合的存在脱水状况的孩子，需要一个熟练的操作去成功地开放静脉，但对于一个哭闹的、不配合的患儿，开放静脉通路会比较困难。让家长陪同可以帮助让孩子平静下来，并增加安置静脉导管的合作性。如果静脉通路的开放多次尝试不成功，且患者血流动力学稳定，虽然不理想，可在采取相关限制误吸风险的措施后行吸入诱导。这些措施包括：保持患者自主呼吸；备有可用的大口径吸引器；设备和人员就绪，以获得血管通路，以及迅速完成气管插管。如果患者存在严重脱水和（或）显示休克症状，不能放置外周静脉导管，则应开放骨髓内或中心静脉通路。在麻醉诱导前，先行液体复苏，以避免心血管虚脱崩溃。

### 6. 术后期间，应该预计哪些问题？

原发性出血患者在恢复期仍有再出血的风险。患者应在手术室内清醒拔管，待呼吸道反射恢复后转至恢复室。应进行包括凝血酶原时间、部分凝血酶原时间和血小板计数在内的凝血功能检查，以排除出血性疾病。血红蛋白和血细胞比容水平将指导是否需要输血。根据患者病史或实验室检查结果，如果存在凝血功能障碍，咨询血液学家是需要的。通过持续静脉补液和疼痛控制之后，经口摄食可以开始。喘鸣可表示误吸，拍胸片可能会对诊断有帮助。一旦患者在很短的时间内气管插管两次，那么气道水肿和阻塞的风险增加。气管插管后喉炎应当用消旋肾上腺素处理。静脉注射地塞米松以预防和治疗气道水肿。患者应计划住院观察一晚。

对于需要在手术室行电灼的继发性出血，容量状态和补充血液丢失是在恢复室的主要问题。如果需要的话，液体复苏可继续进行。实验室分析血红蛋白水平，以指导输血。因为患者可继续有口吐鲜血或血凝块的情况，因此需要警惕误吸的风险。注意观察喘鸣、气喘或凹陷征,应对此进行评估和治疗。如果存在,需住院一晚,以进一步观察。

## 总　结

1. 扁桃体切除后出血,一种少见但严重的并发症,最常见发生在第一个24小时内,再次发生在术后5~10天。

2. 主要麻醉问题包括由于失血、进食少造成的低血容量,误吸的风险,以及潜在的困难插管和因出血造成的气道失去控制。

3. 容量复苏、选择合适的麻醉药物、外科医师在场的快速诱导、清醒拔管是安全麻醉管理的关键。

4. 扁桃体切除后出血,应进行凝血功能障碍的评估。

(上官王宁　潘丽娜　译)

## 注释参考文献

- Collison PJ, Mettler B. Factors associated with post-tonsillectomy hemorrhage. *Ear Nose Throat J* 2000; 79(8): 640–646.

This study identifies patient risk factors that predict post-tonsillectomy bleeding. It also references other studies that both agree and disagree with the findings and provides insight into the complexity involved in identifying preoperative risk factors.

- Schmidt R, Herzog A, Cook S, O'Reilly R, Deutsch E, Reilly J. Complications of tonsillectomy: a comparison of techniques. *Arch Otolaryngol Head Neck Surg* 2007; 133(9): 925–928.

This study compares the postoperative complications such as bleeding, pain, and readmission for dehydration of different surgical techniques.

- Windfuhr JP, Schloendorff G, Baburi D, Kremer B. Serious post-tonsillectomy hemorrhage with and without lethal outcome in children and adolescents. *Int J Pediatr Otorhinolaryngol* 2008; 72(7): 1029–1040.
  This article reviews the history and outcomes of patients with life-threatening post-adenotonsillar bleeding. Morbidity and mortality rates and causes are discussed.

# 延伸阅读

Brigger MT, Cunningham MJ, Hartnick CJ. Dexamethasone administration and postoperative bleeding risk in children undergoing tonsillectomy. *Arch Otolaryngol Head Neck Surg* 2010; 136: 766–772.

Czarnetzki C, Elia N, Lysakowski C, Dumont L, Landis BN, Giger R, Dulguerov P, Desmeules J, Tramèr MR. Dexamethasone and risk of nausea and vomiting and postoperative bleeding after tonsillectomy in children: a randomized trial. *JAMA* 2008; 300(22): 2621–2630.

Fields R, Gencorelli F, Litman R. Anesthetic management of the pediatric bleeding tonsil. *Pediatr Anesth* 2010; 20(11): 982–986.

Gunter JB, McAuliffe JJ, Beckman EC, Wittkugel EP, Spaeth JP, Varughese AM. A factorial study of ondansetron, metoclopramide, and dexamethasone for emesis prophylaxis after adenotonsillectomy in children. *Pediatr Anesth* 2006; 16(11): 1153–65.

Gunter J, Varughese A, Harrington J, Wittkugel E, Patankar S, Matar M, Lowe E, Myer C, Willging P. Recovery and complications after tonsillectomy in children: a comparison of ketorolac and morphine. *Anesth Analg* 1995; 81: 1136–1141.

Hamid S, Selby I, Sikich N, Lerman J. Vomiting after adenotonsillectomy in children: a comparison of ondansetron, dimenhydrinate, and placebo. *Anesth Analg* 1998; 86: 496–500.

# 第十六章 困 难 气 道

Elizabeth Prentice

## 简 介

对于有经验的麻醉医师来说,健康儿童的气道管理通常较为容易,很少发生难以预料的困难插管。困难插管的预测因素包括下颌发育不良、张口受限、面部不对称以及有喘鸣或阻塞性睡眠呼吸暂停的病史。这些症状大多出现在Treacher Collins综合征,Goldenhar's综合征和Pierre Robin综合征患儿。

> **学习目标**
>
> 1. 描述儿童的气道管理不同于成年人的重要方面。
> 2. 了解小儿困难插管术前评估。
> 3. 为预期困难插管的小儿制订一个计划,包括纤维支气管镜(简称纤支镜)引导插管。

## 病例报告

一例2岁的女孩,伴有Pierre Robin综合征,她的脸被狗咬伤后,导致3cm嘴唇撕裂,已经6小时未进食。她吓坏了,不让任何医务人员接近。9个月前她曾做过腭裂修补术。那次,是由一位资深的麻醉医师给予气管插管,麻醉记录上写道"喉前位。喉镜下气道分级为3级,即使压迫咽喉部。纤支镜引导气管插管较容易。"

我们通过与患儿的父母及其外科医师沟通讨论这个预期的困难插管的处理办法。最后达成一致共识,认为全身麻醉下行气管内插管及咽喉部填塞能够保证可能的最佳手术结果。给予0.4mg/kg咪达唑仑术前用药后,在术前准备等待区有监测条件下,患儿允许在其手部涂上局部麻醉药膏。20分钟后,患儿在父亲的陪同下进入诱导室。此时,她已经不像先前那样紧张,但仍不允许任何东西接近她的脸。她可以接受静脉置管、放置心电图导联及脉搏血氧饱和度。静脉注射1mg/kg氯胺酮,同时给予格隆溴铵以抑制腺体分泌,这样有助于患儿耐受面罩。七氟烷复合100%纯氧完成吸入麻醉诱导。患儿意识消失之后,她父亲就离开手术室。喉镜检查前应用1%的利多卡因2ml滴入她的咽后壁。

第一次置入喉镜尝试气管插管时只能暴露看到会厌尖端。通过外界对喉部施加压力可以更多地看到会厌,但看不到喉部。用4%的利多卡因直接喷在会厌表面上。

改变患儿头部位置使颈部更大的后仰伸。但是这样的操作使得喉镜暴露视野更差,患儿呼吸出现梗阻,脉搏氧饱和度开始下降。恢复到原来头位后梗阻改善。然后第二位麻醉医师用直喉镜进行第三次的喉镜暴露尝试,用空闲的另外一只手对喉部施压,同时第一次尝试用带管芯并弯曲成一定角度的气管导管进行插管。看到会厌及喉后壁,插入气管导管。听诊时呼吸音似乎有听到,但无呼气末二氧化碳波形。推测导管误入食管,予以拔出。

这时再行喉镜尝试气管插管已不是好的建议,然后开始准备纤支镜引导气管插管。麻醉环路连接到经左侧鼻孔置入的鼻咽通气道。在纤支镜引导下导管顺利地通过右侧鼻孔。这个病例的过程并不是很顺利。最后,患儿清醒拔管,在医院留观一夜,没有发现气道损伤的证据。

# 讨 论

## 1. 小儿气道管理与成人有何不同?

对新生儿及小儿来说,头部放置位置极其重要。面罩通气时头部最佳位置是将患儿头摆置正中或轻微仰伸位,但是由于小儿头部相对较大,颈部前向弯曲,这使气道管理变得更加困难。将一个小凝胶垫置于肩下可以改善体位,尤其对新生儿来说。麻醉诱导期间气道张力下降,经常会发生某种程度的气道梗阻,尤其是患儿如果有打鼾史或睡眠呼吸暂停病史。麻醉医师这时应该重新调整患儿头位,并确保张口以防舌根压迫上颚。扩大张口并托起下颌通常是有效的解决方法。

给较小的患儿面罩通气时空气入胃胀气较为常见,尤其是当通气困难时。胃膨胀可能影响膈肌运动,应该置入吸引管将胃内胀气吸引排空。

在较小儿童中通过普通的喉镜直视喉部入口通常较为困难。小儿喉部更向头位(位置较高),会厌长而窄,成Ω形状,成一定角度嵌入气道腔,覆盖于咽喉部入口。幸运的是,这些困难可以通过拿喉镜手的小指或操作者闲置的手对喉部施压外界压力得以辅助而使喉头暴露变得相对容易;对后一种操作,需要助手帮忙在直视下将气管导管置入。要记住的是,婴儿颈部仰伸会使声门压迫向颈椎,导致喉镜暴露视野变差,这点不同于较大儿童和成人。

对较小儿童来说,喉头位置相对较高也意味着"嗅花位"对气管插管喉镜暴露视野益处不大,而将一个枕头置于相对大的头部之下导致颈部屈曲只会使气道管理变得更加困难。出生第一年到4岁期间,小儿喉部发育逐渐向远端移动直至成人的第5、

6颈椎水平,而此时"嗅花位"对喉镜视野暴露就变得日渐有用。

喉罩(LMA)在小儿患者中通常很容易置入,但婴儿,较长的会厌经常会被喉罩的顶端勾住并向下折叠。因此,很多小儿麻醉医师更愿意以反转法置入较小号喉罩,喉罩开口对着硬腭,当完全置入后反转进入正确位置。

**2. 为什么麻醉诱导时较小儿童发生低氧倾向比成人快得多?**

给哭闹不安的小儿预吸氧常常困难且无效。由于较低的功能残气量及较高的的氧耗量,小儿的氧储备也小很多,因此氧饱和度下降发生也就快得多。

**3. 怎样使光纤设备应用于小儿?**

给不能配合的小儿进行清醒纤支镜引导气管插管是不切实际的,而目前大部分出版的文献方法都设计基于保留自主呼吸麻醉下进行纤支镜引导气管插管。常用方法是用一个鼻咽通气道连接于麻醉回路,同时经口或对侧鼻孔完成气管插管。目前也已有小型号的光纤可视喉镜设备,但需要在选择性的情况下进行实践操作。

喉罩可为大部分困难气道患者提供合适的气道,而在多数病例中,经喉罩置入纤支镜观察所获得的视野发现,喉罩能够为我们提供一个良好的喉部视野。一个众所周知的比较好的方法是将气管导管在纤支镜直视引导下从喉罩管腔内置入,然后顺着喉罩将导管插入气管内。接下来的问题是怎样拔除喉罩。可以经喉罩管腔内置入一根气管导管更换管,在纤支镜直视引导下插入气管内,移除拔出喉罩,然后顺着更换管置入气管导管,正如Thomas详细描述的一样(Thomas和Barry,2001)。Walker描述了一个相似的方法,即经纤支镜的吸引通道置入导引钢丝,然后移除纤支镜,气管导管经导引钢丝盲探进入气管

（Walker和Ellwood,2009）。虽然价格高,但这种方法即使对缺乏经验的支气管镜检查者来说都是实用的选择,使"不能插管,不能通气"的情况降至最低。Ellis等出版了一个实用的表格,详细列出能通过不同型号喉罩的无套囊气管导管型号,这样使得无须更换管也能移除喉罩(Ellis等,1999)。

### 4. 气道局部使用局部麻醉对小儿气道有什么风险和优势? 哪种局部麻醉方法最好?

局部麻醉的目的是提供麻醉了的气道,这样可以允许在不引起咳嗽和喉痉挛的情况下使气道设备顺利进入气道。为避免毒性反应,需要小心计算局麻药的剂量。术前给药是理想的,允许相对浅麻醉下紧急置入喉罩,但这对多数成人可行的技术在焦躁的小儿身上并不可行。雾化局部麻醉药吸入常常很有效,尤其对已有雾化给药经历的小儿,他们已经熟悉了面罩雾化给药。直接喷到喉部是最有效的方法,但是需要深麻醉和充分暴露喉部,而这两点对于一个气道梗阻的患儿来说都很难达到。在没有喉镜辅助非直视下直接把局部麻醉药喷到口腔后壁,理论上也能很好地起效并作用于喉部关键结构(Beringer等,2010)。

### 5. ASA困难气道管理流程是否可用于小儿?

ASA困难气道管理流程及其原则可直接应用于小儿患者,但很多高级技术并不适用于不配合的小儿。事实上,这通常意味着一旦某个麻醉医师决定开始为患儿麻醉手术,按照困难气道流程他就可以直接过渡到应用"保留自主呼吸"这一步骤。假如实际的气道管理流程有所删节,在开始一个有潜在困难气道的手术病例之前,内心考虑一些基本操作步骤是很重要的,如表16.1所示。

表16.1  小儿预期困难插管处理可考虑的方案

| |
| --- |
| 1.准备 |
| *正确的医务人员与有效的设备是否准备好? |
| *所需设备是否备好并随时可取? |
| 2.麻醉模式 |
| *是否可只进行局部麻醉? |
| 3.清醒插管 |
| *清醒纤支镜插管或清醒气管切开术可否作为一种选择? |
| 4.麻醉下插管 |
| *维持自主呼吸。可考虑氯胺酮联合吸入麻醉药物,或单独使用氯胺酮。 |
| *正压通气是最后的处理手段。需小心患者自主呼吸能力的保留。 |

### 6. 喉镜直视下气管插管尝试几次是适当的?

反复尝试使用喉镜直视下气管插管可导致喉部创伤并可能导致更糟的结果。一般情况下,若第一次直视下气管插管未成功,我们应该一边给予通气,一边改变体位或准备好的其他插管设备尝试第二次喉镜直视下气管插管。如果第二次尝试仍未成功,谨慎起见应该叫有经验的上级医师再次尝试。超过三次喉镜尝试,应该考虑到这样显著增加了患儿喉部创伤的风险,可以考虑使用纤支镜或选择其他替代方法进行气管插管。对预期困难插管,有一个清晰的计划和有经验的助手在场至关重要。

### 7. 预期困难气道并伴烦躁不安的患儿是否应接受术前镇静?

很多麻醉医师认为术前镇静应禁用于气道梗阻或潜在梗阻的患儿。任何会降低患儿呼吸功能的因素都有可能适得其反。另一方面,有时甚至很难接近一个吓坏了的孩子,更不用说给带上监护、使用面罩或静脉置管了。哭闹的孩子会产生很多气道分泌物,这会增加父母及医务人员的担忧。麻醉医师有能够使患儿全面监护下顺利平稳且气氛安静地进行麻醉诱导的能力可增加整个过程的安全性。

#### 8. 如何确认小儿气管内插管的位置?

在成人患者中,我们可以通过呼气末二氧化碳曲线图或直视下插管确认气管导管的位置。胸部听诊常常并不可靠。很多误入食管的病例中,胸部听诊会导致错误判断,误认为气管内插管在气管内。

## 总 结

1. 儿科实践中,预料外的困难插管是少见的。潜在的困难插管包括下颌发育不良、面部不对称、张口限制及有喘鸣、睡眠呼吸暂停病史的患儿。

2. 麻醉开始前,确保足够的辅助设备及光纤设备随手可用。若适当的设备尚不可用,不考虑开始麻醉手术。

3. 尽可能保持自主呼吸。

4. 对患者气道局部应用局部麻醉。

5. 超过三次以上喉镜直视下气管插管尝试会增加患者的风险。

(上官王宁 卢 易 译)

## 注释参考文献

• Benumof JL. Difficult laryngoscopy: obtaining the best view. *Can J Anaesth* 1994: 41(5): 361–365.

A master class in how to perform direct laryngoscopy.

- **Holm-Knudsen RJ, Rasmussen LS. Pediatric airway management: basic aspects.** *Acta Anaesth Scand* **2009; 53(1): 1–9.**

An excellent introduction to airway management in children with normal airways.

- **Walker RW, Ellwood J. The management of difficult intubation in children.** *Pediatr Anesth* **2009; 19(Suppl. 1): 77–87.**

A well-referenced summary of difficult airway management, which focuses on principles and practical suggestions rather than a rigid protocol.

## 延伸阅读

Beringer R, Skeahan N, Sheppard S, Ragg P, Martin N, McKenzie I, Davidson A. Study to assess the laryngeal and pharyngeal spread of topical local anesthetic administered orally during general anesthesia in children. *Pediatr Anesth* 2010; 20: 757–762.

Caplan RA, Posner KL, Ward RJ, Cheney, FW. Adverse respiratory events in anesthesia: a closed claims analysis. *Anesthesiology* 1990; 72(5): 828–833.

Ellis DS, Potluri PK, O'Flaherty JE, Baum VC. Difficult airway management in the neonate: a simple method of intubating through a laryngeal mask airway. *Pediatr Anesth* 1999; 9(5): 460–462.

Holm-Knudsen RJ, Eriksen K, Rasmussen LS. Using a nasopharyngeal airway during fiberoptic intubation in small children with a difficult airway. *Pediatr Anesth* 2005; 15(10): 839–845.

Holm-Knudsen RJ. The difficult pediatric airway—a review of new devices for indirect laryngoscopy in children younger than two years of age. *Pediatr Anesth* 2010; 21(2): 98–103.

Practice guidelines for the difficult airway: A report by the American Society of Anesthesiologists Task Force on Management of the Difficult Airway. *Anesthesiology* 1993; 78: 597–602.

Thomas LB, Barry MG. The difficult pediatric airway: a new method of intubation using the laryngeal mask airway, Cook airway exchange catheter and tracheal intubation fiberscope. *Pediatr Anesth* 2001; 11(5): 618–621.

Walker RW. The laryngeal mask airway in the difficult pediatric airway: an assessment of positioning and use in fibreoptic intubation. *Pediatr Anesth* 2008; 10(1): 53–58.

Wiess M, Engelhardt T. Proposal for the management of the unexpected difficult pediatric airway. *Pediatr Anesth* 2010; 20(5): 454-464.

# 第十七章 气道重建

Elizabeth A. HEinstei, Gresham T. Richter

## 简 介

小儿气道重建即采取措施以纠正由先天性或医源性引起的气道梗阻。先天性气道梗阻可位于呼吸系统中从鼻孔到细支气管的任何节段。这种梗阻可以是完全性梗阻,如新生儿内鼻孔闭锁畸形,也可以是不完全性梗阻,如扁桃体肥大或气道软化症。医源性梗阻常常导致早产儿气管插管时间延长,最终引起拔管后声门下狭窄(subglottic stenosis, SGS)。随着这些小儿渐渐长大,他们的气道可能并不会同步发育,出现限制性症状导致他们的活动受限。这个时候就可能需要喉气管成形术(laryngotracheoplasty, LTP)或气管切除术以重建并扩大气道。如果早产儿并发肺部疾病,长期的气管插管之后就是气管切开置管。拔管时机有赖于患儿气道通畅度及呼吸恢复情况。了解气道的评估过程以及对SGS患者的治疗处理有利于麻醉医师为这群富有挑战性的患儿提供安全的麻醉。

---

**学习目标**

1. 列出小儿声门下狭窄需要气道重建的常见原因。
2. 描述早产儿可能影响气道重建手术结果的相关问题。
3. 识别气道重建手术中常见的并发症。
4. 了解单期与双期行小儿气道修复术的不同点。

---

## 病例报告

一例4岁患儿,为28周早产儿,有出生时机械通气4周然后成功拔管的病史,拟采取前、后肋软骨移植施行喉气管成形术(LTP)。用力活动他就会出现喘鸣和呼吸困难,当他有呼吸系统疾病时,偶尔会使用沙丁胺醇雾化器,并辅助给予吸氧治疗。最近他有所好转,已经数个月不需要使用沙丁胺醇。体格检查示体重14kg,呼吸频率38次/分,吸空气下脉搏氧饱和度96%,表现为轻度胸骨上窝凹陷,肺部听诊清晰。

患儿采用吸入氧气、笑气和七氟烷行麻醉诱导。在静脉穿刺置管之前,患儿出现上呼吸道梗阻的表现,脉搏氧饱和度降至91%。置入口咽通气道,停止吸入笑气,通过吸气屏住(inspiratory hold)的方法缓慢辅助呼吸。此时脉搏氧饱和度升至99%,并且成功行静脉穿刺置管。吸入氧气和七氟烷维持保留自主呼吸的麻醉,同时将利多卡因喷洒于声带表面。患儿在自主呼吸状态下冲洗入氧气和七氟烷的同时,给予喉镜和硬质气管镜检查提示该患儿有2级声门下狭窄。经口插入一根4mm的无套囊气管导管并固定。手术开始时先从低位肋骨获得一根肋软骨,作为增大气管的移植体。在取肋骨结束之后,手术野用生理盐水充满,通过咽鼓管充气检查法来确保没有漏气。

接下来,在颈前部做一切口并暴露气管。打开气管后用一根无菌的加强管替代经口气管导管,直接由手术医师送入气管内。在气道重建过程中,需要间断移除气管导管以获得进入气管的手术通道。当移除气管导管时,脉搏氧饱和度降至89%。重新插入气管导管后脉搏氧饱和度又回升至92%,但没有进一步提升。这时患儿通气需要更高的吸气压力,听诊左胸壁心前区呼吸音减弱。这时外科医师稍退出滑入右主支气管的气管导管,呼吸音立即恢复正常。在之后的手术操作过程中,尽管呼吸音仍存在,但呼气末二氧化碳曲线一直较为低平。脉搏氧饱和度降至90%,此时发现气管导管已经滑到气管外。一旦外科医师将气管导管重新插回气管内,脉搏氧饱和度立即回升至98%。随后发生支气管痉挛,给予气管内吸引并吸入沙丁胺醇治疗。打开气管后壁,将肋骨移植体缝合于该处。这时,移除气管导管,立即用直喉镜将大小合适的经鼻气管导管送入气管内。另一根肋骨移植体也缝合于气管前壁,然后缝合关闭切口。该患儿在气管插管及镇静状态下被送至ICU,7天后返回手术室在喉镜下重新进行气道评估,予更换置入较小号的经鼻气管导管。第8天,患儿气道良好,在ICU予清醒气管拔管。

# 讨 论

### 1. 该患儿是怎样的一例"典型"喉气管成形术(LTP)患者?

该患者的典型体现在他是一个早产儿伴有继发于长期气管插管后的声门下狭窄。他有进展性的喘鸣及呼吸困难,在活动后及合并呼吸系统疾病时上述症状加重。其他与早产相关并能影响转归的因素包括支气管肺发育不良(BPD)、反应性气道疾病(RAD)、声门下狭窄的严重程度(Myer-Cotton SGS分级中达3级及以上)、胃食管反流疾病(GERD)、喂养障碍、生长迟缓、神经损伤(如脑瘫)以及气管切开史等。SGS的常见诱因包括先天性声门下狭窄、长期气管插管、气管插管导致的损伤及插入的气管导管过大。Cotton和Myer根据梗阻横截面积百分比(Myer等,1994),制定了一个不同圆周级别的SGS分级(从1级到4级),范例如图17-1。

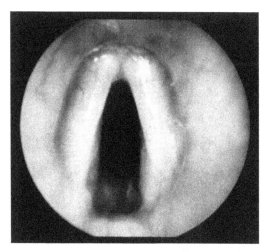

图17.1a SGS Ⅰ级( 0~50% )

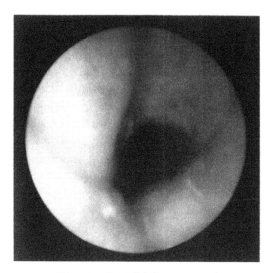

图17.1b SGS Ⅱ级( 51%~70% )

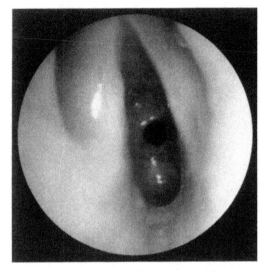

图17.1c　SGS Ⅲ 级( 71%~99% )

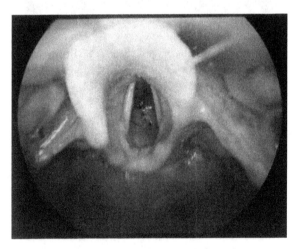

图17.1d　SGS Ⅳ 级( 没有腔隙 )

**2. 与气道重建术相关的并发症有哪些?**

喉气管成形术特异性的并发症包括气道和通气损害两方面。气道在手术过程中作为手术操作部位,必须安全地被外科和麻醉团队共用。持续地与手术医师保持沟通交流并持续观察气道是麻醉安全的关键,也是避免气道潜在灾难性损伤的关键。

在取肋骨移植体手术操作期间,有并发气胸的风险。伤口闭合前,用生理盐水充满手术野,再用咽鼓管充气检查法排除漏气。采用保留自主呼吸代替正压通气可以降低小气胸继续扩大膨胀的可能性。术后总是常规进行胸片检查。

外科手术操作过程中需要反复移除气管导管,这时需要我们持续警惕以确保每次气管导管正确进入气管合适位置。气道峰压增加和脉搏氧饱和度下降提示可能存在意外的支气管内插管。每次气管导管或气管切开导管被重新插回气道内的时候,均有产生假通道的风险。如果患儿有反应性气道疾病病史,气道操作设备及气道中的血液都可能诱发支气管痉挛,应该要进行吸引并吸入支气管扩张药。

患儿术后必须给予适当地镇静,并良好固定气管导管,因为气管导管起到支撑新植入肋骨的作用。如果发生意外脱管,移植的那部分肋骨就会移位,气道严重受到损害并导致灾难性的后果。

**3. 在气道重建手术中,保留自主通气与机械通气各有何优缺点?**

术中保留自主通气有两个优点。第一,有利于视野清晰,因为血液与组织不会被"吹入"手术野。第二,自主通气较正压通气更有利于携带麻醉药和氧气入肺,因为正压通气时可能会有大量的吸入气容量从手术造成的气管开口漏出。在自主通气过程中,即使气管内插管移位,听诊心前区仍存在呼吸音,记住这一点很重要。正如病例中所描述的,此时呼气末二氧化碳监测曲线低平,脉搏氧饱和度降低。保留自主通气的一个缺点是术中肺不张的发生,这可能需要正压通气和呼气末正压通气来处理。使用肌肉松弛药联合正压通气是另一种可被接受的治疗技术,它可以避免术中肺不张,确保导管位置固定不变,有利于麻醉平稳顺利进行。

### 4. 该患儿同时需要气管前、后壁肋软骨移植其意义是什么?

SGS并非总是沿气道直径同心狭窄。当有严重的气道狭窄时才需要前、后气管壁肋软骨移植。当SGS不沿气道直径同心狭窄时,单纯气管前壁或后壁的肋软骨移植即可使气道再度通畅。如果气道是沿同心圆狭窄且气道缩短,可进行环状气管切除术。该手术可以切除全部狭窄部分,吻合气管两末端。如果狭窄部分过长,超出移植修复范围,则可能需要在体外循环下行气管成形术。

### 5. 单期与双期喉气管成形修复术的不同之处是什么?

喉气管成形术是一组用以纠正气道狭窄或稳固喉或气管的外科操作。患儿可能有或没有进行过气管切开术。有些患者先前可能做过喉气管成形术。选择单期或双期修复有赖于患儿的个体气道解剖及合并症。在单期修复术中,一个支架(通常是经鼻气管内插管)在手术野直视下通过声门进入气管,起到支撑气道和保障外科手术安全移植的作用。手术操作结束后,患儿被转运至ICU病房,继续保持气管插管和镇静状态。2~7天后,患儿返回手术室,全身麻醉下进行气道评估,拔除气管内插管,并用硬质支气管镜或纤维支气管镜检查气道。整个过程均保留自主呼吸以评估气道动力学。如果修复愈合情况好,通常置入较正常小一号的无套囊气管导管并固定。患儿返回ICU病房,停止镇静,充分清醒后予拔管。如果移植部位移位或未达到预期修复目标,需要进一步修复,再次行气管内插管,重新进行术后处理。

在双期修复术中,气道重建需要进行两个操作步骤。在初期气道重建的末段,行气管切开造口术或摆放一根T管。T管是一个带臂(形状如T)的管腔内支架,通过气管造口突出于颈前。它可以同时起到气管造口和气道支架的作用。患儿不需要术后气管插管,也不需送至ICU病房进行机械或辅助通气。他们可以在麻醉恢复室(PACU)恢复苏醒然后转运至特殊气道病房。接下去该患儿需要反复进行支气管镜检查来评估修复的有效性,并确保拔管后不发生再狭窄。同样也需要进行一个关闭气管造口的试验以确保患儿在没有气管造口的情况下依然通气良好。当拔除T管或闭合气管造口后,患儿将回来进行第二阶段的气道重建修复。

# 总　结

1. 不管先天性或医源性声门下狭窄,均可通过喉气管成形术得到修复。

2. 声门下狭窄的患者常为有早产史并伴有其他相关医学问题如支气管肺发育不良、反应性气道疾病、胃食管反流疾病、喂养障碍、生长迟缓及发育延迟等的婴儿。

3. 保留自主呼吸通气和控制性通气均能有效地用于喉气管成形术中。两者各有其优缺点。

4. 喉气管成形术的潜在并发症有支气管痉挛、肺不张、肺炎、气胸、意外脱管、支气管内插管、气道失去控制、气道塌陷及假性通道生成。

5. 与耳鼻喉科医师的交流和团队协作是安全麻醉的关键。

(上官王宁　卢　易　译)

## 注释参考文献

- deAlarcon A, Rutter MJ. Revision pediatric laryngotracheal reconstruction. *Otolaryngol Clinics North Am* 2008; 41(5): 959–980.

This review offers insight into the decision-making process involved with preparing a child for LTP. It discusses preoperative workup, specific surgical options, and common causes for failure in airway reconstruction. The intraoperative photographs and diagrams are very helpful.

- **Rutter MJ. Evaluation and management of upper airway disorders in children.** *Semin Pediatr Surg* 2006; 15(2): 116–123.

This is an excellent overview of upper airway disorders that might present for surgical repair in the pediatric population.

- **Hein E, Rutter MJ. New perspective in pediatric airway reconstruction.** *Int Anesthesiol Clin* 2006; 44(1): 51–64.

An excellent overview of airway reconstruction, including anterior cricoid split, LTP, cricotracheal resection (CTR), and slide tracheoplasty. It includes many diagrams, photos, and schematics that clearly explain the procedures. Anesthetic management is discussed in detail.

## 延伸阅读

Myer CM, O'Connor DM, Cotton RT. Proposed grading system for sub-glottic stenosis based on endotracheal tube sizes. *Ann Otol Rhinol Laryngol* 1994; 103: 319–323.

Nguyen CV, Bent JP, Shah MB, Parikh SR. Pediatric primary anterior laryngotracheoplasty: thyroid ala vs. costal cartilage graft. *Arch Otolaryngol Head Neck Surg* 2010; 136(2): 171–174.

Santos D, Mitchell R. The history of pediatric airway reconstruction. *Laryngoscope* 2010; 120(4): 815–820.

Wooten CT, Rutter MJ, Dickson JM, Samuels PJ. Anesthetic management of patients with tracheal T tubes. *Pediatr Anesth* 2009; 19(4): 349–357.

# 第十八章　喉乳头状瘤

## Elizabeth Prentice

## 简　介

人乳头瘤病毒引发的复发性青少年喉乳头状瘤发生率持续升高(Dalmeida等,1996)。患儿因存在生命威胁而需要手术切除来避免呼吸道梗阻;这种手术需要在几年内重复几次。气道手术激光治疗也对麻醉医师提出了特殊挑战。尤其是麻醉医师与手术大夫共同分享同一气道以及激光本身的危险性,所有医务人员都应该要认识到这一点。麻醉成功的关键在于进行全面的术前评估、与外科医师、护士进行良好持续的沟通、紧急事件处理的准备以及对手术麻醉设备的熟悉程度。

---

**学习目标**

1. 综述上呼吸道受损严重程度的评估。
2. 制订计划以在气道功能受损以及共享气道的手术患者中使用安全的麻醉药。
3. 概述喉部手术患者的气道管理和通气方法选择。
4. 综述二氧化碳环境中激光显微喉镜手术时激光的安全性。

---

## 病例报告

女,3岁,15kg,伴进展性喘息病史,被送到急诊室。患儿父母发现,在过去的14天,患儿有进行性声音嘶哑和吞咽困难。患儿目前情况为当她哭闹或稍微跑步几秒,就会出现呼吸急促。无窒息、创伤史,近期也没有咳嗽、感冒病史。就是在沿走廊走路进入检查室后,患儿出现喘鸣,肋间隙及胸骨下窝凹陷,呼吸频率45次/分。听诊显得困难,原因是由于上呼吸道声音传送受阻。无荨麻疹、垂涎、颈面部肿胀。无发热。呼吸空气下脉搏氧饱和度为91%~94%。颈部侧位片和胸部前后位片未显示有异物。清醒直接喉镜检查显示广泛性喉乳头状瘤遮挡声门开口2/3(图18.1)。患儿紧急预约行硬质支气管镜检查、悬吊喉镜检查、手术或激光喉乳头状瘤切除术。

麻醉诱导前无术前用药,禁饮禁食后,患儿在手术室中行纯氧+七氟烷吸入麻醉诱导。吸入诱导过程中,患儿出现呼吸道梗阻恶化症状。另外一麻醉医师开通静脉,静脉置管,0.5mg/kg地塞米松静脉注射,防止术后气道水肿。手控呼吸通气不能。通过面罩同时保留自主呼吸下维持气道。喉镜检查再次确认了喉乳头状瘤使声门开口2/3以上梗阻。使用利多卡因喷雾剂4mg/kg行喉及上段气管局部麻醉。给予去氧肾上腺素收缩鼻黏膜血管后,经左鼻孔插入气管导管使气管导管尖部到达鼻咽上部,经气管导管给予吸入氧气和2%七氟烷。丙泊酚200μg/(kg·min)[13mg/(kg·h)]持续泵注,芬太尼0.2μg/kg单次静脉注射。当插入硬质支气管镜时,呼吸道梗阻症状加剧;脉搏氧饱和度下降到86%。在开始钝性分离喉乳头状瘤时将一根长的3.5号气管导管顺着硬质支气管镜置入以便能够通气。手控通气不成功,脉搏氧饱和度持续下降到75%。吸引管不能通过气管导管进入,拔出并替换气管导管,通气变得容易。先前的气管导管被喉乳头状瘤片段堵塞了。经过钝性分离和止血后,自主呼吸恢复,拔出气管导管以便激光手术切除剩余的喉乳头状瘤。重新经鼻气管导管给予吸入2%七氟烷。在激光手术操作期间,吸入氧浓度减至21%。手术结束,患儿苏醒后被送至恢复室,伴有轻度喘鸣。

# 讨　论

### 1. 应该如何对检查发现进行解读?

患儿出现喘鸣、肋间隙及胸骨下窝凹陷伴脉搏氧饱和度下降,表明呼吸道有明显梗阻。对很多小儿患者来说,即使2/3以上的声门开放梗阻,也仅表现为声音嘶哑、夜间呼吸改变或中度活动受限(可以走路但跑步受限)。脉搏氧饱和度常常表现为正常;健康儿童代偿能力很好,除非气道极度狭窄。蒂状生长物可以侵入气道,引起突发严重呼吸道梗阻,也可以仅仅表现为轻微症状(图18.1)。请注意: 如果儿童出现嗜睡症状表明出现最高级紧急情况。

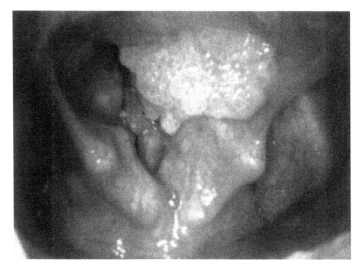

图18.1　喉乳头状瘤堵塞声门

### 2. 应该做哪些特殊检查?

特殊的术前评估有赖于诊断的确定性。如果考虑是异物或其他胸内疾病诊断(以及患者临床急诊情况许可),有必要拍摄一个颈部正侧位X片。如果怀疑是喉乳头状瘤,通常的下一步骤就是在局部麻醉下清醒经鼻行可弯曲直喉镜检查。行动脉血气检查有可能会使临床症状恶化,所以不考虑作为诊断和治疗路径。可以抽取静脉血用以支持或排除细菌感染的诊断如果已经做出喉乳头状瘤的诊断,CT并不能提供额外信息。

### 3. 喉部手术中气道管理一般方法有哪些? 是否适用于一个3岁儿童?

激光手术中供氧方式有赖于手术需要、可用装置及气道梗阻严重程度。除了体外循环,主要有下面四种供氧方式:

(1)喷射通气

包括声门下喷射通气及声门上高/低频喷射通气。对很小的患儿来说,声门下喷射通气可能会导致不能充分的呼出,因此限制了其应用。有可能会发生气压伤、气体滞留、二氧化碳蓄积、气胸、纵隔气肿及皮下气肿。即使很小的置管也会妨碍手术视野并阻止气体流出。如果使用,紧密控制的充气压力非常关键。声门上高/低频喷射通气通常将一根喷射呼吸机导管置入喉镜管腔内进行;深麻醉以及肌肉松弛药使用情况下应用该技术已在儿科学文献中见诸报道(Mausser等,2007)。但是该通气方式理论上(文献中未描述)有一定危险,喷射通气可以迫使喉乳头状瘤片段或激光束进入气道深部(Best,2009)。

(2)不行气管插管并保留自主呼吸

将气管导管或吸引管经鼻放置于鼻咽部(确保导管尖端高度远离激光束),通过这个管道可以输送气体和吸入麻醉药。这个技术的优点是可以保证良好的手术视野,减少麻醉医师气道操作,与其他技术相比较少的二氧化碳蓄积,最小的气胸或气压伤风险。缺点是没有确定的气道,不能监测呼气末二氧化碳;麻醉医师必须依赖视觉线索,例如将手放在上腹部来评估麻醉深度和气道情况。该方式可存在一定的二氧化碳蓄积,需要较高的麻醉技能和对药物浓度的准确把握。年龄较小或有严重呼吸道梗阻的患者只能耐受较短手术时间,如果手术时间较长,进行性肺不张会导致组织缺氧;这使得在激光手术间歇通过口腔气管插管行间歇性通气支持成为必要。实际上,如果在诱导时一个大的喉乳头状瘤阻塞了大部分气道,在使用激光操作前很有必要插入气管导管用于手术钝性分离。

（3）间歇性气管插管的间断通气方式

该通气方式限用于年龄较小的儿童,由于较高的氧耗及在全身麻醉情况下功能残气量可减少45%,因此低氧很快发生。这就将手术时间限制在较短时间内。间歇性气管插管理论上存在可使喉乳头状瘤片段进入气道的危险。标准的气管插管也可以存在气道着火的潜在风险。

（4）激光气管内插管导管

激光气管内插管导管目前有内径为3.0和4.0两种型号,但外径较常规的气管导管大。在儿童中,即使这么小号的气管导管,也会妨碍手术视野,增加激光手术操作的难度。

**4. 麻醉诱导前需要准备些什么?**

加强与手术团队的交流非常必要;有关紧急事件包括完全性气道梗阻的处理计划,必须要给予讨论考虑并检查相应的仪器设备。

虽然可能性比较小,但是标准的气管导管还是有可能很难通过喉乳头状瘤进入气管。应该有两个熟悉小儿气道手术的麻醉医师在场。一个熟练的麻醉助手并准备好各种麻醉设备很关键,例如喉镜和各种型号的气管导管(以及可穿过手术喉镜用于气管插管的加长导管)能够立即随手可得。麻醉诱导时五官科医师应在场,同时应备有硬质支气管镜和施行紧急环甲膜穿刺的设备。

### 5. 什么是合适的麻醉诱导技术?

理想的麻醉诱导状态是保持自主呼吸。吸入七氟烷诱导是最安全的,因为使用七氟烷患者最容易恢复,而且不太可能产生明显的长时间的窒息。在麻醉诱导前,使用局部麻醉药下开通静脉是较为理想的状态。实际上,第二个麻醉医师可以在诱导之后开通静脉。静脉通路应当在最靠近麻醉医师的一侧肢体开通,方便麻醉医师直视观察静脉麻醉药的输注。当患者麻醉深度足以耐受喉镜检查操作时,可以通过喷雾给予浸润局部麻醉药(利多卡因)。浓度和容量依赖于儿童大小,剂量不超过5mg/kg。

### 6. 什么镇静催眠药可用于维持麻醉深度?

七氟烷可以用于麻醉维持,但作为单一使用麻醉药并不理想,因为呼气末七氟烷浓度不能测量,同时手术操作过程中也有可能会发生间歇性气道梗阻。七氟烷不能废弃吸引不仅造成环境污染,还可以影响到手术医师,他们在45~90分钟的手术时间内持续吸入挥发性尾气。当声带运动不能被丙泊酚和阿片类物质控制时,间歇性辅助吸入七氟烷麻醉很有用。丙泊酚剂量依赖于所用的阿片类药物和吸入麻醉药浓度;然而,联合阿片类药物应用情况下,丙泊酚通常使用的剂量是166~250μg/(kg·min)[10~15mg/(kg·h)]。单次静脉注射丙泊酚应当小量使用以免呼吸抑制。

### 7. 哪些阿片类药物可以用来辅助麻醉?

为降低呛咳和气道刺激,可以加入低剂量阿片类药物补充麻醉镇静效果。单次静脉注射阿片类药物应相当谨慎以维持自主呼吸。如2μg/kg的芬太尼用量,用生理盐水稀释到10ml,间歇单次静脉给药剂量为1ml(=0.2μg/kg)。也可以用瑞芬太尼或阿芬太尼代替。

### 8. 如何确保麻醉深度和维持足够通气?

在手术过程中,患者会被用来支撑喉镜装置的手术台和洞巾所遮盖(图18.2)。同时又没有呼气末麻醉气体或二氧化碳浓度监测。合适的麻醉深度非常重要;太深会造成呼吸暂停,太浅可引起呛咳、肌肉强直以及脉搏氧饱和度降低。麻醉医师必须依靠其他监测和临床体征来评估麻醉深度和有效通气,例如:

- 视频中声带运动的直视观察。
- 将手置于上腹部测量呼吸深度和频率,感受早期呼吸道梗阻。
- 脉搏氧饱和度和心率。
- BIS/熵的监测数值;在很小的患儿(<3岁)中其监测价值存在疑问。

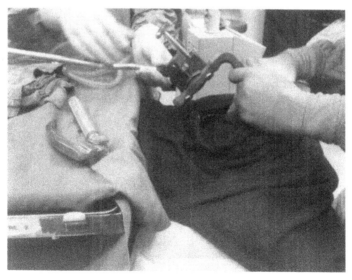

图18.2 通过支撑喉镜切除喉乳头状瘤

### 9. 气道激光手术危险有哪些?

气道激光手术危险包括气道着火、健康组织损害和手术室人员受伤。所有工作人员必须清楚地进行交流并熟悉激光手术及相关安全守则。手术人员需要佩戴激光安全护目镜,患者眼睛和脸都需要用温生理盐水浸湿的棉签保护。只有当易燃物质出现在呼吸道时才会着火。笑气和氧气都可以助燃。吸入氧浓度应该尽量低(理想状态下应该为21%)。应该记住的是,会有喉乳头状瘤交叉感染的潜在可能。需要佩戴特殊设计的面具用来预防吸入病毒颗粒。

### 10. 气道着火紧急处理措施有哪些?

如果发生着火事件,记住四个E(Werkhaven,2004)很有帮助:

- 抽取(Extract):易燃物质(气管导管,脱脂棉)。
- 排除(Eliminate):氧气。
- 熄灭(Extinguish):准备好生理盐水装满的大注射器。
- 评估(Evaluate):手术区域和支气管树。

## 总　结

1. 青少年乳头状瘤会发生潜在生命危险的气道梗阻,可发生于全身麻醉中。

2. 此类患者的安全管理需要技术熟练的麻醉医师、手术医师及护士之间制订良好的计划和沟通交流。

3. 维持足够的符合手术要求的麻醉深度与自主呼吸之间的平衡非常困难。

4. 所有相关工作人员需要熟悉激光手术安全守则。

(上官王宁　张　静　译)

## 注释参考文献

- **Best C. Anesthesia for laser surgery of the airway in children.** *Pediatr Anesth* 2009; 19(s1): 155–165.

  An excellent recent review on both the physics and use of laser and airway management for laser surgery in children.

- **Theroux MC, Grodecki V, Reilly JS, Kettrick RG. Juvenile laryngeal papillomatosis: scary anaesthetic!** *Paediatr Anaesth* 1998; 8(4): 357–361.

  This article reviews the clinical presentation and course of papillomatosis as well as citing an interesting case report.

- **Werkhaven JA. Microlaryngoscopy-airway management with anaesthetic techniques for $CO_2$ laser.** *Paediatr Anaesth* 2004; 14(1): 90–94.

  Another good summary of airway management for laser surgery.

## 延伸阅读

Dalmeida RE, Mayhew JF, Driscoll B, McLaughlin R. Total airway obstruction by papillomas during induction of general anesthesia. *Anesth Analg* 1996; 83(6): 1332–1334.

English J, Norris A, Bedforth N. Anaesthesia for airway surgery. *Contin Educ Anaesth Crit Care Pain* 2006; 6(1): 28–31.

Kailey J, Cranston A, Moriarty A. Intravenous anaesthesia for laser surgery of the airway in children with recurrent laryngeal papillomatosis. *Paediatr Anaesth* 2002; 12(9): 819–820.

Malherbe S, Whyte S, Singh P, Amari E, King A, Ansermino M. Total intravenous anesthesia and spontaneous respiration for airway endoscopy in children: a prospective evaluation. *Pediatr Anesth* 2010; 20(5): 434–438.

Mausser G, Friedrich G, Schwarz G. Airway management and anesthesia in neonates, infants and children during endolaryngotracheal surgery. *Paediatr Anaesth* 2007; 17(10): 942–947.

# 第十九章　细菌性气管炎与会厌炎

## Junzheng WU，C. Dean kurth

## 简　介

　　急性会厌炎和细菌性气管炎都可引起儿童严重呼吸道梗阻、呼吸窘迫和呼吸骤停。对两者进行早期和及时的鉴别诊断非常重要,可以选择相应的呼吸道干预方式以确保安全的转归。

---

**学习目标**

1. 列出两种疾病的不同诊断标准。
2. 描述两种疾病行呼吸道干预的主要区别。
3. 确定拔管标准。

---

## 病例报告

　　一例3岁男孩患者,凌晨两点到急诊室。患者高热伴上呼吸道梗阻征象。据其母亲描述,患者上床睡觉时状态良好,4小时后醒后哭闹,伴呼吸困难,哭诉咽喉痛并拒绝吃喝,声音低沉平缓。体格检查发现患儿躁动、流口水、端坐身体前倾,明显吸气性喘鸣及胸骨上窝凹陷。口腔检查因为患者躁动和呼吸困难而失败。鼻内镜检查也未成功。临床体征为心率148次/分,呼吸频率30次/分,体温39.5℃,5L/min氧流量下脉搏氧饱和度92%。尽管在急诊室内考虑给患儿施行紧急气管插管以控制呼吸并改善氧合,但相关医护人员、麻醉医师以及耳鼻喉科手术医师都一致决定将患儿转入手术室行气道管理。患者在其父母陪同下由麻醉医师、耳鼻喉科医师及护士转到手术室。

患者于手术室内吸入七氟烷和100%纯氧行麻醉诱导,监测脉搏氧饱和度和呼气末二氧化碳,整个过程患者斜靠在父母肩膀上。患者睡着之后,立即将其仰卧于手术台上。患者保留自主呼吸状态下予用持续正压通气模式手控辅助通气。静脉置管,阿托品20μg/kg静脉注射。确保足够麻醉深度下用直接喉镜插入3.0号气管导管。直喉镜下可见会厌周围区域呈牛肉红色,会厌及杓状软骨明显水肿。确保气道漏气压在28cmH$_2$O后不再给导管套囊充气。一旦建立安全气道,给予患儿肌肉松弛药,并施行喉部标本培养,将气道改成经鼻气管插管。患者持续镇静转入儿科重症监护室(PICU)。

在PICU,患者给予抗生素及地塞米松。患者行压力支持模式机械通气,静脉持续给予右美托咪定和咪达唑仑使其镇静,按需给予单次静脉注射芬太尼。患儿退热,同时通过气管导管周围的气道漏气压低于15cmH$_2$O,并经可弯曲喉镜检查得到确认而证实气道水肿明显减轻之后,拔除气管导管。

# 讨　论

**1. 这个患儿的诊断是什么? 会厌炎和细菌性气管炎的相同及不同点有哪些?**

这个患儿的诊断是急性会厌炎,其诊断依据来自于病史、体征及影像学检查。因为存在有突然、完全的气道闭塞的危险,会厌炎在儿童作为一种威胁生命的疾病要求一旦怀疑就要紧急处理。

会厌炎和细菌性气管炎共同点包括发病年龄相同(2~8岁),高热(>38.5℃),明显躁动、兴奋和极度焦虑的毒性反应表现。两者都可以出现严重喘鸣和突然上呼吸道梗阻。它们之间也有一些不同点来鉴别诊断(表19.1)。会厌炎特征为无前驱症状突然发生,在几个小时内进行性发展到呼吸道梗阻、休克甚至死亡。相比来说,细菌性气管炎以病毒性呼吸道感染发展而来,开始过程较为缓和,常常在几天内达到高峰。会厌炎患者常常有严重咽喉痛,吞咽或吃东西时痛(吞咽困难),声音低沉;几乎无咳嗽。气管炎患儿常常有犬吠、哮吼样咳嗽和声嘶。会厌炎患者常出现吞咽困难、口水多,但细菌性气管炎患者则很少出现。在急诊室,会厌炎患者典型的表现是坐位,下颌过伸,身体前倾(三脚架或"嗅花位"),可最大化吸入空气,改善膈肌移动。嘴巴张开很大,舌头伸出。体格检查及可弯曲喉镜检查发现咽喉发红肿胀。然而喉部检查在不合作儿童中很难实施,因为该检查强制限制患儿运动可能会造成突然完全性呼吸道梗阻。血细胞计数显示白细胞增多,气道侧位片显示会厌变大变厚(粗厚大拇指征)。与喉部检查一样,如果患儿可能不合作的情况下,实验室检查也应当延期到气道安全后。

表19.1 急性会厌炎与细菌性气管炎比较

| | 急性会厌炎 | 细菌性气管炎 |
| --- | --- | --- |
| **一般情况** | | |
| 年龄(岁) | 2~8 | 2~8 |
| 发作/进程 | 急性,几小时内 | 潜伏性,几天内 |
| 前驱症状 | 无 | 常发生于病毒性上呼吸道感染后 |
| 病原体 | 乙型溶血性链球菌 N型脑膜炎病毒 H型流感嗜血杆菌 | 金黄色葡萄球菌 乙型溶血性链球菌 |
| 病理 | 会厌及声门上结构炎症水肿 | 声门及声门下水肿/狭窄,黏膜化脓坏死 |

续表

| | 急性会厌炎 | 细菌性气管炎 |
|---|---|---|
| **症状** | | |
| 咳嗽 | 无或很轻微 | 强烈犬吠,哮吼样咳嗽 |
| 呼吸困难 | 是 | 是 |
| 发声困难 | 是,声音低沉 | 正常或声嘶 |
| 吞咽困难 | 是,严重咽喉痛 | 无 |
| 流口水 | 持续性,量多 | 无 |
| **体征** | | |
| 发烧 | >38℃,毒性 | >38℃,毒性 |
| **临床表现** | | |
| 喘鸣 | 吸气性 | 吸气性 |
| 呼吸模式 | 缓慢,平静 | 急促,费力 |
| 凹陷征 | 胸骨上窝,肋间隙 | 胸骨上窝,肋间隙 |
| 体位 | 坐位,斜靠前倾,嘴巴张开,颈部伸展 | 任何体位,除外仰卧 |
| X线 | 会厌厚("拇指征") | 声门下狭窄,"尖塔影",气管膜 |
| **治疗方案** | | |
| 湿化吸氧 | 是 | 是 |
| 住院治疗 | 立即 | 视严重情况而定 |
| 患者体位 | 坐位 | 舒适体位 |
| 气道检查 | 气管插管前避免进行 | 在气管插管前进行 |
| 诱导选择 | 吸入七氟烷 | 吸入或静脉 |
| 紧急插管 | 所有患者情况都紧急 | 依赖于气道检查 |
| 诱导地点 | 手术室 | 手术室或急诊室 |
| 在ICU通气 | 机械通气,压力支持模式 | 机械通气,压力支持模式 |
| 抗生素 | 先按经验,然后根据药敏结果 | 先按经验,然后根据药敏结果 |
| 激素 | 可能有益 | 无帮助 |
| 气管拔管 | 肿胀消退,导管周漏气 | 导管周漏气,气道检查后 |

### 2. 会厌炎与细菌性气管炎的病理生理

会厌炎,也称为声门上炎,声门上结构包括会厌舌状面、杓状会厌襞及杓状软骨发炎水肿,偶尔发生于腭垂,很少涉及会厌喉状面或声门下结构。会厌炎常由细菌感染引起。自从最易引起会厌炎的b型细菌流感嗜血杆菌(Hib)疫苗广泛应用后,儿童发病率急剧下降。现在主要的病原菌是脑膜炎奈瑟球菌、A型链球菌、白色念珠菌。血液或喉部细菌培养常常可以确定致病菌。急性会厌炎患者因呼吸道梗阻导致呼吸骤停而死亡率很高。

细菌性气管炎(也称为细菌性哮吼),表现为喉头、气管、支气管黏膜呈弥漫性炎症。病灶主要发生部位在环状软骨,为气管的最狭窄处。严重气道梗阻常常继发于声门下水肿和上皮层坏死脱落或气管内黏液脓性物质的积聚。因为小儿声门下气道狭窄且呈漏斗形,相对来说轻微炎症也可引起气道内径的明显减少,气流阻力和呼吸做功急剧增加。尽管细菌性气管炎诊断仍然不明确,黏膜破坏、免疫受损常常源于前驱性病毒感染,近期气管插管或呼吸道创伤都可诱发黏膜受到常见的化脓性微生物如金黄色葡萄球菌或链球菌的侵入性感染。如果病原菌是葡萄球菌可发展为中毒休克综合征,如果是链球菌则可发展为类中毒休克综合征。直接喉镜和颈部软组织侧位片显示会厌和杓会厌皱襞正常,黏膜下水肿显著。气管内病灶和黏膜可以在气道侧位片中显示。

### 3. 气道管理的关键不同点有哪些?

麻醉医师必须根据所见个体情况迅速做出决断。急性会厌炎情况紧急需要立即采取措施。由于存在突发、完全的气道梗阻风险,对所有出现气道梗阻症状或体征的患者,必须给予实施紧急气管插管。间歇性气道梗阻的缓解期,患儿应保持坐位前倾,监测生命体征,不要受到任何干扰除非要转运去行气管插管。任何操作都有可能刺激患儿导致出现急性气道梗阻。因此,尝试用压舌板和可弯曲喉镜下行口腔检查、抽血化验以及静脉穿刺置管都应当延期或非常谨慎地进行。诊断应当借助颈部软组织侧位片,并在手术室内全麻气管插管前即刻(以保证气道安全)直接检查气道而确诊。父母可以陪护进入手术室,这样患儿会感到舒服(因此也安全),有助于患儿保持安静。气管插管期间,熟练掌握气管切开术的耳鼻喉科或小儿外科医师应当在场。选择吸入七氟烷行麻醉诱导,患儿取坐位,自主呼吸,或辅助以持续正压通气。静脉开通后,置入喉镜前给予静脉注射阿托品以减少口腔唾液分泌,维持深麻醉下的心率(心输出量),预防迷走神经介导的心动过缓。禁用肌肉松弛药,因为它可以造成完全性气管塌陷。在进行喉镜检查和经口气管插管前确保一定麻醉深度非常重要。因为严重声门上水肿,准备的气管导管型号要比通常所用的导管小一个型号。在喉镜检查和经口气管插管到位,确保气道安全后,可以用经鼻气管导管替代经口气管导管。喉镜检查过程中,如果因为水肿和分泌物经喉镜不能看清喉头入口,助手可以压迫胸廓,麻醉医师此时可以在喉头入口发现气管中冒出的气泡。这种情况下,经口气管导管此时不能转换为经鼻气管导管。如果气管插管失败,手术医师可以在面罩通气下实施气管切开术。

与会厌炎相比,细菌性气管炎气道梗阻发生缓慢且隐蔽。这样,就会有时间评估气道,开通静脉给予抗生素。一旦怀疑细菌性气管炎,可以安排择期手术,在全麻下行气管镜显微喉镜支气管镜(MLB)检查评估气道。是否行气管插管依赖于显微喉镜支气管镜检查(MLB)。

MLB不仅可以帮助确诊和评估气管溃疡和水肿程度,还可以进行治疗如移除厚的黏液脓性分泌物和脱落的气道黏膜。气管插管仅仅适用于严重气道梗阻和呼吸困难的患者。为减少声门下炎症区域的创伤,所用气管导管要比常规导管小0.5到1.0个型号。气管切开手术包应该在气道检查和插管前准备好。吸入和静脉诱导都可以;肌松药应该尽量避免但不是禁忌。

### 4. PICU中气管拔管的标准是什么?

对于会厌炎和细菌性气管炎,患者镇静下行机械通气。随着患者情况好转,可以转换成压力支持的自主呼吸。带管状态下,必须视情况通过静脉持续输注镇静药维持镇静。先按经验给予广谱抗生素直到药敏结果确定特异性抗生素。绝大多数会厌炎患者在24~48小时内气管拔管。拔管标准包括症状好转改善(发热和毒性反应减轻),气管导管周可听到的漏气压低于$20cmH_2O$,经喉镜检查证实会厌和声门上组织水肿轻微。细菌性气管炎患者,为保持气管导管通畅,需要频繁吸引分泌物同时加湿吸入气体。MLB重新评估气道确保患者准备好拔管。几乎很少行气管切开术,除非紧急气管插管失败以及即使合适的医疗处理下患者仍不能气管拔管导致插管通气时间延长。

## 总　结

1. 会厌炎是一种需要立即气管插管的医疗紧急情况;细菌性气管炎情况也比较紧急但允许采取一系列措施。

2. 因为气道水肿和分泌物,两种疾病所用气管导管型号较正常需要的可能要小很多。

3. 团队合作(麻醉医师,耳鼻喉科医师,护士,父母)在这两种病中都非常重要,好的合作可以保证安全气道的建立,避免并发症进一步发生。

(上官王宁　张　静　译)

## 注释参考文献

- Hannallah RS, Brown KA, Verghese ST. Otorhinolaryngologic procedures. In CJ Cote, J Lerman, eds. *A Practice of Anesthesia for Infants and Children*. Philadelphia: Saunders, 2009: 657–683.

  A focused discussion on the clinical course and airway intervention.
- Metha R, Hariprakash SP, Cox PN, Wheeler DS. Diseases of the upper respiratory tract. In DS Wheeler, HR Wong, eds. *Pediatric Critical Care Medicine: Basic Science and Clinical Evidence*. London: Springer, 2007: 480–505.

  Detailed description with a well-illustrated table to compare acute epiglottitis and bacterial tracheitis.

## 延伸阅读

Graf J, Stein F. Tracheitis in pediatric patient. *Semin Pediatr Infect Dis* 2006; 17: 11–13.

Katori H, Tsukuda M. Acute epiglottitis: analysis of factors associated with airway intervention. *J Laryngol Otol* 2005; 119: 967–972.

Narkeviciute I, Mudeniene V, Petraitiene S. Acute epiglottitis in children: experience in diagnosis and treatment in Luthuania. *Acta Medica Lituanica* 2007; 14: 54–58.

Tebruegge M, Pantazidou A, Yau C. Bacterial tracheitis—tremendously rare, but truly important: A systematic review. *J Pediatr Infect Dis* 2009; 4(3): 199–209.

# 第四部分

---

## 肺部疾病患者的挑战

# 第二十章 术 中 哮 鸣

Lindy Cass

## 简 介

哮鸣音是麻醉医师需注意的一个重要体征。术前访视时，患儿哮鸣音往往提示哮喘控制不佳引起的支气管痉挛，虽然也可能是其他原因。术中哮鸣音有许多潜在原因，包括支气管痉挛、气道阻塞、过敏反应或误吸。术中出现哮鸣音是麻醉时的一种紧急情况，可能导致威胁生命的呼吸和心脏并发症。快速处理以维持氧合，去除一切诱因，有指征时使用支气管扩张剂通常不会导致有危害的预后。

---

**学习目标**

1. 了解哮鸣音的病因。
2. 识别围术期支气管痉挛的危险因素。
3. 掌握儿童术中哮鸣音的处理。

---

## 病例介绍

患儿，男，18个月，拟行人工耳蜗植入术。出生时足月健康，在9月龄时得了脑膜炎，继而导致耳聋。入院前曾有2次呼吸道感染伴有哮鸣音，仅以吸入沙丁胺醇(舒喘灵)对症处理，没有住院治疗。术前2周身体健康，并顺利地在全身麻醉下行CT和MRI扫描。

术前检查,状态良好,体重10kg,无发热,吸空气时$SpO_2$为99%,肺部听诊呼吸音清。麻醉诱导时给予七氟烷、$O_2$和$N_2O$,并给予吗啡0.5mg、丙泊酚20mg加深麻醉以利于插管。未使用肌肉松弛药,是为了便于术中监测第Ⅶ对颅神经功能。内径4.5mm的气管导管,放置于声带下4.5cm,距门齿12cm的位置。插管成功后手控通气,在二氧化碳分析仪上显示正常的$ETCO_2$波形,听诊提示两侧呼吸音对称。以空氧混合、呼气末浓度为7.5%的地氟烷维持麻醉。以压力控制模式行机械通气,吸入压为15cmH_2O。预防性静脉给予抗生素(头孢唑林50mg/kg)。

5分钟后,手术开始前,$FiO_2$为0.4时,$SpO_2$从99%降到94%。呼出潮气量从80ml(7.6ml/kg)减少到45ml(4ml/kg)。此时$ETCO_2$为52mmHg,在二氧化碳分析仪上的波形从矩形波变成了上斜波。两肺听诊可闻及高调的哮鸣音,手控通气感到通气皮囊张力很高。

将吸入氧浓度增加到100%,检查气管导管,插管没有扭转打折,到门齿的深度依然固定在12cm。用吸痰管可通过气管导管,没有阻塞的迹象。患者的血压为70/40mmHg,脉搏110次/分,均无变化,肤色没有改变,因此认为不像是过敏反应。吸入麻醉剂改为七氟烷,血氧饱和度升高到96%,潮气量上升到60ml(5.7ml/kg)。予呼吸回路喷雾沙丁胺醇2次,5分钟后哮鸣音被很好地控制,$ETCO_2$波形恢复到正常的矩形波,血氧饱和度上升到99%。$FiO_2$降为0.4,血氧饱和度仍能维持在99%。术中未再次出现哮鸣,顺利地完成手术,术后恢复良好。

# 讨　论

### 1. 什么是哮鸣?

哮鸣音是呼气时听到的一种高调口哨样音。健康儿童由于气道内气流的速度极慢以至于无法产生声音,如果没有听诊器,则听不到呼吸音。哮鸣音是由于在狭窄的气道内气流加速形成湍流而形成。哮喘、支气管痉挛和毛细支气管炎均为小气道受累,但事实上,这些哮鸣音来自于呼气相受压继发的气管和主支气管狭窄。小气道梗阻导致用力呼气时胸膜腔正压(正常情况下应为负压),并超过气管和主支气管内的管腔压力,从而压迫这些气道引起呼气相气道狭窄。

虽然产生哮鸣音最常见的原因是小气道阻塞,但气管或主支气管的阻塞性病变也可增加气流速度从而引起哮鸣音。异物阻塞大气道或淋巴结压迫也可产生明显的哮鸣音。

胸腔外阻塞引起的喘鸣音通常在吸气相出现,而支气管痉挛通常在呼气相出现哮鸣音,这样便可以将两者区分开来。"喘鸣音"通常来描述吸气时的杂音。

### 2. 引起哮鸣音的原因

潜在的病因很多,其中根据年龄分类的病因比较实用,见表20.1。哮鸣音是普遍的,年龄小于6岁的儿童40%~50%会在某一时间内出现哮鸣音,绝大多数的上述情况称为短暂的婴儿期哮鸣,这种情况在儿童也可发生。这是一种与气道直径相对狭窄有关的良性情况。在6岁之后大多数儿童可以摆脱这种情况,但仍有5%~7%的孩子(30%~40%有喘鸣的孩子)持续存在哮鸣音并诊断为持续性喘鸣或哮喘(Henry, 2007)。

**表20.1　根据年龄分组的哮鸣音病因**

| |
|---|
| 婴幼儿、学龄前儿童术前哮鸣音的原因 |
| 小气道阻塞 |
| 　急性病毒性毛细支气管炎(RSV) |
| 　误吸 |
| 　哮喘/支气管痉挛 |

早产儿慢性肺部疾病

短暂的婴幼儿哮喘

大气道阻塞

气道和血管畸形

异物吸入

纵隔囊肿/肿块

学龄儿童或青少年(5~15岁)术前哮鸣音的原因

小气道阻塞

哮喘

肺炎支原体感染

支气管扩张

大气道阻塞

支气管腺瘤

α1抗胰蛋白酶缺乏

吸入/咽下异物

纵隔肿瘤/肿块

癔症发作的哮鸣音

### 3. 应如何管理术前存在哮喘的患儿?

首先,明确引起哮喘的原因,患儿年龄,早产史,呼吸道感染,或气道高反应性疾病等会提供可能的病因线索。对于有短暂的喘鸣或哮喘的孩子,需要详细病史来确定症状的控制情况。白天或晚上慢性咳嗽是哮喘控制不佳的典型表现。应记录诱发支气管痉挛的因素。近期的病毒感染或需住院治疗的哮喘恶化,增加围术期顽固性难以治疗的支气管痉挛的风险,需特别关注。

体重增长缓慢,提示可能存在其他原因引起的哮喘,如胃食管反流性疾病,囊性纤维化,免疫缺陷。

有慢性肺疾病的患儿如支气管肺发育不良,需要优化术前评估。父母对孩子目前的状况及近期呼吸道感染或排痰性咳嗽的病史评估非常重要。需要家庭氧疗应作为疾病严重程度的评估指标而加以注意。一些客观的指标,如吸入空气时的脉搏氧饱和度值,很有价值,并和先前的测量值比较。这时必须问一个问题:"患儿目前处于最好的状况吗?"如果是这样,便可谨慎地着手下一步。

体格检查时,麻醉医师要确定患儿的状态是否良好。检查体温并评估呼吸做功情况。短暂的喘息通常没有明显的呼吸窘迫和低氧血症。呼吸急促、肋间和锁骨上肌肉做功表示哮喘严重。单侧喘鸣音提示有异物吸入或支气管软化,双侧哮鸣音合并湿啰音提示肺间质疾病如感染、支气管肺发育不良、肺水肿(如先天性心脏病患儿)。哮鸣音合并吸气时喘鸣和来自狭窄的上气道传导的呼吸噪音提示存在上气道和下气道的疾病如格鲁布喉头炎,气管或支气管软化。

### 4. 如何处理术中哮鸣音?

必须快速诊断哮鸣的原因。哮鸣音通常在浅麻醉刺激支气管或气管隆嵴时发生,也可能是由误吸、过敏或药物相关的支气管痉挛等多种机制引起,临床资料有助于查明原因。气道堵塞的机械原因(如气管导管扭曲或黏液堵塞)需要通过检测回路和吸痰管能否通过气管导管的最末端来确定。其他罕见的机械原因,包括异物吸入(可能没有目击或仅是怀疑),阻塞性肿块,血管环和声带功能障碍。

以下三种情况表明可能发生过敏反应:

(1)突然发作并进展迅速的症状。

(2)威胁生命的气道和(或)循环问题。

（3）皮肤和（或）黏膜改变（潮红，荨麻疹，血管神经性水肿）。

如果已排除机械原因和过敏反应，患儿有持续性喘鸣，最好的处理是加深麻醉，通过单次注射丙泊酚（1~2mg/kg）或增加七氟烷吸入浓度，地氟烷显著增加气道阻力，尤其对气道高反应性的儿童更为明显，应该避免使用（Von Ungern-Sternberg等，2008）。在这种情况下，也可吸入$\beta_2$受体激动剂治疗急性支气管痉挛，经呼吸回路给予短效药物如沙丁胺醇（舒喘灵），一剂量相当于100μg，或者雾化吸入0.5%沙丁胺醇（5mg/ml），可稀释（0.5ml稀释成4ml）或不稀释。其他$\beta_2$受体激动剂包括特布他林和奥西那林。对于威胁生命的支气管痉挛，应单次静脉注射肾上腺素1~2μg/kg（1/10复苏剂量）或静脉输注$\beta_2$受体激动剂。

全身糖皮质激素可用于更严重的情况，它们比$\beta_2$受体激动剂起效慢，可静脉注射甲泼尼松龙0.5~1mg/kg或氢化可的松2~4mg/kg。糖皮质激素可在1小时内增强和延长机体对$\beta$-肾上腺素能受体激动剂的反应，而其抗炎作用需使用后4~6小时才能起效。利多卡因（利诺卡因）（1.5mg/kg静脉注射）可以减少由器械和药物诱发的支气管痉挛的气道反应。然而，矛盾的是，雾化吸入或静脉输注利多卡因也可以引起气道张力显著增加和气道变窄（Chang等，2007）。镁剂也可用于重症哮喘发作（Cheuk等，2005）。不推荐在麻醉状态下使用氨茶碱来治疗哮喘，因为可能会引起心律失常（Streetman等，2002）。

有哮鸣音的儿童应在麻醉恢复室密切观察是否有呼吸做功增加，呼吸窘迫及氧需求的改变。既往存在气道反应性疾病的儿童在麻醉状态下可能发展为喘鸣。挥发性麻醉剂是很好的支气管扩张剂，可以减少这种情况的发生。应记住非甾体类消炎药（NSAIDs）可能会诱发哮喘，尽管这种现象在成人更常见。

持续氧气依赖表明可能需要检测动脉血气。气道高反应性疾病的胸片一般是正常的,然而,典型表现包括外围支气管密度增加,亚段肺不张和过度膨胀。引起哮鸣音的罕见原因包括先天性肺部畸形、血管畸形。若症状不能缓解可能需咨询呼吸科医师(儿童呼吸科)。

### 5. 如何避免术中喘鸣的发生

存在高危因素的儿童(如合并呼吸道感染,哮喘控制不佳和术前喘息),择期手术应推迟。有风险的儿童若行手术,需要制订谨慎的麻醉方案,所有治疗哮喘的药物需持续使用到术前。术前使用$\beta_2$受体激动剂(如沙丁胺醇)可以降低围术期支气管痉挛的发生率,高风险患儿应考虑术前使用糖皮质激素。

首选七氟烷吸入诱导,因为挥发性麻醉药通常是支气管扩张剂,而且面罩是患儿比较熟悉、容易接受的。静脉诱导也可安全实施,应牢记不同药物对支气管肌舒缩张力的影响。丙泊酚可显著松弛上呼吸道,而氯胺酮具有弱拟交感神经作用,引起支气管扩张,然而其缺点是增加气道分泌物。

应避免使用地氟烷维持麻醉,而七氟烷可能优于异氟烷(Rooke等,1997)。在气道操作前维持足够的麻醉深度至关重要,气管插管引发呼吸事件的概率较低,但相对于喉罩更易引起支气管痉挛(Kim和Bishop,1999;Mamie等,2004)。通常推荐深麻醉下气管拔管。气道高反应性患儿容易发生喉痉挛、支气管痉挛。

一些在麻醉中常规使用的药物通过释放组胺或增加毒蕈碱活性引起过敏反应而导致支气管痉挛。阿曲库铵有组胺释放作用,而顺式阿曲库铵没有。尽管琥珀胆碱对存在支气管痉挛风险的患者没有禁忌,然而罗库溴铵也可用于快速顺序插管。对于所有的病例,必须注意拮抗非去极化肌松药的神经肌肉阻滞作用。吗啡在哮喘患者中的使用一直存在争议,然而缺少客观的证据(Eschenbacher等,1984)。

# 总　结

1. 哮鸣很常见并有很多潜在的病因。

2. 术中哮鸣加重的危险因素包括并发呼吸道感染和哮喘控制不佳,对于这些病例,应考虑推迟手术。

3. 详尽的麻醉计划可以降低术中哮鸣发生的风险。术前给予沙丁胺醇,避免使用地氟烷,维持足够的麻醉深度可将哮鸣发生的可能性降至最低。

4. 支气管痉挛而引起的术中哮鸣,停止使用诱发的药物,加深麻醉,吸入 $\beta_2$ 受体激动剂。排除过敏、误吸及气管导管的机械性阻塞等原因。

（胡智勇　朱智瑞　译）

## 注释参考文献

· Von Ungern-Sternberg BS, Saudan S, Petak F, Hantos Z, Habre W. Desflurane but not sevoflurane impairs respiratory tissue mechanics in children with susceptible airways. *Anesthesiology* 2008; 108: 216–224.

This excellent article demonstrates the adverse effect that desflurane has on the respiratory mechanics of children with recent respiratory infection or asthma.

· Von Ungern-Sternberg BS, Boda K, Chambers NA, Rebmann C, Johnson C, Sly PD, Habre W. Risk assessment for respiratory complications in paediatric anaesthesia: a prospective cohort study. *Lancet* 2010; 376: 773–783.

This paper outlines the risk factors for perioperative respiratory complications in children, including asthma.

· Woods BD, Sladen RN. Perioperative considerations for the patient with asthma and bronchospasm. *Br J Anaesth*

2009;103 Suppl 1: i57–65.
This comprehensive review of asthma and anesthesia is essential reading.

## 延伸阅读

Chang HY, Togias A, Brown RH. The effects of systemic lidocaine on airway tone and pulmonary function in asthmatic subjects. *Anesth Analg* 2007; 104: 1109–1115.

Cheuk DKL, Chau TCH, Lee SL. A meta-analysis on intravenous magnesium sulphate for treating acute asthma. *Arch Dis Child* 2005; 90: 74–77.

Eschenbacher WL, Bethel RA, Boushey HA, Sheppard D. Morphine sulfate inhibits bronchoconstriction in subjects with mild asthma whose responses are inhibited by atropine. *Am Rev Respir Dis* 1984; 130(3): 363–367.

Henery, R. "Wheezing disorders other than asthma" in Roberton DM, South M, eds. *Practical Paediatrics*. 6th edition. Edinburgh: Churchill Livingstone; 2007. 459–463.

Kim ES, Bishop MJ. Endotracheal intubation, but not laryngeal mask airway insertion, produces reversible bronchoconstriction. *Anesthesiology* 1999; 90: 391–394.

Mamie C, Habre W, Delhumeau C, Argiroffo CB, Morabia A. Incidence and risk factors of perioperative respiratory adverse events in children undergoing elective surgery. *Paediatr Anaesth* 2004; 14: 218–224.

Rooke GA, Choi JH, Bishop MJ. The effect of isoflurane, halothane, sevoflurane, and thiopental/nitrous oxide on respiratory system resistance after tracheal intubation. *Anesthesiology* 1997; 86: 1294–1299.

Streetman DD, Bhatt-Mehta V, Johnson CE. Management of acute, severe asthma in children. *Ann Pharmacother* 2002; 36: 1249–1260.

Von Ungern-Sternberg BS, Saudan S, Petak F, Hantos Z, Habre W. Desflurane but not sevoflurane impairs respiratory tissue mechanics in children with susceptible airways. *Anesthesiology* 2008; 108: 216–224.

# 第二十一章　囊性纤维化

## David Martin，Junzhong WU

## 简　介

　　囊性纤维化(cystic fibrosis, CF)，是一种慢性遗传性疾病，在美国约有30 000例儿童和成人受其影响，在全世界有70 000人患有该病。在美国，囊性纤维化是一种影响高加索人最常见的致命性遗传性疾病。临床表现各异，最常见的临床表现是由于外分泌腺体功能紊乱和产生的黏稠液体导致的进行性肺损伤和慢性消化系统功能障碍。精心的围术期管理对避免呼吸系统并发症非常重要。

---

**学习目标**

1. 掌握CF的病理生理及其临床意义。
2. 了解CF患者的术前评估和优化术前准备。
3. 阐明术中管理的主要原则。
4. 制订麻醉计划避免术后呼吸系统的并发症。

---

## 病例介绍

　　患儿，女，11岁，诊断为CF，因几周前有恶化的排痰性咳嗽、低热和呼吸困难，拟安排纤维支气管镜检查和支气管肺泡灌洗术。既往史，在婴儿期由于胎粪性肠梗阻行肠切除术。胸部X

线提示：肺过度通气和弥漫性肺间质病变伴支气管扩张和黏液嵌塞的结节状密度影。目前治疗为口服胰酶、脂溶性维生素和雾化吸入妥布霉素。

在手术室，充分给氧后，给予丙泊酚和芬太尼进行诱导。插管时出现剧烈作呕和屏气。血氧饱和度迅速从97%降到65%，将气管导管退出2cm后在双侧胸部闻及中度哮鸣音。加深麻醉并经呼吸机回路吸气端给予两次沙丁胺醇（舒喘灵）雾化吸入，予100%氧气正压通气，几分钟后血氧饱和度回到96%，哮鸣音明显改善。内科医师继续行纤维支气管镜检查，在支气管内看到黄而稠厚的黏液，灌洗并充分吸引可见的分泌物后，手术完成。患者恢复自主呼吸，在吸入氧浓度100%情况下血氧饱和度维持在97%，患者完全恢复清醒，拔管并送入麻醉后恢复室（PACU）。

在PACU，患者生命体征起初在正常范围内，随后30分钟患者出现频繁的排痰性咳嗽。PACU护士通过手法拍背、体位引流帮助患者排痰。患者从呼吸道排出大量的浓稠痰液，在吸入空气下血氧饱和度维持96%。患者送回病房观察。

# 讨　论

### 1. CF的遗传学和分子学异常机制是什么？

CF是一种常染色体隐性遗传疾病。广泛分布在呼吸道、胰腺、肠道、汗腺、唾液腺和生殖系的上皮细胞内层表面的CF跨膜转运调节蛋白（CF transmembrane conductance regulator，CFTR），是本病的病理生理基础。已经证实，在CF患者的7号染色体长臂上引导CFTR合成的基因发生突变高达300片段。CFTR对氯离子的调节障碍，导致上皮细胞对氯离子不通透。CF的诊断试验包括DNA测序确定突变和出汗试验，可证实汗液中是否存在过量的钠和氯。

## 2. 在呼吸系统与消化系统中，CF的病理生理特征和临床表现是什么？

**呼吸系统：** 超过90% CF患者的临床表现和死亡原因是由于肺损伤。在正常气道上皮细胞，氯离子主动运输到气道内腔与钠离子、水混合形成气道分泌物。异常的CFTR蛋白使CF患者无法主动分泌氯离子，导致钠和水从气道内腔重吸收回上皮细胞，使气道形成黏滞、稠厚、脱水的分泌物，这是本病的特征。稠厚的分泌物导致气道炎症和黏膜纤毛功能障碍，分泌物无法清除导致黏液堵塞，细菌滋生增加。上呼吸道受累包括稠厚黏液的增加、黏液腺分泌活跃、黏膜肥厚、水肿、鼻充血、鼻窦炎、鼻息肉。CF患者的临床表现主要表现为下呼吸道受损。小气道被稠厚的分泌物堵塞，由于空气潴留引起渐进性的支气管扩张、肺气肿、肺不张和混合多种病原体频繁的肺部感染（最常见的是金黄色葡萄球菌和铜绿假单胞菌）。哮喘是气道高反应的结果，特别是合并肺部感染。随着时间的推移，肺功能恶化，$FEV_1$和运动耐量降低。肺功能的急性恶化可导致缺氧和呼吸衰竭，肺部感染或慢性肺部疾病可导致肺功能进行性丧失。在疾病进展期，血氧不足会导致肺动脉高压、肺心病、右心室衰竭。进展期亦会出现气胸和咯血。

**消化系统：** CF的消化系统并发症对麻醉医师也有影响。新生儿胎粪阻塞会导致肠梗阻；患儿往往因肠扭转、肠闭锁和（或）穿孔性腹膜炎而需急诊手术。浓稠的外分泌物引起胰管阻塞主要产生两个结果：首先，胰腺中的酶不能抵达肠道，导致蛋白质、脂肪以及脂溶性维生素A、维生素D、维生素E和维生素K吸收不良，而维生素K缺乏与CF患者经常出现的凝血障碍、骨病密切相关，青春期延迟和维生素D及钙的缺乏也会导致骨质疏松症。其次，胰管阻塞会引起进行性胰腺纤维化，最终导致胰腺内分泌功能失调以及部分患者出现胰岛素依赖型糖尿病。在CF疾病晚期可出现胆汁性肝硬化、门脉高压症和胆石症。

### 3. 择期手术如何评估和优化？

CF是终身、慢性、进展性的疾病。根据患者就诊时间及原因的不同，需手术的CF患儿可能会有不同的问题。CF患儿麻醉前评估必须考虑到疾病的动态变化并重点关注受累的常见器官和系统。肺部疾病的严重程度需要从以下方面进行评估：运动耐量、咳嗽的症状、分泌物的质和量、氧饱和度基础值、供氧需求以及是否存在活动性的持久喘息。将近40%的患者对支气管扩张药敏感，但一些"异常反应者"，$FEV_1$实际上可能降低。最可能的解释是沙丁胺醇减少了气道平滑肌的张力，而气道已受损、支气管已扩张的患者却需要这种张力来避免气道塌陷。需要询问患儿最近的发热及肺部感染情况，并回顾其肺功能检查和胸部平片。当怀疑患者有肺源性心脏病、肺动脉高压，或其他心脏畸形时，需了解其心电图和超声心动图结果。患者需行择期的大手术或预计手术时间较长时，必须首先了解患者动脉血气分析的$PaO_2$和$PaCO_2$基础值。可采取临床措施（经呼吸内科医生会诊）以优化患者手术，包括：①手术前对持续存在的活动性肺部感染进行完整疗程的抗生素治疗；②口服和吸入糖皮质激素治疗同时存在的过敏性肺曲霉病以及呼吸道高反应性疾病；③针对活动性喘息每天行支气管扩张剂和（或）类固醇治疗；④加强肺部理疗，包括：激发肺活量、体位引流等日常疗法、手动和机械的胸部理疗法（拍击、拍打、震动）等，以促进支气管引流；⑤气溶胶疗法，吸入黏液溶解剂（n-乙酰半胱氨酸）或吸入DNA酶，黏液溶解剂能够降低痰液黏度并促进黏液清除；吸入妥布霉素具有高浓度地抵达肺部感染末梢部位的优点；吸入高渗盐水（7% NaCl）能够加速黏液清除并改善肺功能，现已成为CF患者日常治疗的一部分。以上措施应该持续于整个围术期。

在可能的情况下,手术应避免安排在第一台,以便患者在早晨有足够的时间离床活动并进行胸部理疗以促进前晚存留的分泌物咳出。

消化系统回顾需重点关注患者的营养状况和胃食管反流(gastroesophageal acid reflux, GER),后者可见于约50%的患儿。应怀疑是否存在胰岛素依赖型糖尿病及凝血障碍的可能,必要时采取相应的术前测试进行评估。CF患者的临床优化措施包括:抑酸治疗以控制胃食管反流、必要时控制饮食调整血糖(见46章)、术前口服或肌注维生素K以降低凝血障碍的风险、营养疗法如胰酶和维生素替代以增强免疫功能。

许多代谢紊乱可见于CF患者,包括低蛋白血症(可能会影响药物结合及伤口愈合)、血容量丢失过多(由于慢性腹泻、摄入过少、利尿治疗)和电解质失衡,后者可能与过多的氯和钠从汗液中丢失有关。

### 4. 术中管理的关键要点有哪些?

CF患者的麻醉计划取决于手术性质和患者的状态,其目标是减少患者长时间的通气抑制以及加强分泌物的清除。

术前用药:日常用药,特别是支气管扩张剂、类固醇和强心药物,必须持续到术前。术前口服苯二氮䓬类药物已成功运用于治疗焦虑,而这种焦虑可见于患有诸如CF的慢性病儿童。因气道高反应和支气管痉挛是这类患者的重要临床表现,应在麻醉诱导前考虑预防性运用支气管扩张剂。曾在术前运用抗胆碱能药,如阿托品和胃长宁减少支气管分泌物和拮抗迷走神经兴奋,但抗胆碱能药物在此类患者中几乎没有优势,因此应避免使用。对胃食管反流控制不佳的患者,术前推荐使用$H_2$受体拮抗剂和抗酸药。区域阻滞能够减少全身麻醉药物,避免阿片类药物的副作用,只要凝血功能正常,可以考虑使用区域神经阻滞。

诱导/插管:如果选择全身麻醉,诱导前预给氧提高血红蛋白氧饱和度非常重要。中度到重度肺疾病的CF患者平时可能存在低氧血症刺激呼吸中枢,因此在给氧期间应密切关注呼吸。正如吸入诱导适合于其他任何合适的患者,也可以用于年轻CF患者,伴有通气血流比值失调、功能残气量偏大和潮气量偏小的患者,吸入诱导时间可能会延长。控制不佳的胃食管反流患者,为了减少误吸风险应采用快速顺序诱导插管,丙泊酚具有支气管扩张作用和较小的气道刺激因而常用于静脉诱导。尽管氯胺酮有支气管扩张作用,但是会增加气管分泌物并可能诱发喉痉挛。应在深麻醉下插管以避免发生咳嗽、屏气和支气管痉挛。如果需要,带囊比不带囊的气管导管能允许更高的气道压力。湿化吸入气体对于增加稠厚分泌物的湿度非常有益。应该做好从气管内导管吸引稠厚分泌物的准备,因为导管有可能被黏液堵塞或者变窄。芬太尼静脉注射以及利多卡因上气道喷雾可使插管过程顺利,鼻息肉引起鼻阻塞可能使面罩通气困难,并成为经鼻插管的相对禁忌证。伴有严重呼吸系统受累的CF患者选择肌肉松弛剂时,应注意同时使用的氨基糖苷类抗生素(妥布霉素)可能会延长非去极化肌肉松弛药的作用时间,首选短效肌肉松弛药,以便术后短时间内恢复肌力。必要时,可使用应激剂量的类固醇及注射用维生素K。

　　全身麻醉维持:吸入麻醉药特别是七氟烷有支气管扩张及较小的气道刺激等优点。因为CF患者耗氧量增加,故需给予高浓度的氧气。尽管一些麻醉医师安全地使用氧化亚氮,由于存在肺大泡突然破裂导致气胸的潜在风险,仍应谨慎使用。为了减少发生气胸的风险,选用最小通气压力峰值实现足够通气。为了防止术中分泌物的浓缩,足够的静脉补液及吸入气体湿化加温非常重要。经常通过气管导管或支气管镜吸痰可减少黏液堵塞的风险,并有助于维持充足的通气和氧合。虽然LMA对于短小手术是一种选择,其缺点包括无法吸痰,黏稠分泌物堵塞LMA,并存在喉痉挛和误吸的风险。由于CF患者皮下脂肪少,手术期间和术后存在低体温倾向,注意保持患者体温很重要。糖尿病患者应监测血糖。最后由于汗液氯化物的流失,患者很容易脱水,术前必须密切关注患者的容量状态。

拔管:避免长时间插管和机械通气,减少术后肺部感染的风险,应彻底吸引气管导管内分泌物,拔管前应进行肺复张。应确保完全逆转神经肌肉阻滞作用,患者应完全清醒,符合拔管标准。

### 5. 麻醉后促进患者康复的措施有哪些?

麻醉后治疗重在连续积极的呼吸治疗。给氧、清除呼吸道分泌物、理想的麻醉后疼痛管理,在减少肺功能影响及清除痰液上起重要作用。患者自控镇痛,允许患者在咳嗽时调整镇痛剂量,这特别有益,可以使用阿片类药物或区域阻滞。既往有咯血史的患者使用非甾体类抗炎药应十分小心。必须仔细的管理阿片类药物并且滴定给药使呼吸抑制最小化。阿片类药物对肠蠕动的影响也不应该忽视。CF患者的围术期治疗还包括胸部理疗。预计许多CF患者术后在恢复室需使用支气管扩张剂和长时间供氧,患者应该尽快恢复肺部常规治疗。有时需要根据肺功能的基础值和围术期的变化,决定是否需术后在医院过夜观察,甚至在重症监护病房监护。

# 总　结

1. CF患儿从出生开始就表现出需要手术治疗或使麻醉复杂化的医学问题。优化患者的术前准备非常重要,并且随着疾病的不同阶段而改变。

2. 插管时要求足够深度的麻醉,以减少呛咳反应、支气管痉挛及低氧血症。挥发性麻醉剂促进支气管扩张,经常吸痰有助于清除大量黏稠的分泌物。

3. 术后治疗强调胸部理疗和控制疼痛来优化肺功能。

（胡智勇　译）

## 注释参考文献

- Boucher R, Knowles M and Yankaskas J. Chapter 41, Cystic fibrosis. In Mason R, Broaddus VC, Martin T, King T, Schraufnagel D, Murray J, Nadel J, eds. *Murray and Nadel's Textbook of Respiratory Medicine*, 5th ed. Philadelphia: Saunders, 2010.
  Comprehensive evaluation and treatment from a medicine perspective.
- **Huffmyer JL. Perioperative management of the adult with cystic fibrosis.** *Anesth Analg* 2009; 109: 1949–1961.
  An updated review focusing on perioperative anesthetic management.
- **Karlet M. An update on cystic fibrosis and implications for anesthesia.** *AANA J* 2000; 68: 141–146.
  A thorough review with a detailed description of pathophysiology and perioperative anesthetic management and good tables.

## 延伸阅读

Baum VC, O'Flaherty JE. Cystic fibrosis. In Anesthesia for Genetic, Metabolic, and Dysmorphic Syndromes of Childhood, 2nd ed. Philadelphia: Lippincott Williams and Wilkins, 2007: 94–96.

Cowl CT, Prakash UB, Kruger BR. The role of anticholinergics in bronchoscopy. A randomized clinical trial. *Chest* 2000; 118: 188–192.

Sanchez I, Holbrow J, Chernick V. Acute bronchodilator response to a combination of beta-adrenergic and anticholinergic agents in patients with cystic fibrosis. *J Pediatr* 1992; 120: 486–488.

# 第二十二章　漏斗胸矫治

David L.Moore, Kenneth R.Goldschneider

## 简　介

　　漏斗胸是胸骨及其相邻的肋软骨畸形生长向脊柱凹陷,并向后压迫胸腔的一类疾病。漏斗胸占先天性胸壁畸形的90%以上。患者会出现渐进的心肺症状,常见的症状包括运动时呼吸困难和耐力缺乏,因此需手术矫治。Nuss微创术是一种越来越普遍的矫治方法。这种方法是在胸腔镜的引导下于胸骨及肋软骨下方置入一段时间的钢性支撑架,直到凹陷的胸廓得到永久性矫正。

---

**学习目标**

1. 知晓漏斗胸矫治术麻醉的风险。
2. 回顾胸段硬膜外导管的放置技术。
3. 学习如何解决矫治术后的疼痛。

---

## 病例介绍

　　患儿,男,14岁,诊断为严重漏斗胸,拟行Nuss微创矫治手术。患儿的父母在一年前就因漏斗胸的矫治问题咨询过外科医师,在医师的建议下决定采取手术治疗。患儿年幼时就发现这种畸形,在过去2年间随着患者的成长畸形进一步恶化。患儿起初没有任何症状,之后出现了明显的呼吸困难,以及发育较同龄伙伴落后。术前CT片显示除了漏斗胸外还有心脏左偏,硬膜外腔距皮肤4cm,Haller指数为8(图22.1)。其他指标并无异常。

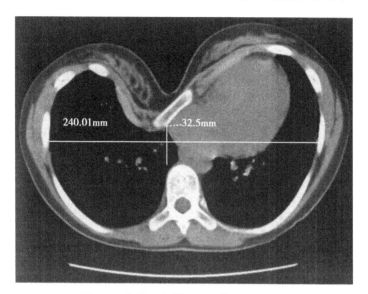

240.01mm ···· 32.5mm

图22.1 术前CT扫描,Haller指数=8(严重)

建立静脉通路后,患者轻度镇静,辅助下取坐位,患者的背部用聚维酮碘消毒后无菌布巾包裹。皮下注射利多卡因局部麻醉后,以不断增加的压力使18G硬膜外穿刺针插入T6-T7的棘突间隙,至阻力消失后即表明进入硬膜外腔并注入局部麻醉药。导管置入4cm进入硬膜外腔内,退出穿刺针,在穿刺点贴上敷贴。试验剂量无不良反应。

患者仰卧位气管插管全身麻醉诱导后,留置2根大口径静脉导管。患者的双臂外展刚好小于90°以便手术能从侧胸进入。然后在胸壁的两侧各开一个小切口,胸腔镜引导矫正钢板经胸壁切口从胸骨与心肺之间穿过。在放置钢板时会出现短暂的心律失常,这不需要特殊处理。再把钢板翻转过来以凸面顶向胸骨,固定钢板,并把钢板缝合在肋骨上。手术结束时,医师发现左侧胸腔有少量气胸。

　　为预防患者咳嗽,在深麻醉状态下拔除气管内插管,然后把患者送到恢复室并给予面罩吸氧。如果患者出现术后肌张力增高,静脉内注射美索巴莫防治肌肉痉挛。虽然有报道说患者咳嗽时会出现轻微疼痛以及呼吸时感觉"受限"、"奇怪",但是硬膜外麻醉是有效的。术后安排为期3天的术后镇痛。

# 讨　论

## 1. 术前评估的重点是什么?

　　详细了解术前病史和体格检查对评估漏斗胸的临床严重性与相关的医学问题非常重要。漏斗胸患者可能伴有遗传性结缔组织疾病,如马凡综合征、高胱氨酸尿症及Ehller-Danlos综合征,另外漏斗胸易并发脊柱侧凸和二尖瓣脱垂。尽管严重的胸部畸形压迫心脏左移,但大部分患者仍是健康的。患者最初就诊往往是因为胸部外形不美观,但最终手术原因是运动时呼吸困难或耐力下降。CT扫描用胸廓指数(Haller index)评估胸廓畸形严重程度,即胸廓横径与其前后径的比值。在胸廓指数最初的描述中,患者胸廓指数在3.25以上需行胸廓畸形矫治术(Haller等,1987)。外科医师受益于CT扫描,麻醉医师发现CT扫描在术前评估皮肤到硬膜外腔的距离也非常有用。脊柱侧弯患者,CT扫描在帮助麻醉医师确定硬膜外腔进针角度方面很有帮助。基于胸部畸形的严重程度和相关的医学问题,必要时术前评估心电图、超声心动图和肺功能测试。

## 2. 胸腔镜下胸廓矫正术的并发症是什么?

　　胸腔镜下漏斗胸微创矫治手术通过对胸廓整形,治疗漏斗胸引起的心肺功能的逐渐下降。尽管患者通常是健康的,但外科手术也会带来严重的并发症,如双侧气胸、心脏和其他纵隔组织的损伤,可发生在胸骨后放置钢板和取钢板时。最常见的风险包括钢板移位、气胸和感染。其他的并发症包括心脏损伤,胸骨侵蚀,假性动脉瘤和持续性心律失常( Hebra等,2000 )。曾有报道,由于心脏或血管损伤失血致死,虽然少见,但应引起重视,良好的静脉通道和准备浓缩红细胞是必须的。尽管没有要求有创动脉监测,但必须有两条大的外周静脉通道。相对开胸手术而言,胸腔镜下漏斗胸矫正术出血少,不切除骨或软骨组织而且能更快地恢复正常活动。尽管胸腔镜手术成功率高,损伤小,但"微创"的胸腔镜手术仍会引起严重的术后疼痛。

麻醉拔管过程平稳,防止咳嗽对预防并发症非常重要。若患者在带管时咳嗽,增加的胸内压将驱使残留的气胸气体经胸膜扩散导致广泛的皮下气肿。在拔管前使用短效的阿片类药物、利多卡因、小剂量丙泊酚或者在深麻醉下拔管将会减少气管导管刺激引起的咳嗽。

### 3. 如何控制疼痛?

目前已成功运用多模式镇痛。效果良好的硬膜外镇痛可以避免使用阿片类药物带来的副作用,如镇痛强度低、镇静、恶心、呕吐、瘙痒、幻想、肠麻痹、尿潴留和呼吸抑制。然而需合理地应用镇痛方法,儿科的硬膜外腔置管技术与成人无异。大部分青少年患者在清醒状态下是难以配合行硬膜外置管的,所以常规在麻醉状态下置管。但另一方面,若术前被告知这项操作不会非常疼痛和并不可怕,很多青少年患者在适度镇静后能耐受并配合置管。若胸廓矫正术只置入一根钢板,硬膜外镇痛应持续至术后第三天; 若置入超过一根钢板,硬膜外镇痛则应持续至术后第四天。除了切口和骨骼疼痛,胸廓形状改变也会引起明显痉挛性疼痛,使用美索巴莫复合制剂可缓解疼痛,必要时可用地西泮。若术中无出血,术后可立即服用抗炎镇痛药酮咯酸。若术后缺乏有效的硬膜外镇痛,通过患者自控镇痛泵给予阿片类药物也是有效的。在硬膜外镇痛的同时也可予辅助药。

若改为口服镇痛药则需要考虑到口服药物镇痛效果远远比不上硬膜外镇痛。在停止使用硬膜外镇痛泵6小时前就应开始服用长效阿片类药物,使阿片类药物的血药浓度在剧烈疼痛前达到治疗作用。在移除镇痛泵时辅助用药可用等效口服的药物代替。告知患者与家属镇痛方式转换可能会有头晕目眩,而且服用镇痛药物需要一定的时间去适应以达最舒适的效果,所以需要不断适应及调整预期。

**4. 胸廓矫正术硬膜外镇痛的优缺点有哪些?**

胸部手术后使用硬膜外镇痛的患儿较口服阿片类药物镇痛有更好的镇痛效果和改善通气功能( Weber等,2007 )。这在漏斗胸患者身上得到了体现,尤其是那些随着年龄增长,胸廓越来越僵硬的患者。通常于$T_5$~$T_7$水平行胸椎硬膜外置管。认识到胸腔镜下胸廓矫正术后疼痛感觉平面可超过$T_1$水平非常重要,最常见的置管失误是置管位置太低。需要告知患儿术后的呼吸感觉和平常不一样。患者常主诉胸部有"紧束"感,虽不疼痛但令人感到烦恼。目前尚没有镇痛方式可以完全解除这种感觉。术前教育将有利于患者理解术后的过程。

术后病程中要减轻患者焦虑并避免硬膜外镇痛方案的不必要调整。疼痛部位及类型改变可能提示金属板的移位,这可以通过影像学证实。一些医师希望患者保持坐位而非侧卧,因为坐位可防止金属板的移位,检查硬膜外置入点时需考虑到这一点。术后患者从硬膜外镇痛转为口服镇痛的时机因人而异,但一般置入两块金属板的患者比置入一块的需要多一天或更长的时间。表22.1为漏斗胸矫治术后患者镇痛提供了一个全面的方案。

表22.1 漏斗胸矫治术后镇痛方案

**教育:**

虽然是微创手术,但有明显的术后疼痛。胸部"紧束"感以及呼吸与术前不同,患者需知道这是正常现象。由硬膜外镇痛转为口服镇痛方案具有挑战性。

硬膜外/PCA

**硬膜外:**

　-$T_5$~$T_6$间隙置入

　-局部麻醉药与阿片类药物的最佳配比尚不明确,可考虑使用亲水性阿片类药物

**PCA:**

　-考虑背景输注剂量

　-个性化选择阿片类药物

**静注方案**

　美索巴莫,持续缓解间歇性疼痛

　酮咯酸,用于一般的肌肉骨骼疼痛

　地西泮,用于缓解急性肌肉痉挛

**口服镇痛方案**

　终止硬膜外镇痛前服用,以便过渡至口服镇痛方案

　-布洛芬

　-美索巴莫

　-地西泮用于肌肉痉挛

　-羟考酮,急剧疼痛选用长效并快速起效的剂量

**治疗疗程**

　硬膜外/PCA:

　-置入单块金属板的患者用至术后第3天

　-置入两块金属板的患者用至术后第3~4天

　-年长患儿可能需要更长的时间

**口服方案:**

　-直至2~4周

　-年长患儿可能需要更长的时间

# 总　结

1. 内镜下漏斗胸矫治术的并发症尽管罕见,但可为灾难性。

2. 应用硬膜外或者PCA镇痛患者的疼痛能持续缓解,转为口服方案时需特别注意。

3. 告知患者镇痛的局限性以及矫治术后延长镇痛时间的可能性。

(胡智勇　译)

## 注释参考文献

· Hebra A, Swoveland B, Egbert M, Tagge E, Georgeson K, Otherson HB, Nuss D. Outcome analysis of minimally invasive repair of pectus excavatum: review of 251 cases. *J Pediatr Surg* 2000; 35(2): 252–258.

This is the first analysis of outcomes for the Nuss procedure. It discusses the unique complications and the learning curve of the procedure.

· Nuss D, Kelly R, Croitoru D, Katz M. A 10-year review of a minimally invasive technique for correction of pectus excavatum. *J Pediatr Surg* 1998; 33(4): 545–552.

This landmark article began the change from the open Ravitch procedure to the Nuss procedure.

· Weber T, Matzl J, Rokitansky A, Klimscha W, Neumann K, Deusch E. Superior postoperative pain relief with thoracic epidural analgesia versus intravenous patient-controlled analgesia after minimally invasive pectus excavatum repair. *J Thor Cardiovasc Surg* 2007; 134(4): 865–870.

In this prospective randomized trial, thoracic epidural analgesia had statistically significant better results in pain scores, usage of supplemental oxygen, and need for additional pain medications in the 72 hours following surgery.

## 延伸阅读

Conti ME. Anesthetic management of acute subcutaneous emphysema and pneumothorax following a Nuss procedure: a case report. *AANA J* 2009; 77(3): 208–211.

Haller JA Jr, Kramer SS, Lietman SA. Use of CT scans in selection of patients for pectus excavatum surgery: a preliminary report. *J Pediatr Surg* 1987; 22(10): 904–906.

Hosie S, Sitkiewicz T, Petersen C, et al. Minimally invasive repair of pectus excavatum—the Nuss procedure. A European multicentre experience. *Eur J Pediatr Surg* 2002; 12(4): 235–238.

Jaroszewski D, Notrica D, McMahon L, Steidley DE, Deschamps C. Current management of pectus excavatum: a review and update of therapy and treatment recommendations. *J Am Board Fam Med* 2010; 23(2): 230–239.

Liu S, Carpenter R, Neal J. Epidural anesthesia and analgesia: their role in postoperative outcome. *Anesthesiology* 1995; 82(6): 1474–1506.

Soliman IE, Apuya JS, Fertal KM, Simpson PM, Tobias JD. Intravenous versus epidural analgesia after surgical repair of pectus excavatum. *Am J Ther* 2009; 16(5): 398–403.

# 第二十三章 腹腔镜胃底折叠术中通气困难

Matthias W. König, John J. McAuliffe, III

## 简 介

外科手术数量逐渐增长很多是通过腹腔镜方式实现的,目前估计大约60%的儿童腹部手术可用腹腔镜进行。气腹的建立对呼吸系统有显著的影响,尤其是对小儿。而且,腹腔镜手术有潜在的特有并发症,这些并发症并不常见于传统的"开腹"手术。

---

**学习目标**

1. 了解呼吸系统并发症,尤其是腹腔镜相关的。
2. 掌握气腹建立后的呼吸管理。
3. 识别腹腔镜手术时应用定压与定容通气模式的优点和缺点。

---

## 病例介绍

患儿,女,16个月,准备择期行腹腔镜Nissen胃底折叠术。既往史为孕28周出生的早产儿,生长发育迟滞,对药物治疗不敏感的胃食管反流、反流性误吸、生长障碍,体重9.8kg,吸空气时氧饱和度为95%,除此之外的其他生命体征都在正常范围内。

手术当天,患儿健康状况维持在平常水平,但是观察到有大量的分泌物和两肺粗的呼吸音。麻醉诱导插管平稳,定容通气模式下控制呼吸,外科医师通过腹壁吹入$CO_2$建立气腹。大约1分钟后,脉搏氧饱和度从97%降到89%,同时,气道压力峰值从$18cmH_2O$升到$26cmH_2O$。

# 讨　论

### 1. 儿童气腹希望达到什么样的呼吸状态?

气腹建立后横膈被推向头侧,导致功能残气量(FRC)减少,如果FRC低于闭合气量,将会因为肺不张导致通气灌注比例失调,引起氧饱和度下降。呼吸周期中,膈肌上抬导致肺膨胀受限,肺顺应性降低。在新生儿和婴儿,巨大的肝脏加重上述效应,他们的闭合容量比FRC相对较高。

小儿腹腔镜手术($CO_2$气腹和头低仰卧位)时呼吸参数典型变化有:

- 肺顺应性降低30%。
- FRC降低30%。
- 呼气末$PetCO_2$和$PaCO_2$梯度改变($PetCO_2$超过$PaCO_2$)。
- 由于肺容量改变和$CO_2$作用,肺血管阻力增高。

气腹引起呼吸系统变化的同时可以引起心血管系统的变化(表23.1),牢记这点非常重要。腹膜吸收$CO_2$比较迅速,持续的$CO_2$气腹(大于1小时)会增加高碳酸血症的发生率。由于儿童腹膜比较薄,这些作用在儿童中似乎比成人更严重。

气腹引起的呼吸变化,大部分在术后腹内气体释放后会自行缓解,呼吸系统参数也会恢复正常。然而,一些儿童术后需供氧维持氧饱和度,这是由于手术暂时影响膈肌功能所致。

表23.1　气腹使腹内压增加所引起的病理生理变化

| 心血管系统 | 呼吸系统 | 神经系统 |
|---|---|---|
| IAP<15mmHg: 心输出量不变或升高(由于静脉回流增加); | 顺应性↓<br>FRC↓ | IAP>25mmHg:<br>ICP↑<br>CPP↓ |
| IAP>15mmHg: IAP升高使心脏输出量下降,肾脏、肝脏、肠道血流量降低 | $ETCO_2$与$PaCO_2$的差值↑<br>PVR↑ | |

　　IAP: intra abdominal pressure(腹内压); FRC: functional residual capacity(功能残气量); ICP: intracranial pressure(颅内压); CPP: cerebral perfusion pressure(脑灌注压); PVR: peripheral vascular resistance(肺血管阻力)

## 2. 腹腔镜手术中可能引起气道峰压升高和氧饱和度降低的其他原因有哪些?

　　必须考虑到以下三个并发症,因为它们只和腹腔镜手术有关:

　　**支气管插管**　这在婴幼儿并不罕见,因为膈肌上移的同时,也会相应引起小气管上移。头低位也会增加这种风险,在幼儿中支气管插管,不易听诊发现,因此必须引起高度重视。单肺通气儿童,$PetCO_2$变化并不遵循一定规律,$PetCO_2$可升高、降低或没有变化。Rolf和Cote(1992)等研究中,非预期单肺通气最常见的生命体征改变是氧饱和度下降。

　　**气胸和纵隔气肿**　在腔镜手术中任何时候都可能发生,特别是靠近膈肌的手术。吸入的气体可以通过手术建立的通道、先天性缺损或食管裂孔,到达胸膜和纵隔腔。气胸的特点包括:患侧呼吸音减轻,叩诊过清音,$PetCO_2$升高和纵隔移位继发的血流动力学不稳定。

　　**$CO_2$进入血管内引起气体栓塞**　是潜在的和腹腔镜手术相关的致命并发症。成人的发生率估计为0.6%,大部分病例经位置错误的气腹针吹入$CO_2$气体后不久即发生(Magrina,2002)。大量气体栓塞的表现包括$PetCO_2$突然降低,氧饱和度下降,正常的气道压力,血流动力学不稳定(血压下降、心律不齐),无脉电活动(PEA)。气体缓慢而持续地进入静脉系统,听诊时会有"风车样"杂音。

### 3. 腹腔镜手术中该如何调节通气?

根据通气模式可以采取以下改变:

容量控制通气(volume-controlled ventilation, VCV):除非肺顺应性明显下降,潮气量和每分通气量可以保持不变,气道峰压可能升高。

压力控制通气(pressure-controlled ventilation, PCV):潮气量随肺顺应性的下降而降低,气道峰压保持不变。

初看,定容通气模式应为首选,至少在理论上肺顺应性下降时能更好地维持每分通气量,避免缺氧和高碳酸血症。但是,在腹腔镜手术时必须认识到以下两种情况:

**气管插管漏气**　传统观念认为不带气囊导管适用于学龄前儿童。这会引起频繁漏气,导致有效通气和呼气末$CO_2$监测困难,特别是VCV模式。PCV模式较少受导管周围漏气影响,可以达到合适的潮气量。最近的数据表明,幼儿应用带囊气管导管可能是安全的(Weisseral,2009)。

**PCV模式对肺顺应性下降的病例有利**　在肺顺应性下降时,PCV模式的优点至少在成人重症监护的治疗经验中得到证实。比如,成人呼吸窘迫综合征患者应用PCV模式可改善氧合、促使肺复张和降低气压伤的风险。腹腔镜手术,使用PCV模式时需要监测每分通气量,因为潮气量会随着腹内压的变化而改变。

腹腔镜手术时为了维持血二氧化碳正常,增加每分通气量是必要的,通过增加潮气量可以实现该目的。在VCV模式下应设置更高的潮气量,PCV模式增加吸入压或吸呼比和呼吸频率。由于相关的死腔通气降低,通常认为增加潮气量比增加呼吸频率更有效。VCV模式时,应该密切监测气道压力,防止气压伤。

PCV通气模式增加吸呼比有助于降低吸气峰压。过度增加呼吸频率（>30次/分）对于麻醉呼吸机或许是费力的，而且可能不能输送预期的潮气量。

在长时间的腹腔镜手术过程中，$PetCO_2$可能超过$PaCO_2$。试图调整呼末二氧化碳正常也许会导致非预期的过度通气。在健康的孩子，轻度允许的高碳酸血症可以增加心输出量并且提高内脏的氧输送。在很多病例中，在较为和缓的条件下，$PetCO_2$可允许的变动范围在45~50mmHg。如果需要精确地控制动脉血氧分压，必须动脉置管做血气分析。

### 4. 怎样才能使气腹对呼吸影响最小？

限制腹内压（limit intra-abdominal pressure，IAP）：有证据表明，二氧化碳气腹时IAP与呼吸及心血管改变的程度相关（DeWaal和Kalkman，2003）。在儿童，IAP应该不超过10~15mmHg。然而，在新生儿和婴儿，文献并没有提供理想的IAP数值，即使IAP低于10mmHg，也会对新生儿和婴幼儿的病理生理产生巨大影响。与外科团队密切的交流二氧化碳气腹对呼吸的影响至关重要。当怀疑出现问题时，应暂时放气以降低IAP来维持患者稳定。

呼气末正压通气（PEEP）：有文献报道在成人腹腔镜手术PEEP能防止小气道萎陷，儿童尚没有相关报道。除了新生儿，儿童使用适度的PEEP（3~5cmH₂O）是安全并有益的。然而，必须意识到PEEP可以增加IAP，对静脉回流及心脏前负荷有不利影响，尤其是婴幼儿和新生儿，在这些人中应用应更加小心。

### 5. 高碳酸血症的风险是什么，对哪些人有特殊的风险？

腹腔镜手术时，暂时的适度的高碳酸血症对大多数健康的儿童不会有不利影响。然而，在以下情况下，即使是暂时的高碳酸血症也不能耐受：

颅内压（intracranial pressure, ICP）：小儿腹腔镜手术时，即使没有颅内病变的证据，脑血流和颅内压都会增高，成人和脑室腹膜分流术后患儿也不例外。但临床上，据报道脑室腹膜分流术后的儿童可以耐受腹腔镜的操作，因此目前认为脑室腹膜分流术后不是禁忌证。对于颅内顺应性降低的高风险患者（如合并闭合颅脑外伤的患者，应考虑开腹技术而不是腹腔镜下探查）应尽力避免高碳酸血症。

肺动脉高压：高碳酸血症可以增加肺血管阻力。对于先天性肺动脉高压以及先天性心血管畸形的患者很难耐受高碳酸血症，会导致肺循环与体循环的血流不平衡。因此，心血管异常的患儿不适合腹腔镜技术。虽也有回顾研究表明，腹腔镜技术对右心室发育不良的婴幼儿没有不良影响（Slater等，2007），麻醉医师仍需意识到高碳酸血症为诱发肺血管阻力增加的潜在因素。

最后，在腹腔镜手术过程中，呼末二氧化碳不能总是精确地反映动脉血二氧化碳分压。病例表明，在年幼儿童尤其是婴幼儿二者有年龄依赖的离散趋势。考虑存在高碳酸血症的病例，动脉置管对直接监测动脉血二氧化碳分压是有利的。

## 总　结

1. 二氧化碳气腹降低了肺顺应性，可能导致肺不张、通气不足以及二氧化碳直接吸收，引起缺氧以及高碳酸血症。

2. 在婴幼儿腹腔镜手术中，气管导管偏移进入支气管并不少见。氧饱和度下降是最相关的指标。

3. 气胸、纵隔气肿和气体栓塞都是腹腔镜技术罕见的并发症。

4. 颅内压增高的患者，伴有中度和重度肺动脉高压，以及伴有先天性心血管畸形的患者也许不能耐受高碳酸血症。

5. 压力控制通气和PEEP有利于防止缺氧和高碳酸血症。

（胡智勇　朱智瑞　译）

## 注释参考文献

- Durkin ET, Shaaban AF. Recent advances and controversies in pediatric laparoscopic surgery. *Surg Clin North Am* 2008; 88: 1101–1119.

  This review presents the surgical perspective and an outlook on future applications of laparoscopic techniques.

- Pennant JH. Anesthesia for laparoscopy in the pediatric patient. *Anesth Clin North Am* 2001; 19: 69–88.

  Succinct and complete overview of pertinent physiologic changes during laparoscopic surgery in children.

- Weiss M, Dullenkopf A, Fischer JE, Keller C, Gerber AC. Prospective randomized controlled multi-centre trial of cuffed or uncuffed endotracheal tubes in small children. *Br J Anaesth* 2009; 103: 967–873.

  Recent landmark study showing no added risk when using cuffed endotracheal tubes in young children.

## 延伸阅读

De Waal EE, Kalkman CJ. Haemodynamic changes during low-pressure carbon dioxide pneumoperitoneum in young children. *Paediatr Anaesth* 2003; 13(1): 18–25.

Magrina, JF. Complications of laparoscopic surgery. *Clin Obs Gyn* 2002; 45:469-480.

Rolf N, Coté CJ. Diagnosis of clinically unrecognized endobronchial intubation in paediatric anaesthesia: which is more sensitive, pulse oximetry or capnography? *Pediatr Anesth* 1992; 2: 31–34.

Sanders JC, Gerstein N. Arterial to end-tidal carbon dioxide gradient during pediatric laparoscopic fundoplication. *Pediatr Anesth* 2008; 18: 1096–1101.

Stayer S, Olutuye O. Anesthesia ventilators: better options for children. *Anesth Clin North Am* 2005; 23: 677–691.

Slater B, Rangel S, Ramamoorthy C, Abrajano C, Albanese CT. Outcomes after laparoscopic surgery in neonates with hypoplastic heart left heart syndrome. *J Pediatr Surg.* 2007; 42(6):1118-21.

# 第五部分

---

## 血液和体液管理的挑战

# 第二十四章　小儿大量输血

Stefan Sabato

## 简　介

传统的失血性休克的早期处理,目前受到挑战,全世界许多医疗中心已经改变了处理方案。在成人患者中应用损伤控制性复苏联合损伤控制性手术证明能降低严重并发症的发生率以及病死率。尽管在小儿还没有关于这些新方法应用的直接证据,但支持性证据正在增加。本章将介绍这些概念,同时强调创伤中急性失血性休克处理的核心原则。

---

**学习目标**

1. 了解伴随大出血的小儿严重创伤准备原则,早期评估和管理。
2. 了解损伤控制性复苏和损伤控制性手术的概念。
3. 了解如何避免大量输血的并发症。
4. 了解创伤性休克急性凝血障碍的基本要点。

---

## 病例报告

创伤急救团队到达急诊室去接诊一名4岁车祸伤的小儿。护理人员无法建立静脉通道。初步评估考虑诊断为腹腔内出血引起低血容量性休克。随后于右侧肘窝建立18G静脉留置针,抽血送检并开始输入O(－)型浓缩红细胞(pRBC)。同时启动医院大量输血方案(MTP),再次重点评估并进行一系列涉及创伤的影像学检查。患儿的腹胀进行性加重,持续低血压,继续输入1U新鲜冰冻血浆(FFP)。治疗目标为触及脉搏,改善意识状态,以及使收缩压处于正常范围的较低值。在进一步评估之前,决定先将患儿送入手术室(OR),同时开始输入1U血小板(表24.1)。

表24.1 患儿在急诊科时的临床表现

| 初步和再次评估 |
| --- |
| 气道通畅,自主呼吸 |
| 心率190次/分 |
| 血压50mmHg |
| 小儿格拉斯哥昏迷评分(GCS)10分 |
| 腹胀 |
| 右上腹部有擦伤的痕迹 |
| 无外出血 |
| 无明显的头部损伤 |
| 没有其他明显的创伤证据 |

手术室室温提前升至24℃,并准备好快速输液器和血液回收机。按照大量输血方案(MTP)已将血液制品储存在手术室冰箱。

动脉穿刺置管,但是建立较大一些的静脉通道有困难。人工稳定颈椎的轴线位诱导插管后,外科医师在左肘窝行静脉切开,建立大通道的静脉输液通路。

手术准备开始时,腹胀加重导致通气越来越困难。外科医师切开腹部后血液立即从伤口处涌出。之后低血压更严重。患儿连续输入多个单位的浓缩红细胞悬液/回收自体血液,新鲜冰冻血浆和血小板。手术医师发现下腔静脉撕裂,夹闭该血管以控制出血。进一步探查发现肝脏撕裂以及横结肠穿孔。手术医师为了稳定患者,腹腔内填塞止血。

早前的凝血功能检查显示患儿到达医院之前已经出现凝血功能障碍。在夹闭血管前已输入近2倍血容量的液体,进一步输血需要通过实验室检查结果和血栓弹力图(TEG)的指导下实施。开始输注氨甲环酸,葡萄糖酸钙0.5ml/kg纠正低钙,冷沉淀5ml/kg输注治疗低纤维蛋白原血症。为了避免低温和酸中毒,给予患儿积极的保温,以及缓慢滴入碳酸氢钠使pH>7.2。因出现微血管进行性渗血,给予激活的重组Ⅶa因子(rFⅦa)100IU/kg。最终外科医师实施了结肠造口术,肝脏周围以及腹腔敷料填塞而完结了急诊剖腹探查手术。

# 讨 论

## 1. 对于怀疑或者可能大出血的小儿严重创伤,评估和处理的关键是什么?

严重创伤患者到达医院前,对其病情进行预判非常关键。通过提前预判召集创伤小组的成员,保证有足够的时间准备CT扫描和空出手术室等事务。创伤小组一般由急诊科医师,普外或者创伤外科医师,麻醉医师,重症医学医师,护士,放射线技师和辅助人员组成。小组指挥者以及每个成员有明确分工。麻醉医师需要升高手术室温度,评估并计算患者体重和血容量,提前准备恰当的药物、快速输液设备以及血液回收设备。保持与护理人员的沟通以提高急救准备的效率。

大多数创伤者不需要大量输血,根据ATLS指南在晶体输注后给予浓缩红细胞(pRBC)就足够了。但是,在严重创伤中因出血导致的死亡常发生于创伤后6小时内。因此,早期评估哪类患者可能需要大量输血,并能便利的获得血液制品很重要。小儿心动过速是低血容量早期表现,当发生低血压时已丢失高达40%的血容量。低血容量的早期表现还有体位性低血压和脉压变小(Barcelona等,2005)。临床上已经证明大量输血方案(MTP)能提高存活率,减少血液制品的总体消耗(Riskin等,2009)。MTP方案使治疗小组专注于患者的生理状况而不是花时间依据实验室检查结果去预约血液制品。因为当实验室结果出来的时候,患者的情况已经发生了变化(Dressler等,2010)。MTP方案流程保持了与血库之间的沟通,加快了血液制品的派送,并且有来自血液学家的指导。有资料显示治疗医师与血库之间交流不充分是发生输血相关性不良反应的一个常见原因(Stainsby等,2008)。

这个病例最初评估认为腹腔内出血导致了血流动力学不稳定,因此需要建立膈上静脉通道。患儿是否行CT扫描取决于患者的病情稳定程度以及扫描室的地点。如果急诊室内有CT,可以一边复苏一边行CT检查。本章患儿由于病情进行性不稳定而被直接送入手术室。还可以做以腹部为重点的超声检查,但是这些检查在小儿假阴性率高。原则上,手术的指征依据血流动力学而非影像学检查。

### 2. 损伤控制性复苏包括哪些内容?

损伤控制性复苏包括快速控制外科出血,避免晶体/胶体输入过多导致的血液稀释,防止酸中毒/低温/低钙,以及止血复苏(Spinella和Holcomb,2009)。止血复苏包括红细胞、新鲜冰冻血浆和血小板三者的比例以1:1:1配比输注进行容量复苏,其目的是便于在危急情况下用简单的方式输入重组全血。这种联合输入可以避免由于过多输入晶体和浓缩红细胞而加重凝血功能障碍即避免发生消耗性凝血障碍。

然而没有确切的证据显示重组全血在止血成功前是最好的"复苏液体"。之后需要根据血细胞比容,凝血指标,血小板计数,血栓弹力图和临床症状指导输血。实验室检测凝血酶原时间和活化部分凝血活酶时间常常需要40分钟才出结果,因此对于指导活动性出血患者的输血并不是总有用。血栓性弹力图能在15分钟内提供即时的凝血功能和血小板功能的评估,也可以提供纤溶水平的信息。当止血成功后,最好尽量减少总输血量和宿主暴露。来自英国数据显示小儿输血后不良反应发生率高于成人,婴幼儿几乎是成人的3倍(Stainsby等,2008)。并发症与输注的容量和接受的单位数都相关,每增加输入1U红细胞将使风险递增。使用供体匹配的血液制品以及14天内的浓缩红细胞能减少输血相关性并发症(Spinella和Holcomb,2009)。

避免致死三联征:低温,酸中毒,凝血功能障碍是非常重要的。三联征导致进一步出血和输血,然后进一步加重低温,酸中毒和凝血障碍,如此恶性循环最终因高钾血症和低钙血症诱发心律失常导致死亡。酸中毒因损伤酶的活性,降低纤维蛋白原水平和血小板数量而延长凝血时间(Fries和Marini,2010)。寻找酸中毒的原因(如低灌注)比对症处理酸中毒更重要(Ganter和Pittet,2010),除非严重酸中毒(<7.2)时需考虑给予碳酸氢钠或者氨丁三醇(Rossaint等,2010)。体温低于33℃时会影响凝血蛋白酶的功能而加重凝血障碍,尤其在合并酸中毒时(Ganter和Pittet,2010)。体温低于34℃时多伴随创伤患者死亡率的增加(Fries和Martini,2010)。

部分作者认为允许性低血压也是损伤控制的一部分;但是,允许性低血压仅显示在躯干贯通伤的成人中能改善并发症的发生率和致死率。一些指南推荐在无中枢神经系统损伤的成人创伤中可适当低血压,但是对小儿而言,目标仍然是维持正常血压。

### 3. 小儿1:1:1输血是指什么?

尽管在战争以及一般成人中应用新鲜冰冻血浆:血小板:浓缩红细胞以1:1:1比例输入的支持性证据大量增加,

但是近期公布的指南所推荐的却不相同（Duchesne等，2008；Holcomb等，2008；Rossaint等，2010）。血液制品的精确比例不及早期积极给予较高比例的新鲜冰冻血浆和血小板（相对于浓缩红细胞而言）重要（Riskin等，2009）。尽管大多数指南是针对成人的，但是现代的复苏方法已经被用于小儿，已经有发表的以1∶1∶1比例输血用于失血性休克小儿的指南（Dressler等，2010）。

在大量输血时，如果小组注意输注的单位数而非容量或者ml/kg时，很容易就知道应该输注什么。尽管由于不同的中心以及保存方法的不同，每单位的容量在血库之间会存在微小的差别，但是每个单位中血液制品的量应该是相对恒定的。当重组全血输注用于小儿时，我们需要意识到是1个成人单位的浓缩红细胞：1个成人单位的新鲜冰冻血浆：从捐赠者随机采集的1个单位血小板。一些中心提供成人和新生儿两种型号的浓缩红细胞和新鲜冰冻血浆，一些血库将来自3~4个捐献者的血小板5个单位放入一个袋子（~300ml，）以减少输血者的总体宿主暴露。血小板既可以手工分离，也可以机器单采。一个单位机采血小板（~180ml）等同与5个单位手工分离血小板。

### 4. 重组全血的辅助用药有哪些？

近期一个多中心大样本前瞻性随机对照试验显示在成人创伤患者严重大出血时使用氨甲环酸能改善生存率，而血栓相关性并发症并没有增加（CRASH-2，2010）。尽管该研究中使用的量很大，仍然可以看出在创伤患者中使用氨甲环酸是合理的。在本例患者中最初关注点集中于尽快进行损伤控制性复苏和损伤控制性手术。一旦时间允许立即开始氨甲环酸输注。

复苏期间由于稀释，低温和酸中毒导致纤维蛋白原水平下降（Fries和Martini，2010）。一些作者认为这是最先达到临界低

值的因子。公布的指南推荐如果出血伴血栓弹力图显示功能性
纤维蛋白原缺乏或者血浆纤维蛋白原水平低于1.5~2g/L给予冷
沉淀（Rossaint等，2010）。该例患儿复苏输注的新鲜冰冻血浆
里含有少量的纤维蛋白原，当实验室检查证实了低纤维蛋白血
症时给予冷沉淀。

由于血液制品保存液含柠檬酸盐可以与钙螯合，大量输血
可导致低钙血症。其中新鲜冰冻血浆和血小板中柠檬酸盐浓度
最高。柠檬酸盐可很快被肝脏代谢，因此柠檬酸诱导的低钙通
常是暂时的，但是影响复苏过程中的止血。目前指南推荐维持
离子钙水平＞0.9mmol/L（Rossaint等，2010）

指南推荐腹部钝性伤的成人患者当出现血管弥漫性渗血
时使用激活的重组Ⅶ（rFⅦa），然而缺乏强有力的证据支持。
rFⅦa发挥作用需要足够的血小板和纤维蛋白原，正常的体温
和正常pH值。创伤患者中通常抗凝血因子的水平降低伴随着
促凝因子的增加，因此使用rFⅦa有导致血栓的风险。rFⅦa半
衰期短，成人大约2.7小时，小儿约1.3小时。其在儿童的清除率
（67ml/kg·h）与成人相比（33ml/kg·h）更快。尽管在小儿推
荐剂量差异很大，但是初始剂量80~100IU/kg足够，1小时后给予
第二剂。当rFⅦa体外凝血酶原时间和国际标准化比值恢复正
常水平，可以用血栓弹力图指导治疗。

### 5. 创伤性休克的急性凝血功能障碍

本例患儿在到达手术室未给予任何静脉液体之前已经存在
凝血功能障碍。大约25%的严重创伤患者在到达急诊科之前，还
未来得及静脉积极给予晶体或胶体复苏或者无低温和酸中毒的
发生，就已经出现了凝血功能障碍。广泛的组织损伤和继发于
出血的组织低灌注都直接影响凝血功能（Ganter和Pittet，2010）；
体循环低灌注与凝血障碍呈剂量依赖性，凝血功能可以通过凝
血酶原时间和活化部分凝血酶原时间来测量。休克时内皮细胞

表达的血浆可溶性凝血酶调节蛋白增多,凝血酶调节蛋白与凝血酶结合,导致将纤维蛋白原转变成纤维蛋白的凝血酶减少。同时,凝血酶-凝血酶调节蛋白复合物激活C蛋白,导致不可逆灭活Ⅴa因子和Ⅷa因子,血浆纤维蛋白溶酶原激活抑制因子(PAI-1)失活。这些凝血因子的抑制进一步损害纤维蛋白原转化为纤维蛋白。PAI-1的失活促进纤维溶解(Ganter和Pittet,2010)。在个别低灌注器官这是防止血栓形成的保护性机制,但是对出血性患者则起了反作用。损伤血管内皮导致组织中血纤溶酶原激活物增加联合纤溶抑制物共同促进了纤维溶解(Ganter和Pittet,2010)。最终组织损伤也激活补体级联反应而影响凝血功能。

创伤性休克的急性凝血障碍(ACoTS,也称作内源性急性凝血障碍和急性创伤性凝血障碍)与更常见的系统获得性凝血功能障碍有显著的区别,后者主要由血液稀释,低温,酸中毒和凝血因子消耗所引起。ACoTS的出现也是为什么需要早期给予凝血因子的一个原因,ACoTS的发生也强调了尽早纠正组织低灌注的重要性。

## 6. 损伤控制性手术

任何急诊手术外科医师和麻醉医师之间的沟通都很重要。该病例也说明了好的团队合作如何改善患者预后。外科医师协助在开腹前建立大静脉通道。损伤控制性手术是控制出血,重建重要部位的血流,控制污染而进行的复苏剖腹手术的简称(Rossaint等,2010)。一旦夹闭下腔静脉控制出血,填塞腹腔可以让麻醉医师稳定病情。在重症监护室,这些填塞物将保存24~48小时,从而使凝血功能、血管内容量和电解质得到恢复。如果需要患者将再次行外科内脏修补术并关闭腹部伤口。

# 总　结

1. 建立恰当的创伤处理程序和方案如大量输血方案，使医院对创伤患者的管理合理化，能够改善患者预后。

2. 对于大出血的创伤患者，应早期按照1∶1∶1的比例输注新鲜冰冻血浆、血小板和浓缩红细胞。

3. 大量输血可以引起凝血功能障碍、低温和酸中毒，进而加重出血，因此需要积极治疗。同时也需要早期治疗高钾血症和低钙血症。

4. 创伤后早期就可能出现凝血功能障碍。除了新鲜冰冻血浆和血小板外，氨甲环酸、纤维蛋白原以及重组Ⅶ因子被认为可以纠正凝血功能障碍。

（左云霞　杜　彬　周　莉　译）

# 注释参考文献


- **Holcomb JB, Wade CE, Michalek JE, et al. Increased plasma and platelet to red blood cell ratios improves outcome in 466 massively transfused civilian trauma patients. *Ann Surg* 2008; 248: 447–458.**

  The best evidence in a civilian population for a 1:1:1 ratio of blood products.

- **Riskin DJ, et al. Massive transfusion protocols: the role of aggressive resuscitation versus product ratio in mortality reduction. *J Am Coll Surg* 2009; 209: 198–205.**

  An excellent illustration of the beneficial impact of an MTP.

- **Spinella PC, Holcomb JB. Resuscitation and transfusion principles for traumatic hemorrhagic shock. *Blood Rev* 2009; 23: 231–240.**

An excellent recent summary of both ACoTS and damage-control resuscitation.

# 延伸阅读

Barcelona SL, Thompson AA, Cote CJ. Intraoperative pediatric blood transfusion therapy: a review of common issues. Part II: transfusion therapy, special consideration, and reduction of allogenic blood transfusions. *Pediatr Anesth* 2005; 15: 814–830.

CRASH-2 trial collaborators. Effects of tranexamic acid on death, vascular occlusive events, and blood transfusion in trauma patients with significant hemorrhage (CRASH-2): a randomised, placebo-controlled trial. *Lancet* 2010; 376: 23–32.

Dressler AM, Finck CM, Carroll CL, Bonanni CC, Spinella PC. Use of a massive transfusion protocol with hemostatic resuscitation for severe intraoperative bleeding in a child. *J Pediatr Surg* 2010; 45: 1530–1533.

Duchesne JC, Hunt JP, Wahl G, Marr AB, Wang YZ, Weintraub SE, Wright MJ, McSwain NE Jr. Review of current blood transfusion strategies in a mature level 1 trauma center: were we wrong for the last 60 years? *J Trauma* 2008; 65: 272–276.

Fries D, Martini WZ. Role of fibrinogen in trauma-induced coagulopathy. *Br J Anaesth* 2010; 105: 116–121.

Ganter MT, Pittet J-F. New insights into acute coagulopathy in trauma patients. *Best Practice & Research Clinical Anaesthesiology* 2010; 24: 15–25.

Rossaint R, Bouillon B, Cerny V. Management of bleeding following major trauma: an updated European guideline. *Crit Care* 2010; 14: R52.

Stainsby D, Jones H, Wells AW, Gibson B, Cohen H; SHOT Steering Group. Adverse outcome of blood transfusion in children: analysis of UK reports to the serious hazards of transfusion scheme 1996–2005. *Br J Haematol* 2008; 141: 73–79.

# 第二十五章　急性烧伤患儿的管理

## Robert McDougall

## 简　介

　　烧伤患儿的复苏对麻醉医师而言是一系列的挑战。采用系统的方案管理气道,呼吸以及循环非常重要。这需要了解烧伤后的病理生理改变,尤其需要关注保护气道的时机和方法。合适的静脉通道和疼痛管理对于烧伤的患儿也需要优先考虑。

---

**学习目标**

1. 了解急性烧伤患儿的复苏方法。
2. 了解保护气道的关键点。
3. 了解急性烧伤时如何提供有效的疼痛管理。

---

## 病例报告

　　一个体重15kg的3岁男孩因从烤炉里取出一碗沸汤时造成面颈和躯干的烫伤而被送入急诊室。事故发生在2小时之前,急救人员已经建立了骨髓腔内液体通道,并给予0.9%生理盐水300ml和吗啡1.5mg。患儿表情极度痛苦,伴明显的面部烫伤和肿胀。

　　评估患儿气道,并通过无重复吸入式面罩吸氧。患儿没有喘鸣,哭声正常,嘴唇和舌前部肿胀。听诊双肺呼吸音清晰。呼吸频率40次/分，SPO$_2$100%，心率200次/分。外周血压测定困难，但可以触及有力的脉搏跳动，毛细血管充盈时间为3秒。通过踝部大隐静脉建立静脉通道，再次给予吗啡1.5mg。此时已经输入0.9%生理盐水300ml并做好插管前准备。5分钟后他依然痛苦，再次给予吗啡1.5mg。患儿母亲赶到并确定了受伤的过程，证实患儿无其他特殊病史。此时患儿心率130次/分，呼吸频率25次/分。

再次评估确认患儿无其他合并损伤：损伤面积占体表面积20%~25%，右上肢手臂损伤呈环形，仍然可以触及桡动脉。由于患儿的面部肿胀进行性加重，行导尿处理后，将患儿安排送入手术室插管，拟行右上臂焦痂切除术。

高年资麻醉医师和实习生对于诱导的方法还存在一些争议，尤其是吸入与静脉诱导的选择上。最后该患儿采用七氟醚诱导，插入4.0#带套囊的气管导管。喉镜暴露下可见舌体肿胀，但是会厌正常。套囊缓慢充气至压力为20cmH$_2$O。给予氯胺酮30mg后，烧伤科医师行右上臂的焦痂切除术。患儿伤处敷料包扎，并转运至重症监护室。

# 讨　论

### 1. 应该如何评估烧伤患儿

对于烧伤患儿和其他创伤患儿一样，最常见的是对气道、呼吸和循环（ABC）进行评估和管理。一个烧伤患儿可能由于呼吸窘迫而需要紧急插管，或者可能在后期演变为紧急插管的患儿也要考虑早期预防性插管，否则可能因为面部以及气道的肿胀使气管插管变得非常困难。

火焰伤可能引起口腔内和咽喉部明显损伤，直接导致肿胀加重和梗阻。而烫伤引起患者喉部和会厌肿胀或者咽喉部解剖结构的明显变形是非常罕见的。但是，烫伤仍然可以导致明显的脸、唇和舌体肿胀，而使插管和气道管理变得困难。

该例患儿面部烧伤明显，可以预见在烧伤后数小时脸、唇和舌体会出现肿胀而有可能导致上呼吸道梗阻。由于该风险，患儿有早期插管指征。后期由于烧伤引起全身炎性反应所致肺水肿或肺高压，导致肺功能减低也不得不插管。最终该患儿插管不仅是由于需麻醉下行焦痂切除术，也是由于早期插管允许充分的吗啡镇痛而不担心其呼吸抑制作用。

对于痛苦中的患儿的循环评估是个挑战。疼痛焦虑以及低血容量都会使心率和呼吸频率加快。3岁小孩的正常血压范围跨度大。毛细血管充盈时间在患者之间有很大的差异，所以单纯依据他来诊断低血容量不可靠。在烧伤的最初2小时内患者由于脱水导致明显的低血容量不常见。因此，损伤后即刻出现明显低血容量，多提示合并其他损伤。本例患儿外周脉搏跳动有力提示这个阶段的循环病情并不严重。

评估时验证患儿是否合并其他损害非常重要，因为烧伤常常伴随着其他损伤。一旦ABC稳定后需要仔细的再次对每个器官系统评估，同时评估烧伤的面积。

### 2. 烧伤患儿保护气道的正确途径是什么？

伴有面颈部和气道损伤的烧伤患者均应视为潜在的困难气道处理。如果即将出现气道梗阻，需要加快准备气管插管。该患儿静脉和吸入诱导都可以。静脉诱导更快，对小儿来说痛苦更小，但是可能导致窒息和通气不足，面罩通气困难时致缺氧。烧伤48小时内可使用司可林（琥珀胆碱）行快速诱导。48小时后，由于肌肉接头外尼古丁受体增殖，给予司可林后将导致明显的高钾血症。该患儿选择吸入诱导是因为有潜在性困难气道的患者吸入的可控性更好。清醒纤支镜插管用于烧伤成人的辅助插管，在清醒小儿应用有局限性。

烧伤炎性反应可能导致小儿发生肺顺应性方面的问题。无套囊的气管导管增加漏气的风险,而导致通气困难。虽然可以更换气管导管,但是面部水肿的加重将使其变得困难。因此,采用带套囊的气管导管来避免这些情况的发生。

对于面部损伤的患儿固定气管导管是一个挑战。传统的胶布粘贴不好,可能会导致烧伤组织的进一步损伤。气切束缚带可能有用但是会对面部产生压力。一个新的固定气管导管的方法是使用下颌正畸托架,并将其固定在门齿(Sakata等,2009)。经口气管导管可以通过线固定于下颌正畸托架。这样可以避免使用胶布,保持口腔和面部的卫生。

### 3. 烧伤患儿建立静脉通道的选择有哪些?

烧伤患儿建立静脉通道对麻醉医师而言是一个挑战,尤其是对那些已经静脉穿刺失败了无数次的患儿。如果可能,尽量不要在烧伤的部位建立静脉通道。烧伤部位静脉置管可能增加感染的风险,同时也难以固定。手背、肘窝、内踝的大隐静脉都是常选择的部位。本例患儿建立了骨髓腔内置管。当外周通道建立失败时,这是一种不错的紧急选择。骨髓腔内置管穿刺部位位于胫骨近端的前内侧,防止损伤生长面。通过骨髓腔穿刺置管可以安全快速地给予复苏液体和药物。其并发症如脊髓炎的发生极罕见,但是如果针移位将会导致骨筋膜室综合征。固定骨髓腔置管很困难,所以初步复苏后,仍然需要再次尝试建立外周通道。如果外周通道穿刺失败或者有行中心静脉穿刺的指针(如:正性肌力药物支持)时可尝试建立中心静脉通道。

### 4. 如何管理烧伤患儿液体复苏?

作为ABC法的一部分,大多数烧伤面积超过10%体表面积的患儿需要静脉液体复苏。在判断液体输入量时,烧伤的面积比烧伤的程度更重要。烧伤时液体的丢失主要来自细胞外间隙。因此,复苏液体应该选择等张液。下面公式用于指导计算最初

24小时的总液体量：4×烧伤面积（%）×体重（kg）。最初8小时内输入按本公式计算的50%总量（从烧伤即可开始算起），余下液体量在接下来的16个小时内输入。该公式仅作为一个指导，在烧伤面积较小的患者可能导致过度复苏。该公式不包括生理需要量。由于该患儿已经有低血容量的临床表现（心动过速，呼吸过快，延长的毛细血管充盈），因此计算复苏容量的一部分以20ml/kg的负荷量输入。

大多数烧伤患者胃肠活动正常，因此鼓励经口进食。需要严密监测尿量，保持目标小时尿量＞0.75ml/h。对于大面积烧伤患者，钠、钾离子异常比较常见，因此需要定期（每6~12小时）检查血电解质。

**5. 急性烧伤患者的镇痛方案有哪些？**

热损伤所致疼痛是非常严重的。初步评估后应尽可能早地给予强有力的镇痛。该病例中，采用吗啡滴定镇痛。镇痛药物应给予的正确总量即是可以充分的缓解疼痛的药量。其他阿片类药物（如芬太尼）也有同样的效果。该患儿看起来还需要持续输注几天阿片类药物。多模式镇痛对于急性期疼痛也有用，镇痛药物如：氯胺酮、曲马多、对乙酰氨基酚（扑热息痛）和非甾体类抗炎药都可以和阿片类药物联用。

该患儿需要行上臂环形烧伤的焦痂切开术。既往认为焦痂切除术需要的镇静或者镇痛较小，因为大多数烧伤引起的肢体挛缩通常是全层烧伤，几乎无感觉。实际上大多数烫伤通常伴有明显的部分皮层烧伤，烧伤部位的感觉神经是完整的，因此焦痂切除术是一个疼痛的手术。小孩的焦痂切除术通常在全身麻醉下实施。本例患儿使用氯胺酮既可以提供麻醉也可以提供术后镇痛。

在中期的护理中，多模式镇痛可以减少阿片类药物的不良反应如药物耐受等。

# 总 结

1. 急性烧伤儿童的复苏,优先考虑气道、呼吸和循环。进一步细致地检查排除其他损伤并评估烧伤的面积。液体的管理取决于烧伤的面积和烧伤的时间。

2. 如果有气道梗阻的风险,应尽早实施保护气道。吸入或者静脉诱导均可采用。气管导管的固定是挑战。

3. 烧伤性疼痛很严重,需要强效镇痛药。多模式镇痛可以减少阿片类药物的不良反应。

(左云霞 杜 彬 周 莉 译)

## 注释参考文献

- Fabia R, Groner JI. Advances in the care of children with burns. *Advances Pediatr* 2009; 56: 219–248.

This summary of current surgical management of children with burns is useful for understanding the overall management of these children.

- Fuzaylov G, Fidkowski CW. Anesthetic considerations for major burn injury in pediatric patients. *Pediatr Anesth* 2009; 19(3): 202–211.

This paper gives a good summary of the pathophysiology of thermal injury and outlines the major complications that must be managed by the anesthesiologist.

- Sakata S, Hallett B, Brandon MS, McBride CA. Easy come, easy go: A simple and effective orthodontic enamel anchor for endotracheal tube stabilization in a child with extensive facial burns. *Burns* 2009; 35: 983–986.

This gives instructions on securing an ETT with an orthodontic bracket.

# 延伸阅读

Light TD, Latenser BA, Heinle JA, et al. Demographics of pediatric burns in Vellore, India. *J Burn Care Res* 2009; 30(1): 50–54.

Quinlan KP, O'Connor A, Robinson M, Gottlieb LJ. Protecting children from fires and burns. *Pediatr Ann* 2010; 39(11): 709–713.

Rogers AD, Karpelowsky J, Millar AJ, Argent A, Rode H. Fluid creep in major pediatric burns. *Eur J Pediatr Surg* 2010; 20(2): 133–138.

# 第二十六章　烧伤患者切痂植皮术的管理

## Robert McDougall

## 简　介

烧伤患儿切痂植皮术的麻醉管理非常具有挑战性。早期行烧伤组织切除术可以显著降低发病率和病死率,但是手术过程中可能出现明显失血。患儿烧伤后常常继发炎症反应,代谢率明显升高,还可能出现监护困难,低温风险,以及复杂疼痛处理等问题。

---

**学习目标**

1. 了解决定烧伤手术时机的因素。
2. 了解如何处理烧伤切痂植皮术的主要并发症。
3. 了解如何为烧伤患者提供有效地镇痛管理。

---

## 病例报告

一个6岁体重24kg的女性患儿,凌晨时因房子着火而造成躯干(前面和后面)和上肢连续性烧伤,烧伤面积近40%。面颈部无烧伤。在急诊科行气管插管,同时给予0.9%生理盐水20ml/kg,吗啡和氯胺酮镇痛并转运至ICU。预约下午的急诊手术室,拟行早期的烧伤切痂植皮术。患儿胸部X线片提示双肺清晰。采用压力控制通气模式,氧浓度30%以维持足够的氧饱和度。目前患儿心率110次/分,血压110/65mmHg,体温38.1℃。行右桡侧动脉穿刺,左侧股静脉穿刺置管,建立右足18G静脉通道。自入院后该患儿总输液量1700ml,尿量保持在至少30ml/h。输注吗啡、氯胺酮提供镇静镇痛。她的血红蛋白(Hb)10.5g/dL(105g/L),其他的血液检查结果无异常。联系血库准备3U红细胞悬液。

　　患儿转入手术室,手术室室温已提前升至32℃(90 ℉),手术床已经铺好变温床垫。下肢用塑料薄膜和空气-动力升温毯覆盖。丙泊酚加氯胺酮诱导,空气、氧气和七氟烷维持麻醉。持续输注吗啡和氯胺酮,并单次给予吗啡5mg,氯胺酮25mg。在从大腿部取皮之前,用0.25%左旋布比卡因行双侧髂筋膜阻滞(图26.1)。

　　外科医师去除烧伤处敷料,于伤处用1∶200000稀释后的肾上腺素局部浸润以减少出血(图26.2)。在切痂开始时,输入乳酸林格液500ml。在取皮时虽有出血但是没有发生低血压。再

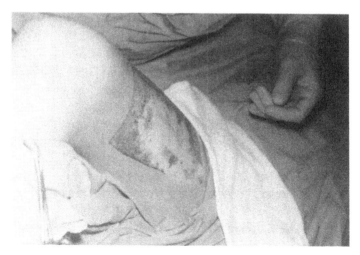

图26.1　取皮部位,左侧大腿

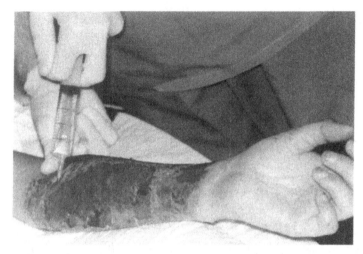

图26.2 于焦痂下注射肾上腺素减少失血

次输入乳酸林格液500ml,复查血红蛋白为6.3g/dl(63g/L)。红细胞1U持续输注超过半小时。手术医师在接下来的90分钟内完成了烧伤部位的切痂并止血。患儿血流动力学平稳,最后1小时尿量38ml。取下的皮肤足够覆盖60%的烧伤面积,其余的用暂时性皮肤替代物覆盖。手术结束时血红蛋白为7.5g/dl(75g/L),给予红细胞悬液1U持续输注2小时以上。在手术室2小时后,他的体温下降到35.4℃,于是将上半身也覆盖空气动力加温毯,在转运到ICU之前体温已升至36.5℃。在ICU期间,该患儿持续输注吗啡和氯胺酮。

该患儿预约了7天后更换敷料和植皮术。

## 讨 论

### 1. 决定烧伤切痂植皮术时机的因素有哪些?

烧伤的类型和范围,以及患者病情是否稳定,决定了移植术的时机。烧伤7天内切除烧伤组织,以皮肤或者皮肤替代物覆盖可明显降低并发症发生率和致死率。大面积烧伤(>25%体表面积)多伴随着严重的全身炎症反应而导致分解代谢明显增加,从而增加了死亡率。早期切痂,重点全层覆盖烧伤部位可减少脓毒症的风险并减轻炎症反应,从而减少病死率,缩短住院时间(Ong等,2006)。火焰伤更易伤及全层,然而因为沸水温度较火焰低,热水烫伤多为表皮或者部分皮层损伤。由于烫伤往往不能立即判断损伤部位的深度以及是否需要植皮,因此延迟切痂对烫伤患者(尤其是<25%体表面积)可能有很多益处。

广泛的切痂植皮术引起大量的失血和潜在的低温。当患者有明显的合并症或者由于烧伤造成全身系统状况不好时(如:呼吸衰竭,低血容量,脓毒症和凝血功能障碍),应先稳定患者情况再考虑手术,因为术中大量的出血和低温将进一步加重这些问题。本患儿有明显的深度大面积烧伤,临床病情稳定,可以实施早期切痂植皮术。

患者常需要多次进入手术室植皮和更换敷料,因此需要仔细安排避免禁食时间过长。烧伤后患者处于高代谢期,其能量需求明显增加。营养不足将导致过度分解代谢,而大大地延迟痊愈。大面积烧伤患者可以在围术期经鼻空肠管持续管饲。

**2. 烧伤后可能会遇到哪些呼吸问题?**

上呼吸道的直接热损伤可引起声门上呼吸道的肿胀而出现呼吸困难。面颈部烧伤也可引起声门上水肿。合并有这些损伤的患者应早期行气管插管(如上一章节的讨论)。

由于吸入性损伤或烧伤后炎症反应,大多数烧伤患者将并发肺功能损害。这些患者可能需要行机械通气,吸入氧气维持正常的氧饱和度。该例患儿无明显的呼吸道损伤,但是房子着火的病史也提示可能存在吸入性损伤。他对吸入氧浓度的需求不高,仅30%,但是由于仍然可能并发肺功能损害,所以决定术后保留气管插管。在此条件下,也可以给予足量的阿片类药物镇痛而不担心其呼吸抑制的风险。

### 3. 怎么避免烧伤手术中出现低温?

烧伤患者由于失去正常皮肤,散热的保护屏障受损,而容易出现低体温。由于烧伤患者的高代谢状态,皮肤循环障碍以及全身麻醉的影响常会干扰机体的自我调整功能。低温可能影响伤口愈合,加重皮肤移植物排斥反应,增加伤口感染,导致凝血功能障碍。麻醉后低温患者可出现寒战,增加了机体氧耗,导致缺氧。该患儿通过将手术室温度提前升至32℃,用塑料薄膜覆盖患者,使用变温床垫和空气动力加温毯将体热散失降低到最小。将手术室提前升温可以减少患者与环境的温度差,因此用足够的时间将整个手术室尤其是墙壁升温非常重要,可以显著减少辐射性热散失。手术室最高温度设置取决于手术室工作人员,尤其是穿着外科无菌衣的工作人员可以耐受的温度。尽可能多地覆盖患者以减少蒸发、辐射和对流等热量散失非常重要。变温床垫和加热鼓风机可以使传导散热最小并主动的加温。其他的措施如于头部安置放射性加热灯罩,静脉液体加温和血液加温器。在手术和麻醉前注意患者的体温很重要。烧伤患者在受伤后数天由于代谢率增加而出现相对的高热状态,通常超过39℃。这些患者的正常体温为38~39℃而非37℃。因此,围术期体温下降2℃可能造成严重的后果,例如寒战。

### 4. 术中采取哪些血液保护措施?

减少血液制品的输入可以减少血液传染病和其他输血相关并发症的风险。减少出血量可以允许更多的手术时间,同时也可减少手术的次数。减少出血的措施包括注射或者局部使用缩血管药物、止血带、电烙术、敷料压迫、预防凝血功能障碍和避免低温。该患者切痂前于焦痂处注射1：200 000肾上腺素（图26.2），因为肾上腺素可使皮下组织缩血管。注射过程中要严密监测患者有无肾上腺素吸收入血的表现（心动过速，高血压）。用这种方法15分钟内使用肾上腺素剂量高达180μg/kg并无全身不良反应（Robertson等，2001）。也可以将稀释后的肾上腺素溶液浸润的纱布覆盖取皮处。避免心动过速和高碳酸血症也可以减少血液丢失，也要避免低温导致凝血功能障碍。

**5. 哪些因素决定了切痂植皮的范围？**

手术的范围通常由出血量、血液制品的可获得性、适当可行的术后管理和手术中凝血功能障碍或者低温的发生来决定。烧伤手术出血会很快，可以很快发展成严重的凝血功能障碍，术中需要检测血红蛋白和凝血功能，提供充足的血液制品以便可以立即使用。

**6. 如何为烧伤患者提供优化的镇痛？**

烧伤所致的疼痛尤其严重。全层烧伤可能没有表层或者部分皮层烧伤痛，但是大多数热损伤都是混合型。多模式镇痛对减小长期使用阿片类药物的不良反应很重要。该患儿镇痛药物的使用，如吗啡和氯胺酮都是强效镇痛药，适合输注，通过滴定选择最低有效剂量。取皮非常疼痛，可能需要给予补救追加量。该患者使用髂筋膜阻滞，可以给大腿的前、侧和中部等常用于取皮的部位提供镇痛，是烧伤手术特别有效的阻滞之一。该阻滞可以提供12~24小时的有效镇痛。采用局麻药物神经阻滞可以减少对强效镇痛药需要并减少其不良反应的发生。严重烧伤患者常需要持续数周的阿片类药物输注，但是随着对阿片类药物耐受的出现，阿片类药物的用量会增加。如果患者需要阿片类药物超过数天，轮换使用不同类型的阿片药物可以减少耐受。使用非阿片类药物，如可乐定或氯胺酮，将减少对阿片类药物的需求。烧伤患者使用乙酰氨基酚(扑热息痛)、非甾体类抗炎药和口服的阿片类药物联合静脉药物非常有效。这些患者在他们的治疗过程中往往需要多次更换敷料或者行其他操作,可以在非全身麻醉下完成。对该类手术采用非药物镇痛方法和通常的药物治疗一样重要。这些技术包括镇静,转移注意力,引导想象和放松法。在部分手术过程中需要固定患儿,因此尽可能让父母在场。手术应该在放松的环境中实施,同时应当考虑操作室灯光的设计,音乐以及温度。

### 7. 烧伤患者中常用麻醉药的药效学和药物动力学如何改变?

烧伤的病理生理会影响大多数常用药物的分布容积和清除率。总的来说,麻醉药物需要根据反应进行调整。

烧伤可以显著改变肌肉松弛药物的作用,尤其是烧伤24小时后。司可林可以导致严重的高钾血症,甚至引起心脏骤停。这主要是由于烧伤后肌膜接头外尼古丁受体增殖。烧伤48小时后禁用司可林,直到烧伤愈合,功能恢复正常。烧伤患者对非去极化肌肉松弛药有一定的抵抗,需要增加负荷剂量以及多次频繁给药才能维持肌肉松弛。

烧伤患者对阿片类药物的药物动力学影响差异较大,主要取决于阿片类药物的种类和烧伤的阶段。阿片类药物根据反应调整剂量。如前面所提及的,可能出现阿片类药物的耐受而需要进一步增加剂量。多系统器官疾病的出现,尤其是肾功能障碍,在大面积烧伤时将影响清除率,尤其是吗啡和它的代谢物。

## 总 结

1. 手术时机取决于烧伤的类型、烧伤的程度和患者病情的稳定情况。

2. 烧伤切痂植皮术的主要并发症包括失血、凝血功能障碍和低温。

3. 烧伤患者有效的疼痛管理关键点包括使用药物或者非药物方法的多模式镇痛。在围术期使用区域阻滞镇痛，阿片类药物轮换使用可以减少阿片类药物耐受的问题。

（左云霞 杜 彬 周 荔 译）

## 注释参考文献

· Fabia R, Groner JI. Advances in the care of children with burns. *Advan Pediatr* 2009; 56: 219-248.

This summary of current surgical management of children with burns is useful for understanding the overall management of these children.

· Fuzaylov G, Fidkowski CW. Anesthetic considerations for major burn injury in pediatric patients. *Pediatr Anesth* 2009; 9(3): 202-211.

This paper gives a good summary of the pathophysiology of thermal injury and outlines the major complications that must be managed by the anesthesiologist.

## 延伸阅读

Ong YS, Samuel M, Song C. Meta-analysis of early excision of burns. *Burns* 2006; 32: 145-150.

Robertson RD, Bond P, Wallace B, Shewmake K, Cone J. The tumescent technique to significantly reduce blood loss during burn surgery. *Burns* 2001; 27: 835-838.

# 第二十七章　肝　移　植

Ximena Soler, Loria.Aronson, Gillian Derrick

## 简　介

　　肝移植是小儿终末期肝衰竭的确切治疗方法。原位肝移植手术的出血量差别很大。大量出血与输注血制品以及输血带来的一系列问题是肝移植手术最为常见的并发症。

---

**学习目标**

1. 理解小儿原位肝移植手术出血的风险。
2. 识别小儿肝移植手术出血及出凝血障碍的影响因素，并讨论其目前诊断和处理的进展。
3. 回顾小儿原位肝移植术中抗纤溶的利与弊。

---

## 病例报告

　　一个10月龄7.3kg重的男孩,患有完全肠外营养性胆汁淤滞导致的肝衰竭,被安排行原位肝移植。这是一个24周的早产儿,围生期的并发症包括坏死性小肠结肠炎,并因此切除了所有的结肠以及远端小肠。随之而来的短肠综合征导致患儿只能依赖全胃肠外营养。其他围生期并发症包括4级右侧脑室内出血,支气管肺发育不良,以及发育迟缓。患儿近期发生了上消化道出血,其严重的门脉高压需要用奥曲肽进行治疗。

患儿基础实验室检查结果提示贫血和血小板减少（血红蛋白89g/L，血小板计数30000/μl），肝酶升高，以及凝血异常（PT 22.3秒，PTT 51.7秒，INR 1.84），电解质水平正常。虽然考虑到会有多脏器移植，但患儿仍能耐受从肠内给予了75%的热量。因此，只能安排进行原位肝移植。供给患儿的肝脏为修剪式供肝的左外节段。

采用丙泊酚与司可林快速顺序诱导，诱导顺利。插入了3.5号带套囊气管导管，漏气压为20cmH$_2$O。超声引导下行右侧颈内静脉置管，导管为5.5Fr，深度8cm。右侧桡动脉以22G穿刺针置管。奥曲肽以25μg/h速度泵注。手术难度很大，操作部位有广泛粘连，大量出血。患儿需要持续输注浓缩红细胞、新鲜冰冻血浆、冷沉淀以及血小板。手术室内准备了各种床旁移动的检测设备测量电解质、血气、血糖、乳酸和血细胞比容。标本也被立即送至实验室检查凝血功能并绘制即时血栓弹力图以指导术中输血管理。

术中输注氯化钙以保持离子钙水平在1.1mmol/L以上，并间断给予碳酸盐以纠正乳酸升高导致的代谢性酸中毒。在无肝期前维持血糖及血钾在正常水平。在肝血管吻合开放后，出现血流动力学的不稳定，泵注大约0.2μg/（kg·min）的肾上腺素和0.4μg/（kg·min）的去甲肾上腺素。同时，通气也更加困难，将通气峰压从15cmH$_2$O提高至40cmH$_2$O。通过输注血制品、白蛋白和晶体维持患者中心静脉压5~10mmHg。因为血流动力学的不稳定，胆管吻合准备延期实施。外科医师放置了一根胆管引流管并暂时关腹。手术持续了8小时，最后患儿被送至小儿ICU（PICU）。到手术结束，患儿一共输入了9930ml（20单位）浓缩红细胞，15单位冷沉淀，450ml新鲜冰冻血浆，2500ml白蛋白，3500ml晶体。术中估计失血量约20 000ml，尿量600ml。在PICU患儿各项指标逐渐稳定。1周后返回手术室，进行胆肠吻合以及正式关腹，手术顺利，没有并发症出现。

# 讨　论

## 1. 原位肝移植（OLT）的不同类型有哪些?

OLT是小儿终末期肝衰竭的确切治疗方法。在1967年，Starzl完成了第一例原位肝移植，之后，环孢素、类固醇和他克莫司的应用使原位器官移植发生了革命性的变化。随着生存率的增加，OLT被广泛的采用，并于1983年被美国国立卫生研究院认证为治疗终末期肝病的有效治疗措施。小儿供体很少，因此导致了其他肝源的产生，如劈离式（一个肝脏被分为两个移植节段），修剪式（源自一个大的供肝，丢弃掉剩下的部分），活体供肝（从健康活体供肝上取得左叶），以及全器官OLT。

## 2. OLT手术过程及患者的哪些因素导致了出血?

导致OLT术中出血的手术因素可根据手术前、手术中及手术后的时间来分类以及患者本身的因素。

术前患者因素：肝病患者肝衰竭及凝血障碍的病理生理改变已经十分明确。胆汁淤滞肝病的患者，例如TPN所致肝衰竭，维生素K相关因子缺乏。肝细胞严重破坏的患者，例如急性和暴发性肝衰竭，因促血小板生成因子合成减少，血小板消耗增加，以及脾脏长大引起的对血小板的聚集，出现血小板减少。部分终末期肝病患者出现纤溶亢进，继而发生低水平的弥散性血管内凝血（DIC）。肝衰竭患者的血液稀释及低白蛋白血症促进了凝血障碍的发生。减少术中出血的策略有预先输注血小板及术前纠正凝血因子缺乏。食道静脉曲张可能是术前大量失血的主要原因。门腔静脉交通也大大地增加了术中失血。亚临床败血症也常常是引起DIC的潜在因素。既往的腹部手术史导致的脆弱组织与多处粘连也进一步增加了出血的发生。

术中因素：I 阶段（无肝前期）以分离血管开始，切除原肝结束。此阶段的出血主要发生于离断交通血管及分离粘连时。正如同此前所提到的，有短肠综合征病史的患者出血更加显著。

创伤文献建议以1:1:1的比例输注红细胞、新鲜冰冻血浆和血小板，这样有助于控制已有的凝血障碍，预防因稀释性凝血障碍导致的出血增加（Kashuk等，2008；Holcomb等，2008）。淀粉、明胶类以及右旋糖酐胶体的使用被证实有妨碍凝血及血凝块形成的作用。即时检测技术已经被接受用于此类患者的管理。

中心静脉压（CVP）是监测指导出血治疗的重要方法。有证据显示在分离期与后期再灌注阶段高中心静脉压会导致术中出血增加，继而需要输注更多的血制品。在切肝阶段控制性降低CVP有助于控制分离时出血。

在低CVP时使用血管加压药物有助于维持血流动力学稳定并减少输液量，避免进一步引起的稀释性凝血障碍。肾上腺素已被常规使用，加用去甲肾上腺素与血管加压素也被证实有益且不会减少内脏血供。血管加压素减少原肝的门静脉压与原肝的血流，继而减轻静脉淤血。同时，血管加压素还有助于降低移植的新肝脏代谢的负荷过重。

II 阶段（无肝期）开始于供肝植入，结束于新器官的再灌注。虽然在移植前，来自劈肝或者减容供肝的断面已经过止血处理，但在再灌注后，该切面仍有大量出血的倾向。氩气凝血器可以有效地控制断面出血。止血材料也往往被使用来促进凝血，如氧化纤维素和纤维蛋白凝胶。OLT术中 V 因子和 VIII 因子的降解程度与术中输血量相关。在原位肝移植的无肝期及无肝后期纤维蛋白溶解是个的问题。$\alpha_2$ 抗纤溶酶是这期间血纤维蛋白溶酶及纤溶酶原活性的主要抑制剂，其活性也降低了。

低温是肝移植术中逐渐出现的问题，随着冰冻冲洗液冲入腹腔及进入循环而急性恶化。低温抑制了血小板活性及功能，也降低了凝血因子的酶活性，因此促进了凝血障碍的发生。

Ⅶ、Ⅸ和Ⅹ因子的激活需要足够的游离钙来促进有效的凝血。在大量输液时维持足够的离子钙水平不太容易，因为库存血中含有的防腐剂，例如乙二胺四乙酸（EDTA），会和钙离子形成螯合物。钙离子对心肌收缩也非常重要，特别是小儿。在无肝期，因为柠檬酸盐的毒性及螯合作用，镁离子的水平也被降低。镁离子有促凝血作用，其降低也会加重凝血障碍。

Ⅲ阶段（再灌注及再灌注后期）始自移植肝脏的再灌注终于手术结束。移植的健康肝脏通常在手术室就已经开始恢复患者的凝血功能。此阶段的纤维蛋白溶解通常与组织纤溶酶原激活剂和DIC有关。血小板捕集综合征以及使用威斯康星大学保存液都可能直接抑制血小板聚集，也许是通过腺苷起作用。

过度输注浓缩红细胞及使用血制品过分纠正凝血障碍都有可能导致肝动脉血栓形成，这是小儿患者在术后第一阶段移植肝衰竭的主要原因。通常的目标是使PTT大于60秒，PT 18~20秒，INR大于1.5，纤维蛋白原水平100mg/dl，红细胞压积30%左右，血小板计数50000~100000/ml。血制品的输注不仅仅由检查结果指导，也需要和手术医师讨论手术野的凝血情况决定。

### 3. 在监测与治疗OLT凝血障碍及术中输液方面取得了哪些进展？

早期干预以控制术中凝血障碍及避免低温发生很重要。但是凝血功能的即时监测十分关键。即刻血栓弹力图已成为大多数移植中心的常规监测项目。血栓弹力图可以监测凝血功能、纤维蛋白溶解和出血时间，帮助麻醉医师寻找术中出血原因并指导治疗。很多中心已具备床旁监测APTT、PT及INR仪器，尤其在欧洲。

回收血液减少了所需输血量但并不能补充凝血因子，因此平衡输注凝血制品非常重要。浓缩凝血制品容积小,且针对性地纠正特异凝血的成分缺乏。重组Ⅶa因子是一种强力的凝血因子,有可能导致血栓形成,却可能是纠正致命性出血的最后方法。一项包含28例患者的研究发现,在小儿OLT术中使用重组Ⅶa因子没有增加肝动脉血栓的形成( Kalicinski等,2005 )。

### 4. 小儿OLT使用抗纤溶药物的优缺点有哪些? 适应证是什么?

抗纤溶酶药物从多种途径阻止纤溶酶和纤维蛋白结合以及纤溶酶原向纤溶酶的转化。抑肽酶,ε-氨基己酸和氨甲环酸皆已被用于成人OLT。抑肽酶被认为与肾脏和其他器官衰竭有关,已经在2007年退出市场。除了由血栓弹力图提示纤溶亢进以及对替代凝血因子治疗缺乏反应以外,没有绝对指征在肝移植中使用抗纤溶药物。因为有形成肝动脉血栓的风险,限制了抗纤溶药物在小儿肝移植的使用。

## 总 结

1. 肝移植出血的影响因素包括患者既往史(已存在的凝血障碍,短肠综合征,脆弱的组织和组织粘连),目前疾病(门脉高压及其引起的血小板减少,亚临床的败血症)和劈离式供肝的使用。

2. 电解质异常、低钙和低镁血症通常会引起凝血障碍。

3. 低中心静脉压有助于减少术中出血。

4. 为避免肝动脉血栓形成,新肝期需要达到的目标为PTT大于60秒, PT 18~20秒, INR大于1.5,纤维蛋白原水平100mg/dl,红细胞10~12g/dl,血小板计数50000~100000/ml。

（左云霞 杜 彬 吕小兰 译）

## 注释参考文献

- Massicote L, Lenis S. Effect of low central venous pressure and phlebotomy on blood products transfusion requirements during liver transplantation. *Liver Transpl* 2005; 12: 117–123.

  Reduced transfusion of red blood cells and coagulation factors occurred when the central venous pressure was kept below control levels. It demonstrated a viable alternative to decrease blood loss during liver transplantation.

- Molenaar IQ, Warnaar N, Groen H, Porte RJ. Efficacy and safety of antifibrinolytic drugs in liver transplantation: a systematic review and meta-analysis. *Am J Transplant* 2007; 7: 185–194.

  Studies comparing ε-aminocaproic acid, tranexamic acid, and aprotinin were included. The authors analyzed intraoperative blood loss, blood product transfusion, the perioperative incidence of hepatic artery thrombosis, venous thromboembolic events, and mortality with antifibrinolytics. No increased risk for hepatic artery thrombosis, venothrombotic events, or perioperative mortality was observed. Aprotinin has been withdrawn and is no longer available.

- Ozier Y, Le Cam B. Intraoperative blood loss in pediatric liver transplantation: Analysis of preoperative risk factors. *Anesth Analg* 1995; 81: 1142–1147.

  This analysis of 14 preoperative risk factors studied in 95 patients undergoing OLT demonstrated that reduced-size liver graft and increased portal pressure were found to be significant risk factors for blood loss. ε-Aminocaproic acid decreased blood loss in patients at high risk.

# 延伸阅读

Holcomb JB, Wade CE, Michalek JE, Chisholm GB, Zarzabal LA et al. Increased plasma and platelet to red blood cells ratios improves outcome in 466 massively transfused civilian patients. *Ann Surg* 2008; 65: 261–71.

Kalicinski P, Markiewicz M, Kaminski A, Przemyslaw HI, Drewniak T, Symczak M, Nachulewicz P, Jezierska E. Single pretransplant bolus of recombinant activated factor VII ameliorates influence of risk factors for blood loss during orthotopic liver transplantation. *Pediatr Transplantation* 2005; 9: 299–304.

Kashuk JL, Moore EE, Johnson JL et al. Post-injury life threatening coagulopathy: Is 1:1 fresh frozen plasma: red blood cells the answer? *J Trauma* 2008; 65: 261–71.

McDiarmid SV. Current status of liver transplantation in children. *Pediatr Clin North Am* 2003; 50: 1335–1374.

Shouten E, Van de Pol A, Shouten AN, Bollen, CW. The effect of aprotinin, tranexamic acid, and aminocaproic acid on blood loss and use of blood products in major pediatric surgery: A meta-analysis. *Pediatr Crit Care Med* 2009; 10: 182–190.

Urwyler N, Staub LP, Beran D, Deplazes M, Lord SJ, Alberio L, Theiler L. Is perioperative point-of-care prothrombin time testing accurate compared to the standard laboratory test? *Thromb Haemost* 2009; 102: 779–786.

Wagener G, Gubitosa G, Renz J. Vasopressin decreases portal vein pressure and flow in the native liver during liver transplantation. *Liver Transpl* 2008; 14: 1664–1670.

# 第二十八章 颅缝早闭修补

## Peter Howe

## 简 介

颅缝早闭是指婴儿一条或者多条纤维性颅缝过早融合。这将导致颅骨空间过小,大脑生长受限以及颅内压增高。多数患儿在婴儿时期就接受了颅骨成形术。在此阶段,头颅的比例相对身体其他部位更大。根据手术方式,出血量常常很大并超过小儿估计(EBV)血容量。处理这种失血非常具有挑战性,需要特别关注液体及血制品的管理。部分患儿同时患有颅面骨综合征,存在气道梗阻和困难插管的问题。

---

**学习目标**

1. 输血阈值的决定及调整。

2. 了解大量输血的风险,特别是婴幼儿。

3. 理解、识别并治疗空气栓塞(VAE)。

---

## 病例报告

一位7月龄其他方面都很健康的患儿因患有矢状缝早闭准备行颅顶重建手术,体重7.1kg。术前血红蛋白(Hb)10g/dl(100g/L),Hct 30%。其估计血容量为70ml/kg,即500ml。麻醉后建立两条大的外周静脉通道。监测包括桡动脉穿刺测压、股静脉置管(CVC),尿管,以及直肠温度监测。患儿被小心地置于俯卧位,所有监测部位都被仔细垫好,气管内导管也固定妥当,并进行保温。

该患儿允许失血至Hb最低7g/dl(70g/L)(Hct 21%),总量为500ml的3/10,即150ml。计划输入3倍于允许出血量体积的Hartmann's乳酸钠液,之后再使用红细胞与胶体混合液。

手术刚开始时出血很少,但随着颅骨切开逐渐增加。当450ml晶体输入后,Hb降至8g/dl(80g/L)(Hct 24%)。之后以1:1输入浓缩红细胞与白蛋白。移掉骨瓣后出血进一步增加。一旦出血量达到500ml时,将对Hb、血小板和凝血功能进行检测。之后再以1:1输入浓缩红细胞与新鲜冰冻血浆。

突然,呼末二氧化碳从37mmHg降至15mmHg,平均动脉压从45mmHg降至30mmHg,考虑有静脉空气栓塞发生。立即停止使用七氟烷,将吸入氧浓度($FiO_2$)调至1.0。注射液体,手术床被调整为头低位,外科医师在术野灌入生理盐水。

随着患者逐渐稳定,外科医师移掉最后一块骨瓣,并且控制了出血。患者之后被置于轻度屈氏(头低脚高)位,手术很顺利地完成。

# 讨　论

## 1. 对一个其他方面都健康的患儿进行颅骨重建手术的最低可接受Hct/Hb水平是多少?

目前仅有很少的临床证据来指导对健康婴儿发生急性、大出血进行输液治疗。大多数指南都是基于成人及危重症患者生理变化及临床研究。至关重要的就是保证重要器官的充分氧合。身体能利用的氧量被称为氧供。氧供由红细胞浓度、心输出量和动脉氧饱和度决定。Hb降低时,要维持组织的氧供就必须提高心输出量。当心输出量代偿至最大值后，Hb进一步下降，氧供就不能满足组织需求而发生组织低氧。如果允许Hb低于正常值，就必须保证有足够的心输出量及氧饱和度。

在进行等容血液稀释时，健康成人在休息时可以耐受Hb仅5g/dl（50g/L），没有发现有氧供不足。但是心肌氧供已达到警戒线，随着机体活动程度或者心跳的加速，会出现氧供不足。（Weiskopf等，1998）。一项研究将进行先天性脊柱侧弯矫正术的健康患儿进行术前血液稀释，使Hb降至7g/dl（70g/L）。通过动脉及肺动脉导管监测容量，并在麻醉中使FiO$_2$持续维持于1.0，术中除非混合静脉血氧饱和度降至60%以下，否则直到手术结束都不回输术前收集的血液。其中只有一例患儿在Hb降至2.2g/dl（22g/L）时发生了短暂的ST段压低（Fontana等，1995）。这项小实验表明如果对循环容量和氧合进行严密监测，健康的小儿是可以忍受低水平Hb的，并不会发生明显的损害。

在危重患者，贫血的很多代偿机制都被破坏。尽管如此，有数据显示对成人和小儿患者进行开放输血（目标Hb100~120g/L）并不比限制输血（目标Hb70~90g/L）预后更好。但是对于重症监护室为重症患者的输血策略并不能直接应用到手术室急性失血的患者。

一项针对输液阈值的循证回顾分析表明"对大多数患者，除非Hb低于70g/L，否则没有输血的必要性"（Hill等，2000）。这项输血阈值已被广泛采纳于头面手术。然而，为了避免"耽误"或快速补液，对于预测将会出血或者很可能会突发出血的手术可以适当提高输血阈值。

## 2. 其他方面健康的患儿在行颅骨重建术时有哪些出血的风险？

输液并发症的常见原因是由于临床错误引起的输错血。出血无法控制时的焦虑与慌乱更有可能引发错误的发生。如果可以的话,在大出血发生之前就进行血制品的核对。随着储存时间延长血制品中的钾离子也逐渐升高,在陈旧的血制品中甚至高达18mEq/L。输一个单位的陈血不太可能引起成人高钾血症,但对婴儿而言,一个单位血液却可能占了其一半的血容量,快速输血可能促使心律失常发生。如果没有新鲜血液,则可以将陈旧血经血液回收洗涤降低钾离子浓度。

### 3. 经动脉监测的哪些信息提示需要进行补液?

平均动脉压(MAP)被认为是众多器官的灌注压。当MAP低于器官的自身调节压力下限(LLA)时,该器官区域血供与MAP成线性相关。成人大脑的LLA普遍被认为在MAP 60mmHg。虽然目前没有确切数据显示MAP可以低至什么水平而不引起神经功能损害,但是术中平均动脉压持续低于60mmHg通常认为是不好的,尽管小儿的大脑LLA还不清楚。小儿MAP基线低于成人,因此常认为小儿LLA也低于成人,但目前很少有证据支持该观点。

小儿低血容量的时候会发生MAP的降低,但最好是在MAP降低之前就识别到低容量。动脉压描记图有助于识别低血容量,出现随着呼吸周期变化的波形有提示作用。在正压通气的吸气阶段,心室前负荷降低,心搏量减少,导致脉压及收缩压降低。脉压的明显变化提示心输出量容易随着液体的输注而提高。正压通气中,随着呼吸周期收缩压峰值变化超过10mmHg,提示容量降低至少10%。

虽然波形图会因为患者之间的阻尼差别而不同,但同一个患者的趋势图却很有用。收缩向上斜线提示心肌收缩状态。舒张向下斜线反映的是心脏前向压力,循环压力的综合作用。舒张期衰减斜线提示流出阻力。在血管收缩时可以看到该斜线缓慢下降。在低容量时可以见到平缓或者微小切迹。主要的模式见表28.1。

表28.1　动脉波形

## 4. 叙述VAE的病理生理、诊断和初始治疗

当空气与静脉循环接触且大气压力大于静脉压的时候会发生静脉空气栓塞。在颅骨重建术中,空气可以经开放的硬膜静脉窦和暴露的多孔骨质进入循环。空气栓塞具有潜在的致命性,可以形成右室流出道和肺动脉树阻塞,使血小板聚集,产生炎症和肺水肿。当右心阻塞后,左室充盈减少,继而心血管系统虚脱。同时,空气还可以通过心内通道,造成体循环动脉的阻塞,造成局部的缺血。

在麻醉后的患者,VAE的体征包括中心静脉压升高,心动

过速,低血压,通气-血流比失调,表现为呼末二氧化碳及动脉氧饱和度下降。肺动脉压可能升高也可能降低,与梗阻部位相关。支气管收缩可导致气道压升高。当右心对抗肺动脉内空气时,会产生磨轮样杂音,一种响亮的拍击样杂音,最佳听诊位置在胸骨左缘。这些体征很难与突发大量失血造成的右室压力降低区别,尤其在没有检测中心静脉压时。小儿颅骨重建术中,VAE与大出血都可能发生,特别是在颅骨骨瓣打开时。二者也有可能同时发生。

当考虑有VAE发生时,首要措施是更改体位,阻止更多的空气进入并且在术野覆以充足的液体。屈氏倾斜体位及置患者于左侧卧位都可以将气栓自右室流出道转出。给患者吸入100%氧气,并以补液、血管加压药物及胸外心脏按压支持循环。胸外心脏按压被证实可以提高动物的生存率,可能是因为按压将心内的气栓打碎。纯氧有助于将小气泡中的氮气再吸收。自中心静脉导管抽吸空气在动物中的成功率高于人类,作为最后使用的方法。大量补液也很重要,因为VAE常常与大出血同时发生,并且很难同大出血相鉴别。

## 总 结

1. 对血流动力学稳定、氧合充分的患儿将输血阈值定于70g/L是很恰当的。

2. 提前核对血制品。如果没有新鲜血液,考虑输注前用血液回收进行清洗。

3. 大出血可能突然发生,并与VAE难以区别。二者的起始治疗措施相近。

4. 危险部位的操作是诊断VAE的关键(硬膜静脉窦或疏松骨质暴露于空气),EtCO$_2$、氧饱和度和(或)血压骤然下降,中心静脉压和气道压可能升高。

5. 处理VAE的紧急措施有: 通知外科医师, 将术野覆以生理盐水, 将患者头降低。呼叫救援。吸入100%纯氧, 补液, 血管加压药和心脏按摩。建议将患者体位调整为左侧卧位。

(左云霞 杜 彬 吕小兰 译)

# 注释参考文献

- Barcelona SL, Thompson AA, Cote CJ. Intra-operative pediatric blood transfusion therapy: a review of common issues. Part I: hematologic and physiologic differences from adults. *Pediatr Anesth* 2005; 15(9): 716–726.
- Barcelona SL, Thompson AA, Cote CJ. Intra-operative pediatric blood transfusion therapy: a review of common issues. Part II: transfusion therapy, special considerations, and reduction of allogenic blood transfusions. *Pediatr Anesth* 2005; 15(10): 814–830.

  A succinct but thorough guide to understanding the complications of blood transfusion (Part I) and the management of massive transfusion in the operating room (Part II).
- Reiles E, Van der Linden P. Transfusion trigger in critically ill patients: has the puzzle been completed? *Critical Care* 2007, 11: 142.

  A helpful summary of studies that have compared restrictive and liberal transfusion strategies in critically ill adults and children.
- Weiskopf RB, Viele MK, Feiner J, et al. Human cardiovascular and metabolic response to acute, severe isovolemic anemia. *JAMA* 1998; 279(3): 217–221.

  A remarkable paper that explores the effects of acute hemodilution on conscious healthy adults at rest.

# 延伸阅读

Fontana JL, Welborn L, Mongan PD, Sturm P, Martin G, Bünger R. Oxygen consumption and cardiovascular function in children during profound intra-operative normovolemic hemodilution. *Anesth Analg* 1995; 80(2): 219-225.

Hill SR, Carless PA, Henry DA, Carson JL, Hebert PC, McClelland DB, and Henderson KM. Transfusion thresholds and other strategies for guiding allogeneic red blood cell transfusion. *Cochrane Database System Rev* 2000; Issue 1. Art. No.: CD002042. DOI: 10.1002/14651858.

Orebaugh SL. Venous air embolism: Clinical and experimental considerations. *Crit Care Med* 1992; 20(8): 1169-1177.

van Woerkens, ECSM, Trouwborst A, van Lanschot JJB. Profound hemodilution: What is the critical level of hemodilution at which oxygen delivery-dependent oxygen consumption starts in an anesthetized human? *Anesth Analg* 1992; 75: 818-821.

Vavilala MS, Lee LA, Lam AM. The lower limit of cerebral autoregulation in children during sevoflurane anesthesia. *J Neurosurg Anesth* 2003; 15(4): 307-312.

# 第二十九章　肾　移　植

## Ian Smith

## 简　介

　　肾移植是治疗小儿终末期肾衰竭所推荐的一种治疗方法。成功的肾移植可以促进小儿智力与行为发育,提高生活质量,10年生存率高达83%(Kim等,1991)。通过理解病理生理机制,并将这些知识用于指导管理围术期输液的管理,纠正电解质异常、贫血,血压控制,以及合并症的处理。各种免疫抑制剂的作用以及使用带来的系列结果也很重要。同时,还需要儿科医师、外科医师与麻醉医师之间密切交流。

---

**学习目标**

1. 重视术前评估要点。
2. 理解麻醉中的各项监测方法。
3. 回顾术中血流动力学不稳定的处理原则,建立处理围术期电解质异常的策略。
4. 思考如何优化术后镇痛。

---

## 病例报告

　　一个6岁男性患儿,患有反流性肾病导致的终末期慢性肾衰竭(CRF),被安排行活体肾移植。这是他第一次接受移植手术。在术前一天通过留置的锁骨下中心静脉导管进行了透析。术前患儿已行血液透析了一年。长期服用厄贝沙坦（血管紧张素抑制剂）、口服的维生素D和钙剂，间断使用促红素。患儿体形单薄、苍白，透析后体重仅为20.4kg，心率92次/分，血压132/82mmHg，$SPO_2$96%。心肺检查未见异常，也没有发热。血常规示Hb 8g/dl（白细胞及血小板计数正常），$Na^+$ 140mEq/L，$K^+$ 4.8mEq/L，$Ca^{2+}$ 2.6mEq/L，$Mg_4^+$ 0.89mEq/L，尿素29.1mg/dl（10.4mmol/L），肌酐6.48mg/dl（573μmol/L），白蛋白3.7g/dl（37g/L）。胸片和心电图正常。超声心动图显示左室轻度增大，双心室收缩功能正常，未见心包积液。术前交叉配型备了两个单位血。术前一天经留置导管输入了抗T细胞抗体。并在术晨服用其降压药物。

麻醉诱导使用丙泊酚和阿曲库铵，七氟烷维持，空气氧气混合吸入。透析管的肝素帽被取下，接上了测压管路，全程无菌操作。测得中心静脉压4mmHg。同时放置尿管。在右下象限切皮之前，给予5μg/kg芬太尼和抗生素。在移植肾血运重建之前给予静脉水化（10ml/kg生理盐水加10ml/kg 4%白蛋白），将CVP提高至13mmHg。静脉血气分析提示血红蛋白的浓度降到6.2g/dl（62g/L），将辐照浓缩红细胞（10ml/kg）加温输入，CVP进一步升至15mmHg，Hb升高至88g/L，血钾5.2mmol/L。整个手术过程心电图并没有出现变化提示高钾。静脉吻合开放后给予10mg/kg甲强龙。移植肾的再灌注后，检查供肾输尿管有没有尿液产生（在将输尿管连接至膀胱之前）。这个阶段的血压控制目标为成人范围的"下限"。拔管之后，以吗啡泵[10~40μg/（kg·h）]进行术后早期镇痛，并口服对乙酰氨基酚（扑热息痛）加强镇痛。术后两天内都要持续监测心电图、血氧含量和小时尿量。血液透析管仍然留置6周，以防移植肾衰竭。

# 讨　论

## 1. 术前评估要考虑哪些重要病理变化？

若排除活动性感染（移植禁忌证），术前评估要点集中于心肺合并症，容量情况和实验室检查结果。心脏事件是造成50%透析患儿死亡的原因（McDonald和Craig，2004），也是15%接受体患儿的死亡原因（NAPRTCS，2008）。高血压性心肌病可能存在，表现为运动耐量下降。术前必须行超声心动图，检查有没有左室肥厚与扩张及心室收缩舒张功能障碍，排除有无尿毒症性心包积液。冠状动脉钙化在小儿并不常见。推荐术前持续服用降压药，可以预防血压反弹。然而，术中有可能发生低血压，尤其使用了血管紧张素转化酶抑制剂和血管紧张素受体拮抗剂后（Smith和Jackson，2010）。

目前容量状况的评估可以根据患儿的体重来进行。透析后可能存在低容量。常伴随有轻度贫血但能良好耐受。多有严重的氮质血症，BUN高于80mg/dl，而且可能伴有心包积液与胸膜腔积液。血小板功能障碍可能存在，影响是否放置硬膜外导管的决定。常见的电解质异常包括高钠、高钾、低钙和高镁血症。严重的高钾血症在术前应经过透析治疗。

导致肾衰竭的原因也会影响评估与围术期处理。例如，高安氏血管炎可能影响冠状动脉循环，系统性红斑狼疮（SLE）会产生各种各样的临床表现，治疗肾小球肾炎使用的大剂量激素需要在围术期补充皮质激素。

## 2. 术中如何监测更合理？

围术期严密监测为优化移植肾脏灌注提供数据资料。常规术中监测项目应该包括五导联心电图，$SPO_2$，$EtCO_2$和中心体温,自动无创血压监测也是常规。将血压袖带置于上肢是较推崇的做法,特别是在大血管会被夹闭的手术。一般患儿于12岁前是不会手术安置动静脉瘘管的。一旦安置了,则应该将该侧上肢小心包裹,并标记"不得用于抽血以及测血压"。当患儿合并心功能不全,进行同种异体肾移植手术,将供肾血管与大血管进行吻合,有创血压监测十分必要(例如严重高血压性心肌病)。要注意避免损伤肘部血管,以免以后影响到动静脉瘘管的使用。可以经留置的透析管测量中心静脉压(CVP),也可以重新安置颈内静脉或锁骨下静脉导管。常选择多腔的导管,因为外周静脉置管常常很困难。操作时要特别注意无菌操作,因为患儿使用了免疫抑制剂。当合并严重心脏疾病时,建议使用术中经胸或经食管心脏超声。

### 3. 肾移植的手术步骤有哪些?

请看表29.1。手术的操作受很多方面影响。例如,受体、供体肾脏大小和受体血管尺寸将决定器官植入的部位。切口常选择右下腹。但是当小体型患儿接受过大的活体供肾时,甚至可能放不进腹膜外。这时可选择正中切口,将肾脏移植到脊椎旁沟。根据导致肾衰竭的致病原因,衰竭的肾脏可能也需要切除(例如肾病综合征,严重高血压和多囊肾)。

### 4. 如何处理术中高血压?

根据CVP,用不含钾离子的等张液(如生理盐水)进行扩容比较恰当。目标是在肾动静脉开放之前给予患者"充足的容量"。需注意静脉输液可导致稀释性贫血。对于一定的心输出量,这时会因为血液黏滞度降低出现继发性血压下降。当血红蛋白低于7g/dl(70g/L),就应该考虑输血了。在输血前将库血经血液回收清洗降低钾离子浓度非常有益。若没有此设备,则应该尽量输新鲜血,理想的期限是少于7天。心率与节律的变化应着重强调心脏本身的问题。然而,电解质异常经常存在,及时监测非常重要。术中经胸及经食管超声可以快速无创评估心脏充盈与心脏功能。其他造成低血压的原因也需要考虑到,例如心脏压塞(心包积液引起)和过敏。在这类型手术中,后者常常由肌肉松弛剂、抗生素和免疫抑制剂巴利昔单抗(单克隆抗IL-2Rα受体抗体)引起。在移植肾脏血管吻合后,有时需要使用正性肌力药物维持收缩压在目标范围内。

表29.1

| 手术步骤 | 时间进程 | 小儿肾移植术中优化措施 |
|---|---|---|
| 手术过程 | 持续时间 | 建议 |
| 诱导 | 40min | 避免长效肌松剂(如泮库溴铵) |
| 切皮/分离血管 | 2h | 围术期使用抗生素及免疫抑制剂 |
| 阻断血管 | 本栏目不适用 | 肝素(根据外科要求) |
| 血管吻合 | 30min | 静脉补液提高CVP至12~15mmHg |
| 开放动静脉 | 本栏目不适用 | 维持血管内容量<br>按方案给予甘露醇/呋塞米 |
| 输尿管膀胱吻合 | 30min | 术野观察移植肾脏小便生成情况 |
| 关腹 | 30min | 维持血管内容量<br>监测尿量<br>用平衡盐水补充尿量(1:1) |
| 拔管 | 15min | 保证足够的灌注压(低于正常成人)<br>及肌肉松弛剂作用已完全逆转<br>保持患儿温暖 |

### 5. 术中高血压的处理措施有哪些?

首先需要回答的问题是"患者平时的血压是多少?"。即使血压高于该年龄没有肾功能障碍的人群应有血压,也是可以接受的。当麻醉与镇痛深度足够时,就需要使用其他药物来处理。在没有监测动脉血压时输注硝普钠非常危险,但其优点是作用时间短暂。酚妥拉明起效稍慢,但半衰期较短,是个不错的替代选择。心率快时可以使用可乐定和β受体阻滞剂。理想的情况是有一种超速效的降压药这样在移植肾再灌注之后不会出现难治性高血压。吻合后目标血压应该高于小孩平时的血压。

### 6. 怎样处理术中高钾血症?

当出现T波高尖、QRS波增宽的典型心电图改变和心动过缓时应考虑有高钾血症存在。也可能同时出现低血压。有症状的高钾血症可能由输血引起。需警惕部分肾移植患者没有安置透析管、动静脉瘘管、腹膜透析管,也就不会进行术前昂贵的透析。首先开始的治疗应根据临床症状及考虑的严重程度来进行。例如,当怀疑有高钾血症引起的心血管抑制时,需要评估进行复苏的必要性,并按照小儿复苏指南实行,在等待血钾结果之前,给予钙剂(心肌保护)并使用降钾措施。治疗措施见表29.2。

**表29.2 术中高钾血症的处理方法**

—提高分钟通气量以降低$PaCO_2$(人为引发呼吸性碱中毒),促进$K^+$细胞内移

—静脉给予$Ca^{2+}$(0.1mmol/kg静脉注射)以保护心肌,避免高钾引起的心律失常建议经中心静脉给入

—静脉$NaHCO_3$:总量(mEq/L)=碱剩余(mEq/L)体重(kg)/6

—静脉胰岛素(0.1U/kg)加上2ml/kg 50%葡萄糖,促进$K^+$细胞内流

—低剂量肾上腺素泵入[0.02μg/(kg·min)]促进$\beta_2$受体介导$K^+$内流

—经鼻饲管给入聚苯乙烯磺酸钙以吸收$K^+$:剂量=0.6g/kg

—术中血液滤过或透析。这需要时间准备设备并需要相关技术帮助

—若出现严重心血管不稳定和难治性高钾血症,建议使用体外膜肺氧合(ECMO)

### 7. 术后哪些患者需要带管?

大部分患者术后都能拔管,但有一部分需要术后呼吸支持一段时间。体重小于12kg的小患儿通常需要术后呼吸支持,因为移植成人肾脏进入腹部可能会降低肺顺应性。有严重心脏合并症的患儿进行术后呼吸支持也是有益的,因为心功能受限可能导致肺水肿,辅助通气可以改善灌注压。

### 8. 术后镇痛的选择有哪些?

术后镇痛除了全身性镇痛还可辅以局部镇痛(伤口局部麻醉药浸润、硬膜外置管和切口置管)。静脉输注芬太尼或吗啡比较恰当。虽然吗啡在肾衰竭患者不会蓄积,但其活性代谢产物,吗啡-6-葡萄糖苷酸和有神经兴奋性的吗啡-3-葡萄糖苷酸会蓄积。高水平的吗啡-6-葡萄糖苷酸会导致持续镇静和呼吸抑制。部分医师在肾功能恢复正常前不会使用吗啡及氢吗啡酮(其活性吗啡代谢产物也会蓄积)。氯胺酮也是有效的,可以减少阿片类药物使用剂量。

硬膜外置管不是绝对禁忌。但部分麻醉医师担心CRF患者多会出现轻度凝血障碍。可以在硬膜外置管持续泵入低浓度局麻药,也可以选择在镇痛液中加入阿片类药物。

杜冷丁(哌替啶)不能使用,其代谢为去甲哌替啶后清除减慢,会导致呕吐。非甾体类抗炎药也禁用,其抑制了前列腺素活性,有可能降低肾小球灌注压。

对乙酰氨基酚与曲马多都是辅助镇痛药。建议在移植肾功能恢复满意后再使用曲马多。当患儿可以经口服药后可以服用阿片类药物,例如羟考酮。可以联合专业疼痛治疗科室协助管理小儿术后镇痛。

# 总 结

1. 术前评估应着重于心肺合并症、容量状况和电解质平衡。

2. 详细规划监测方法及有创、无创监测手段的类型。

3. 保证供体器官良好灌注。要考虑到患者平时的血压,根据CVP指导输液。记住哪些因素会导致血流动力学不稳定。

4. 高度警惕电解质异常的发生。

5. 多模式镇痛。根据个体需求、肾功能以及切口方式来选择术后镇痛药物和方式。

（左云霞　杜　彬　吕小兰　译）

## 注释参考文献

• Coupe N, O'Brien M, Gibson P, de Lima J. Anesthesia for pediatric renaltransplantation with and without epidural analgesia—a review of 7 years experience. *Pediatr Anesth* 2005; 15(3): 220-228.

An excellent article comparing and contrasting the experience of an Australian tertiary pediatric center, with particular reference to perioperative epidural anesthesia and hemodynamic stability.

• Della Rocca G, Costa MG, Bruno K, Coccia C, Pomei L, Di Marco P, Pretagostini R, Colonello M, Rossi M, Pietroaoli P, Cortesini R. Pediatric renal transplantation: anesthesia and perioperative complications. *Pediatr Surg Int* 2001; 17(2-3):175-179.

An in-depth article looking at the outcome of 75 pediatric patients receiving a renal transplant in a European center. The sample size allows for an idea of the magnitude of the perioperative complications that occur in this group of patients.

- **Lucile Salter Packard Children's Hospital. 2001.** *Guidelines for Anesthesia for Pediatric Renal Transplantation.* **Accessed Feb. 4, 2011, from** http://pedsanesthesia.stanford.edu/down loads/guideline-renal.pdf

Concise and relevant, this excellent short article addresses all the major issues involved with anesthesia for pediatric renal transplantation.

## 延伸阅读

Goodman WG, Goldin J, Kuizon BD, et al. Coronary-artery calcification in young adults with end-stage renal disease who are undergoing dialysis. *N Engl J Med* 2000; 342: 1478–1483.

Kim MS, Jabs K, Harmon WE. Long-term patient survival in a pediatric renal transplantation program. *Transplantation* 1991; 51(2): 413–416.

McDonald SP, Craig JC. Long-term survival of children with end-stage renal disease. *N Engl J Med* 2004; 350:2654–2662.

*NAPRTCS Annual Report 2008.* Accessed Nov. 10, 2010. http://www.naprtcs.org.

Royal Children's Hospital, Melbourne. 2010. *Acute Pain Management.* Accessed Feb. 4, 2011. http://www.rch.org.au/anaes/pain/index.cfm? doc_id=2384#1.

Shann F, ed. *Drug Doses,* 15th ed. Melbourne: The Royal Children's Hospital Publications, 2010.

Smith I, Jackson I. Beta-blockers, calcium channel blockers, angiotensin converting enzyme inhibitors and angiotensin receptor blockers: should they be stopped or not before ambulatory anaesthesia? *Curr Opin Anaesthesiol* 2010; 23(6): 687–690.

# 第六部分

## 先天性心脏病的挑战

# 第三十章　先天性心脏病患儿行非心脏手术

## Michael Clifford

## 简　介

在美国,预计有超过100万名儿童患有先天性心脏病(以下简称先心病)。这些儿童中,一些曾接受过先心病解剖矫治手术,心功能基本接近正常,对非心脏手术麻醉管理无大影响。一些患儿接受过复杂的或多次外科手术,但仍残余明显的循环和心脏功能异常,以及一系列的合并症,对这部分患儿行非心脏手术时有诸多问题影响麻醉管理。当普通小儿麻醉医师接触拟行非心脏手术的先心病患儿时,应有针对性地对患儿实施术前心脏评估,并制订个体化的麻醉计划(包括麻醉技术、麻醉用药和监测手段)。尽管并非所有先心病患儿的心脏异常都如单心室畸形般复杂(见31章),但每例先心病患儿的麻醉对儿科麻醉医师而言均具挑战性。

---

**学习目标**

1. 了解患儿的先天性心脏畸形是否已手术矫治及术后的相关并发症。
2. 明确术前心血管评估涉及的关键问题。
3. 阐述对拟行非心脏手术的先心病患儿实施麻醉的关键原则。
4. 复习最新的心内膜炎预防措施及安置起搏器的患儿的处理建议。

---

## 病例报告

患儿,男性,11岁,体重40kg,患有21-三体综合征,因拟行"阑尾切除术"急诊收住入院。该患儿3个月龄时曾行"房室通道修复术",术后由于完全性心脏传导阻滞而植入永久性心脏起搏器。

3个月前的门诊病例提示:左侧房室瓣残余中量返流,左房增大,肺动脉压升高(估测约为体循环压力的1/3);起搏器功能良好,12导联心电图提示完全性心脏传导阻滞,心房率100次/分,心室率45次/分。

当前正服用赖诺普利(10mg,1次/天)、呋塞米(10mg,3次/天)和甲状腺素每天100μg。该患儿此前住院治疗期间十分焦虑,惧怕针头,还拒绝使用面罩通气。此外,他还对青霉素过敏。

患儿术前口服用柠檬水混合的咪达唑仑0.5mg/kg和氯胺酮5mg/kg,效果满意。24-G套管穿刺针建立外周静脉通路后行全麻诱导,过程平稳。用5.5号带气囊导管行气管插管,气道压20cmH$_2$O时无漏气,故未打气囊。随后,预防性地给予地塞米松0.6mg/kg以预防气管拔管后喉痉挛。切皮前30分钟给予克林霉素20mg/kg,心脏科技师重置起搏器设置,将其工作模式由DDDR改为DOO。

主刀外科医师认为患儿已被延误诊断,阑尾可能已穿孔,经讨论后决定放置动脉测压管和颈静脉导管。同时,在麻醉机上连接好一氧化氮(NO)气罐以备用。患儿的手术过程顺利。麻醉苏醒前将患儿的起搏器参数重置回术前值。患儿恢复自主呼吸后,给予新斯的明2.5mg和格隆溴铵400μg拮抗残余肌肉松弛作用,确认无上气道梗阻后拔除气管导管,患儿平稳复苏。

# 讨 论

## 1. 先心病患者麻醉时的注意事项有哪些?

麻醉科医师应了解患儿先心病术后残余心脏畸形的相关病理生理及可能引发的问题。简言之,就是明确"血液在循环系统中的走向如何"。了解畸形的解剖结构对预计麻醉产生的影响至关重要。此例患儿患有房室间隔缺损或房室间隔通道,这一心脏畸形常与21-三体综合征相关。原发房间隔缺损可与室间隔膜部融合。此外,共同房室瓣附属器还可能存在各种异常。患儿没有真正意义上的"二尖瓣和(或)三尖瓣",取而代之的是一个横跨于左、右室共同入口之上的椭圆形结构,其上下瓣叶横跨于心室共同入口的左右两侧。由于腱索附着部可骑跨于间隔肌部,故无法行双心室矫治。瓣膜残余反流的性质取决于原发病变和外科矫治情况,患儿术后可能需接受长期内科治疗或再次行手术矫治。

了解患儿的解剖结构后,应进一步明确"血流是否有动态或静态梗阻"以及"是否存在心脏节律异常"。心脏畸形矫正之前或之后的患儿,仍可能存在解剖狭窄或血流梗阻的情况(例如未行矫正的法洛四联症患者,具体请参见第32章)。此例患儿并不存在梗阻性病变。对于存在固定性梗阻病变的患儿,应避免体循环阻力骤降、心动过速、肺循环阻力骤增等情况。而对于动力性梗阻病变,应避免儿茶酚胺的爆发性释放和低血容量。

外科手术和心房扩张均可能导致心脏电信号传导异常。此病例中,关闭房间隔缺损影响了房室传导束及其左、右分支,由此引发的永久性房室传导阻滞使得患儿依赖于永久性心脏起搏器。

术前对患儿心脏功能的评估尤为重要。换言之,术前应了解心脏的泵功能,心功能低下患儿的麻醉风险增加,必须建立完善的有创性监测。所有先心病患儿术前都应有近期的超声心动图检查报告,从中可了解患儿的心室功能。然而,通过询问患儿与其他小伙伴玩耍的情况,获取的心功能信息可能比超声心动图报告更具预见性。

就本病例而言,术前还需重点了解此前房室间隔修复术的手术效果及并发症情况、房室瓣功能及起搏器的工作状态。医师可借助超声心动图评估患儿房室瓣返流的严重程度,但其主观性较强且有赖于检查者的技术水平,对上述要点的检查所见的解读也十分重要,左房和左室容量负荷、反流束特征和上游血流对肺静脉血流的影响均与患儿远期预后相关。

麻醉期间需重点关注肺高压。对任何先心病患儿实施麻醉时,都应先明确患儿是否合并肺高压。合并显著肺高压的先心病患儿常表现为三尖瓣返流。21-三体综合征患儿合并肺动脉高压的风险显著增加(请参见第62章)。先心病患儿的肺高压既可以是反应性的,也可以是相对固定的(请详见第35章)。肺血管高反应性患者突发血流动力学恶化的风险极高。尽管估测的肺动脉压力偏高,但此例患儿不太可能出现显著的肺高压及肺血管反应。此外,需备好一氧化氮以应对不明原因的循环崩溃。

表30.1就上述的几个关键问题进行了总结。

表30.1　术前制订麻醉计划时需回答的关键问题

| |
|---|
| 解剖结构-血液流向如何? |
| 是否存在梗阻? 如果存在梗阻,是固定性还是动态性? |
| 是否有发生心律失常的风险? |
| 是否存在肺高压? 如果存在肺高压,是固定性还是反应性的? |
| 心室功能如何? |
| 是否存在其他合并症? |

## 2. 装有心脏起搏器患儿麻醉时应注意什么?

起搏器的工作状态应该定期评估。麻醉科医师尤其应了解起搏器的感知阈值、起搏阈值、电池情况。应明确患儿自主的心脏节律(即对起搏器的依赖程度)。一旦有疑问,应请心内科医师会诊。应尽量减少术中电刀对起搏器的干扰,针对此病例的处理是将患儿起搏器调至DOO或VOO模式。此外,建议外科医师改用双极电刀(而非单极电刀),如果使用单极电刀,应减少每次使用的时长及能量,并尽可能将复极板的放置位置远离心脏。不再推荐对患儿进行术前磁控起搏器的参数调整。最后,麻醉诱导前应放置前后位经皮除颤电极片,且应连接处于监测工作模式的具有起搏功能的除颤器。提前确定并标记出合适的除颤、起搏参数以备万一。

## 3. 此例患儿应用抗生素的意义何在?

围术期抗生素的使用一直存在争议,近期有关抗生素在预防心内膜炎和伤口感染中的作用已经明确。本病例中,由于阑尾一旦穿孔可能导致腹腔感染,增加围术期感染并发症的风险,故外科医师要求术中使用抗生素。近期美国心脏学会发布的指南(内容大体与英国和澳大利亚的指南类似)已明确,青霉素过敏患儿围术期使用克林霉素20mg/kg( Wilson等,2007 )。麻醉科医师应及时跟进最新的预防先心病患儿围术期细菌性心内膜炎的相关指南。

# 总　结

1. 了解循环系统的解剖和患儿的功能状况至关重要。
2. 全面复习患儿的原发心脏畸形、此前手术的术式及近期的检查结果,评估手术后的残余心脏畸形及手术并发症,并据此制订个体化的麻醉方案。必要时应联系患儿的心脏科医师以获取更多信息。

3. 积极建立有创监测，提前准备正性肌力药、血管扩张药、血管加压药，以便随时取用。

（晏馥霞　姚允泰　译）

## 注释参考文献

- Andropoulos DB, Stayer SA, Russell IA, Mossad EB, eds. *Anesthesia for Congenital Heart Disease*, 2nd ed. Chichester, West Sussex: Wiley-Blackwell, 2010.

  Brilliant update of a terrific textbook for anyone anesthetizing children with CHD. Highly recommended for pediatric cardiac anesthesiologists and fellows alike.

- Sümpelmann R, Osthaus WA. The pediatric cardiac patient presenting for noncardiac surgery. *Curr Opin Anaesthesiol* 2007; 20: 216–220.

  Wonderful review of each phase of the anesthetic for a child with CHD.

- White MC. Approach to managing children with heart disease for noncardiac surgery. *Pediatr Anesth* 2011; 21(5): 522–529.

  Timely, no-nonsense review of assessment and anesthetic techniques available, with frank discussion of the limitations of the evidence base. Emphasis on preoperative and operative phases and well worth a read.

## 延伸阅读

Jonas R. Complete atrioventricular canal. In RA Jonas. *Comprehensive Surgical Management of Congenital Heart Disease*. London: Hodder-Arnold, 2004.

Lai WW, Mertens LL, Cohen MS, Geva T, eds. *Echocardiography in Pediatric and Congenital Heart Disease—From Fetus to Adult*. Chichester, West Sussex: Wiley-Blackwell, 2009.

Miller-Hance WC. Anesthesia for noncardiac surgery in children with congenital heart disease. In CJ Cote, J Lerman, ID Todres, eds. *A Practice of Anesthesia for Infants and Children*, 4th ed. Philadelphia: Saunders Elsevier, 2009.

Monagle P, Chalmers E, Chan A, DeVeber G, Kirkham F, Massicotte P, Michelson AD. Antithrombotic therapy in neonates and children: American College of Chest Physicians evidence-based clinical practice guidelines (8th ed). *Chest* 2008; 133(6 suppl): 887s–968s.

Practice advisory for the perioperative management of patients with cardiac rhythm management devices: pacemakers and implantable cardioverter-defibrillators: a report by the American Society of Anesthesiologists Task Force on Perioperative Management of Patients with Cardiac Rhythm Management Devices. *Anesthesiology* 2005; 103: 186–198.

Wilson W, Taubert KA, Gewitz M et al. Prevention of infective endocarditis: guidelines from the American Heart Association Rheumatic Fever, Endocarditis, and Kawasaki Disease Committee, Council Cardiovascular Disease in the Young, and the Council on Cardiovascular Surgery and Anesthesia, and Quality of Care and Outcomes Research Interdisciplinary Working Group. *Circulation* 2007; 116(15): 1736–1754.

# 第三十一章　单心室生理

## Ian McKenzie

## 简　介

    仅有一个功能性单心室的先天性心脏畸形是一组畸形的综合体。这些畸形包括单心室明显的发育不良(通常伴有心室流入道的发育不良或闭锁,如左心发育不良综合征)或外科手术不可能将血流分隔分别流入左、右心室(如左室双入口)。这类疾病最常用的姑息手术途径是肺动脉腔静脉连接术,该手术使体循环血流直接流入肺动脉。该血流为体循环静脉压依赖性。单心室泵出体循环动脉血流。部分长时间生存的该类患者常并发与心血管无关的外科急诊。单心室和腔静脉肺动脉连接术患者麻醉安全包括评估其心血管功能储备和了解低血容量、麻醉、正压通气和手术操作本身对循环的影响。

---

**学习目标**

1. 了解循环依赖腔静脉肺动脉连接提供的肺血流状况。
2. 知道如何评估这类患者的心功能储备,辨别心功能储备不完善的危险因素。
3. 了解血管内容量状态的重要性,知道如何预防及尽可能降低麻醉及正压通气造成的不利影响。
4. 即使患者曾行Fontan手术的状态良好,当该患者并发急症行麻醉诱导及正压通气时,有可能出现循环衰竭。
5. 了解腹腔镜时二氧化碳气腹对Fontan术后患者循环的影响。

---

## 病例报告

患者,男,9岁,体重25kg,诊断为急性阑尾炎,拟行腹腔镜阑尾切除术。患儿觉不适3天、恶心及呕吐48小时,发热24小时。今日仅排尿1次。患儿出生时患左心发育不良综合征,曾行改良Fontan手术。该患儿正常上学且能参加学校的体育活动,只是其运动耐力在同龄孩子中位于百分数的低位。在进行正常体育活动时无气短且能够连续上两层楼。他在心血管病诊所的脉搏血氧饱和度显示为95%。其常用口服药为血管紧张素酶抑制剂和阿司匹林。外科行甲硝唑、阿莫西林和庆大霉素抗炎治疗。单次注射0.9%氯化钠20ml/kg后,持续静脉输注0.9%氯化钠及5%葡萄糖70ml/h,以补充容量。

体检时其体温为38.9℃,脉搏135次/分,血压80/40mmHg。末梢温暖。腹部呈现压痛及肌紧张。无发绀,呼吸空气时脉搏氧饱和度95%。颈静脉无怒张。无心脏杂音。

## 讨 论

### 1. 什么是"Fontan手术"

该患者出生时就患有左室发育不良综合征。该综合征包括二尖瓣和主动脉瓣发育不良及升主动脉及主动脉弓发育不良。这些发育不良使左心血难以泵出。他的首次手术(改良Norwood第一阶段手术)包括:

(1)采用近端肺动脉与发育不良的主动脉行端侧吻合(Damus连接),加用补片重建主动脉,解决心室至体循环血流流出不畅的问题。

(2)房间隔切开术,使左房血能够非限制地通过房间隔进入右房,同时使实际上单心室的右室能够行使心室向体循环的泵血功能。

(3)体循环动脉(无名动脉)与肺动脉间采用人工管道连接(改良Blalock-Taussig分流),以提供肺循环血流。

(4)结扎未闭合的动脉导管(术前该导管需输注前列腺素E1以保持其开放)。

该患者4个月时行第二次手术。取出改良Blalock-Taussig分流的人工血管,以便断开以前建立的体循环至肺动脉的血流;行上腔静脉与右肺动脉端侧吻合(双向Glenn,腔静脉肺动脉连接术),以便低压状态下为双肺提供血流(图31.1)。该手术需待患儿稍大才能进行,因为新生儿的肺动脉压高,不利

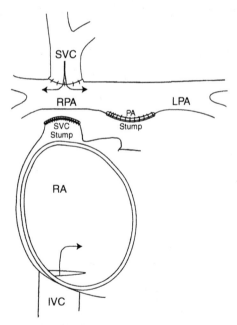

图31.1 腔静脉肺动脉连接:双向Glenn。RA:右心房;SVC:上腔静脉;IVC:下腔静脉;LPA:左肺动脉;RPA:右肺动脉;PA:肺动脉;ECC:心外管道(该图无ECC,译者注)。

于腔静脉回流,只有等患儿稍大,肺动脉压自然下降后才宜行手术。

该患儿4岁时行第三阶段手术——完全性腔静脉肺动脉吻合术(改良Fontan手术)。该手术采用心外管道以端侧吻合的方式将下腔静脉吻合到肺动脉。完全性腔静脉肺动脉吻合术,使体循环静脉血回流至肺,在肺内氧合后经心脏泵至体循环动脉,改善体循环动脉血的氧合状况(图31.2)。

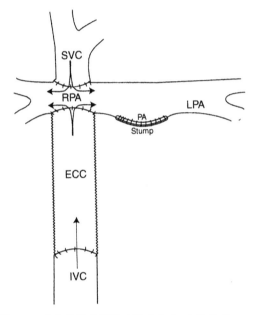

图31.2　完全性腔静脉肺动脉吻合术: 心外管道Fontan

该患儿连接的心外管道建立了管道与共同心房间4mm的侧侧吻合窗。对于一个肺循环阻力低的4岁患儿,较低的体循环静脉压可以驱使上腔静脉和下腔静脉的血流顺利流入肺动脉。当体循环血流入肺阻力增加时,部分未经氧合的静脉血流可通过外管道与心房间所开之窗直接进入体循环,该窗起安全保障作用。该窗降低了体循环动脉血氧饱和度,但它可维持心排量并防止体循环静脉压的恶性上升。相对于不用该窗产生的心排量降低及体循环静脉压大幅增加,该窗即使产生血压含量降低,患儿也能较好耐受,仍是利大于弊。

## 2. 如何恰当评估该患儿的心功能状态?

患儿近期运动耐受状况是Fontan手术后患儿整体心血管储备的最佳单个证据。和急性阑尾炎及腹膜炎相关的储备功能降低较难评估,但Fontan术后患者对低血容量的耐受性显著降低。不难发现低血容量及脱水的证据,包括液体输入量、尿量及其浓度、毛细血管再充盈时间、皮肤张力、脉率和血压。因心脏搏动产生的颈静脉脉搏波不易看见,因为上腔静脉连接的是肺动脉。Fontan循环的静脉压需相对较高,因为该静脉压不仅为心脏提供足够的前负荷,而且跨肺压差是体循环静脉血克服肺血管床阻力的驱动力量。

超声心动图可对心功能储备评估提供多方面的帮助。超声心动图显示的足够的心室充盈,表明急诊术前准备良好。随着时间推移,Fontan循环患儿因心室肥厚,可出现心室功能障碍,尤其是舒张期。对于该患儿来说,这种情况尚未出现,但是也应对其心功能储备的潜在丧失进行仔细评估。心肌功能差及房室瓣功能障碍,使本来就需比正常稍高的Fontan循环的体循环静脉压恶化,此时需较高的心房压才能维持足够的心输出量。

应仔细评估连接体循环和共同心房的心外管道窗的状况。随着时间推移,该窗可能会自闭。如果该窗仍然存在并提供"安全阀"的作用,患者对麻醉诱导及正压通气的耐受性显著降低。

如果有证据显示Fontan手术本身不理想,如运动耐力差、脉搏血氧饱和度低、静脉压高(如静脉膨胀、外周水肿、胸腹腔及心包积液）、蛋白丢失性胃肠病、或出现心肌功能降低及房室瓣功能障碍的征象,这种状况为高危。

### 3. 急性阑尾炎对该患儿循环的影响是什么?

Fontan循环患儿对低血容量的耐受性低。急性阑尾炎时多种机制导致严重低血容量。脓毒症会导致体循环血管扩张、组织对氧的利用降低、肺血管阻力增加和心肌功能障碍。Fontan循环患儿对上述所有因素耐受性均低。心室充盈差会产生心动过速,尤其当Fontan循环患儿出现舒张功能障碍、心室舒张减慢时。如果心室因肥厚而顺应性下降时,患者对心动过缓的耐受性下降。Fontan循环患儿存在上述并发症时,虽然发热导致的心动过速使心排量增加,却使心脏充盈每况愈下。

### 4. 该患者麻醉诱导的风险是什么?

该患者需行气管插管以避免胃内容物的误吸且为外科经腹手术提供良好的手术条件。急性阑尾炎患儿行腹腔镜阑尾切除术的麻醉管理注意事项也适用于该患儿。这包括充足的容量治疗、防止误吸、外科二氧化碳气腹的并发症(如静脉回流降低、膈肌运动失常影响通气和体循环二氧化碳吸收)的处理。

该Fontan循环患儿急诊的最大风险是麻醉诱导时可能出现急性循环衰竭。在麻醉诱导前,应当尽可能纠正因前述因素导致的心脏储备功能丧失,尤其是纠正低血容量。麻醉诱导药可通过扩血管、降低交感神经冲动发放等,进一步直接抑制心功能。对于并发急性疾病的Fontan循环患儿,通气方式转换为正压通气存在很高风险。自主通气产生间歇性胸腔内负压有助于静脉回流。采用正压通气将丧失自主通气的有利一面,严重阻碍为Fontan循环患儿提供肺血流的被动静脉回流。Fontan循环患儿的血管内容量不足及胸腔内正压可因心室充盈不足而诱发灾难性心血管衰竭。表31.1总结了麻醉中减少循环衰竭的措施。

表31.1　减少循环衰竭的措施

| 1.静脉输注比正常稍多的液体,以利于心脏充盈 |
| --- |
| 2.缓慢使用静脉麻醉药以尽可能降低其心血管功能抑制作用的峰值 |
| 3.尽可能减少正压通气对循环的影响 |
| 4.根据上述结果严密监测循环状况 |

### 5. 这类患者术中通气的有效途径是什么?

当必须要使用正压通气时,需最大化呼气时间、最小化呼气压。最小化吸气压通常帮助不大,因为一般(平静呼吸、中等、适度)吸气压通常比肺毛细血管内压大,因此该吸气压将中断毛细血管内血流。更高的吸气压力并不阻断更多血流,因此肺血流并不随着吸气压力增加而进一步降低。吸气压增高会增加通气量,这些增加了通气量的肺单位在呼气相时得到血液灌注。因此,如果必须使用正压通气,宜采用低频、高压吸气(膨肺)合并延长呼气时间和降低呼气压(为防止肺萎陷需低水平PEEP)等措施,这是减少心血管并发症的最佳策略。

### 6. 术中肺血管阻力的改变的影响是什么?

肺血管阻力必须足够低是腔静脉肺动脉吻合术成功提供肺血流的关键。如果一个Fontan循环患儿健康且运动耐力良好,其肺血管阻力必须足够低。如果患儿具有良好的运动耐受性且Fontan循环长期稳定,肺血管系统反应性并不高。这和肺小动脉改变(如中间肌层肥厚)导致的肺动脉高压的情况正好相反,因为当低氧或高碳酸血症刺激时,肺动脉高压的肺血管阻力将发生显著性改变。即使血管床反应性不高,也要预防Fontan循环患儿任何导致肺血管阻力增加的因素出现。肺血管阻力的较小改变会对循环产生严重影响。对于Fontan循环患儿,肺血管阻力上升会导致心排量下降、体循环静脉压上升或两者都存在。如果肺血管阻力低,即使轻微的阻力变化可能会成比例地大幅度改变心排量或体循环静脉压。

当肺血管阻力有可能增加的情况下(如转换成正压通气或麻醉状态下自主呼吸时二氧化碳上升),需仔细监测循环,采取相应措施来降低肺血管阻力,增加体循环静脉压,以维持心排量。Fontan循环患儿行腹腔镜手术时,心排量会显著性降低。手术相关的二氧化碳气腹限制了膈肌的运动,且二氧化碳吸收增加,这需要增加通气量来对抗之。通气需求增加和二氧化碳分压的上升增加肺血管阻力,且下腔回流下降,这些因素导致心排量下降。

改善心肌功能,增加心排量可能有一定作用。但如果心肌功能降低不是核心问题,该措施所起的直接作用要小得多。心肌功能改善可降低所需前负荷,因此降低心房压,这将在体循环静脉压相同的情况下,增加驱动肺血流的跨肺压差,增加心排量。

就该患者处理而言,仔细监测血压、准备好心血管复苏药物,如正性肌力药和缩血管药,是非常重要的处理措施。

# 总 结

1. 急诊情况下的Fontan循环健康患儿,如患急性阑尾炎,行麻醉诱导及正压通气时循环衰竭的风险显著增加。

2. 术前评估应包括前次心血管手术的质量、所患急性病的影响及对急诊进行的对症处理。

3. 急诊Fontan循环患儿的术前容量治疗以达到足够体循环静脉压(和心脏充盈)至关重要,但什么状况是"足够"则难以准确评估。

4. 尽可能避免增加肺血管阻力的因素出现。

5. 如需行正压通气,吸气峰压值通常不是关键因素。优化呼气时程和降低呼气压对肺血流依赖于腔静脉连接患者循环维持至关重要。

　　6. 腹腔镜技术的二氧化碳气腹对Fontan循环影响甚大。

（方能新　晏馥霞　译）

## 注释参考文献

· Leyvi G, Wasnick JD. Single-ventricle patient: pathophysiology and anesthetic management. *J Cardiothor Vascular Anesth* 2010: 24(1): 121–130.

An excellent up-to-date description of the anatomy and pathophysiology.

· McLain CD, McGowan FX, Kovatsis PG. Laparoscopic surgery in a patient with Fontan physiology. *Anesth Analg* 2006; 103(4): 856–858.

An excellent summary of the issues.

# 第三十二章 法洛四联症

Renee Nierman Kreeger, James P. Spaeth

## 前 言

麻醉医师常会遇到先天性心脏病患儿行非心脏手术,幸运的是,大部分患儿已实施了根治手术可按常规麻醉方法处理。然而,由于先天性心脏病常伴有其他的先天性畸形,麻醉医师还是有极大可能遭遇到尚未实施心脏矫治手术的患儿。据报道,合并复杂先心病患儿实施非心脏手术时死亡率明显增加(见30章),因此了解先心病的解剖及病理生理学改变,麻醉药物和操作对其可能造成的影响,对于成功处理这类患儿极为重要。

> **学习目标**
> 1. 明确法洛四联症患儿主要的解剖及生理学改变。
> 2. 建立心脏病患儿术前状态系统评估的方法,以优化术中、术后管理方案。
> 3. 了解法洛四联症患儿的麻醉处理原则。

## 病例介绍

患儿,男,3个月,因胆汁性呕吐入急诊室,外科诊断考虑为肠旋转不良,需要急诊手术。麻醉术前访视发现该患儿已确诊为法洛四联症,未行手术治疗,亦未使用过麻醉药物。急诊超声心动图显示,右室流出道压差为80mmHg,之前的记录为40mmHg。体格检查:患儿腹胀,轻度发绀,吸空气下氧饱和度73%,之前在家中曾测过基础氧饱和度为88%,无缺氧发作史。其他系统无异常,无特殊家族史。

在急诊室建立静脉通路,给予20ml/kg晶体液补充容量,实验室检查包括全血计数、血型、交叉配血,检查完成后入手术室。建立常规监测,压迫环状软骨给氧,芬太尼10μg/kg,琥珀酰胆碱2mg/kg行快速顺序诱导,手术开始较平稳,但患儿氧饱和度突然下降至65%,同时血压下降,以100%纯氧手控通气,同时补充液体,情况稍改善,静脉单次给予去氧肾上腺素后生命特征恢复基础水平。此时外科医师发现是在暴露术野时无意中压迫了下腔静脉。此后手术进行顺利,患儿术后安返心脏重症监护室。

# 讨 论

### 1. 什么是法洛四联症?

法洛四联症最早于1888年进行描述,是最常见的发绀型先心病,约占所有先天性心脏病的10%。病因尚不明确,约16%该病患儿合并DiGeorge综合征(染色体22q11缺失),一部分合并其他先天疾患,如腭心面综合征。构成法洛四联症的典型病变包括:大的非限制性室间隔缺损(VSD),右室流出道梗阻或漏斗部狭窄,主动脉骑跨于右室流出道上,右室肥厚。所有畸形都是由于心脏胚胎学的一种基本改变引起,即漏斗间隔向前和向头侧移位。该病的临床表现差异极大,因此我们常采用"非发绀型"和"发绀型"来快速区分症状较轻或较重的患儿。非发绀型几乎没有或很少出现缺氧发作,一般状况稳定,而发绀型常频繁出现严重的缺氧发作,通常在出生后早期就需要外科治疗。

## 2. 什么是缺氧发作?

缺氧发作是指法洛四联症患者出现极度低氧发绀的临床表现。体循环阻力和右室流出道阻力失平衡导致右向左分流增多,患儿出现缺氧发作。例如低血容量导致前负荷降低,和(或)漏斗部痉挛导致血流入肺阻力增大都可能是缺氧发作的原因。缺氧发作可以无诱因,但多数是由于哭泣、躁动、进食、疼痛诱发,表现为体内儿茶酚胺水平急剧上升,心肌收缩力增强,从而导致动力性漏斗部痉挛。如不处理,严重发作可能致死。较大患儿在缺氧发作时会采用蹲踞位以增加体循环阻力和前负荷从而增加肺血流。法洛四联症患儿在麻醉诱导或浅麻醉状态下易出现缺氧发作,处理步骤见图32.1。

## 3. 术中缺氧发作时可使用的药物和处理方法

可模拟蹲踞位将患儿摆为膝胸卧位或直接按压腹部。一旦建立静脉通路,补液是首选措施,可维持血压,增加前负荷缓解右室流出道梗阻。手术开始后要确保外科操作不会引起回心血量明显减少(如开腹手术操作或腹腔镜手术气腹充气都可能压迫下腔静脉)。增加吸入氧浓度至100%可降低肺阻力,但法洛四联症患儿极少由于肺动脉高压出现缺氧发作。如果上述措施无法改善患儿氧饱和度,可静脉给予去氧肾上腺素0.5~3μg/kg,迅速提高外周血管阻力,同时反射性减慢心率,心率快会加重缺氧发作。如果考虑麻醉过浅是诱发因素,应加深麻醉。静脉给予β受体阻滞剂艾司洛尔可缓解漏斗部痉挛治疗缺氧发作。最后可选择的急救方法是开胸直接压迫主动脉和使用体外膜氧合肺(ECMO)。

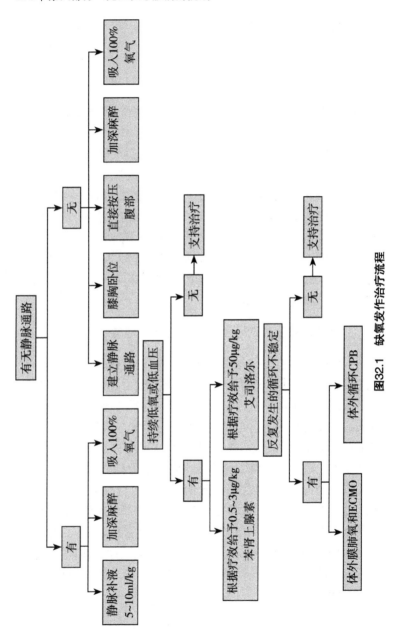

图32.1　缺氧发作治疗流程

### 4. 法洛四联症患者术前评估要点

　　未行矫治术的法洛四联症患者术前应尽可能地进行完善的麻醉会诊,以便有充足的时间制订最佳麻醉方案。术前评估应包括询问患儿既往心脏病史,是否有喂养困难,缺氧发作频率和诱发因素,基础血氧饱和度和用药情况。回顾最近的心脏检查结果,包括心脏超声、心电图、心导管检查以及既往的外科干预措施,应考虑是否需要预防感染性心内膜炎。如有可能麻醉医师可直接和心脏内科医师交流以制订麻醉方案,同时应考虑到患儿是否合并其他先天性疾病,法洛四联症患儿常合并一些其他畸形使麻醉选择更为复杂或影响到呼吸道。血红蛋白和血细胞比容以及针对患儿某些特殊问题的实验室检查也很重要。此外,麻醉医师还应该和外科医师交流,了解外科医师倾向的麻醉方法以及有情况发生时的应对措施。所有患者应遵循ASA的禁食指南,术前两小时饮用清水可避免脱水,维持前负荷,对于法洛四联症患者极为重要。

### 5. 什么是这类患儿的最佳麻醉方法

　　对于该类患儿,没有唯一正确的麻醉方法,重要的是整个麻醉团队应遵循一些基本原则。最重要的是避免已知的缺氧发作诱发因素如低血容量,避免体循环阻力的波动。最理想的情况是患儿入手术室时已有外周静脉,且手术前夜已进行过静脉补液处理,这样就可以通过静脉给药缓慢诱导,避免血压波动。在一些情况下谨慎调节七氟烷浓度行吸入诱导也是可行的。对于急诊病例常要求快速顺序诱导避免误吸危险,诱导前一定要补充容量,才能避免诱导时出现低血压和饱和度降低。除了常规的儿科用药,麻醉医师应准备去氧肾上腺素和艾司洛尔,备有充足的液体(包括晶体,胶体),根据镇痛效果分次小量给予阿片类药物。如果患儿解剖、凝血功能无异常,也可选择区域阻滞镇痛,减少阿片类药物的不良反应。行硬膜外麻醉时,应缓慢给予局部麻醉药,根据血压调整,避免体循环阻力突然下降。硬膜外给药前可以晶体补充容量。根据患儿术前情况,术中对麻醉的耐受情况以及手术的范围综合决定术后患儿回重症监护室还是由专业的心血管医护人员看护。

# 总　结

1. 术前评估应包括基本的麻醉术前评估,重点关注心脏病史和目前状态。彻底回顾各项心脏方面资料(超声心动图、心电图、心导管检查、既往手术史),注意是否有其他合并畸形或综合征。

2. 缺氧发作诱因: 哭泣、躁动、进食、疼痛,低血容量,体循环阻力下降。

3. 缺氧发作处理措施: 去除诱因、补充容量、吸入100%纯氧、去氧肾上腺素、艾司洛尔、加深麻醉、膝胸卧位、按压腹部、直接按压主动脉、ECMO。

（晏馥霞　王　嵘　译）

# 注释参考文献

• Hennein HA, Mendeloff EN, Cilley RE, Bove EL, Coran AG. Predictors of postoperative outcome after general surgical procedures in patients with congenital heart disease. *J Pediatr Surg* 1994; 29: 866–870.

This article demonstrates the fragile state of patients with congenital heart disease and underlines the importance of careful evaluation and perioperative care to avoid further increasing morbidity and mortality, especially in children with complex lesions like TOF.

- Litman RS. Anesthetic considerations for children with congenital heart disease undergoing noncardiac surgery: answers to common questions. *Anesth Clin North Am* 1997; 15(1): 93–103.

This reference provides a good general overview of the important principles to consider when anesthetizing a child with congenital heart disease outside of the cardiac operating room.

- Schmitz ML, Ullah S.Anesthesia for right-sided obstructive lesions. In Andropoulos DB, Stayer, SA Russell LA, Mossad EB, eds. *Anesthesia for Congenital Heart Disease*, 2nd ed. Chichester, West Sussex: Wiley-Blackwell, 2010: 419–443.

As the most recent book chapter on the subject of anesthesia for lesions such as TOF, this offers a good review of the literature with excellent clinical information.

# 延伸阅读

Lell WA, Pearce FB. Tetralogy of Fallot. In Lake CL, Booker PD, eds. *Pediatric Cardiac Anesthesia*, 4th ed. Philadelphia: Lippincott Williams & Wilkins, 2005: 344–356.

Levine MF, Hartley EJ, Macpherson BA, Burrows FA, Lerman J. Oral midazolam for children with congenital cyanotic heart disease undergoing cardiac surgery: A comparative study. *Can J Anaesth* 1993; 40: 934–938.

Nicolson SC, Dorsey AT, Schreiner MS: Shortened preanesthetic fasting interval in pediatric cardiac surgical patients. *Anesth Analg* 1992; 74: 694–697.

Prevention of infective endocarditis: Guidelines from the American Heart Association: A Guideline from the American Heart Association Rheumatic Fever, Endocarditis, and Kawasaki Disease Committee, Council on Cardiovascular Disease in the Young, and the Council on Clinical Cardiology, Council on Cardiovascular Surgery and Anesthesia, and the Quality of Care and Outcomes Research Interdisciplinary Working Group. *Circulation* 2007; 116: 1736–1754.

# 第三十三章　心脏介入导管手术

Erica P. Lin, Andreas W. Loepke

## 简　介

随着先天性心脏病(先心病)管理的不断进步,心脏介入导管手术已越来越广泛地应用于先心病的诊断和治疗。越来越多的复杂介入手术被用于年龄较小、病情更重的患儿。因此,在心脏介入导管室内,麻醉医师必须更好地了解患者的心脏生理状态,麻醉可能对生理机能造成的影响,手术的固有风险和可能的并发症。

---

**学习目标**

1. 熟悉心脏导管室的限制因素和射线暴露的危害。
2. 理解心脏介入导管手术的总体目标及麻醉对手术的影响。
3. 明确此类手术的常见并发症。

---

## 病例报告

患儿,女,14个月龄,8.5kg,诊断左心发育不良综合征,由于频繁发作发绀、生长发育缓慢拟行心脏导管手术进行评估。该患儿妊娠35周分娩,产前即诊断左心发育不良综合征(HLHS)。在新生儿期,她接受了"杂交手术"。5个月后,她又接受了复杂的二期手术,包括重建主动脉弓,去除出生后不久放置在肺动脉上的束带,实施双向分流的上腔肺静脉吻合术(双向格林手术)。她的用药包括阿司匹林、呋塞米和依那普利。最近的超声心动图显示,未发现主动脉狭窄或关闭不全的并发症,双向格林分流良好,远端肺动脉可疑狭窄(右侧大于左侧),右心功能不全。该患儿基础血红蛋白水平16.8g/dl(168g/L)。在检查时,由于哭闹她出现了严重的发绀,氧饱和度从基础状态下的70%左右降到了50%,随后我们给她进行鼻导管吸氧,并且给予咪达唑仑以便进行后续操作。

在心脏介入导管室,我们对患儿实施了无创监测,并使用七氟烷和氧气的混合气体进行麻醉诱导。在数次困难的尝试后我们给该患儿建立了22G的外周通路,然后使用非去极化肌肉松弛药进行气管插管,麻醉的维持使用七氟烷、芬太尼和维库溴铵。使用加温气垫以维持患儿体温。在室温下正常通气时,血流动力学数据显示患儿有中度肺动脉高压,平均肺动脉压力45mmHg,约为全身动脉压力的60%。肺血管造影显示,在肺动脉远端有几处狭窄。此时给患儿使用肝素,然后介入医师重复使用球囊扩张的方式对狭窄部位行血管成形术。在介入治疗期间,该患儿的氧饱和度出现短暂恶化(从78%降至45%),血流动力学也出现波动(收缩压从75mmHg降至30mmHg);从肺动脉撤出介入导管可改善上述症状。患儿在手术后对导管穿刺部位进行压迫止血,清醒后拔除气管导管,随后转运至麻醉后恢复室,顺利康复。

# 讨 论

## 1. 麻醉医师在心脏介入导管室面对的挑战有哪些?

心脏介入导管室一般不在医院的中心区域,离主要手术区域也较远。此外,一些促进患者康复的抢救设备也不是随手可及。许多心导管室在设计之初并未考虑到麻醉医师将参与进来,尽管如此,在手术和转运过程中必须确保有监护、供氧、复苏等设备,有必备的抢救药物和专业人员。

除外物理设备,心脏介入导管室的功能空间相对很小。此外,放射设备也会对我们管理患者和气道造成影响。有时介入医师还需将灯光调暗,这也会影响麻醉医师对患者的观察。静脉管路、监护设备线缆和呼吸回路通常需要加长才能和患者匹配,同时还要防止手术床和放射臂的频繁移动对这些仪器造成影响。

团队成员的有效沟通对掌控手术进程、掌握患者血流动力学数据至关重要。当麻醉医师在这些偏远的心导管室独自工作时,不能低估这些训练有素的麻醉医师的价值,他们协助开放静脉通路,进行气道管理,并准备好各种设备,这在危急的情况下更加重要。在手术过程中可能会发生严重的并发症,因此麻醉医师快速做好准备并及时给予有效的药物治疗(如支气管扩张药、抗心律失常药、血管升压药和正性肌力药)就显得至关重要。

## 2. 放射暴露对患者和导管室相关人员的危害有哪些?

相对于年长患者,年轻儿童在接受心脏导管介入手术时发生放射损伤的风险更高,因为他们的组织对放射线更为敏感,更容易产生放射暴露的种种并发症。此外,由于患儿的身材更小,心脏结构也更小,加之不同疾病解剖上的变化也更多样,因而其手术的时间可能延长,从而导致患儿接受更高的平均放射剂量(Rassow等,2000)。对于复杂先心病患儿,反复的介入手术也会累积相当可观的射线暴露量。

在心脏介入手术期间,工作人员也将不可避免地比其他专业人员受到更多的放射暴露(Venneri等,2009)。此时需要使用放射剂量仪记录累积暴露量。由于目前并没有安全剂量的参考范围,因此医师们要尽量减少职业暴露剂量。对此,疾病控制预防中心提出了ALARA（as low as reasonably achievable）目标，即日常诊疗手术时，应在取得最大的诊断和（或）治疗获益的同时，尽量减少辐照剂量和电离辐射水平（Justino，2006）。为了减少放射暴露，麻醉医师应该严格遵守以下三项安全原则：①尽量远离放射源，原因在于离放射源距离越远，放射剂量越小；②尽量减少暴露时间；③尽量穿戴合适的防护设备（如铅围裙、甲状腺围脖、丙烯酸防护设备、护目镜）。

### 3. 所有的儿童在进行心脏导管介入手术时都应该进行全身麻醉吗？

近期的多中心调查显示，患儿在进行心脏导管介入手术时使用全身麻醉的比例大相径庭，从28%至99%不等（Bergersen 等，2010）。由于儿童心脏导管介入手术较为复杂，时间也较长，多数儿童(特别是年幼的患儿)需要进行镇静或麻醉。具体实施需要根据患者的情况和拟定手术的创伤大小来决定，可采用全身麻醉加镇静或全身麻醉的方式。但不管采用何种方式，都应该有一位不参与手术的专业医师来管理患儿并为之实施镇静或麻醉，这需要其具备一系列能力，如顺利让患儿从镇静转为全身麻醉，掌握心脏的病理生理，安全地管理气道，预防、识别并治疗手术和麻醉/镇静过程中的并发症。小儿心脏麻醉医师需要经过特殊的培训才能胜任手术，同时随着患儿的复杂程度和手术量的增加，迫切需要更多的小儿心脏麻醉医师参与进来（Andropoulos和Stayer，2003）。

### 4. 医师如何才能满足麻醉和手术的要求？

为了安全地实施心脏介入导管手术，需要准确获取患儿的血流动力学数据，维持血流动力学平稳，适时进行干预，维持患儿舒适，这也是我们的基本目标。在诊断性造影时，通常让患儿呼吸含氧量21%的空气，同时将pH值和二氧化碳分压也维持到术前水平,以便进行一系列测量。但不幸的是,没有某项单纯的技术能达到上述要求;麻醉药物和气道管理通常会影响这些参数。例如,自主呼吸能促进静脉回流,但此时会有通气不足、高碳酸血症和气道梗阻的风险。另一方面,气管插管和正压通气能减少静脉回流,降低心排量,影响血流动力学平稳,但却保证了气道的安全。

每位先心病患儿都有特定的生理状态,所以有必要进行全面的术前评估,包括症状如何,以前做过哪些治疗,修复了哪些缺陷,症状有无缓解等等,以此决定哪种麻醉方式最为安全。一般而言,焦虑的患者可从术前镇静中获益。镇静或麻醉药物的选择取决于患者的血流动力学状态和心功能储备情况。麻醉通常采用吸入和静脉药物相结合的方式以减少不良反应。

## 5. 心脏导管介入手术的潜在并发症有哪些?

总体说来,相对于全身麻醉而言,儿童心脏介入导管手术的不良事件发生率更高(Bennett等,2005)。相对于诊断性造影和心肌活检而言,介入导管手术并发症的发生率更高。其危险因素包括低龄、低体重及除了动脉导管未闭或房间隔缺损封堵以外的介入手术。此外,严重的肺动脉高压,由于在心脏介入导管室遇到的几率不高,也会极大地增加其发病率和病死率(Carmosina等,2007)。

在心脏介入导管检查期间常常会发生心律失常,但通常都是短暂的。其诱发原因主要是心内导管所致的机械性刺激,停止导管操作和纠正代谢和电解质异常可终止发作。此外,还必须随时准备好起搏和除颤设备,以应对持续更久的、更加致命的心律失常。

腔内导管的置入可能会引起血管阻塞,影响心腔充盈,或导致血管扭曲,因此可能会减少肺或全身的血流和(或)心排量,导致血压降低和(或)氧饱和度降低。病例报告显示这些情况在愈小的儿童就愈容易出现。其他的导管相关并发症还包括,血管损伤、穿刺部位出血、血栓、空气栓塞、导管碎片栓塞、瓣膜关闭不全、出血、心心腔出血、心包填塞、血管和心脏的穿孔或破裂。因此,在进行所有的复杂介入手术之前,都必须进行交叉配血。

### 6. 在心脏介入导管室可能开展的急诊介入手术有哪些?

根据定义,杂交手术是由开放性外科手术和介入导管手术结合而来。许多机构都开设介入导管室以便同时从事介入手术和无菌的外科手术(表33.1)。例如,针对左心发育不良综合征的患儿,需要急诊进行创伤小的减状手术,可通过正中胸骨切口放置双侧肺动脉束带,并通过导管经右室流出道放置动脉导管支架(Galantowicz等,2008)。这种杂交手术的优势包括:避免体外循环,缩短新生儿期患儿的手术时间,减少输注血制品的几率,降低致敏作用以便为将来心脏移植提供便利。随着经验的不断积累,新设备的不断涌现,杂交手术将来能治疗更多的心脏疾病。

表33.1 心脏介入导管室的手术类型

| 手术名称 | 目的和描述 |
|---|---|
| 心内膜活检 | 评估心脏移植后的排斥反应<br>诊断心肌炎和心肌病 |
| 瓣膜切开术 | 通过球囊扩张狭窄的主动脉、肺动脉、二尖瓣或生物瓣膜 |
| 血管成形术 | 治疗机体固有血管(主动脉、肺动脉)和外科植入人工血管的狭窄 |
| 血管内支架植入术 | 适用于肺动脉狭窄、体循环静脉狭窄、主动脉缩窄 |
| 分流封堵术 | 动脉导管未闭、主肺动脉侧枝、冠状动脉瘘、动静脉畸形:使用螺旋状的线圈 |

| 手术名称 | 目的和描述 |
| --- | --- |
| | 房间隔缺损、室间隔缺损:使用由两个圆盘组成的伞状装置 |
| 电生理检查和消融 | 明确心律失常发生机制,损毁异常通路和异位兴奋灶,通常使用射频消融和冷冻疗法 |
| 起搏器和除颤器植入术 | 经皮下隧道通过静脉放置起搏导线 |

# 总　结

1. 在那些远离中心手术室的心脏介入导管室,必须做好充分的准备,做好有效的沟通,并充分认识所处的环境。

2. 尽量减少患儿和医疗工作者的射线暴露。

3. 麻醉团队必须做好准备,随时识别并及时对心脏导管相关的严重并发症进行处理,包括心律失常、低血压、低氧血症和出血。

4. 在低龄、低体重、高危险的患儿,复杂的心脏介入导管治疗将逐渐取代直视心脏外科手术。

（晏馥霞　龚俊松　译）

## 注释参考文献

· Arnold PD, Holtby HM, Andropoulos DB. 2010. Anesthesia for the cardiac catheterization laboratory. In Andropoulos D, Stayer S, Russell I, Mossad E, eds. *Anesthesia for Congenital Heart Disease*, 2nd ed. Chichester, West Sussex, UK: Blackwell Publishing, 521–545.

A thorough overview of anesthetic considerations in the cardiac catheterization laboratory. Sections are organized based on type of procedure (i.e., diagnostic, endocardial biopsy, interventional, electrophysiologic).

- **Bergersen L, Marshall A, Gauvreau K, et al. Adverse event rates in congenital cardiac catheterization—a multi-center experience.** *Catheter Cardiovasc Interv* **2010; 75: 389–400.**
  This article highlights adverse event rates in congenital cardiac catheterization laboratories at six different institutions. Events are presented by case type (diagnostic vs. interventional vs. biopsy) and classified by severity level. Interventional procedures have a significantly higher incidence of adverse events.
- **Justino H. The ALARA concept in pediatric cardiac catheterization: techniques and tactics for managing radiation dose.** *Pediatr Radiol* **2006; 36: 146–153.**
  This article provides a list of strategies to improve radiation safety in the pediatric cardiac catheterization lab.

## 延伸阅读

Andropoulos DB, Stayer SA. An anesthesiologist for all pediatric cardiac catheterizations: luxury or necessity? *J Cardiothor Vasc Anesth* 2003; 17: 683–685.

Bennett D, Marcus R, Stokes M. Incidents and complications during pediatric cardiac catheterization. *Pediatr Anesth* 2005; 15: 1093–1088.

Carmosino MJ, Friesen RH, Doran A, Ivy DD. Perioperative complications in children with pulmonary hypertension undergoing noncardiac surgery or cardiac catheterization. *Anesth Analg* 2007; 104: 521–527.

Galantowicz M, Cheatham JP, Phillips A, et al. Hybrid approach for hypoplastic left heart syndrome. *Ann Thorac Surg* 2008; 85: 2063–2071.

Rassow J, Schmaltz AA, Hentrich F, Streffer C. Effective doses to patients from paediatric cardiac catheterization. *Br J Rad* 2000; 73: 172–183.

Reddy K, Jaggar S, Gillbe C. The anaesthetist and the cardiac catheterization laboratory. *Anaesthesia* 2006; 61: 1175–1186.

Venneri L, Rossi F, Botto N, et al. Cancer risk from professional exposure in staff working in cardiac catheterization laboratory: insights from the National Research Council's Biological Effects of Ionizing Radiation VII Report. *Am Heart J* 2009; 157: 118–124.

# 第三十四章　心脏MRI检查

Nicholas Martin

## 简　介

磁共振成像（**MRI**）是检查先天性心脏病的重要手段。它能提供优质的心脏解剖图像和无可比拟的肺血管显像。与心导管检查相比，其优势在于保护股部血管和无离子放射。除了未矫治先天性心脏病患儿给麻醉医师带来的挑战外，MRI检查环境也将带来一些独特的挑战。如通常远离主要操作地点，持久而强大的磁场需要特殊的装备和注意事项。

> **学习目标**
>
> 1. 熟悉磁场环境中工作的关键问题。
> 2. 知晓如何计划开展心脏MRI检查。

## 病例报告

4月龄男婴，诊断左心发育不全综合征，出生2天时行Norwood手术（重建发育不良的主动脉和建立了体循环到肺循环的分流）。下周拟行心肺分流手术，需要行MRI检查来明确心外胸腔内血管发育情况，尤其是肺动脉的大小和形状。

患儿最后在9：30给予配方食物喂养,预计在13：30开始检查。呼吸室内空气时SpO₂为75%。呼吸状态舒适的情况下频率为40次/分。体重5kg。父母介绍其喂养良好。患儿在麻醉前检查其有无金属物品。

麻醉诱导在毗邻扫描室的房间内进行,位于**5高斯**线以外,因此可以使用标准的麻醉设备。放置心电图导线和脉搏氧饱和度探头进行监测,采用七氟烷和氧气逐步吸入行麻醉诱导。麻醉深度足够以后,左隐静脉建立静脉通路,给予2mg阿曲库铵和50ml暖晶体液。然后给患儿插入3.5mm气管内导管。将患儿转移到可移动的、能安全用于MRI的扫描床上,推动滚轮送入扫描机。在350高斯外使用**MRI兼容**的麻醉机维持麻醉,采用间歇正压通气( IPPV),吸入氧气、空气和七氟烷。放置MRI兼容的SpO₂和ECG监护。麻醉医师给患儿和自己带上防护耳机,在麻醉机旁通过一个窗口观察监护仪、患儿和放射工作人员,并能通过耳机与放射工作人员进行语音交流。

在进行了一些最初的局部扫描后,需要患儿多次屏气达20秒以上来防止在心电门控扫描期间产生移动伪影。这就要求麻醉医师间断停止呼吸。在放射工作人员指示下快速经静脉给予负荷剂量含钆的对比剂。此次扫描持续了1小时(图34.1 )。

扫描结束后拮抗神经肌肉阻滞药,然后将患儿转移到当初诱导的房间来拔管和恢复。最后患儿被转移到心脏科病房常规观察一夜。

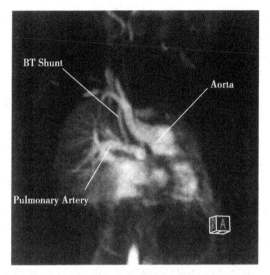

**图34.1 Norwood术后患者钆增强的MR血管造影图像。注意图中清晰地显示了肺动脉和Blalock-Taussig（BT）分流**

# 讨 论

### 1. 患者暴露在磁场内检查前，准备的关键是什么？

磁场强度通常用高斯（G）或特斯拉（T）单位来衡量，1T=10 000G。临床用设备可达到3T，而地球磁场的强度约为0.5G。扫描室的门通常安置在5高斯线上，代表在这个点以内磁场强度开始变得显著。

应该特别注意暴露在磁场中的风险。患者体内或靠近患者的金属物品在磁场中会松动、移动或变热；这包括眼内铁的物体或神经血管夹。另外，电子设备能自我损坏、停止正常工作（如起搏器和人工电子耳蜗）。关于MRI的特殊装置和相容性信息可以在相关出版物和网站（www.mrisafety.com）上查到。重要的是,患者不能穿戴任何饰品并且衣服上不能有金属成分。尽管某些固定的金属物体是安全的(如固定胸骨的线),但要明确任何磁场中的金属都能引起伪影。

2007年美国放射学会MRI指南(Kanal等,2007)把物品分为三类: MR安全、MR条件性安全和MR不安全。任何金属或部分金属的物体进入扫描室之前必须评估并贴上合适的标签。如果装置上的资料没有,工作人员可以使用一块手持磁铁来测试装置潜在的铁磁性。

**MR安全**装置完全没有磁性,没有导电性和没有高射频活性(RF),在MRI检查中消除了所有主要的潜在危害。

**MR不安全**装置具有显著的铁磁性,在磁性房间内对人和设备有明显和直接的危害。

**MR条件性安全**装置可能包含带磁性的、导电性的或射频反应性的成分,只要能明确和遵守安全操作,那么在靠近MRI操作时就是安全的。

检查金属物品最好是由放射工作人员依据检查手册进行。这些情况适用于所有将进入扫描设备的工作人员及患者的监护人。麻醉设备也应该进行类似的评估并且相应地标记清楚。

最后,因为扫描机在工作时产生噪声(>100dB),必须用软耳塞或耳罩来保护听力。

### 2. 麻醉医师是否应关注含钆造影剂?

含钆造影剂比含碘造影剂的不良反应少。在儿科过敏反应的发生率大约为0.04%,大多数为轻度或中度(Dillman等,2007)。然而,严重肾功能不全患者在钆暴露后有发展成肾源性系统性纤维化的风险,这类患者应该禁用。

### 3. 此类患儿麻醉准备的关键点有哪些?

任何先天性心脏病儿童都需要详细的术前检查。这个病例中,病史和检查集中在寻找心力衰竭的表现及证据,像生长受限,喂养差,呼吸窘迫和肝大等迹象。要回顾以往的麻醉记录和心脏检查情况。

此类患儿首先要避免禁饮食时间过长,因为脱水将会对分流量产生不利影响。因此,在检查4小时前给予最后一次饮食。术前可以考虑在病房里建立静脉通路并开始输液。这个病例中麻醉医师决定不那样做,以免清醒时穿刺失败而损伤静脉,这将使得在全身麻醉下建立静脉通路变得困难。重要的是,麻醉医师要与患儿的父母、病房和MRI工作人员交流,来保证空腹时间最短。术中脱水的治疗推荐常规静脉应用暖晶体液。

麻醉管理的重点应集中在维持肺血管阻力(PVR)和体循环阻力(SVR)的平衡。患儿维持循环平衡依赖于一些因素,以决定血流能优先进入体循环或肺循环。疼痛刺激和浅麻醉能引起PVR升高,因此减少的肺血流使得氧饱和度降低。通过血管升压药升高SVR能改善分流量,从而改善氧合情况。相反,如果PVR下降,体循环到肺循环分流稍微减少,就可能引起肺循环从体循环窃血,这将导致体循环低灌注、低血压和酸中毒。成功的关键是保持动脉$CO_2$正常并维持足够的麻醉深度。此外,仔细关注通气也是必要的。

由于检查过程无痛,所以简单的镇痛药就足够了。应用肌肉松弛药可以在需要屏气扫描时将患儿的呼吸暂停,减少挥发性麻醉药的需求,并减少心脏抑制。

### 4. 在扫描设备内提供麻醉

在扫描室内或外都可以进行麻醉诱导。在室外的好处是可以在标准的手术环境内进行,麻醉和附属设备易于得到。其不利因素与转运麻醉患者有关,像监护不可避免的中断、设备失灵及其他后勤方面的风险。然而,如果在扫描室附近没有适合麻醉诱导的房间,那么从手术间里长距离运送患者的风险值得考虑。选择最适合麻醉诱导地点应该基于局部布局和患者状况综合考虑。

麻醉机在350G的磁场中性能良好。然而,在MRI扫描机里仍可能会发生一些少见的问题。强大的磁场使得金属线内产生电流,这将导致产热和燃烧。于是,光纤被用来监测脉搏氧浓度。由于它易于被光干扰,因此传感器可能需要包裹起来挡住外面的光线以获得信号,通常在患者安静不动时才有读数。二氧化碳测量仪使用的是旁气流采样,长管道可导致信号显示有几秒钟延迟。大多数电池有强烈的铁磁性,那么当在紧急情况下使用带铁磁性电池的喉镜时,有可能被吸进扫描机。因此,喉镜千万不能乱放,一旦喉镜用完之后,应该立即交给另外的人把它带出扫描室。应该首选并使用没有铁磁性电源的喉镜。如果儿童在扫描机内诱导,最好的办法是在扫描桌尾端进行,进一步远离磁场把危险降到最低,因为朝向扫描机方向磁场强度将成指数增长。当诱导时如患儿父母在场,他们也需要完成磁性安全扫描。

**5. 心脏MRI检查的特殊麻醉问题**

扫描需要多次屏气。为保持血碳酸浓度平稳,在屏气间隔要增加通气,也就是将平均分钟通气量与平常保持相近。避免高碳酸血症可以保证PVR稳定,也能降低患者呼吸的影响,这种影响在扫描时是有害的。麻醉医师需要待在扫描室内对通气进行密切观察,这需要佩戴防噪音耳机与放射工作人员交流,协助完成屏气操作。

**6. 在磁共振房间内一个人如何实行心肺复苏?**

由于没有适合MRI检查时使用的除颤仪,所以患者必须被移出磁场房间来进行高级生命支持。在金属物品没有被放射人员完全清理干净之前,召集的医疗急救人员不能进入磁场房间。平常物品像剪刀和钢笔都有可能高速飞入扫描机,带来极大的危险。一些大的物品像氧气筒和设备车更危险,甚至可能需要把磁场关掉才能解脱。重启超导体是代价昂贵的。记住,心搏骤停最有效的关键方法是迅速进行胸外按压,这应该在患者退出扫描管时就立即开始。然后可将患者从扫描室转移到安全房间,以便所有的复苏设备可以安全应用。这种情形应该事先做好预案并进行演练。

### 7. 来自重症监护室(ICU)的患者有哪些注意事项?

如果患者来自ICU,那么要考虑患者身上贴的额外设备。在离开ICU之前,所有的植入物和夹子导线都要被放射人员清理干净。他们对每件设备的检查可以参考出版的和在线的数据库。重要药品的输注可以持续进行。然而,MRI安全的输注泵(可达30G)并不是一直都可利用。在这个病例中,输注泵被保留在扫描室外面,输注管线被加长以便能穿过电磁波导孔进入扫描室。电磁波导孔被限制只能有几英尺宽,以防止射频干扰。

通常连接压力传感器的软管加长后通过孔到扫描室外面,将导致有创血压的数值衰减。如果动脉血压监测很重要,那么把传感器尽可能放在扫描床尾端(尽可能远离扫描机)是可以接受的。此时,使用无创血压袖带反复测量动脉压力是可行的。

标准的ECG电极和导线必须移除,换成MRI检查应用的特殊导联,在磁场环境中不会产生热流和燃烧的危险。值得注意的是,在MRI检查中由于主动脉血流产生的电流会导致ST段改变,使得ST段分析不够准确。

如果患者有带套囊的气管内插管,那么带金属弹簧的充气阀必须用胶布牢固以免四处乱飞。

由于MRI扫描室内空气流动大,加上转移到ICU和不能使用主动加热装置,这些都使得患者易于出现低体温。这种患者可以用顶上带加热装置的小床转运。患者也应该盖温暖的毯子,输温暖的液体。光纤温度探头虽不常用,但也可以用来监测体温。

## 总 结

1. 所有患者和工作人员必须遵守磁场安全规定。

2. MRI工作场所的设备不同于手术室内的设备,需要熟悉。

3. 准备好CPR的预案。

4. 考虑在无磁场的地方麻醉患者,然后转移患者。

5. 当需要协调屏气和对照扫描时,与放射工作人员沟通至关重要。

6. 要格外注意患者的通气和液体情况。

（张全意 龚俊松 译）

## 注释参考文献

· **Institute for Magnetic Resonance Safety, Education, and Research: Home page.** http://www.imrser.org/2011. **Accessed Jan. 12, 2011.**

This is the official website for the Institute of Magnetic Resonance Safety, Education and Research. It contains a link to www.mrisafety.com, another useful MRI safety-related site.

· **Kanal E, Barkovich AJ, Bell C, et al. the ACR Blue Ribbon Panel on MR Safety. ACR guidance document for safe MR practices: 2007.** *AJR Am J Roentgen* 2007; 188(6): 1447–1474.

These MRI safe practice guidelines from the American College of Radiology are useful when forming local policies. They were produced by consensus of experts from a range of specialties involved with MRI.

# 延伸阅读

Dillman JR, Ellis JH, Cohan RH, Strouse PJ, Jan SC. Frequency and severity of acute allergic-like reactions to gadolinium-containing IV contrast media in children and adults. *AJR Am J Roentgenol* 2007; 189 (6): 1533–1538.

Leyvi G, Wasnick JD. Single-ventricle patient: Pathophysiology and anesthetic management. *J Cardiothor Vasc Anesth* 2010; 24 (1): 121–130.

Peden CJ, Twigg, SJ. Anaesthesia for magnetic resonance imaging. *Cont Ed Anaesth Crit Care & Pain* 2003; 3(4): 97–101.

# 第三十五章　肺动脉高压

George K.Istaphanous, Andreas W. Loepke

## 简　介

　　小儿肺动脉高压(PAH)的特点是在儿童期肺动脉压力病理性升高。PAH的病因是多因素的,它的预后与所患疾病的可逆性有密切关系,近年来在其诊断和治疗方面有了很大的进步,显著地降低了其发病率和病死率。

---

**学习目标**

1. 明确小儿PAH的病因。
2. 识别加重PAH危险因素。
3. 明确和描述肺动脉高压危象的处理。

---

## 病例报告

　　女婴,3月龄,体重5kg,出生时有明确的胎粪吸入史,拟行高分辨率CT检查明确是否有肺实质病变。出生时有明显的呼吸窘迫症状。出生后1分钟和5分钟的Apgar评分分别是4分和9分。患儿行气管插管和传统的呼吸治疗一周。

　　检查时发现患儿**呼吸急促**,通过鼻导管吸入125ml/min的氧气时,外周氧饱和度监测显示$SpO_2$=86%。X线显示心脏肥大,但无其他合并症和血管充血的证据。超声显示有少到中量的三

**尖瓣反流**,多普勒速率显示**右室收缩压(RVSP)**约为体循环收缩压的120%。患儿有持续的中等卵圆孔未闭和小的双向分流的动脉导管未闭。

在预给氧后,通过已存在的经外周置入的中心静脉导管(PICC),缓慢给予丙泊酚2mg/kg,2分钟后重复给。面罩正压通气避免**高碳酸血症**和**低氧血症**。3.5mm的气管导管插管顺利,全身麻醉采用2.5%七氟烷和100%氧气维持。

为显像清晰患儿需要脱下衣服。在去除内衣时,患儿**呛咳**,紧接着出现**低氧、低血压**和**外周脉搏消失**。立即**胸外按压**,由于仅有无脉搏波动的心电活动,给予**肾上腺素**10μg/kg两次,间隔3分钟。24号针建立外周静脉通路并推注生理盐水20mg/kg。心律变为窦性心动过速,可触及肱动脉搏动。检查取消后患儿转移至儿科重症监护室,并通过气管导管**给予100%氧气**和20ppm($20 \times 10^{-6}$)**一氧化氮吸入(iNO)**。

# 讨 论

### 1. 如何诊断小儿PAH?

如成人一样,小儿PAH定义为:平均肺动脉压静息时高于25mmHg但肺毛细血管楔压正常,或者运动时高于30mmHg(Carmosin等,2007)。

临床上,当小儿有呼吸系统并发症病史或心脏畸形,出现低氧,对吸氧治疗和肺泡复张措施效果不明显时,或者新生儿导管前和导管后的氧梯度超过20mmHg时(Walsh-Sukys等,2000),就应该考虑PAH的可能(Robert等,1997)。可疑诊断可通过超声心动图检查发现三尖瓣反流或者通过心导管直接测量肺动脉压力来确定。

## 2. 肺动脉高压大体上是如何分类的?

在2003年,第三届世界肺动脉高压论坛(威尼斯)对以前的1998年Evian分类进行了重新划分。小儿PAH的原因见表35.1。

**表35.1 第三届威尼斯世界肺动脉高压论坛小儿肺动脉高压改进分类**

1. 肺动脉高压
  1.1 原发性的(IPAH)
  1.2 家族性的(FPAH)
  1.3 与APAH相关的
  1.3.2 先天性的体肺循环分流
  1.5 新生儿持续性肺动脉高压(PPHN)**
3. 与肺疾病或缺氧相关的肺动脉高压
  3.2 间质性肺疾病
  3.3 睡眠呼吸紊乱
  3.4 肺泡低通气
  3.6 肺发育异常

**尚未完全理解;与肺动脉血管肌性化增加,败血症和误吸综合征有关

来自Simonneau G, Galie N, Rubin LJ, Langleben D, et al. Clinical classification of pulmonary hypertension. J Am Coll Cardiol,2004,43(12SupplS): 5S-12S.经Elsevier同意

## 3. 新生儿持续性肺动脉高压(PPHN)的病因是什么?

PAH在胎儿时是一种生理状态,但是出生后压力很快降到成人水平。一般来说,与先天性心脏畸形无关的三类发育期缺陷能导致PPHN(Walsh-Sukys等,2000)。

A. 肺实质组织发育差导致肺脉管系统发育不良,例如婴儿患先天性膈疝、尿路阻塞引起羊水过少、肺囊性病变或者宫内生长迟缓。

B. 围生期由于不良肺部情况,如感染(尤其B族链球菌)、

胎粪吸入、败血症引起的呼吸窘迫综合征等导致肺脉管系统收缩,不能对出生后的环境产生适宜的反应。

C. 遗传因素导致肺实质发育不良。

## 4. 何为有意义的肺动脉压力增高,什么可促发肺动脉高压危象?

在患有先天性心脏病的小儿和成人,肺动脉高压是行非心脏手术时预测发病率的独立因素。而且,在有PAH的小儿行非心脏手术或心导管术时,肺动脉高压危象和心脏停止的发生率明显增加,并可能在无任何明显征兆的情况下突然发生(Carmosino等,2007; Morray等,2000)。

生理紊乱如低氧、高碳酸血症、酸中毒、交感张力增加都能导致肺血管阻力(PVR)突然显著的增加。PVR增加导致右心室压力增高,心内右向左分流增加,心肌氧供减少,这将进一步减少心输出量,加剧缺氧、高碳酸血症, PVR进一步增加,最后导致心搏骤停(图35.1)。

PAH可进一步分为对药物或氧气有反应型和无反应型,这与患者预后有显著的关联(Sarkar等,2005)。

## 5. 何为PAH患者的首选麻醉药?

没有发现不良事件与任何特殊的麻醉药,麻醉操作或气道管理方式有显著的相关(Carmosino等,2007)。在制订肺动脉高压患者的麻醉计划时,最重要的是避免由于交感刺激所导致肺动脉压力的突然增高。

镇静药有利于降低交感张力,避免增加氧耗和心律不齐。然而,联合应用苯二氮䓬类和麻醉性镇痛药能引起低血压,这又会引起交感张力反应性的增加,产生相反的作用。

同样,吸入麻醉药能引起剂量依赖的全身血管阻力和心肌收缩力降低,这将导致交感张力增加。然而,异氟烷和七氟烷已

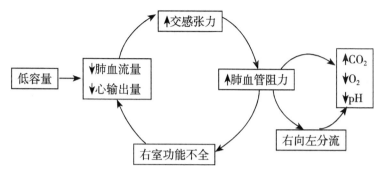

图35.1　肺动脉高压时期的事件循环

被证明能促进肺血管舒张,但氧化亚氮对于PAH患儿肺动脉血流动力学几乎没有影响。

阿片类药物对PAH是有益的,因为它们对肺循环和体循环血流动力学影响较小,能使抑制有害刺激引起的PVR增高。丙泊酚亦成功应用于PAH患儿。然而,使用时必须小心,因为反复单次剂量的丙泊酚可能引起心输出量和体循环阻力急剧变化。依托咪酯在麻醉诱导时可维持血流动力学的平稳。它在正常氧合的小鼠表现出对肺动脉的松弛效应(Rich等,1994)。不管怎样,阿片类仍应该和依托咪酯联合应用来抑制交感张力的升高,如在气管插管期间。相反,氯胺酮在小儿PAH患者中应用不是很普遍,因为考虑其能提高交感张力和PVR(Hickey等,1985;Morray等,1998)。在机械通气患者,如能避免缺氧和高碳酸血症,氯胺酮这一作用并不是问题(Hickey等,1985)。

### 6. 何为肺动脉高压(PHC)危象治疗策略?

**避免因素:** 避免促进PVR增加的因素,例如缺氧、高碳酸血症、酸中毒、体循环低血压和交感张力增加。

**治疗:** 快速诊断和治疗PHC是成功复苏的关键。首先给予

100%氧气吸入,采用过度通气治疗高碳酸血症,给予碳酸氢钠碱化血液。有心输出量显著减少和心搏骤停的迹象时,及时采用胸外按压和给予肾上腺素。肌肉松弛剂可有助于控制呼吸。去除任何有害刺激并可考虑给予麻醉性镇痛药。输注液体增加前负荷,使用正性肌力药增加心输出量,如多巴酚丁胺或米力农,它们也能降低PVR;或者使用多巴胺,它能保持SVR,能改善冠状动脉灌注。使用肺血管扩张药。

### 7. 肺血管舒张剂在PHC治疗中起什么作用?

**吸入一氧化氮( iNO )**: 吸入一氧化氮是选择性肺血管舒张剂,它能激活肺血管上皮平滑肌细胞内鸟苷酸环化酶和降低细胞内钙浓度( Robert等,1997 )。在儿童和成人PHC治疗中,由于iNO的快速起效和肺血管的选择性,使其成为肺血管舒张治疗的一线药物。iNO在新生儿持续性PAH治疗中已证明是安全的。iNO通过快速和血红蛋白结合而失活,从而避免了全身反应。

**磷酸二酯酶-5抑制剂**: 磷酸二酯酶-5抑制剂包括潘生丁(双嘧达莫)、敏喘宁(扎普司特)、乙酮可可碱和西地那非,可导致血管平滑肌松弛和肺动脉舒张。潘生丁可引起显著的体循环血管舒张,对于心功能储备有限的患者应慎重使用。西地那非能使新生儿和成人PVR显著降低,可用来减轻iNO停用后的PAH反弹。然而,它在与iNO联合使用时可能引起严重低血压。西地那非可经静脉、口服和吸入等多途径使用。

**内皮素抑制剂**: 由于平滑肌细胞调节剂内皮素-1有强力的血管收缩作用,因此一直被认为与PAH的发病有关。波生坦是内皮素A和内皮素B双重受体的拮抗剂。可以口服,有效半衰期是5小时。在PAH儿童中使用显示能降低平均肺动脉压和PVR,提高心输出量。

　　**钙通道阻滞剂:** 钙通道阻滞剂应用于PAH治疗是由于它们的肺血管舒张作用,同时有逆转PAH时平滑肌细胞过度增生的能力。这类药物所面临的挑战是其负性肌力作用,硝苯地平负性作用最小。

　　**前列腺环素:** PAH患者肺动脉内产生舒张血管的前列腺环素能力降低。依前列醇是最广泛使用的前列腺环素类似物,对于严重肺动脉高压,在轻微日常活动或静息时有症状的患者(NYHA分级Ⅲ级和Ⅳ级),它能改善活动能力、血流动力学和生存率(Badesch等,2007)。由于其极短的半衰期(2~5分钟)一般使用时采用持续输注或者通过雾化器进入通气患者的呼吸环路。

# 总　结

　　1. PAH的危险因素包括低氧、高碳酸血症、酸中毒或交感张力增加提高PVR。

　　2. 发育畸形导致胎儿循环的持续,包括肺系统发育不良(如先天性心脏病,羊水过多),基因易感导致肺小动脉增厚畸形,胎粪误吸和动脉导管过早闭合等事件。

　　3. PAH的征象包括呼吸急促、心动过速、发绀、心律失常和心搏骤停。

　　4. PAH管理的焦点是避免和治疗缺氧,抵消高碳酸血症和酸血症,防止脱水和低容量,治疗心律不齐和维持心输出量。避免通过侵入性治疗的扰动、有害刺激和疼痛使交感张力增加。使用iNO直接舒张肺血管系统,然后转为口服西地那非。

　　　　　　　　　　　　　　　　　(晏馥霞　张全意　译)

# 注释参考文献

- Carmosino MJ, Friesen RH, Doran A, Ivy DD. Perioperative complications in children with pulmonary hypertension undergoing noncardiac surgery or cardiac catheterization. *Anesth Analg* 2007; 104(3): 521–527.

  A review of medical records of children with PAH who underwent anesthesia or sedation for non-cardiac procedures and cardiac catheterizations. Significant predictor of major complications (cardiac arrest and/or PHC) was baseline suprasystemic PAH but not age, etiology of PAH, or anesthetic type.

- Roberts JD, Fineman JR, Morin FC et al. Inhaled nitric oxide and persistent pulmonary hypertension of the newborn. The Inhaled Nitric Oxide Study Group. *N Engl J Med* 1997; 336(9): 605–610.

  A prospective, randomized, multicenter study of infants with severe hypoxemia and persistent PAH. iNO improved systemic oxygenation and decreased the need for extracorporeal membrane oxygenation when compared to nitrogen without causing systemic hypotension or methemoglobinemia.

# 延伸阅读

Adams JM, Stark AR. Persistent pulmonary hypertension of the newborn. In Garcia-Prats JA, ed. UpToDate. Waltham, MA: UpToDate, 2011.

Badesch DB, Abman SH, Simonneau G, Rubin LJ, McLaughlin VV. Medical therapy for pulmonary arterial hypertension: updated ACCP evidence-based clinical practice guidelines. *Chest* 2007; 131: 1917–1928.

Hickey PR, Hansen DD, Cramolini GM, Vincent RN, Lang P. Pulmonary and systemic hemodynamic responses to ketamine in infants with normal and elevated pulmonary vascular resistance. *Anesthesiology* 1985; 62(3): 287–293.

Morray JP, Lynn AM, Stamm SJ, Herndon PS, Kawabori I, Stevenson JG. Hemodynamic effects of ketamine in children with congenital heart disease.

*Anesth Analg* 1984; 63(10): 895–899.

Morray JP, Geiduschek JM, Ramamoorthy C, Haberkern CM, Hackel A, Caplan RA, Domino KB, Posner K, Cheney FW. Anesthesia-related cardiac arrest in children: initial findings of the Pediatric Perioperative Cardiac Arrest (POCA) Registry. *Anesthesiology* 2000; 93(1): 6–14.

Rich GF, Roos CM, Anderson SM, Daugherty MO, Uncles DR. Direct effects of intravenous anesthetics on pulmonary vascular resistance in the isolated rat lung. *Anesth Analg* 1994; 78(5): 961–966.

Sarkar M, Laussen PC, Zurakowski D, Shukla A, Kussman B, Odegard KC. Hemodynamic responses to etomidate on induction of anesthesia in pediatric patients. *Anesth Analg* 2005; 101(3): 645–650.

Simonneau G, Galiè N, Rubin LJ, Langleben D, Seeger W, Domenighetti G, Gibbs S, Lebrec D, Speich R, Beghetti M, Rich S, Fishman A. Clinical classification of pulmonary hypertension. *J Am Coll Cardiol* 2004; 43(12 Suppl S): 5S-12S.

Walsh-Sukys MC, Tyson JE, Wright LL, et al. Persistent pulmonary hypertension of the newborn in the era before nitric oxide. *Pediatrics* 2000; 105: 14–20.

# 第七部分

## 眼科学的挑战

# 第三十六章　开放眼球伤修补

J. Fay Jou, Judith O. Margolis

## 简　介

儿童眼部外伤很常见,有可能引起暂时或者永久性的视力损伤。对贯穿性眼损伤的麻醉管理面临着几个特有的难题,包括可能存在比处理眼损伤更重要的潜在其他相关损伤、预防误吸胃内容物、调节眼内压,以及预防眼心反射等。对这些问题的发生机制以及处理原则的理解能有利于改进手术的转归。

---

**学习目标**

1. 熟悉眼内压的决定因素。
2. 了解麻醉可能增加玻璃体疝形成的危险性。
3. 讨论眼心反射的促进因素以及处理。
4. 掌握饱胃患者眼球破裂伤的麻醉处理。

---

## 病例报告

一个7岁的小男孩,被弹弓射出的弹丸击伤右眼后送至急诊科。体重25kg,平素身体健康。受伤前1小时饱食一餐。患儿准备送手术室进行眼球探查及眼球修补术。

# 讨　论

### 1. 眼内压的决定因素是什么?

正常眼内压在直立位为（16±5）mmHg，但仰卧位时增加2~4mmHg。眼内压维持眼球形状和光学特性。眼内压由房水的生成和排出的平衡、脉络膜血流量的改变、玻璃体的体积、眼外肌张力所决定。正常眼睛可以承受眼内压暂时的改变。但是，眼球破裂后，眼内压下降，并可能降至与环境压力相当。任何通常能够增加眼内压的因素都可能导致玻璃体通过伤口被排出或挤出，从而使眼内容积减少。这是一个能够永久损伤视力的并发症。

许多心肺变量会影响眼内压（表36.1）。中心静脉压和收缩压升高、缺氧、高碳酸血症以及眼外肌张力增加都会增加眼内压。反之，则降低眼内压。缺氧和高碳酸血症可能通过影响脉络膜的舒张来增加眼内压；持续的高血压通过增加脉络膜血容量升高眼内压。对眼内压影响最明显的是中心静脉压的改变。任何导致静脉系统淤滞的行为都会阻塞房水外流并增加脉络膜血容量。咳嗽、用力、气管导管变形、呕吐、过度压迫环状软骨以及Valsalva动作（深吸气后屏气，再用力做呼气动作）都可以引起眼内压增高30~40mmHg。

表36.1　心脏和肺变量因素对眼内压的影响

| 变量因素 | 对眼内压的影响 |
| --- | --- |
| 中心静脉压 | |
| 升高 | ↑ ↑ ↑ |
| 降低 | ↓ ↓ ↓ |
| 动脉血压 | |
| 升高 | ↑ |

续表

| 变量因素 | 对眼内压的影响 |
|---|---|
| 降低 | ↓ |
| 动脉血氧分压 | |
| 升高 | 0 |
| 降低 | ↑ |
| 动脉血二氧化碳分压 | |
| 升高(通气不足) | ↑↑ |
| 降低(过度通气) | ↓↓ |

↓=降低(轻度,中度,明显); ↑=升高(轻度,中度,明显); 0=没有作用

经Morgan GE许可翻印。Anesthesia for ophthalmic surgery. In: Morgan GE Mikhail MS, Murray MJ, eds. *Clinical Anesthesiology*, 4th ed. , 826-836. Copyright The McGraw-Hill Companies, 2006

### 2. 哪些麻醉因素会使玻璃体疝形成的风险增加?

任何可以改变上述提及因素的麻醉事件都可以影响眼内压。此外,由于面罩扣得过紧、体位不当、咳嗽、牵拉、呛咳或者球后出血等因素对眼睛产生外来压力都可能导致眼内容物溢出。其他因素还包括去极化肌肉松弛药导致的眼外肌痉挛,浅麻醉下的手术刺激或者不当的环状软骨压迫。由缺氧、高碳酸血症、渗透性利尿药、喉镜置入、气管插管或者血压增高引起的视网膜充血也起到使玻璃体疝形成风险增加的作用。

大多数麻醉药物对眼内压影响较小或者不起作用(表36.2)。麻醉药直接通过改变房水流动或者眼内肌张力或者间接改变心血管参数对眼内压起作用。所有静脉诱导药物(氯胺酮除外)和吸入麻醉药通过直接作用降低眼内压。镇静药物如苯二氮䓬类及阿片类药物也可降低眼内压。利多卡因2mg/kg通过减轻喉镜置入和气管插管时的气道反应和咳嗽反射钝化眼内压的反应(Yukioka等, 1985)。

表36.2　麻醉药对眼内压的作用

| 药物 | 对眼内压的作用 |
|---|---|
| 吸入麻醉药 | |
| 挥发性麻醉药 | ↓↓ |
| 一氧化氮 | ↓ |
| 静脉麻醉药 | |
| 巴比妥类 | ↓↓ |
| 苯二氮䓬类 | ↓↓ |
| 氯胺酮 | ? |
| 阿片类 | ↓ |
| 丙泊酚 | ↓↓ |
| 肌肉松弛药 | |
| 琥珀胆碱 | ↑↑ |
| 非去极化肌肉松弛药 | 0/↓ |

↓=降低(轻度,中度,明显); ↑=升高(轻度,中度,明显); 0/↓=没有作用或轻度降低; ? =报道结果矛盾

经Morgan GE许可翻印。Anesthesia for ophthalmic surgery. In: Morgan GE Mikhail MS, Murray MJ, eds. *Clinical Anesthesiology*, 4th ed. ,826-836. Copyright The McGraw-Hill Companies, 2006

　　琥珀胆碱(司可林)是饱胃患者肌肉松弛药的一个选择。然而,它升高眼内压的作用可能致使眼内容物外溢。琥珀胆碱通过增加眼外肌张力和收缩瞳孔括约肌(减少防水外流)使眼内压升高6~8mmHg。眼内压的改变从给药后1分钟内开始,2~4分钟达峰,持续至给药后6分钟。尽管两个大规模回顾性研究中无玻璃体疝形成的报道,显示了琥珀胆碱使用的安全性(Donlon,1986; Libonati等,1985),但是对眼球开放性损伤的患者使用琥珀胆碱仍存在着广泛的争议。在眼球开放性手术中是否使用琥珀胆碱应取决于是否有困难气道的潜在可能以及眼球

活力。在无困难气道的情况下,无需考虑患者的误吸风险以及眼球活力的情况,应避免使用琥珀胆碱,而使用现有的短效或中效的非去极化肌肉松弛药。理想的气管插管条件可通过大剂量的罗库溴铵( 1~1.2mg/kg, 60秒),维库溴铵( 0.25mg/kg, 60~90秒),或者顺式阿曲库胺( 0.25mg/kg, 60~90秒)(Doenicke等,1998)。如果是困难气道而且眼球是有活力的,琥珀胆碱可能是更好的选择,因为非去极化肌肉松弛药起效时间长,面罩给氧,高碳酸血症和更长时间无保护的气道可能增加眼内压。如果误吸风险高,则可使用琥珀胆碱。相比因为误吸导致缺氧和高碳酸血症能导致眼内压升高的情况,使用琥珀胆碱避免出现误吸更可取。

关于使用琥珀胆碱的情况下预防眼内压升高的技术研究显示,相比琥珀胆碱的使用,喉镜置入和气管插管导致的眼内压升高更加显著( Zimmerman等,1996 )。如果选用了琥珀胆碱,必须使用合适的诱导药物确保合适的麻醉深度并使用诸如阿片类药物和利多卡因来抑制咽喉气道反射从而降低眼内压。

### 3. 导致眼心反射的诱发因素及其处理方法有哪些?

眼心反射表现为心动过缓和心律不齐,包括异位节律、交界性心律、房室传导阻滞、心室颤动和心搏骤停。该反射由机械刺激例如眼外肌牵拉(尤其是内直肌)、眼部受压或空眼眶受压以及眼内注射和血肿引起。因此,眼心反射经常出现在眼部手术操作中,并且可发生在任何年龄组。诱发因素包括浅麻醉、缺氧、高碳酸血症和迷走神经张力增加。

眼心反射包括最初的迷走神经相和随后的交感神经相。迷走神经拮抗药物通常有助于抑制该反射,但是常规进行预防用药是有争议的。眼心反射导致的血流动力学反应即时快速出现并且持续时间短。在反复刺激下眼心反射出现典型的疲劳现象。在眼心反射的严重病例中,需要药物干预,术前即刻静脉注射阿托品或格隆溴铵比肌内注射术前用药更有效。球后阻滞对抑制眼心反射是不可靠的,并且可能诱发眼心反射,心搏骤停或者球后出血。

眼心反射的处理包括如下方面:

- 立即通知术者并暂时中断手术刺激或牵拉直至心率增加。
- 确认适度的通气,氧合和麻醉深度。
- 如果心脏传导紊乱持续存在,静脉注射阿托品。
- 如果顽固发作,局部麻醉药浸润眼内直肌。

**4. 饱胃的眼球开放性损伤患者如何管理?**

对于头部创伤的患儿,必须评估眼球和视力情况,并且排除合并损伤。饱胃的眼球开放性损伤患者的管理目标是避免增加眼内压及避免误吸。使用组胺-2受体拮抗剂,质子泵抑制剂和抗酸药能预防反流的作用。谨慎使用镇静抗焦虑药物和阿片类药物避免出现呼吸抑制,高碳酸血症和恶心、呕吐。适当的术前镇痛和镇静会减少哭泣和激动,从而减少玻璃体疝引起的二次眼睛损伤。

全身麻醉是小儿眼球手术的首选麻醉方法。在面罩给氧阶段要避免面罩增加眼部压力。如果患儿饱胃而无困难气道,可不使用琥珀胆碱,而是在应用丙泊酚或硫喷妥钠并进行适当的环状软骨压迫后使用大剂量非去极化肌肉松弛药完成快速顺序诱导。如果对患儿通气功能和(或)气管插管有疑虑,即使患儿眼球是有活力的,作用时间短的琥珀胆碱是更加安全的选择。对于禁食的患儿,推荐使用非去极化肌肉松弛药。在任何情况下,都推荐提前静脉注射阿片类药物和或利多卡因(2mg/kg)减轻置入喉镜和气管插管引起的高血压反射。

术中应用止呕药物和胃肠减压可能减少术后呕吐的发生率,尽管它们并不能保证胃是空的。可在气管拔管前1~2分钟静脉注射利多卡因(1.5mg/kg)以减少咳嗽出现。拔管应当延迟至患儿完全清醒并拥有完整的气道反射。

## 总 结

1. 麻醉的总体目标是避免增加眼内压和误吸。

2. 谨慎使用术前药；尽量减少术前咳嗽、哭泣和呕吐。

3. 琥珀胆碱已经安全地被应用于饱胃的眼球开放性损伤的患者，但大剂量的非去极化肌肉松弛药也是有吸引力的选择。在误吸风险高，眼球已经不可挽救或者预见到气管插管困难时，考虑使用琥珀胆碱。

4. 使用药物尽量减少术后恶心、呕吐的发生和气管拔管刺激。

（余高铮　宋兴荣　译）

## 注释参考文献

- Kudlak TT. Open-eye injury. In Yao FF, Malhotra V, Fontes ML, eds. *Yao & Artusio's Anesthesiology: Problem-Oriented Patient Management*, 6th ed. Philadelphia: Lippincott Williams & Wilkins, 2008: 1007–1024.

  A case-based, problem-oriented overview of the topic with comprehensive practical explanations and references.

- Morgan GE. Anesthesia for ophthalmic surgery. In Morgan GE, Mikhail MS, Murray MJ, eds. *Clinical Anesthesiology*, 4th ed. New York: Lange, 2006: 826–836.

  A solid discussion of basic principles and anesthesia considerations involved in the management of a patient presenting for ophthalmic surgery.

- Yukioka H, Yoshimoto N, Nishimura K, Fujimori M. Intravenous lidocaine as a suppressant of coughing during tracheal intubation. *Anesth Analg* 1985; 64: 1189–1192.

Coughing was suppressed completely when 2 mg/kg of lidocaine IV was given between 1 and 5 minutes before intubation compared with partial cough suppression with 1- and 1.5-mg/kg doses.

# 延伸阅读

Allen SL, Duncan E. Open globe injury. In Atlee J, ed. *Complications in Anesthesia*, 2nd ed. Philadelphia: Saunders, 2007: 745–746.

Chidiac EJ. Succinylcholine and the open globe: questions unanswered. *Anesthesiology* 2004; 100: 1035–1036.

Doenicke AW, Czeslick E, Moss J, Hoernecke R. Onset time, endotracheal intubating conditions, and plasma histamine after cisatracurium and vecuronium administration. *Anesth Analg* 1998; 87: 434–438.

Donlon JV Jr. Succinylcholine and open eye injury II [letter]. *Anesthesiology* 1986; 64: 525–526.

Hahnenkamp K, Honemann CW, Fischer LG, Durieux ME, Muehlendyck H, Braun U. Effect of different anaesthetic regimes on the oculocardiac reflex during paediatric strabismus surgery. *Pediatr Anesth* 2000; 10: 601–608.

Libonati MM, Leahy JJ, Ellison N. The use of succinylcholine in open eye surgery. *Anesthesiology* 1985; 62: 637–640.

Zimmerman AA, Funk KJ, Tidwell JL. Propofol and alfentanil prevent the increase in intraocular pressure caused by succinylcholine and endotracheal intubation during a rapid sequence induction of anesthesia. *Anesth Analg* 1996; 83: 814–817.

# 第八部分

---

## 神经外科手术和神经监测中的挑战

# 第三十七章　俯卧位下的后颅窝肿瘤切除术

Matthias W. KÖnig, Mohamed A. Mahmoud, John J. McAulife, III

## 简　介

脑肿瘤是儿童中第二常见的恶性肿瘤。大约1/3发生于三岁以内的幼儿,并且大约2/3的脑肿瘤发生在后颅窝。后颅窝肿瘤切除术常常是冗长的俯卧位手术。俯卧位与一些生理机能改变相关并易致患者出现特定的损伤。

---

**学习要点**

1. 了解将小儿患者转至俯卧位时的相关挑战。
2. 清楚俯卧位特有的并发症。
3. 列举避免体位相关性损伤。

---

## 病例介绍

2.5岁的小女孩准备择期行后颅窝髓母细胞瘤切除术。她最初表现为恶心、呕吐、嗜睡和平衡障碍。她的体重为14.2kg,生命体征正常,术前血常规、电解质和凝血功能检查均无异常。通过已有的静脉通路完成麻醉诱导后,气管内插入4.5号气管导管,然后建立第二条静脉通路并完成桡动脉置管。手术平稳进行了近5小时后,将患者恢复仰卧位。此时,发现患儿颜面部明显肿胀,双眼肿胀至无法睁开;舌头出现肿胀并突出口外。

# 讨　论

## 1. 小儿患者俯卧位时常见的相关问题是什么?

俯卧位的潜在危险有很多,但是麻醉实施者须警惕以下要点:

气道:气管导管需要妥善固定以避免移位;必须牢记的是,脸朝下位置时,固定气管导管的胶布有可能泡在"口水"里几个小时。因为这个原因,一些麻醉医师使用皮肤粘合剂(例如,安息香酊,Mastisol液态粘合剂)来使胶布更好地粘合皮肤,使用透明胶带或透明薄膜固定两颊和气管导管尾端,或者使用抗胆碱能药物来减少唾液分泌。一旦患儿处于俯卧位时,气道通路就受到限制,气管导管移位和扭曲将难以纠正。一些麻醉医师提倡使用螺旋加强型气管导管来减少气管导管扭曲的发生;另外一些麻醉医师则经鼻进行气管插管。不管使用何种方法,都必须在患儿改为俯卧位之后、手术开始之前确认双侧呼吸音,维持足够的通气,确认气管导管位置正确并妥善固定。在手术皮肤消毒期间,确保消毒液不会滴到固定气管导管的胶布周围,因为酒精性消毒液会溶解胶布上的粘合剂。

喉罩也许是俯卧位时气管导管被意外拉出后进行急救的最佳选择,应该确保喉罩能够及时得到。

较长的"黑视"时间:是指为简化翻身时的操作,暂时的断开监护仪、动静脉连接通路以免翻身之后又要整理纠缠的线路。但是,这常常导致监护仪"中断"、监护时间延长,使患儿生命体征不能被适当监护。当翻身时,麻醉医师应避免被其他任务干扰从而导致延误监护、通气和麻醉维持,这一点很重要。有些人也许会提出翻身时至少保留脉搏血氧饱和度监测,因为它可以提供氧合和灌注的基本信息。呼气末二氧化碳监测应该在患者翻身后立即与通气一同恢复。检查它的曲线形状,作为由移动患儿引发的气道梗阻或者支气管痉挛的证据。

体位调整和垫护:无数的器件、桌子、架子被用来将患儿固定在俯卧位。但是,一些普遍的保护措施适用于所有这些设备上:

- 骨性突出部位应当垫护以减轻和分散压力。
- 不能直接压迫生殖器和乳房。
- 用泡沫或凝胶卷支撑骨盆和胸部使腹部自由悬垂从而减少静脉淤血并使膈肌移动幅度达到最大化。
- 使用舒适的泡沫枕以避免直接压迫眼和鼻,使用市场可以买到的枕头/靠垫或者使固定器来固定头部。脖子须处于中间位置。
- 胳膊可沿身体两侧摆放或外展小于90°以避免臂丛神经受牵拉。
- 在患儿被手术铺巾覆盖之前,确保没有监护线路或输液管道被压在肢体末梢或躯干下面,在这些地方可能形成压迫点。同样地,气管导管,麻醉呼吸环路和经口或经鼻的胃管不能对面部造成任何压力。
- 在患儿被覆盖前核实所有静脉,动脉和监护设备功能正常。确保有易于接近注射部位和接入口的通路,可以不同手术医师竞争手术空间而采集血样。

体温:体位摆放期间,患儿经常身体没有遮盖,可能会发生显著的体温下降。为了避免/最小程度的低体温,这个期间患儿的身体应该尽可能多地给予遮盖,使用保温毯,并暂时把手术室温度升高。对较小的患儿,辐射性散热是主要的热量丧失类型。手术开始之前就升高手术室温度至关重要,以使手术室墙壁和室内主要物件变得暖和,这样可以减少热量梯度,而这样的热量梯度会增加热量丧失。

### 2. 俯卧位对主要系统器官的影响有哪些?

俯卧位对成人的病理生理学后果已经被很好地研究过,但是并无在小儿方面的资料。然而,有几点可以从成人研究中很好地推测出来(表37.1)。

表37.1　俯卧位的病理生理作用

| 心血管 | 呼吸 | 中枢神经 |
| --- | --- | --- |
| 静脉回流↓ | 功能残气量↑;⟷ | 颈内静脉流量↑;⟷ |
| 每搏量↓ | 总肺容量↑;⟷ | 颈内静脉阻力↓⟷ |
| 心输出量↓ | 通气/血流比例失调↓ | 颅内压↑(如果头低于心脏) |
| 心率↑ | | |
| 体循环阻力↑ | | |
| 收缩压↓⟷ | | |
| 平均动脉压↓⟷ | | |

该表引用自: Rozet I, Vavilala MS. Risks and benefits of patient positioning during neurosurgical care. *Anesthesiology Clinics*2007; 25: 631-653. Copyright Elsevier,2007

### 3. 长时间俯卧位手术术中和术后与体位相关的典型损伤有哪些?

尽管由长时间俯卧位引起的严重且长期的并发症很少见,但麻醉医师必须清楚一些不常见但是潜在的灾难性并发症。较好的做法是在麻醉知情谈话时解释这些潜在的风险。

压疮或压痕: 这些常见于骨性突出部位的覆盖面上并且很少成为重大临床问题。仔细地垫护有助于避免绝大多数此类事件。

面部和口内水肿：经过长时间面朝下的体位，某些程度上的面部水肿是常见的。看到术后小孩眼睛水肿到无法睁开，对父母来讲可能是痛苦的，但通常让人安心的是面部水肿在所有病例中都会出现。一些病例报道中，在气管拔管后出现明显的舌水肿致使气道出现部分或完全的梗阻。在舌水肿明显的病例中，也许应审慎进行气管拔管直至水肿消退。

神经损伤：已报道的俯卧位手术后的外周神经损伤，最常见的是对臂丛神经过度牵拉所致。应避免手臂外展超过90°，同时使用极厚的护垫填充在患儿手臂下方，这样可能通过外展的手臂回收而伸展关节。极少病例报道了颈脊髓血管损伤，并建议避免颈部过度歪曲和低血压的出现从而维持适当的脊髓灌注。

在这种情况下，术后视力丧失可能是外科医师和麻醉医师最担心的并发症。虽然大部分报道出现在脊柱后路手术中，但同样在俯卧位接受矢状缝早闭修复手术的小儿中出现（Lee等，2005）。虽然准确的病理生理学解释仍然有些难以捉摸，但是术中低血压、贫血、俯卧姿势和手术时长（＞6小时）是最被一致认同的危险因素。眼部直接受压只是极少数病例出现的原因。最普遍的眼科诊断（~90%）为前后视神经缺血。很少是视网膜动脉/静脉梗阻（唯一与眼睛受压有关的诊断）和皮质盲。

预防策略包括：
- 血流动力学稳定。
- 适当的血红蛋白/血细胞比容。
- 避免过多的输注晶体液以减少水肿的风险。
- 认真调整头的位置并经常检查以确保眼睛不受压迫。

### 4. 能在俯卧位时进行心肺复苏吗？

通常，心肺复苏在各年龄组都是在仰卧位时进行的。但是，多个在手术室和监护室中成功进行的俯卧位心肺复苏，包括心脏按压，已经被报道（Tobias等，1994）。在进行俯卧位心肺复苏

是有几个注意事项:

速度: 复苏依赖于迅速启动心肺复苏。花费时间去包扎和覆盖伤口并将患者翻至仰卧位可能导致延误启动胸外按压。在一些病例中,麻醉医师紧握拳头放置于患者胸骨下方,同事外科医师进行心脏按压。因而心肺复苏被启动,在担架被带到手术室后患者能够被翻为仰卧位不间断的继续进行复苏。

保护静脉通路和有创监测: 在紧急情况下翻平患者至仰卧位进行心肺复苏造成极大地失去静脉通路和动脉通路的风险,而此时是最需要它们的。

## 总　结

1. 将麻醉患儿翻放至俯卧位要求麻醉医师专心保护气道,静脉和动脉通路。

2. 如果在翻身前通气和监护中断,必须绝对优先建立通气和监护。

3. 仔细地垫护患者,认真摆体位; 经常检查面部和眼睛。

4. 避免低血压和贫血。

5. 长时间俯卧位手术后,不是所有面部水肿都是无害的,在舌水肿的病例中气道危害可能出现。

6. 心肺复苏在俯卧位是可以进行的,并且比匆忙地翻动患者更安全。

(余高锋　宋兴荣　译)

## 注释参考文献

- American Society of Anesthesiologists Task Force on Perioperative Blindness: Practice advisory for perioperative visual loss associated with spine surgery. *Anesthesiology*

2006; 104: 1319–1328.

Summary of the current knowledge and expert/evidence-based recommendations on prevention and treatment of perioperative visual loss.

- **Edgcombe H, Carter K, Yarrow S. Anaesthesia in the prone position, *Br J Anaesth* 2008; 100: 165–185.**

  Excellent and comprehensive review of physiological effects of the prone position and potential complications.

- **Tobias JD, Mencio GA, Atwood R, Gurwitz GS. Intraoperative cardiopulmonary resuscitation in the prone position. *J Pediatr Surg* 1994; 29: 1537–1538.**

  Case report of successful CPR in a 12-year-old in the prone position after cardiac arrest during posterior spine surgery.

# 延伸阅读

Lee J, Crawford MW, Drake J, Buncic JR and Forrest C. Anterior ischemic optic neuropathy complicating cranial vault reconstruction for sagittal synostosis in a child. *J Craniofac Surg* 2005; 16(4): 559–562.

Martínez-Lage JF, Almagro MJ, Izura V, Serrano C, Ruiz-Espejo AM, Sánchez-Del-Rincón I. Cervical spinal cord infarction after posterior fossa surgery: a case-based update. *Child's Nerv Syst* 2009; 25: 1541–1546.

Sinha A, Agarwal A, Gaur A, Pandey CK. Oropharyngeal swelling and macroglossia after cervical spine surgery in the prone position. *J Neurosurg Anesth* 2001; 13: 237–239.

# 第三十八章 脊柱手术

Mohamed A. Mahmoud, Matthias W. KÖnig, John J. McAulife, III

## 简 介

所有脊柱手术都是为了在不造成新的神经损害情况下进行脊柱疾病的外科矫治。麻醉医师在对患有脊柱疾病的儿童和青少年实施麻醉的时候必须考虑到外科操作的要求,包括俯卧位、适合神经监测的条件以及手术过程中的病理生理状况。同时也必须考虑到整个脊柱手术过程中患者在麻醉状况下可能潜在的问题,并做好处理各种意外和并发症的准备。

---

**学习要点**

1. 掌握为择期脊柱大手术的儿童制订麻醉计划的要点。
2. 熟悉不同麻醉药物对不同形式的术中神经生理监测的影响。
3. 了解脊柱手术潜在的风险和并发症。

---

## 病例介绍

一名16岁的女孩因自发性脊柱后侧凸行椎前路胸椎体切除、椎后路脊柱减压加自体骨移植融合内固定术。既往病史显示她有显著的肥胖和背部疼痛。实验室检查结果均正常。该患者身高165cm,体重98kg。术前心率80次/分,血压125/72mmHg。心电图显示正常窦性心律,不完全性右束支传导阻滞,QT间隙延长至489ms。她提前准备了2个单位的自体血。术前4天的血红蛋白为10.2g/dl(102g/L)。麻醉诱导无特殊,术中采用丙泊酚和瑞芬太尼全凭静脉麻醉维持。气管插管采用双腔管有利于术中进行单肺通气。患者变换到俯卧位,一名骨科医师进行前路的减压,另一名骨科医师同时进行后路的融合手术。肺隔离为外科医师提供了更好的手术视野入路。目前估计失血量为3.5L,已经输入了2个单位的自体全血,1个单位的同种异体血,1L的白蛋白和3200ml的乳酸林格液。她的血压为82/58mmHg,血红蛋白为8.7g/dl(87g/L)。外科医师需要控制性降压来帮助减少出血。当外科医师打完所有螺钉后,神经生理医师提示经颅的运动诱发电位振幅明显减小。外科医师松掉所有的螺钉,神经生理医师提示运动诱发电位仍然十分微弱。于是开始升高血压和进行唤醒试验,唤醒试验证明患者双下肢都能正常运动。当外科医师缝合切口的时候,血氧饱和度音调突然消失,心电图显示为典型的持续性的尖端扭转性室速,医师迅速地进行了除颤和静脉注射地高辛。然后将患者送至了ICU,并给予镇痛泵(患者自控镇痛,PCA)减轻术后疼痛。进入ICU早期患者面部肿胀,并自诉舌头疼痛。立刻请了耳鼻喉科会诊,查体发现了左舌前方有一坏死病灶,需要在一周后进行病灶清除术。

# 讨 论

## 1. 对于行脊柱侧弯手术的患者,其术前访视的目的是什么,可能存在的术中并发症有哪些?

脊柱侧凸手术患者术前评估的一个重要目的是检查患者是

否存在心肺方面的疾病以及疾病的严重程度。呼吸功能可以通过详细的病史追问（重点集中在对运动的耐受程度以及功能受损的情况）和体格检查来评估。术前肺功能检查尤其是潮气量的测定是术前评估非常重要的指标。如果术前潮气量比期望值减少30%~35%，术后的通气功能可能会受损伤。

心脏功能受损可能继发于脊柱侧凸或造成脊柱侧凸的神经肌肉疾病。脊柱侧凸的患者的心脏情况可能完全正常也可能是严重的心肌病、心律和传导系统的异常、肺心病、肺动脉高压。可以通过心电图和心脏彩超来鉴别。此外，术前评估还包括完整的血细胞数、肝肾功能以及凝血功能。此外，还应告知患者及其父母术中可能出现的所有并发症包括大失血、瘫痪、外周神经损伤、舌撕裂伤、术中知晓、术后视力受损、术后长期带管、深静脉血栓以及肺栓塞。

### 2. 考虑到大量失血，为什么适当的俯卧位对于脊柱手术来说尤其重要？

脊柱后侧凸矫治术是一种大手术，通常会存在大失血以及手术暴露部位松质骨的大量渗血。失血量与融合椎骨的数量、体重和外科手术的时间呈正相关。俯卧位时腹内压增高也会增加失血，因为血液的分流会造成脊椎静脉系统的扩张。为了保持椎旁静脉的低压力，必须确保俯卧位时腹部不能受压。

### 3. 俯卧位时还需要关注其他哪些体位方面的问题？

尤其要确保气管导管的正确位置，避免脱管。使用加强型气管导管可以避免导管打折和堵塞。如果俯卧位时发生意外脱管，可以放置喉罩作为临时通气的一个有效的替代工具，也可作为纤支镜再插管的引导工具。

所有受压部位都必须精心的用衬垫保护，避免皮肤破损，尤其是脸部，眼睛，胸部，臀部（这个部位通常使用长枕来保护）。

手臂的位置要特别放好避免手臂过伸造成臂丛神经的损伤。

### 4. 在手术过程中有什么特别的方法来减少术中出血吗？

减少术中出血的方法包括适当的控制性降压、变换手术体位、改进外科技术、使用抗纤溶的药物。旨在减少异体血制品使用的方法包括术中血液回收，术前自体献血和急性等容血液稀释。控制性降压（血压正常的青少年收缩压从基线降低20mmHg或平均压降低至65mmHg）可以减少失血和输血。然而，低血压并不是没有风险，已有报道显示其会增加脊髓缺血和其他神经功能缺损包括永久性视力丧失的风险。

非眼部手术后的视力丧失是一个罕见但非常严重的并发症，其发生率为0.001%~0.2%，取决于手术的类型（Berg等，2010）。三个公认的导致术后视力丧失的原因是缺血性视神经病变，中央视网膜动脉或静脉阻塞和脑缺血。一个调查显示脊柱手术后的视力丧失的术中危险因素包括患者的体位、贫血以及术中低血压。

大出血在脊柱侧凸手术经常发生，这与许多因素有关，其中包括纤溶亢进。抗纤溶的药物如氨甲环酸或氨基己酸已被证明在脊柱侧凸手术中可以减少失血。小儿脊柱侧凸手术中使用高剂量的氨甲环酸[10mg/（kg·h）]的静脉泵注，100mg/kg追加剂量）减少失血的效果优于低剂量[1mg/（kg·h）]的静脉泵注，10mg/kg追加剂量）（Sethna等，2005）。

### 5. 在神经监测技术方面应注意什么问题？

有报道称挥发性麻醉剂呈剂量依赖性地抑制运动和感觉诱发电位。然而，一些医院在脊柱手术监测运动感觉诱发电位的同时常规使用地氟烷和瑞芬太尼。一项研究表明使用地氟烷吸入麻醉的患者与全凭静脉麻醉的患者相比，要达到相同振幅的诱发电位，吸入地氟烷组的患者每一次脉冲所需的电荷更大或每一次刺激所需的脉冲数更多。因此,使用丙泊酚全凭静脉麻醉更有利于在脊柱手术中进行神经监测。低血压会影响脊髓的血流灌注,也会减小运动感觉诱发电位的振幅。在术中维持恒定的麻醉深度和血压水平有助于最大限度地减少神经电生理信号的变异,有利于及时监测到可能引起的神经损伤。

如果使用全凭静脉麻醉,丙泊酚输注速率应使其在靶效应部位达到一个恒定的浓度。这将减少因药物剂量过大所导致的体感诱发电位和运动诱发电位的衰减。丙泊酚输注达到稳态浓度后给予一个追加剂量会导致运动诱发电位暂时性的衰减或消失。所有的阿片类药物中瑞芬太尼对运动诱发电位的抑制最弱。氯胺酮和依托咪酯对于那些不能使用丙泊酚的患者是有用的;然而,肾上腺抑制作用限制了依托咪酯的使用。经颅运动诱发电位有可能引起严重的舌损伤。在术中需要有牙科指导和用软牙垫保护来确保下腭肌肉的强烈收缩不会造成这种损伤。

当术中发生运动诱发电位和体感诱发电位消失的时候,应当有一个流程来规定团队中的每一个成员应当做什么。一旦监测到突然的电位消失,应尽快找出其原因,如有必要应恢复对脊髓的足够灌注。在没有禁忌的情况下平均动脉血压应提高到90mmHg甚至更高。这可以通过减少麻醉药物用量,增加血管容量,或使用血管活性药物来达到效果。当外科医师在寻找和解决手术因素时,血细胞比容和其他生理因素(温度,酸-碱平衡,氧气和二氧化碳浓度)应调整到最佳水平。虽然使用类固醇存在争议,但一些医院仍推荐在治疗脊髓损伤方案中使用类固醇。其推荐剂量为甲泼尼龙30mg/kg静脉注射作为负荷剂量,然后在接下来的23小时以5.4mg/kg静脉泵注。一旦包括血压在内的生理参数达到正常值,应重新评估运动诱发电位和体感诱发电位是否得到改善。如果没有改善的迹象,应按照流程进行术中唤醒试验。术后可以立即进行CT扫描以确保没有手术造成的脊髓损伤。

### 6. 是否可以在俯卧位的情况下对患者进行复苏?

传统的观念认为,当危及生命的情况发生时,应将患者恢复仰卧位,这样在复苏时很容易暴露气道的入口和心前区。行这种手术时,建议手术间内应常规放两张床,其中一张用于将生命体征不稳定的患者立刻翻身恢复仰卧位。当发生恶性心律失常时,把患者从一个有开放脊柱切口的俯卧位变换为有利于心脏除颤和心肺复苏的仰卧位可能需要几分钟。在俯卧位行心肺复苏和心脏除颤已有成功的报道。当患者有高危因素时,如患者术前就有QT间期延长综合征,在术中可能因电解质异常或是某些药物影响而变为尖端扭转型室上性心动过速时,应在术前放置好除颤电极。QT间期延长综合征将在后面的第70章中进一步讨论。

### 7. 关于脊柱融合术术后疼痛管理的最新观点有哪些?

目前开发了一些能有效地控制骨科大手术术后疼痛的镇痛技术。通过硬膜外或蛛网膜下腔给予局部麻醉药和阿片类药物进行神经阻滞可以提供最有效的镇痛。不过,这种治疗方法是有创的和耗费人力的。虽然鞘内注射吗啡广泛用于各种情况下的镇痛,但还没有报道其用于脊柱融合术的术后镇痛。鞘内注射2~5μg/ml的吗啡可以在小儿脊柱融合术术后24小时提供强效的镇痛,研究证明该方法与患者自控镇痛(PCA)相比有更低的疼痛评分和更低的吗啡追加用量(Gall等,2001)。由于术中硬膜囊是暴露的,所以如果外科医师愿意的话在缝合切口前额外单次注射一剂吗啡是非常容易的事情。由于技术原因,尤其是硬膜外导管脱落的高发生率限制了脊柱手术术后硬膜外阿片/局部麻醉药物镇痛的应用。很多医院采用PCA镇痛是因为其使用简单且相对有效。

334 | 第八部分　神经外科手术和神经监测中的挑战

334 | 第八部分　神经外科手术和神经监测中的挑战

## 总　结

1. 术前评估时必须全面评估患者的心肺功能状况。
2. 谨慎处理术中体位是预防并发症关键。
3. 控制性降压可能增加脊髓缺血和视力受损的风险。
4. 纤溶抑制剂已被证明能减少术中出血。
5. 术中神经监测不仅有利于发现潜在的脊髓损伤,而且对麻醉管理有显著影响。
6. 患者自控镇痛是一种有效和常用的术后镇痛方法。

（余高锋　宋兴荣　译）

## 注释参考文献

- Miranda CC, Newton MC. Successful defibrillation in the prone position. *Br J Anaesth* 2001; 87: 937–938.

This case report describes successful treatment of ventricular fibrillation in an adult undergoing complex spinal surgery in the prone position. The discussion includes different approaches to the placement of defibrillator paddles.

- Sethna NF, Zurakowski D, Brustowicz RM, Bacsik J, Sullivan LJ, Shapiro F. Tranexamic acid reduces intraoperative blood loss in pediatric patients undergoing scoliosis surgery. *Anesthesiology* 2005; 102(4): 727–732.

The study concludes that intraoperative administration of tranexamic acid significantly reduces blood loss during spinal surgery in children with scoliosis.

- Soundararajan N, Cunliffe M. Anaesthesia for spinal surgery in children. *Br J Anaesth* 2007; 99: 86–94.

This review article provides a comprehensive discussion of the anesthetic issues in children undergoing spine surgery. Table 4 presents complications of the prone position.

## 延伸阅读

Berg KT, Harrison AR, Lee MS. Perioperative visual loss in ocular and nonocular surgery. *Clin Ophthalmol* 2010; 4:531–546.

Gall O, Aubineau J-V, Berniere J, Desjeux L, Murat I. Analgesic effect of low-dose intrathecal morphine after spinal fusion in children. *Anesthesiology* 2001; 94: 447–452.

Sabina D, Schwartz D. Anesthetic management for pediatric spinal fusion: Implications of advances in spinal cord monitoring. *Anesthesiology Clin North Am* 2005; 23: 765–787.

Urban MK, Beckman J, Gordon M, Urquhart B, Boachie-Adjei O. The efficacy of antifibrinolytics in the reduction of blood loss during complex adult reconstructive spine surgery. *Spine* 2001; 26(10): 1152–1156.

- 1152-1156.

# 第三十九章 麻醉期间的术中知晓和术后回忆

## Andrew Davidson

## 简 介

术中知晓是指患者在术后可以清晰地回忆起全身麻醉期间发生的事情。这一现象在成人中得到了很好的描述,但是在儿童中,到目前为止知之甚少。研究已经发现儿童也会发生术中知晓,其发生率比成人更高且其特征也与成人不同。

---

**学习要点**

1. 了解小儿术中知晓的特点。

2. 理解预防小儿术中知晓的原则。

3. 了解处理小儿术中知晓和术后回忆的原则。

---

## 病例介绍

患儿,男,12岁,准备行择期硬质支气管镜检查术。术前评估时,患儿的母亲说,当患儿得知他将要接受一项检查,并且在检查过程中会全程睡觉的时候,患儿诉说自己在上一次手术的时候能听到有人说话。

该患儿上次手术是在6岁时进行的一次股骨截骨手术。那次手术麻醉无特殊,从麻醉记录上看,该男孩在术中采用了保留自主呼吸,吸入约0.6MAC的异氟烷复合骶管阻滞的麻醉方法。当被问到关于上次术中知晓的情况时,他的回忆是呈片段的。他记得听到了嗡嗡声和说话声,但记不起说话的具体内容。他没有疼痛感,当时也并不为此事感到特别担忧,所以没有告诉任何人。尽管他希望在这次手术中入睡,但他并不为手术感到焦虑。

对于支气管镜检查术,他的麻醉医师通常会选择丙泊酚复合小剂量瑞芬太尼的全凭静脉麻醉,术中不使用肌松药。这一次麻醉医师仍然采用这种麻醉方法,但在诱导后给予咪达唑仑并在术中使用BIS监测,且保持BIS值在50以下。手术麻醉非常顺利。患儿苏醒后,麻醉医师询问他感觉如何,他说没有出现术中知晓。几天后,麻醉医师再次回访时患儿仍然告知没有术中知晓,他的父母也说他行为正常。于是麻醉医师留下自己的联系方式,并告知其父母在未来几周如果患儿有异常的行为请电话通知麻醉医师。

# 讨 论

## 1. 儿童会发生术中知晓吗?

越来越多的证据表明儿童确实存在术中知晓,其发生率为0.2%~1.2%( Blusse van Oud-Alblas等,2009; Davidson等,2005 )。这一比例高于已知的成人术中知晓的发生率。术中知晓很难准确测量,而要发现儿童的术中知晓就更为困难( Lopez和Habre,2009 )。小儿术中知晓的调查问卷必须精心设计,使其与儿童的理解水平相一致。成人和儿童都可能会将术中的记忆和术前事件相混淆。这个问题对儿童来说可能更为麻烦,因为他们记忆固化过程的发育不如成人。尽管如此,一旦发生了术中知晓,儿童通常都能做出准确的回忆。如果儿童告知有术中知晓，那么应相信他们并做出相应的处理。

## 2. 儿童描述术中知晓的特点是什么？

一些儿童对术中知晓的回忆非常详细，但他们的回忆通常都是呈片段的。这与他们的记忆编码和记忆固化过程的发展相一致的。与成年人一样，他们中有些人将术中知晓告诉了父母或兄弟姐妹，但很少会主动告诉医务人员。其次，他们可能会在麻醉后过一段时间才告知这件事情，且通常从听觉和触觉两个方面进行描述。有些儿童会描述为疼痛，极少数人会感到非常痛苦，但大多数儿童不喜欢这种经历。由于报道的病例少，所以看起来似乎儿童不会像成人一样出现严重的心理问题。但是确有报道显示一些儿童在术中知晓后发生了创伤性应激后紊乱（Osterman等，2001）。

大多数儿童的术中知晓似乎没有明显的原因。在成人病例中，使用肌肉松弛药引起的瘫痪状态是一个公认的术中知晓的危险因素，但在儿童中却不是。在瘫痪状态下的术中知晓令人更痛苦，危害更大，造成创伤性应激后紊乱的风险也更大。在出现了术中知晓儿童中，发生于瘫痪状态下的比例更低，这或许可以解释为什么儿童在经历术中知晓后发生严重心理障碍的比例更低。

在成人中，心脏手术、产科手术、纤维支气管镜检查和创伤手术是发生术中知晓的高危因素。但对于儿童，高危因素并不确切。虽然大多数发生术中知晓的孩子并不存在成人的这些高危因素，但不能认定儿童不存在这些高危因素。该研究的样本量太小，不能确定心脏手术，支气管镜检查，外伤手术是否是儿童发生术中知晓的高危因素，但由于发生术中知晓的机制可能是相同的，所以危险因素也应当是相同的。

在成人中，术中知晓往往是由于失误造成的。在儿童中，回顾病例报告并没有发现明显的麻醉失误。有一些证据表明，如果患者本人、他的父母或家庭成员有过术中知晓史，那么他发生术中知晓的风险会增高。这意味着，一些患者可能存在对麻醉的基因抵抗，尽管这还不能证明。阳性的既往史应该被视为儿童发生术中知晓的危险因素，成年人也是如此。

### 3. 怎样预防儿童发生术中知晓？

对于大部分儿童病例，我们并不清楚其发生术中知晓的机制和原因。因此，很难确切地知道如何预防儿童发生术中知晓。我们知道，儿童对麻醉药物的需要量比成人更高。儿童在术中苏醒可能是由于麻醉医师没有给予足够的静脉或吸入麻醉药造成的。他们可能是没有给予足够的吸入麻醉药浓度，也可能是没有给予足够大剂量的静脉麻醉药，还有可能是没有等到吸入麻醉药在效应部位达到有效浓度就进行手术或喉镜下插管等刺激操作。因此，预防儿童术中知晓最简单的方法是确保使用了适当麻醉药剂量和耐心等待效应部位的麻醉药物达到足够高的水平。但是，还存在一个问题，就是我们对儿童的麻醉药理学知识仍然不完善。我们对MAC值如何随年龄变化有一个粗略的概念，但并没有不同年龄清醒MAC值的具体数据。同样的，我们们对儿童效应室平衡时间方面的情况也不了解。

在成人当中，全凭静脉麻醉是否增加术中知晓的风险还存在争议。有经验的医师实施麻醉的时候，全凭静脉麻醉可能不会增加术中知晓的风险。但是，有关儿童全凭静脉公式精确性的数据极少。即使研究出了在儿童中的该公式，人们仍然会担心全凭静脉麻醉会增加儿童术中知晓的风险。全凭静脉麻醉通常在脑电图监测下实施诱导。虽然未经证实，但使用脑电图监测下实施全静脉麻醉有助于预防术中知晓这个假设是合乎逻辑的。

有时使用咪达唑仑也被建议作为预防术中知晓一种方法。咪达唑仑确实是一种很好的抑制记忆编码的药物，因而在理论上其用于预防术中记忆形成和术中知晓是非常有用的,但其剂量和作用时间差异很大。仅仅依靠诱导时或诱导给予单次剂量的咪达唑仑预防术中知晓是非常不明智的,并且咪达唑仑永远不能替代足量麻醉药物用于预防术中知晓。尽管如此,许多被认为有术中知晓高危因素的患者都在常规麻醉剂量之外给予了额外剂量的咪达唑仑。

脑电图被越来越多地用于指导麻醉。BIS、熵和Narcotrend是使用最多的几种监测方法。目前尚无研究来评估这些方法预防儿童术中知晓的有效性。然而,大量的证据表明,这些脑电图监测仪器在大龄儿童中的作用和成人非常相似。麻醉药浓度的增加时其读数减小,这些仪器能很好地区分清醒和麻醉状态。在成人中,有时候这些仪器的性能可能会受到影响,例如单独使用氯胺酮时,大剂量使用阿片药物时,或复合高浓度的七氟烷。

在一个高质量的随机试验显示,使用BIS能降低成人高危人群术中知晓的发生率(Myles等,2004)。这项研究中的病例都存在高危因素,因为有理由推测由于无法监测生理参数,或患者耐受麻醉能力有限造成了麻醉深度不够。可以很客观地假设BIS能减少同类高危因素儿童术中知晓的发生率,因为其发生术中知晓的机制可能是相似的。支气管镜检查是成人术中知晓的高危因素,而BIS可降低术中知晓的发生,支气管镜检查高危的原因很可能是由于吸入麻醉难以做到精确的麻醉维持。如果使用全凭静脉麻醉,那么尚不清楚支气管镜检查本身是否是一个高危因素。在这种情况下,可以用BIS来指导有术中知晓史儿童的麻醉实施。

大多数发生术中知晓的儿童病例并不在这些高危人群之列,而且对这些术中知晓的发生机制也知之甚少。因此,很难将成人研究的数据应用到这些病例。虽然在使用这些仪器,但仍然不能证实这些仪器能减少儿童术中知晓的发生,因为在绝大多数儿童术中知晓的病例中并没有明显的麻醉过浅。

### 4. 应如何处理儿童的术中知晓?

对于成人和儿童处理术中知晓的原则都是一样的。重要的是要倾听、理解和移情,不要不重视或不信任。麻醉医师应该解释为什么会发生术中知晓,尽管通常原因并不明确。虽然大多数的儿童都不会出现明显的心理障碍,但也有个别例外。因此,提供支持和随访的渠道非常重要。要记住,发生术中知晓后,创伤后应激症状可能会延迟出现,所以随访的时间要延长并且要告诉家庭成员观察是否出现戒断症状,倒叙,高度焦虑,或睡眠障碍。如果发生这些情况,必须要推荐一位心理医师进行干预。如果术中知晓是发生在瘫痪情况下的或如果他或她从一开始就表现出明显的痛苦,那么需要立刻转诊给心理医师。应告诉家长要将术中知晓史告诉以后的麻醉医师,这样可以在下次麻醉时进行讨论,且麻醉医师也会考虑采取措施减少术中知晓。

## 总　结

1. 术中知晓的确会发生于儿童。

2. 术中知晓发生于所有类型的小儿麻醉,且特定的高危人群还不能确定。

3. 术中知晓通常很少会对儿童造成痛苦,但对有些儿童会导致严重的心理障碍。

4. 虽然并不清楚为什么儿童会发生术中知晓,但应记住小儿麻醉需要更多的麻醉药物。

5. 在理论上,使用脑电波监测可能可以预防儿童术中知晓,但还未经证实。

6. 儿童如果描述有术中知晓应该认真对待。

（余高锋　宋兴荣　译）

# 注释参考文献

- Davidson AJ, Huang GH, Czarnecki C, Gibson MA, Stewart SA, Jamsen K, Stargatt R. Awareness during anesthesia in children: a prospective cohort study. *Anesth Analg* 2005; 100: 653–661.

  The first recent study to show a high incidence of awareness in children.
- Davidson AJ, Sheppard SJ, Engwerda AL, Wong A, Phelan L, Ironfield CM, Stargatt R. Detecting awareness in children by using an auditory intervention. *Anesthesiology* 2008; 109: 619–624.

  This study found less awareness when a specific measure was used—children were played noises during anesthesia and asked if they recalled hearing anything.
- Lopez U, Habre W, Laurencon M, Haller G, Van der Linden M, Iselin-Chaves IA. Intraoperative awareness in children: the value of an interview adapted to their cognitive abilities. *Anaesthesia* 2007; 62: 778–789.

  The study that first highlighted the difficulties in measuring awareness in children.
- Osterman JE, Hopper J, Heran WJ, Keane TM, van der Kolk BA. Awareness under anesthesia and the development of post-traumatic stress disorder. *Gen Hosp Psychiatry* 2001; 23: 198–204.

  A small case series of people with post-traumatic stress disorder after awareness. Some were children when the awareness occurred.

# 延伸阅读

Blusse van Oud-Alblas HJ, van Dijk M, Liu C, Tibboel D, Klein J, Weber F. Intraoperative awareness during paediatric anaesthesia. *Br J Anaesth* 2009;

102: 104–110.

Davidson AJ. Measuring anesthesia in children using the EEG. *Paediatr Anaesth* 2006; 16: 374–387.

Lopez U, Habre W, Van der Linden M, Iselin-Chaves IA. Intraoperative awareness in children and post-traumatic stress disorder. *Anaesthesia* 2008; 63: 474–481.

Lopez U, Habre W. Evaluation of intraoperative memory and postoperative behavior in children: are we really measuring what we intend to measure? *Paediatr Anaesth* 2009; 19: 1147–1151.

Malviya S, Galinkin JL, Bannister CF, Burke C, Zuk J, Popenhagen M, Brown S, Voepel-Lewis T. The incidence of intraoperative awareness in children: childhood awareness and recall evaluation. *Anesth Analg* 2009; 109: 1421–1427.

Myles PS, Leslie K, McNeil J, Forbes A, Chan MT. Bispectral index monitoring to prevent awareness during anaesthesia: the B-Aware randomised controlled trial. *Lancet* 2004; 363: 1757–1763.

Phelan L, Stargatt R, Davidson AJ. Long-term post-traumatic effects of intraoperative awareness in children. *Paediatr Anaesth* 2009; 19: 1152–1156.

# 第九部分

---

# 血液和肿瘤相关疾病的挑战

# 第四十章　镰状细胞疾病

Alexandr A Szabova, Kenneth R. Goldschneider

## 简　介

　　0.2%的非裔美国人有镰状细胞疾病,这其中有8%~10%具有镰状细胞相关特征。考虑到镰状细胞性贫血在术前、术中和术后对麻醉管理的影响,本章将对镰状细胞疾病的病因、病理生理学和治疗进行概述。

---

**学习目标**

1. 了解镰状细胞疾病的病因学和病理生理学。
2. 了解镰状细胞疾病患者术前评估详情和术前输血适应证。
3. 熟悉镰状细胞疾病患者的术中管理。
4. 了解术后管理可能出现的问题。

---

## 病例报告

　　一个有镰状细胞疾病(HbSS)史的10岁女孩,准备行腹腔镜下胆囊切除术。一个月前她曾因胆结石诱发急性胰腺炎入院。虽说这个女孩总体上比较健康,但她曾经因急性胸部综合征住院治疗。她感到腿部和腰部有"往常一样"的疼痛,但不需要更多的布洛芬或罕见剂量的可待因。其他常规药物包括叶酸,同时计划开始服用羟基脲。目前她有静脉维持输液,基础血细胞数是29g/dl。患者全身麻醉的静脉诱导及气管插管没有什么特殊问题,使用暖风机维持患者正常体温。静脉持续输注维持麻醉。术后镇痛采用手术开始时给予0.1mg/kg吗啡,手术结束时给予0.5mg/kg酮咯酸。患者情况稳定,术后拔除气管插管。到恢复室后再静脉给予0.05mg/kg的吗啡。指示恢复室护士继续静脉输液,保留鼻导管输氧,维持氧饱和度大于95%,如果需要可以再给予吗啡使患者感觉舒适。恢复室的床旁护士打电话说:患者诉胸部疼痛。护士追加了两倍额外剂量的吗啡后,症状无明显改善。听诊患者肺部呼吸音粗,伴有轻微呼吸费力,呼吸频率为45次/分。在2L/min鼻导管给氧下,她的饱和度是96%,同时体温是35.9℃。急查胸片显示两侧肺浸润性阴影,此时她的血细胞数是24g/dl。血液科医师建议输注浓缩红细胞,同时将患者转移到重症监护病房。

# 讨　论

## 1. 什么是镰状细胞病或贫血,以及镰状细胞疾病患者术前该注意些什么?

在这个常染色体隐性遗传疾病中,正常的血红蛋白A被异常的S所取代。正常的血红蛋白分子是一个包含四个亚基的四聚物,这四个亚基包括两个α基团和两个β基团。血红蛋白S包含两个正常的α亚基和两个异常亚基,这个异常亚基是因为缬氨酸取代了在β亚基链上第六位的谷氨酸。当杂合子的$PaO_2$低于20mmHg,而纯合子则低于40mmHg时,镰状红细胞从血红蛋白聚合物形成开始发生改变。聚合血红蛋白能增加血液黏度和阻碍微循环,这样进一步增加缺氧和镰状红细胞,如此的恶性循环导致组织梗死,释放炎性介质,导致疼痛。酸中毒、寒冷、脱水、创伤、感染、发热、应激均易引起镰状红细胞疾病发生。保护因素可能包括胎儿血红蛋白F的存在(胎儿血红蛋白由2个α和2个γ亚基构成),它对氧气具有更高的亲和力。胎儿血红蛋白F是出生时就存在的主要血红蛋白,但在患儿6个月以后,其水平显著下降。在这个时候,镰状细胞疾病的症状可能会变得很明显。疾病严重程度可以从轻微的镰状细胞性状(40%异常血红蛋白S)到严重(可能致命)的镰状细胞疾病(70%~98%异常血红蛋白S)。通过血红蛋白电泳可以诊断。表40.1罗列了镰状细胞疾病带来的临床问题。

临床上,镰状细胞疾病表现为慢性溶血急性发作(危机)。急性发作本身可以表现为痛苦的危险期(例如,类似外科诊断的腹痛或肌肉骨骼疼痛),梗死危象,隔离危象(血液淤积在脾脏和肝脏)以及完全性骨髓抑制的再生障碍危象。急性胸部综合征是一个紧急医疗事件(死亡率高达10%),引起的原因尚不完全清楚。

### 2. 镰状细胞疾病(HbSS)患者术前注意事项是什么?

考虑氧合作用、补液、正常体温和血细胞比容等这四个关键因素,有利于围术期管理。有些医院允许患者术前12~24小时进行补液。对中高危手术患者,不管是否有基础肺部疾病,其术前输血输液的目标是使血红蛋白达到10mg/dl(100g/L)以上水平。术前使用镇静药需注意防止呼吸抑制,这有可能导致血氧饱和度下降,从而诱发镰状红细胞改变。在使用术前镇静药前辅助供氧是合理的。一个加压取暖器或类似装置有助于维持正常体温,并将它应用麻醉诱导前有助于缩小体温降低程度。一般麻醉患者体温降低是由中枢或外周循环引起的。对于输注浓缩红细胞而言,保守数据建议保持总血红蛋白在10g/dl(100g/L)水平同样具有预防围术期并发症的显著作用(目标HbSS<总量的30%),但同时存在输血相关并发症(Vichinsky等,1995)。除了心脏直视手术或大面积的胸外科手术外,镰状细胞疾病的患者不需要进行术前输血。

表40.1 镰状细胞疾病的临床概述

---

**镰状细胞形成原因**

低氧血症

低血压

低血容量

高黏血症

血管收缩

酸中毒

发热

2,3-二磷酸甘油酯(2,3-DPG)升高

颤抖或代谢率升高

**镰状细胞疾病的临床症状**

慢性疼痛

疼痛的或血管阻塞性危象

再生障碍

隔离

溶血反应(慢性或急性)

急性胸痛综合征

**镰状细胞疾病的全身性影响**

本质:延迟生长发育

免疫学:感染,败血症(尤其是被隔离的患者)

心脏:充血性心力衰竭(由于慢性缺氧、贫血和血色沉着病)

肺部:增加肺内气体分流

肾脏:肾乳头状坏死(在镰状细胞疾病上更多见),尿液浓缩缺陷

神经病学:卒中及后遗症

血液系统:慢性贫血,再生障碍性贫血(小DNA病毒B19相关)

生殖器官:阴茎异常勃起

胃肠道:胆结石

脾脏:脾梗死,无脾,急性脾梗死

骨骼系统:缺血性坏死,骨髓炎

皮肤:溃疡(踝关节)

新陈代谢:血色沉着病

---

### 3. 羟基脲在镰状细胞疾病患者中如何起效?

镰状细胞疾病的治疗可分为两组:预防性治疗和对症治疗。羟基脲用作预防性治疗的一部分,能起到预防危象和疾病相关并发症的作用。它能刺激胎儿血红蛋白F生成。较高水平的血红蛋白F能防止血红蛋白S的聚合,从而降低危象发生的严重程度(Charache等,1995)。其他广泛使用的预防性干预措施包括在发热患者和急性胸部综合征患者中应用肺炎球菌疫苗和抗生素。叶酸用于预防巨红细胞性贫血。骨髓移植适用于年龄不到16岁,并且存在与镰状细胞疾病和贫血危象相关的多重严重并发症的患者。

对症治疗指在疼痛发作时进行补液治疗。疼痛管理从对乙酰氨基酚和非甾体类抗炎药开始,遵循一个上升法则。处于危象的患者去医院时通常越过这一步,往往已经开始在家口服阿片类药物。根据慢性止痛药使用的既往史、疼痛的严重程度和症状,进一步调整口服用药或添加静脉阿片类药物,采用适当的间歇给药或镇痛泵给药。区域阻滞和神经镇痛也是不错的选择。长期疼痛管理、对乙酰氨基酚、非甾体类抗炎药、阿片类药物和辅助镇痛药已广泛使用(如加巴喷丁治疗骨痛,三环类抗抑郁药阿米替林用于腹部疼痛和睡眠障碍)。

### 4. 什么是急性胸部综合征,该如何管理?

急性胸部综合征是发生在麻醉后的急性并发症,有显著的发病率和死亡率(死亡率高达10%)。出现这种症状的患者表现为急性剧痛(下胸部)、发烧、咳嗽、胸膜炎性胸痛、低氧血症、肺动脉高压以及胸片显示下肺基底部浸润。这类患者也有可能伴有肋骨梗死灶。该症状反复发作进一步发展为肺纤维化和慢性呼吸衰竭。管理遵循以下四个关键因素:氧合作用、补液、正常体温和血红蛋白。通过鼻导管或面罩辅助供氧来维持正常的血氧饱和度。补液患者首先要消除输液负平衡,密切关注损耗量(由于出汗、高热、尿排出量、呕吐)保证输液量,同时处理发热或体温过低。判断是否输血的简要指征取决于病情的严重程度。如果急性胸部综合征患者明确有气道高反应性症状,可以使用吸入支气管扩张药对症治疗。到目前为止,该病的抗生素用药数据还很少,所以对该病的治疗主要是依靠经验。该病的致病原,30%的患者有被传染的可能,10%的患者有栓塞可能(从坏死骨髓腔发生脂肪栓塞),但是大部分患者病因不清楚。疼痛治疗药物,比较好的是非甾体类消炎药如酮咯酸,或是谨慎使用阿片类药物(避免呼吸抑制和氧合作用降低)并常用刺激性肺量测定法来评估。硬膜外镇痛可能因阿片类药物的副作用使得其作用受限。患者可能需要进入重症监护室或是其他可以严密监测的病房,并请血液科医师会诊。

### 5. 对这类患者内在的和术后的关注是什么?

如果一个镰状细胞疾病的患者已做好充分的术前准备,那么麻醉的结果应该是很满意的。术中管理同样遵循以下四个关键因素:氧化作用、补液、体温和血红蛋白。这类患者没有什么特殊的麻醉选择。区域麻醉已成功应用并作为全身麻醉的辅助手段。体外循环是一个独特的挑战,它需要综合处理低体温、酸中毒和低外周血容量等情况。镰状细胞疾病患者对此似乎能够耐受而不增加手术风险(Yousafzai等,2010)。虽然没有严格的禁忌证,但是术中并不提倡使用止血带。

术后,患者在恢复室(PACU)保持之前四个关键因素的平衡,直到完全苏醒,准备离开PACU。因为剧烈运动会诱发红细胞镰刀状改变,在PACU应积极控制寒战。需要注意的是,由于长期使用导致耐受产生,镰状细胞疾病患者可能比其他患者需要更大量的阿片类药物镇痛。术后尽快联系血液科以协调护理,尤其是对那些具有卒中、急性胸部综合征或脾隔离症病史的患者。

# 总　结

1. 如果术前12~24小时患者的血红蛋白小于10g/dl（100g/L），需考虑补液。

2. 术中发生的关键因素是氧合、补液、体温和血红蛋白超过10g/dl（100g/L）。

3. 术后维持氧合作用、补液、体温、早期开始刺激呼吸量测定和通宵观察检测。

4. 在术后疼痛管理中，患者可能对阿片类耐受。这种情况下，可使用全面镇痛，而区域镇痛无论术后疼痛或血管闭塞危象都可以应用。

（连庆泉　叶雷飞　译）

## 注释参考文献

- Charache S, Terrin ML, Moore RD, et al. Effect of hydroxyurea on the frequency of painful crises in sickle cell anemia. Investigators of the Multicenter Study of Hydroxyurea in Sickle Cell Anemia. *N Engl J Med* 1995; 332(20): 1317–1322.

  This double-blind randomized controlled trial tested the efficacy of hydroxyurea versus placebo on the frequency and severity of crises in adult patients. The trial was terminated prematurely due to strong evidence for patient benefit.

- Vichinsky EP, Haberkern CM, Neumayr L, et al. A comparison of conservative and aggressive transfusion regimens in the perioperative management of sickle cell disease. The Preoperative Transfusion in Sickle Cell Disease Study Group. *N Engl J Med* 1995; 333(4): 206–213.

  The landmark randomized controlled trial that showed that

an aggressive transfusion regimen (hemoglobin S <30%) was comparable to a conservative regimen (to achieve a hemoglobin level of 10 g/dL) in preventing perioperative complications in patients with HbSS. The conservative approach reduced transfusion-associated complications by 50%.

- Yaster M, Tobin JR, Billett C, Casella JF, Dover G. Epidural analgesia in the management of severe vaso-occlusive sickle cell crisis. *Pediatrics* 1994; 93(2): 310–315.

An early, retrospective study of nine patients admitted with vaso-occlusive crisis who failed to respond to conventional analgesia. Epidural analgesia was effective in treating vaso-occlusive pain without causing sedation, respiratory depression, or limitation on ambulation.

## 延伸阅读

Alhashimi D, Fedorowicz A, Alhashimi F, Dastgiri S. Blood transfusion for treating acute chest syndrome in people with sickle cell disease. *Cochrane Database System Rev* 2010; Issue 1. Art NO.: CD007843. DOI 10.1002/14651858.CD007843.pub2.

de Montalembert M. Management of sickle cell disease. *Br Med J* 2008; 337: a1397.

Frietsch T. Ewen I. Waschke KF. Anaesthetic care for sickle cell disease. *Eur J Anaesth* 2001; 18(3): 137–150.

Marchant WA, Walker I. Anaesthetic management of the child with sickle cell disease. *Paediatr Anaesth* 2003; 13(6): 473–489.

Wethers D. Sickle cell disease in childhood: Part I. Laboratory diagnosis, pathophysiology and health maintenance. *Am Fam Physician* 2000; 62: 1013–1028.

Wethers D. Sickle cell disease in childhood: Part II. Diagnosis and treatment of major complications and recent advances in treatment. *Am Fam Physician* 2000; 62: 1309–1314.

Yousafzai SM, Ugurlucan M, Al Radhwan OA, Al Otaibi AL, Canver CC. Open heart surgery in patients with sickle cell hemoglobinopathy. *Circulation* 2010; 121(1): 14–19.

# 第四十一章 血 友 病

Rebecca McIntyre

## 简 介

目前对血友病患者的治疗已经取得了重大的进展。通过血液制品管理和复发性关节出血严重疾病传播的传染病非常罕见。过去，由于存在着有威胁生命的出血风险，在腺样体扁桃体切除术等择期手术中，血友病是被列为禁忌证的。目前，如果制订了一个周全的治疗方案以及和血液科专家会诊，血友病患者的择期手术就变得简单和安全了。

---

**学习目标**

1. 理解血友病的病理生理学和分类。
2. 熟悉血友病及其他出血性疾病的分类和诊断方法。
3. 了解血友病患者行择期手术的处理原则。
4. 了解血友病治疗的不良反应。

---

## 病例报告

一个12岁的男孩，体重36kg，有严重的血友病A（Ⅷ因子0%），计划行扁桃体切除术和鼓室插管术。

耳鼻喉科医师将手术计划通知了麻醉和血液科的医师。血液科医师根据手术日期制订一个因子替代疗法，并记录到患者

355

的病历里,否则他的术前评估可能被忽略。

　　诱导之前,经外周静脉通路注射2000U(50U/kg)的重组凝血因子Ⅷ(rFⅧ)。以防万一出血,放置另外一个静脉套管针(18G)。手术过程顺利。手术结束时,喉镜检查显示手术区域干净,从口咽部抽吸出极少量的血。患者被转移到床上,并保持侧卧位。当患者睁开眼睛并听从指令和咳嗽时拔除气管导管。他被转送到复苏室,静脉注射1000U(30U/kg)rFⅧ在病房里,医师医嘱以108U/h[3U/(kg·h)]的速度持续输注72小时。同时予以氨甲环酸750mg口服,一天3次,连续服用14天。使用对乙酰氨基酚(扑热息痛)和羟考酮镇痛。非甾体类抗炎药因为药物的副作用而避免使用。在血液科对他的情况观察72小时。如果没有出血的问题,静脉注射1000U的rFⅧ,然后出院回家。在家里,他仍需要每两天自己静脉注射1000U的rFⅧ,直到术后10天。

# 讨　论

### 1. 血友病如何影响凝血功能?

　　凝血过程是通过组织损伤激活大量凝血因子而发生的。该过程涉及两种类型的细胞发生相互作用: 组织因子细胞(TF)和血小板。凝血过程可分为启动阶段,级联放大阶段和增殖阶段。凝血起始是血管损伤后由暴露的低水平循环活化因子Ⅶ(fⅦa)结合TF引起的。然后fⅦa激活因子X,从而产生少量的凝血酶。此反应是被组织因子途径抑制物(TFPI)和抗凝血酶(AT)抑制直到TF足够高的水平,产生足够的凝血酶克服这种抑制作用(级联放大)。在这种情况下,凝血酶激活血小板,fV,fⅧ,fⅪ,从而进一步增加凝血酶生成一个正反馈机制(增殖)。这一过程有赖于血小板参与和足够的循环血中凝血因子(Tanaka,2009; Hoffman,2003)。

血友病A(因子Ⅷ缺乏)和血友病B(因子Ⅸ缺乏),凝固起始阶段是正常的,但传播阶段,因为因子Ⅷa和Ⅸa的血小板水平严重受损。这导致了患者出现出血不止的症状。

根据血浆因子水平,血友病严重程度可分为轻度,中度,重度。一种因子水平低于正常的1%为重度,低于正常的1%~5%的为中度,低于正常的5%~40%的为轻度。

重度血友病患者易发生频繁的自发性出血。这种出血可能为关节,软组织,中枢神经系统,呼吸道,后腹膜或周围的主要器官。轻度患者一般不会有自发出血,但会在手术或外伤后出血。此病例中患儿有重度的血友病A。因此,如果不治疗的话,他会有自发性出血倾向以及在创伤后或术后甚至出现不可控制的出血。他是依赖注射凝血因子Ⅷ预防和治疗出血。

**2. 如何诊断血友病?**

综上所述,血友病A和B型临床特征相同,临床表现取决于因子的缺乏程度。重度血友病,在早期就会出现出血,并且是经常性的、自发性的或是在轻伤的时候就会发生。轻度血友病,只有在重大创伤后发生出血或可能直到以后的生活中出现。既往史中有轻微外伤导致过度出血史、牙科手术出血或有血友病家族史要高度怀疑此病。由于血友病A和B是X-染色体遗传性疾病,男性从女性携带者遗传所得(表41.1)。携带者可能有轻度的血友病,也有术中出血的风险。

凝血障碍筛查可能会表现为APTT延长和PT正常。特异性因子水平测定可明确疾病的诊断和严重程度。如果有易出血的既往史,其他遗传性出血性疾病可以通过检测血液测试进行筛查。Von Willebrand病比血友病更常见,发生率为1%~3%,由Von Willebrand因子遗传缺陷引起的。它有超过20种类型,疑似患者的实验室检查也是复杂的。PT和APTT可能是正常的,进一步的检查包括测瑞斯托霉素辅因子活性,vWF抗原水平,因子凝血活性,血小板计数。其他不太常见的遗传性出血疾病,包括因子Ⅱ,因子Ⅴ,Ⅶ因子,因子Ⅹ,Ⅺ因子,和凝血因子Ⅷ缺陷(Lee,2004)。

表41.1　主要血液疾病的遗传基因

|  | 缺陷因子 | 遗传基因 | 发生率 |
| --- | --- | --- | --- |
| 血友病A | 因子Ⅷ | X染色体隐性遗传 | 1/10000新生活男婴 |
| 血友病B | 因子Ⅸ | X染色体隐性遗传 | 1/25000新生活男婴 |
| Von Willebrand病 | Von Willebrand因子 | 常染色体显性遗传(常见形式) | 1%~3% |

### 3. 对择期手术的血友病患者应该如何管理?

如果血友病患者有明确的手术指征,确保手术安全进行的最重要的是有周密的方案(表41.2)。整个过程应该有血液病中心的专家实施。

术前评估的第一步是确定血友病的类型和严重程度,因为这将指导治疗。目的是为了恢复因子水平至正常,在这期间可能会发生出血。这可通过注射或口服给药初步完成因子替代(无论是血浆衍生的或重组)。在病例中,患儿有严重的血友病A,所以他需要在术中用凝血因子Ⅷ替代他的凝血因子Ⅷ,并在术后立即达到100%水平。在扁桃体切除术后,可能会出现长达14天的出血。因此,这个患者手术后10天都要追加因子替代。因为他能够自己在家中进行因子替代,并认为是术后第二天进行因子替代出血风险相对较低,他在第三天出院回家。这并不是对每个人都适合,要综合考虑才能做出决定。例如,万一在家中出现问题,患者可以迅速赶到医院的急救中心。医院到家的距离,社会因素以及患者在家中的治疗的意愿,必须都要考虑在内。

在有些情况下,轻度血友病A患者,仅仅使用去氨加压素(DDAVP)就可以使因子水平达到正常。这是通过释放储存的因子Ⅷ(和vWF)进入血液循环起效的。如果患者能对DDAVP挑战有足够的反应,这将是首先考虑的治疗方案。剂量为0.3mg/kg静脉注射。

抗纤溶药(如氨甲环酸和ε-氨基己酸)可以预防和治疗黏膜出血(Association of Hemophilia Clinic Directors of Canada,1995)。在上面的病例中,患者口服氨甲环酸14天以防止口腔和鼻腔黏膜术后出血。

术中麻醉医师应该警惕异常出血。尽管使用因子替代疗法,也可能发生出血,因此要进行凝血因子测定和血液科会诊。如果足够的因子替代仍发生出血,虽然也考虑和测试抑制剂的发展,也可能是手术的问题。

对血友病患儿的管理,其他考虑因素包括评估疾病的长期并发症。过去所讲限制生命的并发症如艾滋病、丙型肝炎等传染性疾病以及反复发作的关节血肿引起的退行性关节病。幸运的是,随着更好的血液筛选和重组因子,输血相关的感染几乎不存在(虽然潜在的朊病毒疾病传播仍然是未知的)。随着预防性的因子替代用于预防复发性关节血肿,关节现在被保护得很好。血友病患儿现在预期寿命是正常的并没有严重残疾。治疗费用高,但结果是令人满意的。

血友病患儿可能存在建立静脉通路的难题。那些需要定期治疗的有困难通路的可能要长期放置中心静脉导管。这些导管易发生并发症,尤其是感染,所以当使用时必须严格小心。接近和使用这些长期导管时必须遵循严格无菌操作。没有中心导管的患者,可能需要建立其他有效的方式管理静脉通路来帮助他们接受潜在的痛苦和压力过程。可用局部麻醉膏,术前用药,父母陪伴,游戏治疗和分散注意力等方法。患者或家长也知道哪条是最容易开通的静脉。与患者讨论哪种方式是他最容易接受的插管方式,以确保患者的合作和麻醉医师的成功。

　　一般来讲,血友病患者应避免区域麻醉、肌内注射、动脉穿刺,阿司匹林和非甾体抗炎药也应避免。静脉导管应小心使用并经常检查以确保正确放置。如果需要静脉穿刺,则在操作完成后要紧压3分钟。

**表41.2　血友病患者在手术室中关注要点**

| |
|---|
| 静脉通路: |
| 由于瘢痕导致的外周静脉建立困难 |
| 对置管恐惧或紧张 |
| 中心静脉通路感染或凝血风险 |
| 因子治疗管理: |
| 抗体介导的抑制剂影响达到治疗的因子水平 |
| 由于凝血因子引起的过敏反应 |
| 定位和一般治疗: |
| 关节病:挛缩可能影响定位 |
| 脑出血导致的获得性脑损伤可导致癫痫发作,痉挛的行为 |
| 小程序: |
| 精确的判断放置鼻胃管、区域麻醉、动脉穿刺、肌内注射等小创伤引起的出血风险 |
| 控制感染: |
| 对艾滋病毒,丙型肝炎和乙型肝炎,Creutzfeld-Jacob病(为所有患者)采取预防措施;可以通过反复输血而发生 |

### 4. 血友病患者治疗潜在的不利影响是什么?

　　轻度血友病A患者注射DDAVP后在30~60分钟内可以提高因子Ⅷ水平的2~3倍。然而,有病例报告应用DDAP后导致严重的低钠血症和癫痫发作(Francis等,1999)。在使用DDAVP时密切监测电解质和避免使用低渗液。

使用血浆衍生产品对血友病患者行替代因子治疗有病毒传播的风险,如HIV病毒和丙型肝炎病毒。重组因子浓缩物的进展以及严格筛选献血者已经减少了这组病毒传播发生率。

抑制剂的发展是A型血友病治疗相关的并发症。一种抗体抑制剂直接抑制外源性凝血因子Ⅷ或Ⅸ,使因子替代无效。在重度血友病A患者中发生率为20%,在重度血友病B患者中发生率为3%(Lee,2004)。抑制因子Ⅸ与过敏反应相关。

对患者使用抑制剂治疗是具有挑战性的,但在一段时间内通过频繁的高剂量因子替代来诱导免疫耐受也获得了一些成功。使用抑制剂引起急性出血的患者,可以使用活化的重组凝血因子Ⅶ(rFⅦa)。rFⅦa直接激活因子X,绕过凝血级联中需要的凝血因子Ⅷ或Ⅸ。剂量为每2~3小时90~100μg/kg。

# 总 结

1. 血友病A和B(凝血因子Ⅷ和Ⅸ缺陷)对男孩们造成严重的出血风险。

2. 与血液科共同管理以及积极合适的因子替代是很重要的。

3. 这些患者的术前评估应包括寻找血管通路的困难,反复输血感染的后遗症,术前出血导致的关节和神经系统后遗症。

(连庆泉 叶雷飞 译)

## 注释参考文献

· Hoffman M. Remodeling the blood coagulation cascade. *J Thrombosis Thrombolysis* 2003; 16(1/2): 17–20.

This paper describes a cell-based model of coagulation that, unlike older biochemical models, is better able to explain why hemophiliacs have a bleeding tendency.

- Lee J-W. **Von Willebrand disease, hemophilia A and B, and other factor deficiencies.** *Int Anesth Clin* 2004; 42(3): 59-76.

Aimed at anesthesiologists, this practical review of the pathophysiology of the common inherited bleeding disorders outlines recommended perioperative management strategies.

- Tanaka, KA, Key NS, Levy JH. **Blood coagulation: hemostasis and thrombin regulation.** *Anesth Analg* 2009; 108: 1433-1446.

This review comprehensively describes the current concepts of coagulation, its regulation, and responses to surgery and bleeding. It also outlines drugs used to modulate the coagulation system to control bleeding and thrombotic complications

# 延伸阅读

Association of Hemophilia Clinic Directors of Canada. Hemophilia and von Willebrand's disease: 2. Management. *Can Med Assoc J* 1995, 153 (2): 147-157.

Conlon B, Daly N, Temperely I, McShane D. ENT surgery in children with inherited bleeding disorders. *J Laryng Otol* 1996: 110: 947-949.

Francis JD, Leary T, Niblett DJ. Convulsions and respiratory arrest in association with desmopressin administration for the treatment of a bleeding tonsil in a child with borderline haemophilia. *Acta Anaesthesiol Scand* 1999; 43: 870-873.

Haberkern CM, Webel N, Eisses MJ, Bender MA. Essentials of hematology. In: CJ Cote, JL Lerman, TD Todres, eds. *A Practice of Anesthesia for Infants and Children*, 4th ed. Philadelphia: Saunders Elsevier, 2009: 188-191.

Prinsley P, Wood M, Lee CA. Adenotonsillectomy in patients with inherited bleeding disorders. *Clin Otolaryngol Allied Sci* 1993; 18(3): 206-208.

Roberts HR, Monahan PE. Pediatric Hemophilia: Diagnosis, Classification, and Management. Medscape CME Pediatrics 2010, retrieved from http://cme.medscape.com/viewprogram/30887

# 第四十二章　肿 瘤 患 者

Mark J. Meyer, Norbert J. Weidner

## 简 介

　　小儿肿瘤患病人数越来越多,已经给麻醉医师带来了挑战。作为治疗方案的一部分,其中的许多患者已经历了多次的腰椎穿刺和骨髓穿刺。放射治疗是另一种治疗方法,对于小一点的孩子来说,这需要麻醉医师的协助才能成功。这个过程看似虽小,但却是患者和家长焦虑的原因。此外,患者可有表现出一些生理紊乱的症状,如贫血、凝血因子缺乏症以及来自化疗药物的毒性反应。进一步而言,这些患者往往是婴幼儿,在制订麻醉计划时需要注意他们的发展水平。

---

**学习目标**

1. 了解全身麻醉的优势,其用于小儿血液/肿瘤患者的常见疼痛操作。
2. 回顾肿瘤患者的医学问题,包括蒽环霉素导致心脏毒性、贫血和血小板减少。
3. 对于行腰椎穿刺、骨髓穿刺和活检的肿瘤患者,讨论各种麻醉技术的优点。
4. 指出放射治疗的肿瘤患者给麻醉带来的挑战。

---

# 病例报告

一个11岁的男孩通过骨髓穿刺检查被确定患有淋巴瘤。两周前,他表现出胸痛和呼吸困难。CT检查结果是大面积的前段纵隔肿瘤,肿块未严重压迫右主支气管、上腔静脉和右心房。在确立具体治疗方案之前,该患者需要入住ICU,监测其心血管和呼吸状况。开始为他的淋巴瘤进行诱导治疗后,患者的呼吸困难症状消失,同时离开了ICU。当然,出ICU之前,他必须在镇静情况下进行骨髓穿刺活检,患者父母都说患者对下一个治疗过程感到恐惧。经过两周的治疗以后,患者的反应良好,其临床症状已经解决。放射治疗的初步计划被延后,患者的血小板计数是$35 \times 10^9$/L,同时为轻度贫血。超声心动图显示正常的解剖结构和双心室功能正常。患者胸片显示清楚,不存在纵隔肿瘤。患者走进术前等候区时表现出很害怕。患者的生命体征正常,各项检查中只有一项上呼吸道感染指标是需要注意的。

# 讨　论

**1. 肿瘤患者中常见的血液紊乱是什么? 在什么范围需要引起注意?**

白血病和确诊为恶性肿瘤患者化疗后表现为骨髓相关性紊乱或骨髓再生能力低下。因此,这些患者往往表现为贫血和凝血因子缺乏症。白血病和血小板减少症的患者在诊断和早期治疗上是相同的。对腰椎穿刺而言,血小板计数高于$50 \times 10^9$/L是可以接受的,不存在活动性出血的情况。若低于以上水平,要考虑输注血小板,降低硬膜外血肿形成的风险。

对骨髓穿刺而言,患者的凝血状态是相对次要的。无论选择前或后的方法压迫都可以阻止渗出。虽然有可能形成一个局限的小血肿,但它会慢慢地变小和局限,不会压迫到关键部位。贫血是普遍受关注的问题,大多数患者根据临床状况进行输血治疗。大多数无其他疾病的,血细胞比容在二十几左右的患者可以耐受全身麻醉。有生理压力或并发心肺疾病的患者,则需要更高的血细胞比容。

## 2. 化疗对心脏的毒性有什么?

白血病和淋巴瘤的治疗措施呼吁使用蒽环类药物,在这之前该类药因在人体内的终身累积剂量引起心脏毒性而被熟知。阿霉素的长期累积剂量550mg/m$^2$,是超过出现心脏毒性的临界值。毒性反应可以在治疗后立即发生也有可能推迟发病。蒽环霉素诱发的急性毒性反应表现为心律失常、心包炎、心肌病和心力衰竭。然而,患者更容易出现因累积剂量产生的心脏毒性。虽然白血病的现代化疗方案中剂量并未超过这个阈值,但即使是在较低剂量时,毒性反应也可能发生。那些有复发可能的患者可能需要接受公认限度以上的剂量。

高于公认的限定剂量,其毒性并不剂量依赖性增加,但是其发生率是增加的。在幸存者身上可以看到,蒽环类药物的心脏毒性影响可以持续很久,甚至可以影响患者治疗后数年。在全身麻醉下,心脏毒性表现为心肌功能障碍和心电传导问题。术前评估时,通过询问患者有关运动耐量、劳力性呼吸困难和端坐呼吸情况等,评估患者的心脏容量功能。当前指南要求在治疗的起始阶段和治疗过程的再评估阶段都要做基准的超声心动图检查。

## 3. 对这类肿瘤患者全身麻醉的优势是什么?

在患者和家属、护理人员和肿瘤科医师看来,全身麻醉比清醒镇静有更多优势。虽然患儿可以通过分散注意力、局部麻醉和清醒镇静等方法忍受这些痛苦的过程,但是这种未知痛苦的操作会给所有参与者造成相当大的痛苦。有证据表明,重复地经历痛苦过程后会带来相当大的焦虑和行为上的痛苦。

清醒镇静状态下,患儿发现自己难以忍受这痛苦的过程。这必然会带来很大的身体约束,也将导致患者进一步的焦虑和恐惧。镇静不足的这类患者会引起明显的预期焦虑,这将会在之后的操作中必须得到处理。此外,在繁忙、高强度的诊治中心,无法完成手术致延误诊断,延误治疗甚至打乱临床路径。一项研究发现,全麻与清醒镇静相比,94%的镇静组患者同时需要身体约束,66%的镇静组患者需要牢固束缚,而有10%的患者无法完成操作。医院护理人员更倾向于全身麻醉,因为束缚一个有抵抗力的儿童对她们也是很大的痛苦。因此,全身麻醉降低了手术失败率,提高了患者、家属及医护人员的满意度(Crock等,2003)。

### 4. 哪一类麻醉技术被证实是最安全、最有效的?

理想的全身麻醉技术能最大限度地降低诱导期的焦虑,很少有不良反应,易控制,可以快速唤醒。大多数肿瘤患者都已建立中心静脉,这可以提供一个简单快速的静脉内诱导途径。吸入麻醉药和丙泊酚可以用来维持麻醉过程(如"间断快速注射"或"持续输注"技术)。和七氟烷相比,静脉持续输注丙泊酚很少导致如喉痉挛这样的气道并发症,同时可降低发生谵妄的风险。而在腰椎穿刺术时进针过程会感到中等程度疼痛,骨髓穿刺和活检在操作时和操作后都会引起较大的疼痛。在骨穿针进针前先注射局部麻醉药有助于麻醉骨膜和皮肤。此外,进行骨髓穿刺和活检时,在诱导前5分钟静脉内预先给芬太尼($1\mu g/kg$),然后由丙泊酚维持麻醉,能够降低丙泊酚的用量和苏醒时间。

进行化疗的心功能障碍患者不能够承受丙泊酚诱导引起的血管舒张。仔细算定剂量后,用依托咪酯作为诱导药物,同时丙泊酚维持麻醉。

### 5. 放射治疗期间,麻醉医师要面对的挑战是什么?

　　为患儿提供安全、有效的放射治疗要求家长维持不动以确保辐射光束聚焦于病理组织或区域,尽可能减少健康组织暴露与辐射。多种治疗方法往往需要超过数周时间,每种都需要患者保持完全相同的位置。治疗可能会持续5~60分钟,方案可能包括1~35种治疗,每次治疗需要连续的几天。放射治疗期间,不能有别人在治疗室陪孩子。7岁及以上的孩子可以在家人和医护人员适当的教导和鼓励下清醒配合操作,但是幼儿和发育迟滞的年长儿仍需依靠镇静或全身麻醉完成。

　　麻醉医师面临许多的挑战。放射肿瘤科的操作环境对麻醉医师而言是不利的。治疗期间,患者是被隔离在密闭的房间内,麻醉医师则坐在治疗室外面,只能通过视频检测观察患者(图42.1)。如果患者立即需要麻醉医师,那么必须中断放

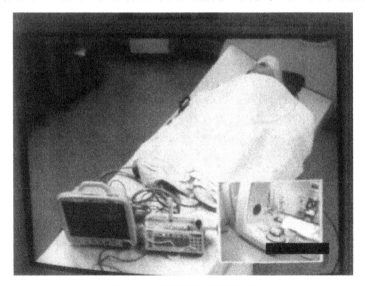

**图42.1　患者正接受放射治疗**
注意面罩和远程视频监控

疗。因此,预先的麻醉计划应包括学习紧急停止按钮和门电动开关的位置。也需要和放射操作人员制定好所有紧急干预措施。

此外,许多与患者相关的因素也是比较麻烦的。接受全脑全脊髓放疗的患者脸部被安置了一个坚硬的面罩同时紧贴在治疗层。这种面罩能确保患者每次治疗都放置在完全相同的位置上,但是它限制了患者的气道。用气管内导管或LMA维持气道偶尔也会需要,但是当维持体位的面罩在时,他们很难有地方摆放。在某些情况下,一个不合适的的面罩会导致气道阻塞和引起疼痛。尽管术前访视是每个患者术前的例行公事,但仍需要每日重新评估患者气道。在一系列的治疗过程中,也有可能发生黏膜炎和气道水肿,而这需要随时调整气道。

非紧急的麻醉处理包括用丙泊酚经颈内静脉诱导的方式。保持自主呼吸,用口咽或鼻咽通气道维持气道通畅。术中用胶布粘住患者的眼睛,检测脉搏氧饱和度、心电图、无创血压和呼吸末二氧化碳分压。可以通过单次注射丙泊酚来实现短暂治疗以及用持续输注丙泊酚维持长时间的治疗。因为操作并不会对患者造成刺激,所以经常仅用较少剂量。

ASA指南要求所有操作都要患者禁食和术中术后的监测。大多数患者不需要气管插管,但一些来急诊放疗的患者通常都是饱胃情况,容易呕吐(通常有接受化疗),这些患者应该进行快速诱导下气管插管。

儿科患者在治疗白血病或实体肿瘤过程中出现上呼吸道感染的情况并不少见。对普通的择期手术,如疝修补,取消手术是明智的,因为它不会造成严重的医学后果。相比之下,肿瘤患者的诊断和治疗过程不是择期的,延迟治疗可能造成严重的后果。因此,决定继续还是取消麻醉必须谨慎考虑并且和肿瘤学的专家一起讨论。

# 总 结

1. 肿瘤患者通常表现出与癌症和癌症治疗并发症有关(如化疗导致的心脏毒性)的严重医学问题。

2. 在进行腰椎穿刺和骨髓穿刺活检时,全身麻醉比清醒镇静更有优势。它能降低操作过程的失败率,提高患者、家属和操作人员的满意度。

3. 对反复经受操作的患者来说,不良的镇静会导致相当大的长期伤害。

(连庆泉 叶雷飞 译)

## 注释参考文献

- Crock C, Olsson C, Phillips R, Chalkiadis G, Sawyer S, Ashley D, Camilleri S, Carlin J, Monagle P. General anaesthesia or conscious sedation for painful procedures in childhood cancer: the family's perspective. *Arch Dis Child* 2003; 88: 253–257.

Clearly presents the amount of restraint required for conscious sedation and the disparity in distress created by conscious sedation compared to general anesthesia.

- Hammer GB. Pediatric thoracic anesthesia. *Anesthesiol Clin North Am* 2002; 20: 153–180.

This article outlines the anesthetic management of children who present with large mediastinal masses.

- Simbre VC, Duffy SA, Dadlani GH, Miller TL, Lipschultz SE. Cardiotoxicity of cancer chemotherapy: implications for children. *Paediatr Drugs* 2005; 15: 187–202.

An important article exploring the acute and chronic manifestation of cardiac toxicity of commonly used chemotherapeutic agents in children.

# 延伸阅读

Maxwell LG, Yaster M. The myth of conscious sedation. *Arch Pediatr Adolesc Med* 1996; 150(7): 665–667.

Meyer MJ. Integration of pain services into pediatric oncology. *Intl Anesth Clin: Frontiers Pediatr Anesth* 2006; 44: 95–107.

Reeves ST, Havidich JE, Tobin DP. Conscious sedation in children with propofol is anything but conscious. *Pediatrics* 2004; 114: 74–76.

Scheiber G, Ribeiro FC, Karpienski H, Strehl, K. Deep sedation with propofol in preschool children undergoing radiation therapy. *Paediatr Anaesth* 1996; 6: 209–213.

Wiesman SJ, Bernstein B, Schecter NL. Consequences of inadequate analgesia during painful procedures in children. *Arch Pediatr Adolesc Med* 1998; 152: 147–149.

# 第四十三章 阿片耐受的患者

Alexandra Szabova, Knneth R. Glodschneider

## 简 介

慢性服用阿片类药物的患者在术中和术后早期可能给临床医师带来一些挑战。例如阿片药物耐受和阿片诱导的痛觉过敏等因素可能使术后疼痛管理更加复杂。

---

**学习目标**

1. 了解阿片耐受、成瘾和假性成瘾的区别。
2. 理解阿片引起的痛觉过敏的机制。
3. 理解阿片耐受的机制。
4. 回顾阿片转换(转变)的基本原则。
5. 描述阿片耐受患者慢性疼痛急性发作的其他治疗方法。

---

## 病例报告

一个17岁,50kg女性患者,既往有胫骨肉瘤病史,胸腔镜肺活检发现一个新的肺部结节。10个月前,她接受的保肢手术过程中损伤了坐骨神经,现存在明显的神经痛,并予加巴喷丁900mg一天三次,美沙酮30mg一天三次,羟考酮15mg必要时给予。运用这个治疗方案,她的平均疼痛评分为数字疼痛评价量表的(4~5)/10。她没有其他的医疗问题并且没有明显的长期化疗不良反应,这个麻醉是顺利的,这个手术一般情况下需要4.5%的七氟烷,进入恢复室15分钟后,恢复室的护士报告这个患者极度疼痛并需要更多的止痛药物。

　　这个患者在手术过程中已静脉给予10mg吗啡,并且在恢复室过去的30分钟又另外静脉给予吗啡9mg。她说昨晚饭时服用了加巴喷丁和美沙酮,睡前用了最后一剂的羟考酮,因为被告知术前需要禁食,所以当天早晨没有服药。她说腹痛并不是饥饿,她觉得"怪怪的",畏寒、寒战但无出汗,进行阿片滴定后,护士意识到这个患者有阿片耐受性并将需要更多的阿片药物才能让她变得舒适。

# 讨　论

## 1. 比较未使用过阿片类药物的患者,对阿片耐受的患者术前该怎样区别使用各种阿片类药物?

　　处理阿片耐受患者时,很容易忽视和低估长期使用阿片类药物的患者,如果一个患者的术前阿片类药物的用量没有达到日常的剂量,可能阿片类药物不起作用。提供符合按日常剂量1:1替换的等止痛剂量的口服或静脉阿片类药物剂量是很重要的。与阿片未耐受患者比较,阿片耐受患者所需的总剂量比那些阿片未耐者的"通常"剂量要高20%~300%。无论是静脉抢救药物、患者的自控镇痛,还是口服镇痛法,滴定时速都是一个关键。如果一种阿片类药物不能达到很好的镇痛效果,临床医师倾向于给予低剂量的多种不同阿片类药物,这时他们可能认为这个患者对这种药物不敏感,事实上是药物剂量没有达到最大和优化。最好是坚持一种药物,根据需要重复增加剂量和滴定时速。而且,不仅仅只依赖阿片类药物,可以考虑和给予高的优先级的区域阻滞、非甾体抗炎药和肌肉松弛药(视患者病情)。

值得注意的是,由于镇痛药物的滥用和成瘾,一些患者会出现阿片耐受。在急性围术期,临床医师的角色是让患者舒适不痛而不是处理成瘾。

## 2. 什么是不完全阿片交叉耐受?

如表43.1定义所示,阿片耐受是一种需要增加药物剂量达到相同的临床影响的生理反应。阿片交叉耐受是短期或长期使用一种阿片物质后对其他阿片物质产生耐受。最近研究表明,不同的阿片药物与μ阿片受体或最近被称为μ阿片肽受体(MOP)的不同位点结合。一种解释是可能存在多种MOP受体亚型。此外,一些不同的MOP受体与已被定义的变异型结合。不同的结合位点确定不同镇痛方面略有差异。根据临床观察,这就导致不完全阿片耐受,实际上,与停用的阿片药物相比,转化为新开始使用的阿片药所需更低的剂量(减少高达50%),(以下转化率,见下文。)

表43.1　一些关键术语定义

| 定义 |
| --- |
| **耐受性:** 重复和长期使用阿片药物后,导致机体对其药理反应逐渐降低。可能有两种类型: |
| **先天的:** 由于药理遗传学组成倾向表现为敏感性和不敏感性 |
| **后天的:** 三种亚型 |
| 　药代动力学的:发生在随着时间变化的药物处置和代谢,常是特殊的代谢酶和运输系统的诱导剂和抑制剂的结果 |
| 　药效学的:对受体系统的内在反应,随着时间逐渐减少 |
| 　学术上的:发生在个体反复接触阿片药物后学会适应 |
| **阿片诱导的痛觉过敏:** 阿片药物导致的相互矛盾的痛觉过敏 |
| **假性成瘾:** 一个合理使用阿片药物治疗的患者出现疼痛,给予更多剂量的药物能够减轻和消除疼痛 |

续表

| 定义 |
| --- |
| **成瘾性:** 是一种精神生物学状态,即使使用带来躯体的、心理的和社会危害,也继续用药和对药物的强烈渴望。耐受性是成瘾性一个重要的组成部分 |
| **停药反应:** 患者对某种药物产生依赖性,突然停药导致身体的一系列综合症状,包括腹痛/绞痛、腹泻、心动过速、震颤、出汗、立毛、焦虑和广义的躯体疼痛 |

### 3. 使用美沙酮与其他阿片类药物有何不同?

不同于其他阿片药物,美沙酮作为长效止痛药具有先天的特性,以此它的缓释形式应该被制造。美沙酮因为阿片转换最近又流行起来(见下文),它是一种复杂的药物,每个临床医师开处方时必须意识到它所涉及的胃肠道问题,特别是不可预知的药代动力学。它长达7~65小时的半衰期,造成潜在的镇痛和快速滴定法,达到稳定可能需要35~325小时(1.5~13.5天),美沙酮可能存在明显的药物相互作用(要么增加美沙酮的游离血浆水平,或者增加/减少联合用药[例如抗抑郁药、三环类、氟康唑、环丙沙星、阿霉素、长春新碱]的效果),可能发生尖端扭转性室速的风险是不能不被强调的(通过延长QT间期,它在结构上模拟钙通道阻滞剂维拉帕米)。另外,它的使用会带来阿片类的成瘾。美沙酮的主要优势是它高的口服生物利用度(约90%),它不仅与μ阿片受体竞争,而且拮抗NMDA受体的作用,减缓阿片耐受的发展并有利于神经痛。

### 4. 如何执行阿片转换?

阿片转换在阿片药物中是一个改变,或者说是达到止痛,减少不良反应,提高生活质量这个目标的途径。它是一个复杂的过程,并且很多必须考虑的因素影响新药和剂量的选择,如年龄、种族、疾病的治疗、并存症及并存症的药物治疗(图43.1)。阿片转换解决无效、急性或长期的问题(表现为烦躁不安、疲乏无力和睡眠障碍)。

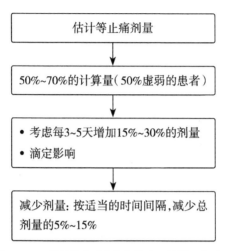

**图43.1 阿片转换指南(注意美沙酮的转换超出了本章的内容,所以只适用于其他的阿片药物)**

剂量的选择要根据等止痛剂量表,最近,位于表后面的假设已经接受审查,发现现有的数据存在局限并且有很多的差距。因此,这个等止痛剂量表只能被看做一个起点。

**5. 哪些其他的辅助用药能够帮助阿片耐受的患者?**

对于阿片耐受的患者,辅助用药在舒适和不良反应方面有很大的影响。氯胺酮,除了是麻醉药物,还是苯环己哌啶的非竞争性拮抗剂并与NMDA受体的位点结合。低于麻醉剂量的氯胺酮已经用于阿片成瘾,以减轻阿片产生的痛觉过敏(OIH)或阿片耐受,并减少了术后30%的阿片药物用量,但是并没有减少其不良反应(除了恶心和呕吐)。OIH是一种很有趣的现象,在使用阿片药物后,产生的相互矛盾的痛觉增加,并且很多方法都试过了(Chu等,2008),氯胺酮的出现减轻了作为OIH的组成部分的中枢敏感化,并可用于大剂量使用阿片药物的患者,还能预防瑞芬太尼引起的OIH。

在脊髓水平上,提出丙泊酚通过和GABA-A受体的相互作用能够调整OIH,亚睡眠剂量(subhypnotic doses)的丙泊酚有麻醉作用并且能够延迟瑞芬太尼引起的OIH的发作。然而,实验表明,丙泊酚对OIH的影响可能存在多种因素。

在中枢神经系统中,环氧酶-2抑制剂(COX-2)拮抗NMDA受体。在调整人类的OIH中,它们可能有一定的作用。在使用阿片药物之前,帕瑞昔布能有效地预防瑞芬太尼引起的痛觉过敏。很多肿瘤患者用类固醇药物治疗,有肾功能损害,血小板减少和一些其他原因需要警惕NSAIDs药物。所以肿瘤团队的协调合作是很重要的。相对于动物模型的复杂性,人类研究表明,$\alpha_2$受体激动剂(可乐定、右旋美托嘧啶)能够有效地预防急性产生的OIH。

# 总　结

1. 长期使用阿片药物的患者在围术期需要高剂量的阿片药物。

2. 阿片耐受和成瘾是不同而又易混淆的,两者都对患者不利。

3. 一种阿片药物效果不佳或者由于不良反应限制阿片剂量增加时,可以通过阿片转换解决。

4. 联合用药对于减少过分镇静和痛觉过敏等不良反应时是很重要的。

(连庆泉　叶雷飞　译)

# 注释参考文献

- Chu LF, Angst MS, Clark D. Opioid induced hyperalgesia in humans: molecular mechanisms and clinical considerations. *Clin J Pain* 2008; 24 (6): 479–496.

  This review highlights the important mechanistic underpinnings and clinical ramifications of opioid-induced hyperalgesia and discusses future research directions and the latest clinical evidence for modulation of this potentially troublesome clinical phenomenon.

- Dumas EO, Pollack GM. Opioid tolerance development: A pharmacokinetic/pharmacodynamic perspective. *AAPS Journal* 2008; 10(4): 537–551.

  This review article explains some pharmacokinetic and pharmacodynamic aspects of opioid tolerance development. It presents several pharmacodynamic modeling strategies that have been used to characterize time-dependent attenuation of opioid analgesia.

- Fine PG, Portenoy R. Establishing "best practices" for opioid rotation: Conclusions of an expert panel. *J Pain Sympt Manage* 2009; 38(3): 418–425.

  This is a very practical article, easy to read and understand. It will be helpful for clinicians who do not deal with opioid rotation on a daily basis. It provides helpful and simple rules to follow and factors to consider when attempting opioid rotation.

- Fredheim OMS, Moksnes K, Borchgrevink PC, Kaasa S, Dale O. Clinical pharmacology of methadone for pain. *Acta Anaesthesiol Scan* 2008; 52: 879–889.

  A useful literature review with a focus on methadone's properties, pharmacokinetics, interactions, pharmacogenetics, and use in cancer and chronic non-cancer pain. It offers switching strategies, equianalgesic dosing, and detailed information on QT-prolongation side effect.

# 延伸阅读

Diatchenko L, Anderson AD, Slade GD, et al. Three major haplotypes of the beta 2 adrenergic receptor define psychological profile, blood pressure, and the risk for development of a common musculoskeletal pain disorder. *Am J Med Genet Part B* 2006; 141B: 449–462.

Nackley AG, Tan KS, Fecho K, Flood P, Diatchenko L, Maixner W. Catechol-O-methyltransferase inhibition increases pain sensitivity through activation of both beta 2 and beta 3 adrenergic receptors. *Pain* 2007; 128: 199–208.

Pasternak G. Incomplete cross tolerance and multiple mu opioid peptide receptors. *Trends Pharmacol Sci* 2001; 22(2): 67–70.

van Rossum D, Hanisch UK, Quirion R. Neuroanatomical localization, pharmacological characterization and functions of CGRP, related peptides and their receptors. *Neurosci Biobehav Rev* 1997; 21(5): 649–678.

# 第四十四章　纵隔肿瘤活检

Jon Tomasson, Mohamed A. Mahmoud,

James P. Spaeth

## 简　介

我们已认识到,前纵隔肿块患者(AMMS)显著增加围术期不良事件的风险。即使是无症状或有轻微的临床症状的患者在麻醉诱导时会出现心肺衰竭甚至死亡的风险,从而突出仔细的术前评估和决策的重要性。

---

**学习目标**

1. 理解AMM的表现和病理生理学。
2. 建立一个AMM患者术前风险评估的方法。
3. 领会AMM患者围术期的镇静、麻醉和并发症的管理。

---

## 病例报告

一天深夜,一个6岁健康的孩子表现出迅速的萎靡不振,"头饱满"和呼吸窘迫,仰卧位加重。经检查,孩子表现为烦躁和呼吸急促和不能平躺;体格检查发现头部充血,颈部淋巴结增大。他的胸部X线提示纵隔增大伴右侧胸腔积液。主管医师要求在麻醉下可以开始进行"快速"的胸部断层扫描(CT)和颈部淋巴结活检以明确治疗。CT扫描尝试在无镇静作用下进行,但是孩子不能保持仰卧位。于是决定尽量用局部麻醉和轻度镇静避免在全身麻醉下进行CT扫描和随后的淋巴结活检。同时呼叫了一名耳鼻喉医师,以防在紧急的情况下可能要求进行严格的支气管镜检查。在仰卧位下注射氯胺酮后,患者的氧饱和度下降到73%并且面罩通气困难。当患者改为侧卧位后血氧饱和度立即提高。将患者改为俯卧位后CT成功完成,它提示一个很大的前纵隔肿块压迫上腔静脉,气管和右主支气管。患者在俯卧位下安全转送到手术室,活检在使用局部麻醉和注射氯胺酮后成功完成。

# 讨　论

### 1. 什么是前纵隔肿块以及它是如何存在的?

纵隔胸膜是由前方的胸骨,肋骨和后外侧的脊椎,上部的胸廓入口和下部的膈围成的。基于相对于心包的位置,这个空间被进一步细分为上、前、中、后纵隔。后纵隔肿瘤通常是神经源性,患者一般麻醉风险不高。AMMs在儿童不常见,但是在围术期存在较高的发病率和死亡率。

在儿科人群中,最常见的是淋巴源性的(淋巴母细胞淋巴瘤,霍奇金病),随后较少的胸腺瘤,甲状腺肿瘤,甲状旁腺肿瘤,畸胎瘤,神经瘤和间质肿瘤。非肿瘤性的大部分包括血管畸形,肉芽肿,囊肿和水囊瘤。

AMM的表现很大程度上取决于它的位置和大小。一般的症状包括肿瘤本身的作用(发热,体重下降),胸痛或胸闷,呼吸系统症状包括由气管或支气管受压而产生的呼吸困难,端坐呼吸,喘鸣,咳嗽等。同样,心血管功能最常见的是由上腔静脉(SVC)压迫导致的影响。这往往导致头,气道和上肢水肿,心脏静脉回流减少(SVC综合征)和头痛。间接临床表现包括远处淋巴结转移(例如颈部)和胸腔、心包积液。

## 2. 围术期心肺损害的病理生理学是什么?

一个患者麻醉后,因横膈和腹内容物向头侧提升,导致胸廓内的容积明显减少。当AMM患者处于仰卧位,其静脉回流进一步减少,血管高度充血。减少的胸腔内容积和增加的AMM肿块会导致软壁结构如气道和血管受压迫。神经肌肉松弛和自主呼吸消失将会导致病情恶化,因为自主呼吸对气道的扩张消失了,而且支持气道壁的肌肉也松弛了。这些变化达到顶峰后会导致之前完好的气道或血管的严重压迫甚至完全闭塞。大气道的气体流动变成湍流,进一步降低了有效的通气。总之,深度镇静或麻醉诱导可能导致突然的气道衰竭,不能经过正压通气而逆转,甚至需要气管插管。心血管结构也类似地因肿瘤直接压迫SVC,肺动脉,或心脏本身而受到影响。心包积液还可能进一步损害心脏功能。这些患儿最初可能表现出上腔静脉综合征,右心室功能不全,晕厥发作或心律失常。

## 3. 如何评估这些患者的全身麻醉的风险?

麻醉医师通常为AMM患者的影像操作,经皮穿刺或手术活检,中心线的定位或肿瘤切除选择镇静或全身麻醉。由于气道较小,儿童AMM患者本质上在气道并发症的风险高于成人;围术期事件发生率评估高达7%~20%(Bechard等,2004)。没有人可以保证一个无症状的患者围术期的安全。也没有一个单一的体格检查或研究可以准确预测谁是危险的;取而代之的是,我们必须通过认真地回顾病史,结合体格检查和诊断依据来确定风险。

体格检查中提示风险较高的发现包括端坐呼吸,呼吸困难,咳嗽,喘息,晕厥,喘鸣,以及肺部的空气入口降低。应特别注意这些发现是否是依赖于位置:在什么位置增加或减轻他们的症状(例如仰卧位恶化,而坐位、俯卧位或侧卧位好转)。这个信息可以指导术中定位。应该寻找提示心血管受压的症状(晕厥,心律失常,血流动力学不稳定,上腔静脉综合征,或心包填塞)。

所有患者需要胸部CT扫描肿瘤解剖学结构以及它和胸内主要器官的关系。如果需要的话现代快速CT扫描可以在20秒内完成患者的躯干升高达30°。如果能更好地忍受的话,仰卧位有明显症状的患者可以在侧卧位或俯卧位下完成扫描。之前研究表明气管面积小于正常50%或一个(或全部)主支气管被压缩或闭塞的情况下会增加麻醉的风险(Azizkhan等,1985;Shamberger等,1995)。

由于流速-容量环的异常和CT扫描结果之间缺乏紧密的联系,获取流速-容量环肺功能试验的经典做法受到质疑。一个简化的方法检测仰卧位呼气峰流速(PEFR)和使用容量小于预测正常值的50%提示气道受压。一系列研究表明,患儿的CT扫描中气道面积超过50%和PEFR超过正常的50%能够安全地耐受麻醉(Shamberger等,1995),而如果这些值(或两者)均小于50%,则麻醉风险就会增加。

任何有心血管损害的患者应该做一个经胸超声心动图,最好在直立和仰卧位,以证明心脏或大血管受压是否存在。如果有明显的受压迫,超声心动图检查对描述什么位置缓解或加重压迫是有用的。其他的与风险增加相关发现是胸腔积液和心包填塞。随着无症状的AMM患者在麻醉诱导过程中突发心肺衰竭并且随后死亡的出现,至少应该进行术前超声心动图检查(Viswanathan等,1995)。

总之,对AMM患儿在缺乏强有力的证据来指导风险评估的情况下,必须假定他们都存在围术期严重不良事件的风险。唯一可能的例外是患者的AMM较小,仰卧位时没有表现出临床症状并且胸部CT扫描或超声心动图没有气道或血管受压的证据。

### 4. 如何对这些患者进行围术期管理？

及时的术前分析是非常重要的,因为一些肿瘤的生长速度很快。也由于围术期的风险是很大,必须进行彻底的评估(图44.1)。不同的专业之间(包括麻醉,血液/肿瘤,手术,介入放射学和耳鼻喉科)的认真合作是必要的。在涉及的专业之间有一个协调计划是至关重要的。与家属的沟通是同样重要的。一个标准的健康孩子术前知情同意过程,可能会或也可能不会讨论死亡,但在这种情况下,患者和他的家人应该充分被告知严重的发病率和死亡率。

通常,应该避免没有麻醉医师监督的镇静。对于这些患儿,在麻醉诱导前首先建立静脉通路是最安全的。对于已知的SVC综合征的AMM患者,在下肢建立静脉通路以确保复苏液体和药物输送。对于评估为低风险的患者,进行全身麻醉时保持自主呼吸是合理的。肌肉松弛药应该推迟给,直到患者表现出无法承受正压通气(最好进行如下文所述的松弛试验)。麻醉医师必须时刻准备好以防患者发展为气道阻塞或心力衰竭。在不确定的风险或高风险的患者,我们必须小心。麻醉剂和镇静剂应该只在必要的时候给予。应尽一切努力,使用局部麻醉或作用非常有限的镇静下获得组织学诊断。这将包括在局部麻醉下从胸腔积液,骨性活组织或浅表淋巴结取得样本。有严重的呼吸衰竭患者不应该镇静或麻醉。对这些患者,在镇静或麻醉下进行组织活检前必须考虑使用放射治疗或类固醇收缩纵隔肿块及改善相关症状。

当有症状的患者仍有麻醉要求时,首先要建立静脉通路,然后在患者产生最少的临床症状下进行麻醉(在案例中,患者应在更加直立的位置下进行麻醉,因为他在清醒的状态下不能躺下)。不惜一切代价注意保持自主呼吸。通常是通过吸入麻醉药如七氟烷等的使用来实现的,尽管也会使用静脉注射药物。

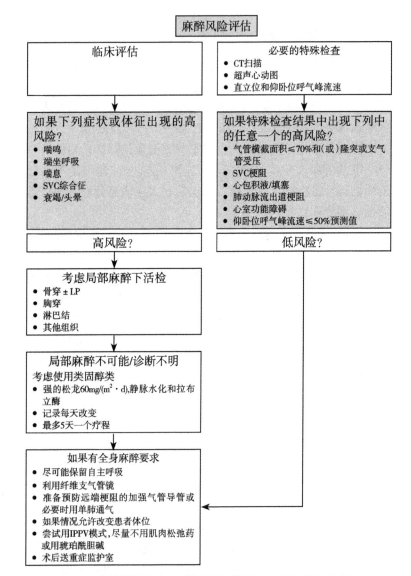

**图44.1　小儿纵隔肿瘤麻醉指南（转载于Hack HA，Wright NB，Wynn RF. The anesthetic management of children with anterior mediastinal masses. Anesthesia,2008,63( 8 ): 837-846. )**

右美托咪定,氯胺酮的组合已被成功地用于在深度镇静下维持自主呼吸对患者进行经皮纵隔活检(Mahmoud等,2008)。气道通气可以用面罩通气,喉罩通气(LMA),或普通(或加强)气管导管(ETT)维持。保留自主呼吸的浅麻醉有助于保持呼吸道通畅,合并使用局部麻醉技术可以减少气体或静脉麻醉剂需要量(例如,使用气道区域麻醉促进气管插管或椎管内麻醉来促进手术麻醉和术后镇痛)。如果预计出血很多可放置静脉导管,并且如果预计肿瘤很大或有心血管损害或手术时间很长则动脉通路也应当建立。

当通气需要控制的时候,最初的方法包括手控通气以仔细确认无气道障碍。就那时麻醉医师会尝试使用极短效肌松药(例如,琥珀酰胆碱);如果能忍受,其次是一个相对短效非去极化肌肉松弛药如罗库溴铵,维库溴铵或顺式阿曲库铵。环糊精虽然没有批准在美国使用,它可迅速拮抗罗库溴铵或维库溴铵神经肌肉阻滞作用,使患者迅速恢复自主呼吸,在这种情况下是有益的。

AMM患者的拔管可能和麻醉诱导一样危险。取决于不同的手术,手术水肿或出血可以进一步增加胸内压引起拔管后呼吸衰竭。如果存在这种风险,患者应保留气管插管并转送到重症监护病房;在接下来的几天只有在确定肿瘤转归后(如行CT扫描)才可以行肿瘤治疗及拔除气管导管。

### 5. 如何处理这些患者的急性失代偿状态?

一个平稳的诱导病例不能排除之后发生并发症:急性呼吸衰竭或心力衰竭可以在围术期中随时发生。如果衰竭发生,必须减少或停止使用麻醉剂并试图恢复自主呼吸,改变患者的位置以解除患者的痛苦到术前水平。这可能意味着使患者坐起或侧卧或卧位来减轻对气管的压迫。在这种情况下,气管导管可能失去它的硬度,并且可能因为肿瘤的重量压迫气管导致呼吸衰竭。使用加强气管导管可以降低这一风险。AMM可以压迫气管导管远端到尖端。在这种情况下,改善向远端深入气管导管甚至到主支气管可重建患者的通气功能。如果小ETT操作解决困难通气失败了,使用硬支气管镜可以方便的重建通气和氧合功能。在镇静和麻醉前有必要让一个受过支气管镜操作培训的内科医师在手术室随时待命。极少情况下,甚至这个策略在抢救患者的时候也是失败的。此时应立即手术甚至有必要采用胸骨正中切口气道减压。一般来讲,推荐备用体外循环或体外膜肺氧合(ECMO),但在这种情况下,它是不切实际的,因为完全准备好需要相当长的时间。在严重的患者情况下,镇静和麻醉开始前就使用体外循环或ECMO会更好。

## 总　结

1. 前纵隔肿瘤可以致命。不良事件在围术期随时可能发生。即使是无症状的患者也存在风险。

2. 联合麻醉、血液/肿瘤科,耳鼻喉科,外科手术和介入放射科的多学科团队来保证患者的安全和治疗效果是非常重要的。

3. 对于高风险的患者,考虑在局部麻醉下行活检术(骨髓穿刺,胸腔积液,淋巴结)。考虑在术前癌症管理中是否先使用放射及类固醇激素治疗。

（连庆泉　叶雷飞　译）

## 注释参考文献

· Cheung SL, Lerman J. Mediastinal masses and anesthesia in children. *Anesth Clin North Am* 1998; 16: 893–910.

An excellent review of anesthesia implications of AMMs in

children. It includes a detailed discussion of the relevant anatomy, pathophysiology, and presentation of AMM in addition to a practical discussion of anesthetic considerations and a management algorithm.

- **Erdös G, Tzanova I. Perioperative anaesthetic management of mediastinal mass in adults.** *Eur J Anaesthesiol* 2009; 26: 627-632.

Although this review article focuses mostly on AMM in adults, there is still a detailed description of the pathophysiology associated with AMM and a practical discussion of perioperative anesthesia management.

- **Hack HA, Wright NB, Wynn RF. The anaesthetic management of children with anterior mediastinal masses.** *Anaesthesia* 2008; 63: 837-846.

This case series describes the experience of a single institution with AMMs over 7 years, including preoperative evaluation, anesthesia management, and outcomes. The discussion contains a good review of pertinent studies looking at preoperative risk assessment in AMM patients, the pros and cons of preoperative cancer management, and an excellent management algorithm.

# 延伸阅读

Azizkhan RG, Dudgeon DL, Buck JR, Colombani PM, Yaster M, Nichols D, Civin C, Kramer SS, Haller JA Jr. Life-threatening airway obstruction as a complication to the management of mediastinal masses in children. *J Pediatr Surg* 1985; 20: 816-822.

Bechard P, Letourneau L, Lacasse Y, Cote CJ, Bussieres JS. Perioperative cardiorespiratory complications in adults with mediastinal mass: incidence and risk factors. *Anesthesiology* 2004; 100: 826-834.

Mahmoud M, Tyler T, Sadhasivam S. Dexmedetomidine and ketamine for large anterior mediastinal mass biopsy. *Pediatr Anesth* 2008; 18: 1011-13.

Shamberger RC, Holzman RS, Griscom NT et al. Prospective evaluation by computed tomography and pulmonary function tests on children with mediastinal masses. *Surgery* 1995; 118: 468-471.

Slinger P, Karsli, C. Management of the patient with a large anterior mediastinal mass: recurring myth. *Curr Opin Anaesthesiol* 2007; 20: 1-3.

Stricker PA, Gurnaney HG, Litman RS. Anesthetic management of children with an anterior mediastinal mass. *J Clin Anesth* 2010; 22: 159–163.

Viswanathan S, Campbell CE, Cork RC. Asymptomatic undetected mediastinal mass: a death during ambulatory anesthesia. *J Clin Anesth* 1995; 7: 151–155.

# 第四十五章　神经母细胞瘤切除术

## Stefan Sabato

## 简　介

神经母细胞瘤是儿童期最常见的颅外实质性肿瘤。大多数病例都采用部分或根治性手术切除。麻醉对这些孩子是具有挑战性的,因为肿瘤的大小和位置,肿瘤分泌的血管活性物质,也因为它是对一个潜在的免疫缺陷患者行大手术。充分的术前准备可以避免术中的波动。

---

**学习目标**

1. 知道如何评估一个神经母细胞瘤的患儿。
2. 鉴别与癌症患儿麻醉的不同点。
3. 了解小儿术中失血管理的主要原则。

---

## 病例报告

患儿男18个月,12kg,既往身体健康,因一个第3阶段的腹部神经母细胞瘤决定行手术切除。体格检查: 生命体征为血压75/40mmHg,心率95次/分,呼吸频率为30次/分,无发热。血常规在正常范围内。神经母细胞瘤的诊断是基于CT和MIGB的扫描,体内儿茶酚胺浓度和组织活检。此患儿接受了超过12周的由卡铂、依托泊苷、环磷酰胺、阿霉素组成的4个化疗循环。复查

CT示残余的病灶在左肾上腺区域跨越腹中线延伸至肠系膜上动脉和腹腔干。化疗后,心脏超声检查、胸部X片和血生化都是正常的。

在手术室内经静脉诱导后,用3%的七氟烷和氧气空气混合($FiO_2$=0.5)维持麻醉。静脉通道为了能够快速的补液而采用了2个20G的套管针。经超声指导下置入一个22G的动脉套管和4Fr的左颈内双腔中心静脉。留置导尿管来进一步评估血容量和脏器灌注。

做一个上腹部的横向切口暴露肿瘤。这个长达7小时的手术因长期的、缓慢的血液和浆液渗出而显著。最初由晶体液和4%的白蛋白来维持平均动脉压、中心静脉压和尿量。一个完整的血细胞计数和凝血时间每2小时检查一次,动脉血气分析用来监测通气、血糖、血电解质和血红蛋白。红细胞的输注维持血红蛋白约9g/dl(90g/L)。当估计有一半的血容量已经被更换,血小板和新鲜冰冻血浆等是以10ml/kg来输注以维持血管内容积和正常的凝血功能。外科医师结扎肾动脉和脾动脉,以切断肿瘤间的血流。这个结果减少了尿液的产生和引起代谢性酸中毒。术后患者被送至ICU,代谢性酸中毒得到改善,液体的输注使尿量提高,同时应用静脉镇痛泵来止痛。

# 讨　论

**1. 什么是神经母细胞瘤的临床分期系统,患者如何分期?这些对麻醉有何影响?**

对于儿童神经母细胞瘤,预后取决于病情。年龄是唯一一个独立的危险因素;1岁以下的患儿具有很高的远期存活率(Weinstein等,2003)。国际神经母细胞瘤分期系统(INSS)是目前最常用的分期标准,详见表45.1。恶性的神经母细胞瘤多是低分化的，交界性的，或者基于如年龄、分期、N-myc扩增、DNA指数等高危因素划分的。低危的Ⅰ期患者单纯通过手术治疗，中危的和高危的多是通过放疗化疗甚至手术来治疗。了解手术过程进而提供恰当的麻醉很重要。早期的手术是通过看到组织类型来确定临床诊断，从而尽可能安全地切除肿块，取淋巴活检来确定病理分期。如果肿块无法切除或者很容易通过针吸细胞活检的话，就采用微创技术来取一定的组织进行诊断或者进行病理分期。通过化疗来缩小病变组织之后可以通过手术来切除贴近中心的比较危险的病变或者残余病变，甚至全部病变（包括黏附在大血管的肿瘤组织）（Kiely，2007）。

**表45.1　国际神经母细胞瘤分期系统**

| 分期 | 定义 |
| --- | --- |
| 1期 | 局限于原发器官，无转移灶 |
| 2A期 | 次全切除的单侧肿瘤；同侧以及对侧淋巴结明确无转移 |
| 2B期 | 次全切除或者是全切除单侧肿瘤；同侧淋巴结有明确转移，而对侧淋巴结明确无转移 |
| 3期 | 肿瘤跨中线侵袭，伴随或未伴随局部淋巴结转移；或者是单侧肿瘤伴有对侧淋巴结转移；或者是跨中线生长的肿瘤并伴有双侧淋巴结转移 |
| 4期 | 肿瘤播散到远处淋巴结，骨髓，肝脏，或者是其他器官（除4S期所定义的器官之外） |
| 4S期 | 小于1岁患儿；肿瘤局限于原发器官（为1阶段或者2A，2B期）；肿瘤扩散局限于肝脏，皮肤，或者是骨髓（肿瘤细胞少于10%的骨髓有核细胞） |

**2. 循环中儿茶酚胺的增多导致的血流动力学不稳定有什么危险？**

很多患者诊断时候就发现泌尿系统中儿茶酚胺类物质

增多,并且儿茶酚胺代谢增强。多巴胺是最常见的神经母细胞瘤分泌的儿茶酚胺类物质之一,随机尿样本中可以检测到儿茶酚胺代谢产物同型香酸(HVA)。然而,与嗜铬细胞瘤相比,很幸运的是,在手术中,并没有因为大量儿茶酚胺类物质释放引起血流动力学不稳定以及循环中儿茶酚胺含量增加的征象或者标志,这些儿茶酚胺的释放可能会出现出汗、心悸、腹泻、心动过速、高血压、苍白、出汗和心脏肥大等征象。如果一个孩子出现以上儿茶酚胺增多的临床表现,应当检测24小时尿液中肾上腺素和去甲肾上腺素的含量。这些发现提示应该由内分泌和心内科医师指导应用α、β阻滞剂作为术前准备用药。化疗可能是通过抑制肿瘤增长及其内分泌活性来稳定血流动力学(Creagh-Barry和Sumner,1992),因此相对于化疗后手术,首次手术切除或者活检更容易引起儿茶酚胺介导的血流动力学不稳定。但是也有报道说,化疗后手术中切除肿块仍有血流动力学不稳定的可能(Kain等,1993)。因此,静脉用α、β阻滞剂应在整个手术中都加以应用。最后,术前内源性儿茶酚胺的增多并不能预示术后血管收缩的需要或者血管加压素的应用,因为这个更取决于手术的时间与进程(Ross等,2009)。

### 3. 关于腹部手术静脉通路和液体管理的实际问题是什么?

这里描述的患者在手术之前已经放置了一个中心静脉导管。这个导管是用于化疗的管理,但是它在围术期的应用却有着局限性。细长的管腔不适用于快速静脉液体的输注。同时,应用这些导管来测量中心静脉压也是不准确的。最后,因为这种导管的长期留置,故应使用那些抗细菌感染的留置导管。术中会给予许多药物和血制品,它们是经常要快速输注的。这就使得保持严格的无菌变得有些困难。因此,在这种情况下,大口径的静脉导管被提及,并且予以第二个中心静脉导管插入。要使用液体加温器,因为手术的大量暴露和大量的液体替换使患者出现低体温。

在这种情况下,虽然大多数手术操作都是没有大出血的风险,但是麻醉医师仍需要做好大出血的准备,因为腹部的神经母细胞瘤常常是围绕着主要血管的。准备好所有的血制品以备及时快速的输注。在术前就估算好患者的预计失血量(EBV)(在幼儿EBV=70ml/kg)是有帮助的。术中的血红蛋白(评估何时需要输血)可以从观察到的血液流失中粗略估计。然而,观察血液流失是非常难以量化的,因此术中使用一系列的监测血红蛋白的措施是一个更好的方法来指导输血。当补液总量接近血容量,需要考虑输注凝血因子和血小板。在大量输血时,应避免低钙血症和低纤维蛋白原血症(见第24章)。

在这种情况下,麻醉医师要保持血红蛋白浓度在9g/dl(90g/L),虽然一个低浓度的血红蛋白浓度有时候也可以接受的。这是为了给突然出血的可能性提供一个安全保障。即使没有突然出血,在术中还有经常需要输血和液体输注的准备。

细胞外液也会大量的丢失。一个腹部的暴露切口会失去达7ml/(kg·h)的蒸发量,肿瘤切除会破坏腹部的淋巴管,导致淋巴液大量丢失。总之,大量的液体输注是需要的,应根据临床、实验室、有创或无创的措施进行指导。

血容量减少并不是尿量减少的唯一原因,肾脏的血管结扎术会增加输尿管的压力,甚至应考虑肾栓塞。尿量并不总是一个可靠的评估血管内容量的指标。

### 4. 化疗对麻醉的影响有什么?

强效的多重联合化疗能降低疾病的负担并且有利于肿瘤切

除。有许多不同的化疗方案,选择哪些取决于医院。许多个体药物的毒副作用在是常见的(见表45.2)。厌食、恶心、呕吐等是整个治疗期间普遍的不良反应。所有的患者都会有免疫抑制,必须最大限度地采取预防感染的措施。因此,麻醉前通过病史、辅助检查来评估心脏、呼吸道、肾脏和血液系统是必要的。一年前完成的治疗,仍有蒽环霉素诱发心肌病的可能。请心内科会诊有助于评估蒽环霉素对心脏的影响。

### 表45.2 常见的化疗毒性

| 药物/分组 | 毒性 |
|---|---|
| 环磷酰胺/烷化剂 | 近期的:有金属味,ADH改变,视力改变,心律失常,心肌坏死 |
| | 短期的:骨髓抑制,秃头症,出血性膀胱炎 |
| | 延迟的:免疫抑制,性功能障碍,肺间质纤维化 |
| | 晚期的:继发性恶性肿瘤,膀胱纤维化 |
| 依托泊苷/足叶草毒素衍生 | 近期的:低血压,过敏反应 |
| | 短期的:骨髓抑制,秃头症,周围神经病变,口腔炎 |
| | 晚期的:继发性恶性肿瘤 |
| 卡铂/重金属抗肿瘤药 | 近期的:有金属味 |
| | 短期的:骨髓抑制,电解质紊乱,周围神经病变,肝毒性,肾毒性,耳毒性 |
| 阿霉素/蒽环类抗生素 | 近期的;心律失常,淤血局部溃烂,血红蛋白尿,过敏性反应 |
| | 短期的:骨髓抑制,秃头症,口腔炎,黏膜炎,肝毒性 |
| | 延迟的:免疫抑制,心肌病(累积的剂量依赖性) |
| | 晚期的:继发性恶性肿瘤 |

近期的:1~2天;短期的:2~3周;延迟的:治疗后的任何时间;晚期的:完成治疗后的任何时间,表明毒性可以出现延迟,表明是一种罕见的毒性来源: Baker DL, Schmidt ML, Cohn SL, et al. Outcome after reduced chemotherapy for intermediate-risk neuroblastoma. N Engl J Med, 2010, 363: 1313-1323

## 5. 术后镇痛是否有什么具体要求?

在这个手术后,没有单一特别优先选择的术后镇痛方法。这些患儿有着广泛的手术范围,预计长久的持续时间和潜在的凝血障碍。麻醉医师计划术后12~24小时给患儿辅助通气,故硬膜外导管将不能影响术后通气。这两个原因都是硬膜外置管的绝对禁忌证,个人和医院偏好各不相同。大多数全身性的镇痛药是有效的(见潜在挑战的43章)。神经母细胞瘤的患者往往太年轻而不会使用患者自控镇痛(PCA)。PCA的使用可以通过父母的帮助来减轻孩子们的痛苦。家庭的监测和护理教育是对这种形式的使用是至关重要的。非甾体类药物一般都避免使用,因为它们的抗血小板效应和潜在的肾毒性。

# 总　结

1. 神经母细胞瘤的分期有预后价值,能指导和干预广泛的手术治疗和化疗。

2. 几个化疗药物有着显著的生理影响,都直接和麻醉的长期管理有影响。

3. 重要的是意识到少数患者儿茶酚胺引起的血流动力学风险,制订好术前计划和术中护理。

4. 术中的液体管理是具有挑战性的,足够的静脉通路是非常重要的。

(连庆泉　叶雷飞　译)

# 注释参考文献

- **Creagh-Barry P, Sumner E. Neuroblastoma and anesthesia. *Pediatr Anesth* 1992; 2: 147–152.**

  A case series that discusses patients at risk of hemodynamic instability.

- **Weinstein JL, Katzenstein HM, Cohn SL. Advances in the diagnosis and treatment of neuroblastoma. *Oncologist* 2003; 8: 278–292.**

  An excellent review of neuroblastoma from an oncology perspective. Details staging, prognostic indicators, and conventional and novel treatments.

# 延伸阅读

Gupta A, Kumar A, Walters S, Chait P, Irwin MS, Gerstle JT. Analysis of needle versus open biopsy for the diagnosis of advanced stage pediatric neuroblastoma. *Pediatr Blood Cancer* 2006; 47: 875–879.

Haberkern CM, Coles PG, Morray JP, Kennard SC, Sawin RS. Intraoperative hypertension during surgical excision of neuroblastoma: case report and review of 20 years' experience. *Anesth Analg* 1992; 75: 854–858.

Kain ZN, Shamberger RS, Holzman RS. Anesthetic management of children with neuroblastoma. *J Clin Anesth* 1993; 5: 486–491.

Kiely E. A technique for excision of abdominal and pelvic neuroblastomas. *Ann R Coll Surg Eng* 2007; 89: 342–348.

Ross SL, Greenwald BM, Howell JD, Pon S, Rutigliano DN, Spicyn N, LaQuaglia MP. Outcomes following thoracoabdominal resection of neuroblastoma. *Pediatr Crit Care Med* 2009; 6: 681–686.

Sendo D, Katsuura M, Akiba K, Yokoyama S, Tanabe S, Wakabayashi T, Sato S, Otaki S, Obata K, Yamagiwa I, Hayasaka K. Severe hypertension and cardiac failure associated with neuroblastoma: a case report. *J Pediatr Surg* 1996; 12: 1688–1690.

Wagner LM, Danks MK. New therapeutic targets for the treatment of high-risk neuroblastoma. *J Cell Biochem* 2009; 107: 46–57.

# 第十部分

## 代谢性与内分泌系统疾病的挑战

# 第四十六章  糖尿病患儿

Mario Patino, Anna M. Varughese

## 简　介

　　在儿童中,糖尿病是最常见的代谢综合征,而且发病率还在上升。近年来,快速发展的综合治疗方案以及各种类型的胰岛素使得这类患者的处理较为复杂,最好和小儿内分泌学家一起进行。术中对糖尿病患者的处理要求掌握相关生理病理学、目前的治疗手段、控制程度以及治疗的依从性、既往并发症和手术过程。

---

**学习目标**

1. 认识到术前控制糖尿病患儿的代谢是最佳选择。
2. 理解糖尿病患者术中面临的风险以及并发症。
3. 确定此类患者术中处理的目的,并在术前制订详细的处理方案。
4. 学习快速处理术中危及生命的并发症,例如严重的低血糖。

---

## 病例报告:

　　患儿,女,7岁,20kg,有膀胱外翻病史,并由于尿失禁接受过一次膀胱扩大术。一年前,在被确认患有尿毒症及糖尿病酮症酸中毒后,该患儿被确诊患有Ⅰ型糖尿病。在过去9个月中,她一直接受持续皮下胰岛素注射(CSII)。给药：短效胰岛素或赖脯胰岛素(优泌林)以0.3U/h基础速率持续输注,并在餐前给予2~3U赖脯胰岛素。患儿平均接受赖脯胰岛素15U/d,并且查血糖水平3~4次/天,基本低于250mg/dl(13.9mmol/L)。当天患儿手术被安排在第一个,术前全血细胞计数以及电解质均未见异常,未发现支持酮尿的证据,糖化血红蛋白(HbA1c)值为8.5%,血糖值为275mg/dl(15.3mmol/L)。通过修正公式计算,额外给予0.6U赖脯胰岛素皮下注射后,停止CSII,维持液体使用5%葡萄糖生理盐水。以0.4U/h的速度开始静脉持续输注胰岛素以维持胰岛素与碳水化合物的比例(I∶C ratio)：1U胰岛素/8g葡萄糖。术中每小时测量一次血糖。在手术过程的前2个小时,血糖水平波动在110~180mg/dl(6.1~10mmol/L),后上升到350mg/dl(19.4mmol/L)。给予皮下注射2U快速胰岛素(赖脯胰岛素),并将持续胰岛素输注剂量增加25%,达到0.5U/h；在第3小时末,血糖水平下降至110mg/dl(6.1mmol/L)。手术即将结束时,患儿自主呼吸恢复并准备拔管,但其仍不能听从医师指令,此时已无残余肌肉松弛药及吸入麻醉剂的影响。患儿皮肤湿冷,心率增快,血糖水平只有35mg/dl(1.9mmol/L)。立即停止静脉输注胰岛素,并迅速通过中心静脉给予50%葡萄糖20ml。很快,患儿苏醒并顺利拔管转送ICU。在ICU,继续以5%葡萄糖生理盐水维持并以0.4U/h的速度重新开始静脉持续输注胰岛素。术后第二天,患儿已可进食液体和流食,重新进行CSII并转为常规护理。

# 讨　论

1. 对于糖尿病患儿的择期手术,我们如何判断其已处于可以接受手术的最佳状态?

最初的评估应包括：目前的治疗方案、病情的稳定性、既往并发症以及儿科内分泌医师最近的评价。关键是要判断患者处于高血糖或低血糖的风险,例如较长的禁食时间,术前肠道准备,类固醇治疗以及持续的TPN注射。如果患儿呈现出急剧的病情变化或血糖难以控制,应立即评估酸中毒以及尿酮程度,以排除酮症酸中毒(见第47章)。术前血糖应严格控制,并对电解质情况进行评估。糖化血红蛋白(HbA1c)水平可为过去2~3个月的血糖值提供信息。美国糖尿病协会(ADA)对儿童糖尿病患者管理建议:小于6岁的儿童HbA1c低于8.5%,6~12岁儿童低于8%,大于12岁儿童低于7.5%(美国糖尿病协会,2011)。

如果患儿有难以控制的糖尿病,血糖水平持续高于250mg/dl(13.9mmol/L),电解质失衡和(或)有酮尿,则手术应该延期,并建议请儿科内分泌医师优化术前治疗方案。

**2. 糖尿病患儿接受大手术及长时间的手术,将面临哪些风险,以及会导致什么样的并发症?**

对于外科手术的应激反应,特征性的表现为反馈调节激素的增高(胰高血糖素、皮质醇、儿茶酚胺和生长激素)的增高导致糖异生作用增强,肝糖原、蛋白质及脂肪分解。这些都使得血糖控制面临更大的挑战。应激反应还会使炎性因子(白细胞介素-6、肿瘤坏死因子-α)增加,从而抑制胰岛素的分泌。由于这些反馈调节激素的增加以及 I 型糖尿病患者的胰岛素缺乏(或 II 型糖尿病患者胰岛素相对缺乏及胰岛素抵抗),可导致术中发生高血糖。由于术前禁食及外源性胰岛素的使用,患者也易于发生低血糖。无法控制的高血糖会损害免疫功能,这会增加外科感染的风险并改变伤口的愈合过程。由于患者持续发展的自主神经失调,对低血压的自动调节功能减弱。此类患者还可能患有胃轻瘫,而导致面临更大的呼吸功能方面的风险。过大的胰岛素剂量可导致致命的低血糖。考虑到术中血糖水平的波动性,建议增加检测血糖的频率(间隔30~60分钟)。

### 3. 糖尿病患儿术中管理的目标是什么？怎样更好地使用胰岛素治疗？

从人体代谢的角度，目标是将血糖浓度维持在110~180mg/dl（6.1~10mmol/L）。强制将血糖控制在110mg/dl（6.1mmol/L）以下将会增加发生低血糖的风险，所以目前并不建议。如果条件允许，应将糖尿病患者手术安排在当天第一台进行，以避免延长禁食时间并使胰岛素/碳水化合物方案更易实施。

管理原则：

- 了解以下术语将能更好地理解胰岛素在术中的使用。
- 胰岛素日总剂量（TDD）：24小时内给予的总单位数。
- 基础胰岛素：在无血糖刺激时胰腺所分泌的生理胰岛素水平，基础胰岛素可抑制糖异生及酮生成。
- CSII：持续皮下输注胰岛素（通过便携式输注泵）。
- 胰岛素与碳水化合物比值（I∶C）：每克碳水化合物所给予的胰岛素单位量。术中持续静脉输注胰岛素时，I∶C通常维持在1∶5~1∶8，也可以根据患者反应进行调整。青春期后的患儿胰岛素抵抗更为明显，可能需要维持I∶C在1∶3~1∶5。
- 胰岛素校正因子或胰岛素敏感因子（ICF或ISF）：在给予1个单位胰岛素后，对血糖下降的期望值（mg/dl）。通过TDD划分1500来计算（"1500规则"）。

校正公式（CF）：在得到敏感因子后，通过此公式可以计算将血糖降到目标值所需要的胰岛素剂量。CF=（患者血糖−目标血糖）/敏感因子。

### 4. 如何在术中使用校正公式计算胰岛素剂量？

术中胰岛素的使用是基于生理分泌量的，然而手术过程中的胰岛素需要量是增加的。胰岛素治疗包括三个不同的因素：

基础量、餐后量以及补充量。

　　**基础**管理是指给予长效胰岛素、中效胰岛素（NPH[中性鱼精蛋白多格哈恩]）或通过便携式输注泵持续皮下输注短效胰岛素（CSII）。基础胰岛素等量于生理水平，以避免糖异生以及酮生成。基础胰岛素治疗剂量应接近于日总剂量的50%，是Ⅰ型糖尿患者所必需的，并且不受禁食状态的影响。

　　**餐后**管理一般使用短效胰岛素，它取决于碳水化合物的消耗量（胰岛素与碳水化合物比值）。

　　**补充**管理取决于血糖高于正常值的水平。补充胰岛素需要使用校正公式计算。在得到敏感因子后，使用校正公式计算出胰岛素的剂量，以维持血糖水平在150mg/dl（8.3/mmol/L）。一般校正因子按100%计算，但在青春前期或有低血糖史的患儿，校正因子应按照50%~75%计算，因为他们对于胰岛素更敏感，而且发生低血糖的风险较大。表46.1及表46.2列出了指南，分别适用于短小手术及长时间手术。

**表46.1　糖尿病患者短小手术的管理**

手术时间小于2小时的糖尿病患儿管理指南

- 手术当天早上，如果患儿在进行常规治疗（NPH），给予50%NPH胰岛素（基础胰岛素需要量），检查术前血糖水平、电解质及酮尿。如果血糖水平低于100mg/dLl（5.5mmol/L），即开始维持速率输注5%~10%葡萄糖液体，如果血糖水平高于250mg/dl（13.9mmol/L），根据校正因子计算并给予短效胰岛素SC作为补充剂量（给予校正因子的50%滴定反应）。
- 如果患儿正在接受持续的短效胰岛素SC，继续同样的基础率。如果血糖水平高于250mg/dl（13.9mmol/L），根据校正因子的50%给予额外的短效胰岛素SC泵注。
- 如果患儿正在接受长效胰岛素（例如甘精胰岛素），每24小时在晚间给予一次，手术当天无需再给予额外的剂量。如果患儿正在接受长效胰岛素每12小时一次，早晨则给予全量，因为没有相关的峰值影响并且这样能提供基础胰岛素需要量。当血糖水平高于250mg/dl（13.9mmol/L），根据校正因子给予额外的短效胰岛素SC泵注。

**表46.2 糖尿病患者长时间手术的管理**

**手术时间大于2小时的糖尿病患儿管理指南**

- 控制早晨胰岛素的剂量。维持液使用5%葡萄糖生理盐水并持续静脉输注胰岛素，以保持8g葡萄糖：1U胰岛素的I：C比。用生理盐水稀释胰岛素至1U/ml（或0.5U/M：更小的儿童）。胰岛素和葡萄糖通过同一个静脉通道输注。当血糖水平高于250mg/dl（13.9mmol/L），根据校正剂量给予SC胰岛素。

- 术中，持续静脉输注胰岛素，保持I：C比为1：8。由于青春期后的儿童I：C比为1：5，则维持血糖水平110~180mg/dl（6.1~10mmol/L）。

- 继续维持5%葡萄糖生理盐水输注。给予等张液体补充体液和第三间隙的损失。

- 每小时测血糖。任何调整治疗之后，每30分钟测一次血糖。

- 如果血糖水平高于180mg/dl（10mmol/L），给予校正剂量（用1500法则计算出理想血糖水平150mg/dl（8.3mmol/L）的短效胰岛素SC。考虑到短效胰岛素SC的生物学影响，校正剂量给予间隔不小于3h。

- 如果血糖水平持续高于180mg/dl（10mmol/L），考虑增加持续静脉胰岛素输注（20%~25%）。

- 如果血糖水平高于60mg/dl（3.3mmol/L）并低于110mg/dl（6.1mmol/L），则减少胰岛素输注，增加葡萄糖输注。期间应密切关注血糖水平，30分钟/次。

- 如果血糖水平低于60mg/dl（3.3mmol/L），则停止胰岛素输注，静脉给予0.5~1g/kg葡萄糖。

在上述的病例中，患儿的单日胰岛素使用剂量是15U。胰岛素校正因子或敏感因子则是1500/15=100。理论上说，此患者皮下注射1个单位胰岛素，血糖会降低100mg/dl（5.5mmol/L）。如果患儿的术前血糖水平是275mg/dl（15.3mmol/L），而目标血糖是150mg/dl（8.3mmol/L），则**校正公式=（275~150）/100=1.25U**。理论上说，1.25U的胰岛素就可将此患儿血糖降至目标水平。另外，对于青春期前的患儿，应使用0.6U胰岛素（校正公式的50%）以避免低血糖的发生。

### 5. 围术期管理中还有什么其他问题？

对于糖尿病患儿,还需关注围术期管理中发生低血钾和低血钠的风险。按照要求应频繁检测。外科方面感染的危险也应该被考虑；必须在外科切开前给予适当的抗生素预防,并应重复给予足量的抗生素。合适的体位及护具对此类患者的伤口愈合很重要,可以避免皮肤的破裂和(或)对于皮肤的压迫。

术后护理需要充足的镇痛,以便于钝化负反馈激素的升高并利于血糖水平的控制。维持液使用5%~10%葡萄糖并按照预先滴定的胰岛素剂量,持续静脉或皮下给予胰岛素。只要患儿**持续静脉胰岛素输注**,则应每小时检测血糖。

### 6. 怎样治疗低血糖？

上文中的患者在手术最后发展成为严重的低血糖。低血糖将危及生命,需立即处理以避免造成神经损伤。建议使用**25%或者50%葡萄糖**,必须立即停止**持续输注的胰岛素**。虽然浓度高于10%葡萄糖被认为是高渗的,具有引起静脉炎和静脉血栓形成的风险,在紧急情况下25%葡萄糖可以通过外周静脉给予。但50%葡萄糖必须经过中心静脉给予。建议使用0.5~1g/kg葡萄糖,相当于50%葡萄糖1~2ml/kg,25%葡萄糖2~4ml/kg,12.5%葡萄糖4~8ml/kg,或10%葡萄糖5~10ml/kg。另外的选择就是肌内注射胰高血糖素,剂量为0.25mg(＜5岁),0.5mg(5~12岁),1mg(＞12岁)。

## 总 结

1. 术前评估包括血糖、糖化血红蛋白和电解质。基础胰岛素需要量和禁食时间也应该被考虑。

2. 要可预见围术期血糖的变化。严密监测患者并调整胰岛素和葡萄糖的使用方案。

　　3. 低血糖比高血糖更加危险，需要快速干预。

（叶　茂　徐　颖　译）

## 致　谢

　　感谢儿科内分泌学家Lawrence Dolan博士和Alejandro Diaz博士对本文的审阅并提供糖尿患者管理指南。

## 注释参考文献

- Chadwick V, Wilkinson KA. Diabetes mellitus and the pediatric anesthetist. *Pediatr Anesth* 2004; 14: 716-723.
  A slightly different approach to managing diabetic children; experience from the United Kingdom.
- Escobar O, Drash A, Becker D. Management of the child with type 1 diabetes. In Lifshitz F, ed. *Pediatric Endocrinology*. New York: Informa Healthcare, 2007: 101-124.
  In-depth chapter about the management of type 1 diabetes.
- Rhodes ET, Ferrari LR, Wolfsdorf JI. Perioperative management of pediatric surgical patients with diabetes mellitus. *Anesth Analg* 2005; 101: 986-999.
  A hallmark article in the perioperative management of diabetic children.

## 延伸阅读

Ahmed Z, Lockhart C, Weiner M et al. Advances in diabetic management: implications for anesthesia. *Anesth Analg* 2005; 100: 666-669.

American Diabetes Association: Position Statement. Standards of Medical Care in Diabetes—2011 Diabetes Care, 2011; 34(1).

Betts P, Brink S, Silink M, Swift PGF, Wolfsdor J, Hanas R. Management of children and adolescents with diabetes requiring surgery. *Pediatr Diabetes* 2009; 10: 169–174.

Lyles S, Silverton J, Rosenbloom A. Practical aspects of diabetic care. In Lifshitz F, ed. *Pediatric Endocrinology*. 125–154. New York: Informa Healthcare, 2007: 125–154.

Meneghini L. Perioperative management of diabetes: Translating evidence into practice. *Cleve Clinic J Med* 2009; 76: s53–s59.

Rodbard HW, Blonde L, Braithwaite SS, et al. Medical guidelines for clinical practice for the management of diabetes mellitus. *Endocrine Practice* 2007; 13: 1–68.

Shamsuddin A, Barash P, Inzucchi S. Scientific principles and clinical implications of perioperative glucose regulation and control. *Anesth Analg* 2010; 110: 478–497.

# 第四十七章　急性阑尾炎伴穿孔并发糖尿病酮症酸中毒

Ximena Soler, Lori A. Aronson

## 简　介

　　Ⅰ型糖尿病是一种慢性代谢性疾病,是因为机体功能性缺乏胰岛素而导致的糖、脂肪、蛋白质的代谢异常。酮症酸中毒的临床表现包括高血糖、酸中毒和酮中毒,更容易出现在Ⅰ型糖尿病患者中。需要进行急诊手术的患者若并发了糖尿病酮症酸中毒,将会是一种危重状况,这需要对患儿的代谢情况进行专业的管理以确保其安全。

> **学习目标**
>
> 1. 识别诊断糖尿病酮症酸中毒的患者。
> 2. 掌握糖尿病酮症酸中毒的病理生理学改变。
> 3. 讨论需要急诊麻醉患者术前酸中毒和高血糖的处理方法。

## 病例报告

　　患儿,男,9岁,2年前诊断为Ⅰ型糖尿病。因"发热、间歇性腹痛10天,呕吐、腹泻3天"到急诊科就诊。他的基础胰岛素治疗包括甘精胰岛素10U晚上注射和门冬胰岛素用以纠正糖代谢

（相关信息见46章糖代谢纠正）。患儿过去史因注意力缺陷（又名多动症）服用了二甲磺酸赖右苯丙胺和可乐定。

体格检查：患儿消瘦，急性病容，心率136次/分，呼吸34次/分，血压90/52mmHg，血氧饱和度98%，体重40kg，身高150cm。黏膜干燥，腹胀，麦克伯尼点反跳痛。实验室检查，生化检查示：血糖421mg/dl（23.4mmol/L），$Na^+$ 134mmol/L，$K^+$ 4.5mmol/L，$HCO_3^-$ 14mEq/L，BUN 27mg/dl（urea 9.6mmol/L）。动脉血气分析：pH 7.21，$PCO_2$ 32mmHg，$PO_2$ 102mmHg，$HCO_3^-$ 12mEq/L，BE-9。尿常规提示葡萄糖＞1000mg/dl（55.5mmol/L），尿酮酸升高。血常规示白细胞16.3×$10^9$/L，中性粒细胞占74%，$HbA1_C$占12%。腹部CT平扫提示阑尾穿孔伴阑尾周围脓肿。

经内分泌科会诊，给予患儿10ml/kg生理盐水单次静脉注射治疗。静脉维持液体量通过身体表面积和校正后的血清钠浓度计算后给予。持续静脉泵注胰岛素以治疗酮症和代谢性酸中毒。患儿没有被给予基础胰岛素负荷剂量，因为他已经在家里皮下注射了常规剂量的甘精胰岛素。在床旁，我们每小时检测一次患儿血糖浓度；在患儿碳酸氢钠水平超过15mEq/L之前，每2个小时检测一次肾功能，然后每4个小时检测一次肾功能直到患儿碳酸氢钠水平超过20mEq/L。血清钙浓度、血清镁浓度、碳酸氢盐水平也是每4个小时检测一次。当阴离子间隙和碳酸氢盐水平达到18mEq/L，停止静脉泵注胰岛素。当血糖水平被纠正到400mg/dl（22.2mmol/L）以下时，开始输注5%葡萄糖液和0.45%氯化钠液。为了控制腹部的炎症，患儿在急诊室接受了一个剂量的抗生素，患儿实验室检测结果和脱水一旦被纠正，就准备行阑尾周围脓肿引流术。麻醉医师将接替内分泌科医师，在手术室里继续管理患儿的血糖和液体输注。8周后，患儿血糖水平恢复正常，酮尿得到解决，糖化血红蛋白得到改善，患儿再回来行择期腹腔镜阑尾切除术。

# 讨 论

### 1. 哪些患者有发生糖尿病酮症酸中毒的风险？

Ⅰ型糖尿病是小儿最常见的代谢性疾病,在18岁以下的儿童中,其年发病率为15/100000~21/100000。在新诊断糖尿病患者中,糖尿病酮症酸中毒常是最先出现的症状,而在那些治疗依从性差,糖代谢控制差,生存社会环境不佳以及使用胰岛素泵的患儿中,其相关风险增加。糖尿病酮症酸中毒患者病情发展常需要数天时间,但是在急性病、创伤患儿或者需要手术的患儿中却仅需要几个小时。手术前和术中的饥饿阶段使这种代谢效应更为复杂。并发症可能会诱发糖尿病酮症酸中毒发作。腹痛(糖尿病酮症酸中毒的典型症状)可能会把基础疾病掩盖。发热并不常见于简单的糖尿病酮症酸中毒患者中,需要进一步的研究。

### 2. 糖尿病酮症酸中毒的定义和病理生理学？

从生物化学上,糖尿病酮症酸中毒定义为血糖高于200mg/dl(11.1mmol/L),静脉pH<7.3,或者碳酸氢钠<15mEq/L(15mmol/L)伴有酮血症或酮尿症。糖尿病酮症酸中毒的严重性通过酸中毒的程度来分级:轻度,pH<7.3或者碳酸氢钠<15mEq/L;中度,pH<7.2或者碳酸氢钠<10mEq/L;重度,pH<7.1或者碳酸氢钠<5mEq/L(Wolfsdorf等,2009)。胰岛素缺乏会导致3种后果:脂肪分解,肝糖原分解或者葡萄糖异生作用增加,和葡萄糖利用障碍。前者导致在合成ATP的过程中产生酮体。另外两种后果会导致高血糖,渗透性利尿和酸中毒。整个过程导致循环中儿茶酚胺增加,而使循环更加恶化。

### 3. 糖尿病酮症酸中毒的临床表现是什么？

糖尿病酮症酸中毒的临床表现包括脱水,库斯莫尔呼吸,恶心,呕吐,腹痛(跟外科疾病无关)和意识水平的逐渐下降。与糖尿病酮症酸中毒相关的主要并发症和死亡率是脑水肿。大部分发生在治疗4~12小时以后,死亡率可以高达23%。糖尿病相关患儿死亡率70%~80%发生在12岁以下的小儿(Metzger,2010)。

### 4. 糖尿病酮症酸中毒–脑水肿的危险因素有哪些？治疗方法是什么？

预测糖尿病酮症酸中毒—脑水肿的重要因素有低龄,新发的糖尿病,酸中毒,血清钠离子、钾离子、尿素的异常,$PaCO_2$升高。同时,早期给予胰岛素和大容量液体治疗也是其危险因素(Metzger,2010; Edge等,2006)。糖尿病酮症酸中毒-脑水肿的治疗方法包括头高位,减少液体输注,给予甘露醇(0.5~1g/kg)或3%NaCl(3ml/kg)。如果患者已经进行了气管插管,过度通气也可以有暂时作用。CT平扫用于排除其他潜在的可能导致神经功能损坏的原因,如脑血栓。

### 5. 小儿患者发生糖尿病酮症酸中毒的临床处理方法有哪些？

在内分泌科医师会诊后,糖尿病酮症酸中毒的治疗应采用标准的小儿特殊治疗方案(举例见表47.1)和流程图,以保证安全的纠正代谢异常,减少发展成为脑水肿的风险。小儿和青少年糖尿病国际协会发布了糖尿病酮症酸中毒治疗的临床工作指南(Wolfsdorf等,2009),这被国际上视为治疗的金标准。

治疗的首要目标是缓慢纠正脱水、酸中毒及电解质紊乱,纠正血糖和对症治疗。液体复苏应开始先用等张溶液,常用方式为1个小时输入10~20ml/kg。如果患儿处于休克状态,可以根据

**表47.1　糖尿病酮症酸中毒的管理方案示例**

### 糖尿病酮症酸中毒的管理

| | |
|---|---|
| 初始评估 | <u>评估ABC和精神状态</u>: 如果精神状态没有改变,每30分钟输入10ml/kg生理盐水。<br><br>如果有的话,记录所知的最近一次进食、血糖水平和在家里的尿酮测量情况。<br><br><u>建立静脉通路并且:</u><br><br>1. 获得最初的检验结果: 动静脉血气分析,血糖仪测血糖,肾功能,血清葡萄糖,钙镁离子,磷酸盐,尿液分析。假如有新发病需测定A1c血红蛋白,抗胰岛细胞抗体。还应该考虑促甲状腺激素,游离T4,CBC的差别。<br><br>2. 获得身高资料并计算体表面积(BSA): BSA=体重(kg)*身高(cm)/3600的平方根。<br><br>3. 计算校正的血清钠水平: =血清钠+([(血糖-100)/100]×1.6) |
| 初始液体治疗 | 1. 对低于体重7%脱水: 以1/2张盐水3000ml/($m^2$·24h)维持治疗。<br><br>钾: 如果血清钾低于6.0mEq/L,则氯化钾,磷酸钾各一半以40mEq/L输注。<br><br>注意: 如果血清钾低于4.0mEq/L,则氯化钾,磷酸钾各一半以60mEq/L输注。如果更严重的低钾(低于3.5mEq/L),有必要补充更高浓度的钾。<br><br>2. 7%~10%脱水: 生理盐水10ml/kg静脉注射,然后开始维持治疗,方法同上。<br><br>3. 超过10%的脱水: 如果有中心静脉,可以考虑在维持体液治疗开始前输入额外的生理盐水,直到血流动力学稳定。<br><br>4. 高钠性脱水: 如果相对血清钠大于155mEq/L,应请内分泌科医师会诊,在注射胰岛素的同时输注生理盐水2000ml/($m^2$·24h)。其目的在于使血糖浓度维持在200~300mg/dl超过24小时,同时血清相对钠有轻微升高或者不升高。为了替换不足的游离体液,可以输注3/4张盐水逐渐增加体内自由水分,以在24~72小时内降低血清钠15~20mEq/L。<br><br>提前计划: 按顺序5%~10%葡萄糖-需要时的治疗方案。 |

续表

| 糖尿病酮症酸中毒的管理 |
| --- |

当血糖降低大于100mg/（dl·h）或者血糖小于400mg/dl是要考虑输注5%葡萄糖。同样也要制定输注10%葡萄糖的方案。

记住，你需要胰岛素纠正酸中毒。如果血糖下降太迅速，可以静脉输注葡萄糖，应避免降低胰岛素的输注浓度除非绝对有必要时。

胰岛素治疗
1. 如果酮体阳性和碳酸氢盐小于15mEq/L：开始以0.1U/（kg·h）的速度持续输入胰岛素，不需要注射胰岛素。使用胰岛素泵的患者也应该关闭泵，可以给使用胰岛素泵的患者以家庭剂量的甘精胰岛素。
2. 如果血清相对钠大于155mEq/L或者血糖大于1000mg/dl且酮体有轻到中度的升高：请内分泌科医师会诊，同时使用低剂量胰岛素[0.01~0.05U/（kg·h）]。
3. 单独高血糖或者酮体阳性且碳酸氢盐大于15mEq/L：可以放弃输注胰岛素，开始皮下快速注射家庭疗法剂量的胰岛素，以下列补充剂量增加每条家庭基础剂量。
a）轻度尿酮体：2.5%全天剂量　b）中毒尿酮体：5%全天剂量
c）大量尿酮体：7.5%全天剂量
继续静脉维持液体治疗如上，无论是否选择胰岛素治疗。

监护
1. 床旁血糖检测：胰岛素静滴时每小时监测一次血糖变化。
2. 肾功能：每2小时监测一次肾功能，直到碳酸氢盐浓度大于15mEq/L，然后每4~6小时监测一次。需要时额外监测一次肾功能。
3. 钙，镁，磷酸盐：胰岛素静滴时每4小时监测一次。
4. 尿酮体：值班护士应提取所有尿液以监测尿酮体，直到连续3次阴性。

停止胰岛素治疗
1. 停止静脉胰岛素治疗指征：患者饥饿且能够足量经口摄入，同时：
a）阴离子间隙纠正，或者
b）碳酸氢盐大于18mEq/L
2. 未接受甘精胰岛素或者levemir治疗的患者：
在中断胰岛素治疗1小时前给予基础剂量的胰岛素。
3. 初始皮下快速注射胰岛素剂量
在中断胰岛素治疗10分钟前给予首次快速注射胰岛素剂量。

续表

## 糖尿病酮症酸中毒的管理

考虑术后送入ICU：如果患者有精神状态的改变，pH<7.1，年龄小于2岁且pH<7.25，血糖>1000mg/dl，相对钠>160mEq/L。

考虑静脉给予碳酸氢钠：如果有明显的代谢性酸中毒（pH<7.0）和采用初始输注生理盐水而休克持续存在。可以静脉给予碳酸氢钠，以1~2mEq/kg的剂量缓慢输注2~4小时以上。

考虑诊断脑水肿：头痛，癫痫，瞳孔不等大，高血压，心动过缓，特殊姿态，或者精神状态急速改变。可以在病床旁边评估，应使患者安静。可以经验性的以甘露醇1000mg/kg或者以3%的生理盐水3ml/kg的剂量持续输注20~30小时以上，过度通气仅在患者呼吸动力减弱或转运ICU时使用。

需要加快输注；尿液不记入液体丢失的计算中。甘露醇应该备用以用于患儿有脑水肿的迹象时，密切监测电解质也是非常重要。低剂量的胰岛素治疗现在也是标准治疗，常在扩容1~2小时以后开始静脉使用，直到糖尿病酮症酸中毒被治愈。单次静脉注射胰岛素可能会增加脑水肿的风险，而不被采用。碳酸氢钠可用于重度酸中毒患者中，尽管它的使用尚存在争议。

### 6. 糖尿病酮症酸中毒的麻醉意义是什么？

手术医师、内分泌科医师、麻醉医师必须共同讨论是否在糖尿病酮症酸中毒完全纠正前进行手术。如果进行手术，手术必须延迟到糖代谢控制重新建立。急诊手术时，液体复苏和胰岛素治疗可以在严密的麻醉监护和与内分泌科医师持续指导下进行。

严重的电解质紊乱和脱水应该在手术前纠正。电解质紊乱和酸中毒可损害心功能，合并术中用药时可能加剧肌无力。推荐使用有创动静脉密切监测血流动力学指标。面对液体复苏受限和麻醉药物抑制心功能时,必要时可以使用血管活性药物以维持血流动力学的稳定。糖尿病酮症酸中毒处理规范必须成为麻醉计划的一部分,如果患者有脑水肿的高危因素,推荐对患者做基本的头颅CT扫描,例如昏迷手术患者脑水肿的早期表现可能会被掩盖。局部麻醉作为单项麻醉技术,很少在小儿麻醉领域应用,但却值得考虑。

　　在纠正酸中毒期间,为避免低血糖发生,可将胰岛素加入葡萄糖液中。

　　大部分糖尿病酮症酸中毒的治疗方案要求在替代液体中加入氯化钾。含钾液必须通过一个设定的速率泵注,也可以从术中液体通道中选取一个独立的通道补钾。电解质,血糖,血浆渗透压应该每小时监测。不显性体液丢失,血液和其他体液丢失可以用合适的等张液体补充,以维持血容量。应该持续静脉输注胰岛素和葡萄糖,直到患者葡萄糖代谢水平稳定或患者能够轻松口服后1~2小时。如果患者术后呕吐和正在呕吐,静脉胰岛素治疗和葡萄糖输注不应该中断。所有的补液量应根据损失量来计算。

# 总　结

　　1. 糖尿病酮症酸中毒的危险因素包括新发的Ⅰ型糖尿病,低龄患儿,使用胰岛素泵及依从性差。

　　2. 糖尿病酮症酸中毒可以掩盖一些严重的伴随疾病,如尿路感染,阑尾炎。糖尿病酮症酸中毒的特点有高血糖,酮血症和酸中毒。早期治疗非常重要。脑水肿是糖尿病酮症酸中毒一个非常严重的并发症。

　　3. 糖尿病酮症酸中毒的治疗方案目前提倡缓慢液体复苏,延迟的胰岛素治疗,密切监测电解质变化。麻醉管理需要考虑糖尿病酮症酸中毒病程中潜在的液体不足,处理电解质紊乱所致的心肌效应。

（叶　茂　徐　颖　译）

## 注释参考文献

- Glaser N. Cerebral injury and cerebral edema in children with diabetic ketoacidosis: could cerebral ischemia and reperfusion injury be involved? *Pediatr Diabetes* 2009; 10: 534–541.

  Reviews the most frequent, serious complications of DKA, with a focus on cerebral edema in DKA.

- Metzger DL. Diabetic ketoacidosis in children: An update and revised treatment protocol. *BC Med J* 2010; 52(1): 24–31.

  A succinct application of the ISPAD guideline in clinical practice. Dr. Metzger presents a valuable protocol derived from the conclusion of the consensus.

- Wolfsdorf J, Craig ME, Daneman D, Dunger D, Edge J, Lee W, Rosenbloom A, Sperling M, Hanas R. International Society for Pediatric and Adolescent Diabetes (ISPAD). Clinical practice consensus guidelines 2009 compendium: diabetic ketoacidosis. *Pediatr Diabetes* 2009; 10 (supp 12): 118–133.

  A thorough review on the pathophysiology, pharmacology, and clinical management of DKA. The new recommendations for fluid management and changes in insulin therapy are described with a nice algorithm.

# 延伸阅读

Cooke DW, Plotnik L. Management of diabetic ketoacidosis in children and adolescents. *Pediatr Rev* 2008; 29(12): 431–436.

Dunger DB, Sperling MA, Acerini CL. ESPE/LWPES consensus statement on diabetic ketoacidosis in children and adolescents. *Arch Dis Child* 2004; 89: 188–194.

Edge J, Jakes RW, Roy Y, Hawkins M, Winter D, Ford-Adams ME Murphy NP, Bergomi A, Widmer B, Dunger DB. The UK case-control study of cerebral edema complicating diabetic ketoacidosis in children. *Diabetologia* 2006; 49(9): 2002–2009.

Rhodes ET, Ferrari LR, Wolfsdorf JI. Perioperative management of pediatric surgical patients with diabetes mellitus. *Anesth Analg* 2005; 101: 986–999.

# 第四十八章　垂体机能减退症

Liana G. Hosu, Lori A. Aronson

## 简　介

垂体机能减退症指的是因脑垂体及下丘脑疾病引起垂体的激素分泌减少。未经治疗的全垂体机能减退症患者的手术很罕见。认识垂体机能减退症的存在很重要,最重要的是认识肾上腺功能不全,在缺乏应激剂量的糖皮质激素治疗而发生肾上腺危象的情况下将导致死亡。

---

**学习目标**

1. 理解垂体机能减退症的病理生理学。
2. 认识垂体机能减退症的临床特点。
3. 了解垂体机能减退症患者最佳的围术期管理对策。

---

## 病例报告

1个行功能性内窥镜鼻窦手术的7岁女孩。既往病史的特殊性在于,在她5岁时因诊断颅咽管瘤而行手术切除及放射治疗。自手术后一直服用生长激素、甲状腺素及去氨加压素。

经内分泌科对她围术期的激素管理讨论后,她的药物治疗一直持续到手术前。她的术前实验室检查提示轻度高钠血症(Na 145mEq/L),血清渗透压增加(310mEq/L),以及轻度贫血

（HCT 29%）。

平稳诱导及插管后,患者出现低血压。增加液体输注能轻微改善患儿血压,由于担心肾上腺皮质功能减退予以氢化可的松。手术进行同时,出现稀释性尿量增加。术中实验室检查提示有显著的高血钠（Na 159mEq/L）及血清渗透压的增加。内分泌科会诊决定予以去氨加压素,抗利尿激素进一步治疗。基于对脱水和高钠血症水平的估计,液体管理计划予以缓慢纠正高钠血症和改善多尿。术后,该患儿因尿崩症转ICU进一步治疗。

# 讨　论

### 1. 脑垂体分泌哪些激素?

脑垂体位于大脑底部的蝶鞍区,分为前叶和后叶两部分。腺垂体分泌六种激素: 促肾上腺皮质激素,促甲状腺激素,催乳素,促卵泡刺激素,黄体化激素及生长激素,作用于靶器官、调控下丘脑和垂体活动。神经垂体储存抗利尿激素及催产素。

### 2. 与垂体机能减退症临床相关的是什么?

脑垂体或下丘脑疾病可能导致的部分或完全的垂体机能减退症。皮质醇激素和甲状腺素可以通过促肾上腺皮质激素及促甲状腺激素调整。皮质醇激素的分泌随昼夜节律变化,在清晨和应激、发热、低血糖和手术状态下,激素水平最高。手术是最有效的下丘脑-垂体-肾上腺（HPA）轴的激活因素之一。促肾上腺皮质激素（ACTH）浓度随着术中切割而上升,在麻醉复苏、拔管及术后早期分泌最多。肾上腺功能不全可能源于下丘脑或肾上腺的受损,或者长期的外源性糖皮质激素治疗,例如严重的哮喘治疗。使用超过20mg/d的剂量的泼尼松或与之等效的药物超过3周,在停用激素后将长达1年抑制HPA轴,而低于5mg/d

的泼尼松或与之等效药物不会抑制HPA轴。

下丘脑和脑垂体功能不全可继发性引起甲状腺功能减退。在甲状腺功能正常的患者行替代治疗并不增加围术期发病的风险。然而,在有典型的慢性甲状腺功能不全的临床症状的黏液腺瘤昏迷患者,或者$T_3$和$T_4$水平显著降低的患者增加了围术期并发症的风险,如因儿茶酚胺而继发顽固性心血管抑制,低体温,因全身水肿出现呼吸困难以及因胃延迟排空而行负压吸引。有症状的甲状腺功能减退的患者的择期手术必须延迟,直到甲状腺功能恢复。

尿崩症(DI)反映神经垂体受损导致的ADH缺乏(神经性DI)或者肾小管对ADH无应答(肾性DI)。DI分型取决于对去氨加压素的反应,尿液浓缩可出现在神经性DI,而不是肾性DI。因为脑神经垂体创伤而在脑垂体手术的术中或术后即刻出现的DI通常是短暂的。

### 3. 垂体机能减退症的风险因素是什么?

垂体机能减退症的发病率是100 000人中46例,每年每100 000人中有4例(Schneider等,2007)。大部分病例是因为垂体肿瘤或者其治疗。引起垂体机能减退的机制包括垂体肿瘤对正常垂体组织的压迫,受损的血液流向正常组织,以及通过下丘脑-垂体门脉系统干扰下丘脑调控激素的传递。减少肿瘤体积也许能减轻压迫,修复垂体功能。大脑、头部、颈部肿瘤的放射治疗可能会对下丘脑或脑垂体腺造成伤害,导致部分或完全的垂体机能减退,因为在放疗结束后垂体功能的下降能持续数年,必须每6个月对激素水平进行评估。

术后垂体功能不全的风险因素是肿瘤大小、邻近正常组织损害的程度,神经外科医师在不损害正常垂体组织的情况下切除肿瘤的能力。如果是完整的脑垂体切除,结局就是全垂体机能减退症,包括DI。

表48.1列出儿童垂体机能减退症的病因。

**表48.1 儿童垂体机能减退症的病因**

脑垂体腺瘤及治疗

空蝶鞍综合征

颅内肿瘤

放射治疗

渗透性疾病（如：嗜酸性肉芽肿）

席汉氏综合征（产后出血导致垂体坏死）

遗传性：先天性和症状相关的垂体机能减退症

空蝶鞍综合征指的是蛛网膜疝通过不全性的鞍区隔膜形成一个扩大的垂体凹陷。48%的仅有生长激素缺乏或合并有垂体激素全部缺乏的儿童可能就有空蝶鞍综合征。其他引起垂体机能减退症的原因包括下丘脑或漏斗管的肿瘤或囊肿、浸润性和血管的疾病、感染、血色沉着症、肉芽肿疾病和创伤（Vance, 1994）。

### 4. 如何认识垂体机能减退症？

垂体机能减退症的临床表现因垂体激素缺乏的程度和严重性而变化。腺垂体的破坏发生可以突然或缓慢，可以轻度或严重，会影响一种或几种甚至所有的激素分泌。所有的疾病，如垂体卒中（垂体梗死或出血进入腺体造成突然的破坏，通常是在未经诊断的肿瘤区域），发展迅速，引起突然的ACTH分泌受损，从而引发突然的皮质醇激素缺乏。其他原因，如放疗对垂体或下丘脑影响通常较缓慢，数月或数年后才引起症状。控制靶腺体的激素缺乏的患者的临床表现类似于与他们控制的靶腺体主要激素缺乏的患者。因垂体或蝶鞍肿瘤而导致垂体机能减退症的患者或许也有肿瘤相关的症状：头痛，视觉减退或复视。

促肾上腺皮质激素缺乏的症状包括疲劳、虚弱、头痛、厌食、体重下降、恶心、呕吐、腹痛和精神状态改变。在其最严重情况下,因血管恶化,皮质醇缺乏而导致死亡。对缺乏色素沉着过度的原发性肾上腺功能不全的患者的体格检查是很有必要的,直立性低血压很常见。长期的肾上腺功能不全的妇女有腋毛和阴毛的稀疏。抗利尿激素分泌增加可能导致低钠血症,但血钾浓度通常正常,因为醛固酮的产生并不取决于促肾上腺皮质激素。相反,低钠血症和高钾血症同时出现在原发性肾上腺功能不全的患者很常见。正常血色素、正常红细胞计数的贫血和嗜酸性粒细胞增多也可能发生在促肾上腺皮质激素缺乏的患者。骨科的临床表现已经发现,在稍高于5%股骨头骨骺滑脱症与内分泌病相关,包括全垂体机能减退症（Bowden和Klingele,2009）。

TSH缺乏的临床表现仅仅表现为甲状腺激素缺乏,包括疲劳、虚弱、怕冷、便秘、颜面浮肿、心动过缓和皮肤干燥。记忆力受损或者精神活动改变是甲状腺功能严重减退的表现。体格检查可能发现心动过缓,眼周浮肿,和肌腱反射延迟缓解。

生长激素缺乏在儿童主要表现为身材矮小。催乳素缺乏表现为产后乳汁分泌少。促性腺激素、卵泡刺激素和黄体化激素的分泌缺乏的男性和绝经前妇女表现为不孕和性功能紊乱,除非同时伴有肾上腺功能不全,否则腋毛和阴毛可存在。

尿崩症的主要临床表现是多饮、尽管提高了血清渗透压仍有大量稀释尿的排出、容量浓缩和脱水。简单的血清渗透压估计或许能有所帮助（正常285~195mOsm/kg或者mmol/L）。

血清渗透压（mmol/L）=2[Na⁺]+2[K⁺]+GLU+尿素（均为mmol/L）或

血浆渗透压=2[Na⁺]+GLU/18+[BUN]/2.8（GLU和BUN以mg/dl测量）。

如果不处理,将出现血容量降低,心搏量减少,为了增加心输出量而增加心率。这些患者可能有外周脉搏微弱,直立性低血压,寒冷,皮肤湿冷,浅快呼吸,意识淡漠。高钠血症也可能表现为痉挛和反射亢进。

### 5. 何种检查能证实垂体机能减退症？

垂体机能不全可以通过内分泌实验室和影像学检查确诊。尽管基础血清激素检测可能就是证明垂体机能减退症所需要的全部检查，如果血清激素检测结果是模棱两可或者诊断部分性功能不全，动态监测将有助诊断。靶控激素的浓度和垂体激素的浓度这两者都必须检测才能评估这两个值的准确性。垂体机能减退症的临床和生化诊断的完成后，就必须做下丘脑-垂体区域的影像学检查，以此判定是否有肿瘤的压迫。最有意义的影像学检查是MRI扫描。高分辨率对比造影的CT扫描也是不错的选择。

### 6. 垂体机能减退症的患者围术期的管理包括哪些？

肾上腺皮质功能减退的患者的麻醉管理包括外源性的皮质醇激素供给，以及如果发生不明原因的术中低血压应高度怀疑原发性肾上腺功能不全。对存在经治疗的肾上腺皮质功能减退的患者，麻醉药物和肌肉松弛药的选择不受影响，但依托咪酯可能除外。已经发现依托咪酯对正常患者能短暂抑制皮质醇的合成。如果必须手术，围术期管理必需包括皮质醇激素的供给和静脉输注含钠溶液。这类患者或许对药物引起的心肌抑制特别敏感，必须给予最小剂量的麻醉药物，有创血压监测和心脏充盈压可能也需监测。围术期还需多次检测血糖及电解质的血浆浓度。观察骨骼肌肌肉松弛情况，肌肉松弛剂的初始剂量或许需减量，并且需要用外周神经刺激器监测肌肉反应。

尽管临床对照研究并没有证明轻到中度甲状腺功能减退的行择期手术的患者会增加风险，但对于有症状性甲状腺功能减退患者的择期手术必须延迟。甲状腺功能减退和麻醉的并发症可能包括镇静药物的敏感性，出现心动过缓和心输出量降低的心血管系统减弱、药物的代谢减缓、动脉血氧不足或高碳酸血症而通气受损、低血容量、低血糖和胃排空时间延迟（Bennett-Guerrero等，1997）。

　　DI患者的液体管理必须严格控制。以去氨加压素或抗利尿激素行ADH的外源性替代治疗。去氨加压素缺乏抗利尿激素的血管收缩作用。因此，去氨加压素的使用比抗利尿激素更少引起高血压或腹部绞痛。这些基础治疗可能需要一定程度的液体限制，然而这些典型的DI患者紧急的术中治疗需要充分的复苏和尽可能的治疗。在口渴机制完好的清醒患者，可以每天经鼻吸入去氨加压素和严格控制进液体量。单独的液体限制和溶液浓缩管理也是可行的（Laxton和Petrozza，2007）。

　　无意识手术患者的管理更为困难。对于已存在的DI，去氨加压素可能需用至术前数天或手术前一晚。手术时，DI大多发生在神经外科患者，避免使用甘露醇渗透性利尿，严格控制尿量的排出。如果尿液排出突然增加，同时尿液和血浆渗透压提示DI，应该开始静脉给予抗利尿激素。术后DI通常出现在手术当晚，如果渗透压调节机制没有永久的受损，可能3~5天缓解。围术期的糖皮质激素的使用可能促进多尿症的发展。

# 总　结

　　1. 脑垂体在很多的激素系统中起调节作用。肾上腺功能不全和甲状腺功能减退的患者风险最大。

　　2. 垂体机能减退症的主要风险因素是肿瘤和随后的治疗。在儿童，也许就是空蝶鞍综合征。

　　3. 择期和非急诊手术，术前须做病理学诊断并开始治疗。对肾上腺抑制的患者应高度警惕，术前或术中需给予应激剂量的糖皮质激素，这对行肿瘤切除术术中出现尿崩症的患者同样重要。

（叶　茂　徐　颖　译）

# 注释参考文献

- **Vance ML. Hypopituitarism.** *N Engl J Med* **1994; 330: 1651–1662.**
  This article is a thorough overview of the etiology, clinical features, diagnosis, and treatment of hypopituitarism.

# 延伸阅读

Bennett-Guerrero E, Kramer DC, Schwinn DA. Effect of chronic and acute thyroid hormone reduction on perioperative outcome. *Anesth Analg* 1997; 85: 30–36.

Bowden SA, Klingele KE. Chronic bilateral slipped capital femoral epiphysis as an unusual presentation of congenital panhypopituitarism due to pituitary hypoplasia in a 17-year-old female. *Int J Pediatr Endocrin* 2009, Article ID 609131.

Laxton MA, Petrozza PH. Pituitary tumors: diabetes insipidus. In Atlee J, ed. *Complications in Anesthesia*, 2nd ed. Philadelphia: Saunders, 2007: 712–713.

Schneider HJ, Aimaretti G, Kreitschmann-Andermahr I, Stalla GK, Ghigo E. Hypopituitarism. *Lancet* 2007; 369(9571): 1461–70.

# 第四十九章　肌肉活组织
# 检查线粒体病

J. Fay Jou, Lori A. Aronson, Jacqueline
W. Morillo-delerme

## 简　介

线粒体病是一种遗传、生化和临床异质性的疾病,这种病大多由于氧化磷酸化缺陷或涉及电子传递链的能量代谢缺陷所引起的。麻醉显著增加这些患者的心脏、呼吸、神经及代谢方面并发症的风险。

---

**学习目标**

1. 识别线粒体疾病患者的常见临床表现。
2. 预计麻醉对此种疾病的影响。
3. 讨论线粒体疾病患者的麻醉管理。

---

## 病例报告

患儿,女,7岁,由于Chiari Ⅰ型畸形出现吞咽困难,窒息,呕吐,拟在诱发电位监测下行后颅窝减压术。该患儿病史明确,是线粒体复合体Ⅰ缺乏综合征,辅酶Q10缺乏,肾上腺皮质功能不全。她的主要症状包括肌肉病变,易疲劳,慢性咳嗽、咳痰,频繁的肺炎病史,慢性鼻窦炎,呼吸肌无力。每天穿呼吸背心进行物理治疗,9个月前进行一次正常睡眠训练。既往有误吸,轻度胃瘫及胃食管反流病史,因此患儿已插入胃管。由于此疾病,患儿容易发生脱水和酮症性低血糖。患儿父母认为丙泊酚不能用于线粒体疾病患者,而且他们确信他们的女儿可能有发生恶性高热的风险。

# 讨　论

### 1. 什么是线粒体疾病? 它是怎么发生的?

　　线粒体疾病是一种异质性疾病,这种疾病是由于氧化磷酸化缺陷或涉及电子传递链的能量代谢缺陷所引起的。这种疾病能大概分为初级紊乱和次级紊乱。初级紊乱是遗传、自发性突变、核DNA或mtDNA的缺失所引起。一般来讲,核DNA突变发生在儿童期,mtDNA突变出现于青少年晚期或成人时期。而自由基、药物及疾病的广泛影响导致次级紊乱,因此可以假设或证明这些紊乱是由于线粒体功能异常所导致。可以引发线粒体功能异常的疾病包括先天性或后天性的代谢性疾病,如未经治疗的甲状腺功能亢进及甲状腺功能低下,糖尿病,系统性红斑狼疮和癌症。阿司匹林、肝素、化疗药物以及治疗艾滋病的药物也可导致线粒体功能异常( Naviaux,1997 )。

　　相同的基因突变并不一定发生相同的疾病,这导致线粒体疾病的复杂多变。表49.1概括了线粒体疾病的不同临床表现。而不同的基因突变可导致相同的疾病。由于基因的大量重叠,并没有发现线粒体疾病的临床特征和生化缺陷相关。新生儿线粒体疾病的患病率为1∶5000。保守估计,线粒体疾病总患病率大约为11.5/100000( 1/8500 )。

表49.1 线粒体疾病的常见临床表现

| 系统 | 临床表现 |
| --- | --- |
| 呼吸系统 | 反复肺部感染,呼吸肌无力,中央肺泡通气不足综合征,阻塞性睡眠呼吸暂停,巨舌症,喘鸣,窒息发作 |
| 心血管系统 | 运动不耐受,传导阻滞(可能需要安装起搏器),预激综合征(沃尔夫-帕金森-怀特综合征),心肌病(扩张性心肌病或肥厚性心肌病) |
| 神经系统 | 癫痫,脑病,痴呆,共济失调综合征,脑卒中,肌挛缩,吞咽困难,眼肌麻痹,听力丧失,神经病变 |
| 内分泌系统 | 糖尿病,胰腺外分泌功能障碍,甲状腺功能亢进或低下 |
| 体液/电解质/营养 | 对禁食,饮食限制的不耐受,生长障碍,营养补充障碍,血糖水平变化,乳酸水平升高,肾脏功能改变 |
| 胃肠道 | 误吸风险,吞咽困难,胃肠道闭锁,胃食管反流病,肝功能改变,胆汁淤积 |
| 血液系统 | 贫血,嗜中性白细胞减少症 |
| 肌肉骨骼系统 | 肌张力低下,肌无力,肌病,肌肉萎缩 |

## 2. 外科手术前需做哪些相关检查?

线粒体疾病患者术前除了检查其基本生命体征和体格检查外,还需根据患者的实际情况完善以下检查:全血细胞计数,基础代谢功能,肝功能,甲状腺功能,尿常规,血气分析,胸部X线摄片,肺功能检查,睡眠练习,心电图,超声心动图。

## 3. 对于线粒体疾病患者,一个可靠的麻醉方法是必需的吗?线粒体疾病患者发生恶性高热的风险是什么?

神经肌肉病易并发恶性高热,以前认为线粒体肌病与恶性高热的易感性相关。目前,被证实与恶性高热明显相关的疾病只有两种疾病,即中央轴空病和King Denborough综合征。

尽管目前倾向于线粒体疾病（包括线粒体肌病）和恶性高热没有相关性，但是仍然缺乏对这些患者麻醉管理的指南，尤其是当这些患者患有原因不明的神经肌肉缺陷。2007年，Flick等的研究表明，在对不同人群确诊或可疑的神经肌肉疾病患儿做肌肉活组织检查时，恶性高热或横纹肌溶解症的发生率约为1.09%或更低，每一个临床医师都必须考虑是否使用一个可靠的麻醉方法去避免恶性高热的发生。

**4. 对于线粒体疾病患者，最好的麻醉计划是什么？**

因为多种分子改变导致线粒体疾病，所以线粒体疾病患者对麻醉药的反应也不同，然而，文献中也没有一个完美的麻醉方法作为这类患者的麻醉指南。因此，总体方针是：维持正常血糖和正常血容量，避免进一步代谢紊乱，以避免引发或加重乳酸酸中毒。

术前须谨慎使用镇静药，以避免发生呼吸抑制。已有报道这些患者对低氧血症和高二氧化碳血症的呼吸反应受损，同时巴比妥类药物的嗜睡作用延长。上呼吸道功能受损和食管下段括约肌张力减低使患有线粒体疾病的患者更易反流和误吸。因此，对于食管反流及/或十二指肠球部肌肉功能不良的线粒体疾病患者，为了预防反流，可以考虑充分禁食，环状软骨压迫，快速序贯诱导气管插管等措施（尽可能避免使用琥珀酰胆碱）。$H_2$受体拮抗剂，质子泵抑制剂，抗酸药的使用也是可选措施。

麻醉诱导时，应备用几种麻醉方案。虽然硫贲妥钠、丙泊酚、氯胺酮的应用很安全，但是需记录这些静脉麻醉药的敏感性。强效吸入麻醉剂对大部分线粒体疾病患者很安全，但是线粒体呼吸链中复合体Ⅰ缺乏综合征患者对其更加敏感。在大约2MAC（最小肺泡浓度）浓度时，使用氟烷或异氟烷时可使复合体Ⅰ的活性降低20%，使用七氟烷时其活性减少大约10%（Hanley等，2002）。尽管这些抑制作用不大可能抑制心脏功能，仍建议谨慎滴定使用这些吸入麻醉药。

线粒体疾病患者常伴有潜在的低血糖和乳酸酸中毒,且手术应激可加剧其潜在的低血糖和乳酸酸中毒。患者在禁食和应激阶段,低血糖的发生是因为异常的线粒体不能维持脂肪酸氧化所需的能量需求,导致碳水化合物储备耗竭。而葡萄糖无氧酵解可使患者血清乳酸水平急剧升高。因此,从诱导前3小时起优先输注适当的无乳酸葡萄糖液体,维持至整个围术期。

### 5. 对于线粒体疾病患者,应避免使用肌肉松弛剂吗?

有一篇病例报告表明,一位线粒体疾病患儿在全身麻醉诱导使用琥珀酰胆碱后发生肌肉强直及恶性高热的体征。虽然线粒体疾病患者不易发生恶性高热,但是发生横纹肌溶解症和严重高血钾症的风险仍然存在。在患有肌病的儿童,琥珀酰胆碱可导致横纹肌溶解而产生高钾血症,继而有可能发生不可预料的心脏骤停。因此对线粒体疾病患者推荐避免使用琥珀酰胆碱,选用其他合适的肌肉松弛剂。

非去极化肌肉松弛剂对线粒体疾病患儿作用广泛。可能导致患儿长期神经肌肉阻滞,因此对此类患儿推荐使用短时效的非去极化肌肉松弛剂并用神经刺激仪密切监测患儿的肌肉松弛情况。

### 6. 对于此病患者,使用丙泊酚安全吗?

丙泊酚的血浆清除率高,能快速代谢完全,是一种用于全凭静脉麻醉(TIVA)和镇静的理想药物。但是线粒体疾病患者易受脂质负荷影响,因此对于此类患者使用丙泊酚总剂量,以及持续泵注剂量的安全范围不明。有病例报道,即使在正常的儿童,短时间大剂量的静脉给予丙泊酚可导致丙泊酚输注综合征(PRIS)。

丙泊酚对线粒体功能的损伤可能在丙泊酚输注综合征中起

一定作用。丙泊酚通过抑制线粒体酶复合体 I 和剂量依赖性抑制线粒体酶复合体 II ，及通过改变ATP酶使线粒体膜去极化，从而在体外使氧化磷酸化和呼吸链脱偶联（ Rigoulet等，1996 ）。另外，丙泊酚微粒的脂质成分能够使中性脂肪酸聚集。因此，有症状的患者应慎用丙泊酚；对这些患者，丙泊酚的使用可能与这些事件（增高患者代谢性酸中毒的发生率、延长其麻醉复苏时间及需要转入ICU管理）的发生密切相关。在需要应用丙泊酚时，应监测患者乳酸水平，摄入足够的碳水化合物（ 6mg/kg·min ）以抑制脂肪代谢，与其他药物（如氯胺酮、阿片类药物，右美托咪定）联合使用以减少其使用剂量及避免长时间使用。

### 7. 线粒体疾病术后镇痛的选择

对线粒体疾病患者的疼痛管理非常重要，因为其对疼痛的反应可能增加能量消耗和氧耗，而导致代谢性酸中毒的风险。应使用包括阿片类药物，非甾体类抗炎药物及局部麻醉药的多模式镇痛方法。

尽管对此病患者使用阿片类药物没有不良反应，但仍建议谨慎滴定阿片类药物及镇静催眠药。有报道称低氧和高二氧化碳血症（与肌肉衰竭无关）可降低其通气反应。局部麻醉技术通过减少麻醉需求而降低乳酸酸中毒的可能性，从而降低呼吸抑制的风险。

如果能用局部麻醉技术，那么将是一个很好的选择。由于线粒体疾病患者的肝功能不良，因此评估其凝血功能要优于任何轴索技术检查。长效局部麻醉剂（布比卡因，左旋布比卡因，罗哌卡因）在体外可抑制复合体 I 及脱氧化磷酸化，引起线粒体膜去极化和$Ca^{2+}$失调（ Nouette-Gaulain等，2007 ）。Maslow和Lisbon在1993年观察到脊髓和周围神经脱髓鞘的线粒体疾病患者倾向于发展为癫痫、脑卒中，并可能参与及加重脊髓-周围神经病变。而没有临床上神经病理证据的患者可能不增加局部麻醉及局部麻醉药的相互作用导致的后遗症的风险。如果患者有任何周围神经或脊髓病变的表现,应尽量避免使用局部麻醉药。

### 8. 可能发生哪些术后并发症?

术后并发症与患者手术之前的临床症状及手术操作的复杂性相关。不良事件包括呼吸困难,心律失常及新出现的神经系统问题(如卒中,逐渐恶化的整个神经系统状况,癫痫,昏迷时间延长和死亡)。维持抗惊厥治疗直到手术开始前以及术后快速恢复治疗(经直肠或者经静脉给药)是很重要的。术后密切监测呼吸抑制和心血管的不稳定,预防并发症的发生。

## 总 结

1. 线粒体疾病患者其临床表现和疾病的严重程度千差万别,可累及多个器官系统。

2. 线粒体紊乱疾病不会增加恶性高热的发生率。

3. 在围术期应经静脉给予充足含葡萄糖液体。

4. 最好避免使用琥珀胆碱,非去极化肌肉松弛药可延长作用时间。

5. 对于有多种症状的线粒体疾病患者应避免应用丙泊酚。

6. 线粒体疾病患者安全实施全身麻醉应做到细致的术前评估,全面周到的麻醉计划,术中密切监测患者。全身麻醉导致的代谢失调是很少见的。

(叶 茂 徐 颖 译)

# 注释参考文献

- Driessen J, Willems S, Dercksen S, Giele J, van der Staak F, Smeitink J. Anesthesia-related morbidity and mortality after surgery for muscle biopsy in children with mitochondrial defects. *Pediatr Anesth* 2007; 17: 16–21.

This is a retrospective case review study of 155 children who underwent diagnostic muscle biopsy for suspected mtD and muscle disorders. With standard preoperative assessment, monitoring, and anesthesia management, there were no serious adverse events attributed to anesthesia in the 122 children who were later diagnosed with mtD.

- Flick RP, Gleich SJ, Herr MMH, Wedel, DJ. The risk of malignant hyperthermia in children undergoing muscle biopsy for suspected neuromuscular disorder. *Pediatr Anesth* 2007; 17: 22–27.

This is a retrospective case review of 274 children who received a volatile anesthetic agent or succinylcholine while undergoing diagnostic muscle biopsy for suspected neuromuscular disorder. No patient exhibited signs or symptoms of MH or rhabdomyolysis.

- Footitt EJ, Sinha MD, Raiman JA, Dhawan A, Moganasundram S, Champion MP. Mitochondrial disorders and general anaesthesia: a case series and review. *Br J Anaesth* 2008; 100: 436–441.

This is a retrospective case review study of 38 mtD patients who had undergone 58 episodes of general anesthesia. There were no episodes of MH and no documented intraoperative complications attributable to general anesthesia.

# 延伸阅读

Chinnery PF. Mitochondrial disorders overview. *GeneReviews*. Accessed Feb. 5, 2011. http://www.ncbi.nlm.nih.gov/books/NBK1224/.

Hanley PJ, Ray J, Brandt U, Daut J. Halothane, isoflurane, and sevoflurane inhibit NADH:ubiquinone oxidoreductase (complex I) of cardiac mitochondria. *J Physiol* 2002; 544(3): 687–693.

Maslow A, Lisbon A. Anesthetic considerations in patients with mitochondrial dysfunction. *Anesth Analg* 1993; 76: 884–886.

Naviaux RK. The spectrum of mitochondrial disease. In Weber K, ed. *Mitochondrial and Metabolic Disorders: A Primary Care Physician's Guide*, 1st ed. Oradell, NJ: Psy-Ed Corp., 1997: 3–10.

Nouette-Gaulain K, Sirvent P, Canal-Raffin M, Morau D, Malgat M, Molimard M, Mercier J, Lacampagne A, Sztark F, Capdevila X. Effects of intermittent femoral nerve injections of bupivacaine, levobupivacaine, and ropivacaine on mitochondrial energy metabolism and intracellular calcium homeostasis in rat psoas muscle. *Anesthesiology* 2007; 106: 1026–1034.

Rigoulet M, Devin A, Avéret N, Vandais B, Guérin B. Mechanisms of inhibition and uncoupling of respiration in isolated rat liver mitochondria by the general anesthetic 2,6-diisopropylphenol. *Eur J Biochem* 1996; 241: 280–285.

Wallace JJ, Perndt H, Skinner M. Anaesthesia and mitochondrial disease. *Paediatr Anaesth* 1998; 8: 249–254.

# 第五十章 肥 胖

Vidya Chidambaran，Senthilkumar Sadhasivame

## 简 介

在过去的几十年里,美国青少年肥胖率已经翻了一番,而美国儿童肥胖率是过去的三倍。而肥胖儿童麻醉相关风险的发病率更高,因此麻醉医师需要对肥胖儿童的病理生理知识以及该类患儿特殊的麻醉并发症全面掌握。

---

**学习目标**

1. 了解肥胖相关麻醉并发症及其对机体各个系统的影响。
2. 熟悉肥胖儿童围术期管理原则。
3. 掌握常见麻醉药物肥胖儿童的药代动力学知识和剂量相关不良反应。

---

## 病例报告

患儿,男,10岁,体重98kg,身高140cm(体重指数: 50 ),由于股骨头骨骺滑脱,拟行髋关节固定术。既往有睡眠行为障碍病史,睡眠检测提示睡眠呼吸紊乱指数为36。已经接受了经鼻8cmH$_2$O的持续气道正压通气( CPAP )治疗,但是治疗耐受性差。患儿既往由于轻微的哮喘病史(已经被控制),尤其合并臀部疼痛,不喜欢运动。患儿由于甲状腺功能减退服用甲状腺素片,以及非胰岛素依赖型糖尿病,每天服用二甲双胍500mg。超声心动图提示左室扩张但心功能仍代偿。患儿已在节食。体格检查:血压130/82mmHg,颈后部皮下脂肪肥厚,双下巴,体型呈梨形,精神紧张、焦虑不安。气道检查: 张口度可,颈部伸展受限,气道Mallampati分级为3级。术前口服咪达唑仑15mg,使其非常困倦。入手术室后,未吸氧下脉搏血氧饱和度为94%。连接监护仪,面罩予其笑气和氧气混合气体,然后建立静脉通路。放置头部及肩垫。去氮给氧3分钟后,予其丙泊酚和司可林(琥珀胆碱)快速诱导。气管插管建立前患儿血氧饱和度降至78%。尽管患儿双肺听诊呼吸音清晰,仍需要较高的气道压力才能维持潮气量8ml/kg。以气道压35cmH$_2$O+呼气末正压(PEEP)5cmH$_2$O的压力通气数次后,该患儿的氧饱和度才恢复正常。经鼻胃管引流出胃液共300ml。吸入空气/氧气混合气体,以地氟烷、顺式阿曲库铵及芬太尼维持麻醉,手术临近结束时加用吗啡。

　　手术结束时,给予酮咯酸镇痛、昂丹司琼防止术后恶心、呕吐。肌肉松弛拮抗后,在手术室内拔除气管导管并苏醒。患儿诉臀部疼痛,遂给予芬太尼0.5μg/kg。在患儿送至麻醉复苏室时,其出现气道阻塞,需要托下颌并面罩加压给氧。在复苏室内插入润滑的鼻咽通气道,但患儿仍然熟睡并持续打鼾,脉搏氧饱和度为92%。采取CPAP治疗后,氧饱和度升至96%。由于患儿需要术后镇痛治疗及有睡眠呼吸暂停,因此留院观察了一晚,并于第二天安全出院。

# 讨　论

## 1. 儿童肥胖如何定义?

　　肥胖是指一个人体脂过多。有许多不同的标准来定义儿童肥胖,包括大于等于相同年龄和身高的标准体重的20%。成人肥胖常用标准为体重指数(BMI=体重kg/身高m²)。成年人BMI>25定义为超重,BMI>30定义为肥胖,BMI>35定义为过度肥胖,BMI>50定义为极度肥胖。但是儿童的BMI值随年龄、性别而变。一张评价不同性别儿童BMI值随年龄增长变化的图表(疾病预防与控制中心),儿童的年龄对应BMI值百分点在85%~95%定义为超重,大于95%为肥胖(Ogden和Flegal,2010年发表)。其他用于药物剂量计算的定义:理想体重(IBW)=22×身高m²;去脂体重(LBM)是指包括所有非脂肪的组织,其占用人体新陈代谢活性的99%。肥胖与LBM增加20%~40%相关。

### 2. 肥胖对人体不同器官系统有何影响? 麻醉药对其又有何影响?

**气道:** 肥胖儿童发生下列问题的风险增加:面罩通气困难(肥胖者为7.4%,而非肥胖者是2.2%),气道阻塞,支气管痉挛及所有呼吸危象事件。在成人,过度肥胖和脖子粗是困难插管的危险因素。但是很少有预测肥胖对儿童喉镜检查困难的研究(Nafui等2007年发表的数据为1.3% vs 0.4%)。另外一些人报道肥胖儿童和非肥胖儿童困难插管的发生率相当,均为10%。以下是可以导致肥胖儿童困难气道的因素:小下颌、寰枕关节活动度减小、上呼吸道狭窄、张口度小、下颌与胸骨距离短、口腔组织过多。将患者的头、肩部抬高,使耳朵与胸骨位于同一水平,可以显著改善肥胖患者喉镜检查视野(Collins等2004年发表)。气道紧急情况发生时,有效地帮助和支援是很重要的。

儿童期肥胖与阻塞性睡眠呼吸暂停(OSA)高度相关。与成人OSA不同,儿童OSA通常伴有多动和学习困难,而不是白天嗜睡。肥胖儿童睡眠呼吸紊乱(正如病例分析的患儿)的发生频率是正常体重同龄儿童的4~5倍。睡眠多导图可量化睡眠呼吸暂停,以及评估是否需要在睡眠时使用CPAP治疗来改善OSA

症状。

**呼吸系统：**肥胖儿童肺容量减少,用力呼气量(FEV)/用力肺活量(FVC)比率下降,功能残气量(FRC)更小,并且耗氧量更高。麻醉诱导及呼吸暂停期内血氧饱和度迅速下降。肥胖儿童由于颈、胸部肥厚脂肪的重量而导致其胸廓顺应性减小,同样也增加了哮喘患病风险。实际上,采取直立位预先给氧可以降低氧饱和下降的发作,术中有效通气往往需要采用肺泡复张措施,如提高吸气峰压及恰当的PEEP。

**心血管系统：**肥胖者由于心输出量增多及血流动力学负荷增加导致高血压。超声心动图发现肥胖者心室增大,早期亚临床心室功能不全,但心功能储备未变。OSA患者中常见的生理变化包括耗氧量增加、组织缺氧、高碳酸血症、肺血流增多及红细胞增多。这些生理变化在Pickwickian综合征(肥胖通气不足综合征)患者身上尤其显著,包括高碳酸血症、右室劳损/衰竭、嗜睡。因此,对于不活泼并且合并上述症状或者拟行大手术的儿童,超声心动图评估其心功能很重要。

**胃肠系统：**通常认为过度肥胖者胃食管反流、食管裂孔疝和胃排空能力减弱发生率升高,以及胃内pH值减低,面罩通气和插管时更易发生误吸。术前推荐使用质子泵抑制剂、组胺受体-2阻断剂、碳酸氢钠预处理胃酸。最近有证据反驳了肥胖儿童高误吸风险的观点。有研究发现肥胖儿童和非肥胖儿童胃液量没有差别(1ml/kg IBW)。(Cook-Sather等2009年发表)。

**内分泌系统：**肥胖儿童患糖尿病、代谢综合征(肥胖、高甘油三酯、高密度脂蛋白胆固醇降低、高血压及血糖升高)的风险增高。甲状腺功能减退也往往与肥胖关系密切。

**心理健康：**儿童时期肥胖相关的社会羞耻感对其影响深远。总的来说,35%的肥胖儿童有一项精神疾病的诊断。

**血栓栓塞：**长时间制动卧床的住院治疗增加了深静脉血

栓和肺栓塞的风险。因此,推荐使用弹力袜及其他一些预防措施。

### 3. 肥胖患者围术期另外需要注意什么?

**术前:** 术前实验室检查项目应该基于拟行手术及患者的身体状况而定。合并Pickwickian综合征的患者需要进行动脉血气测定,而术前血糖检测对糖尿病患者很重要。术前用药必须个体化和合理使用,尤其是对于有OSA面容的者,这类患者必须严密监测血氧饱和度和监护观察。

**术中:** 由于肥胖,静脉通道的建立可能较困难。常规的非有创监护是令人满意的。然而,如果患者手臂或前臂过于肥厚,一般大小的血压计袖带无法测量出数值时,有创动脉测压就非常有必要了。仔细垫衬肥胖患者受压部位也是非常重要的,因为这类患者发生神经损伤的风险有所增高。与成年人相比,由于定位困难、脂肪组织增多及脊柱前弯增加,肥胖儿童的区域阻滞更具挑战性。尽管存在这些困难,但区域阻滞可以显著减少术后镇痛所需阿片类药物剂量。虽然大多关于椎管内麻醉和肥胖的数据来自于产科,但仍然可以谨慎地设想:与非肥胖患者相较,肥胖患者达到相同的麻醉平面所需的硬膜外局部麻醉药容量是减少的。最后,肥胖儿童清醒拔管似乎更安全。

**术后:** 警惕气道阻塞、呼吸暂停及呼吸衰竭是很重要的。术前使用CPAP者,术后应该继续使用。胃旁路手术后使用面罩正压通气需特别小心,因为有胃胀气和吻合口瘘的风险。谨记睡眠呼吸暂停的患者对呼吸抑制剂和阿片类药物特别敏感。术后镇痛可采用患者自控镇痛或者慎重地给予小剂量镇痛药。使用区域阻滞技术和非阿片类镇痛药如酮咯酸,是重要辅助措施,这可以降低呼吸抑制的风险。严重睡眠呼吸暂停的患者在全身麻醉术后需要监护观察。

### 4. 像这样的肥胖儿童的药物剂量是如何改变的?

包括麻醉药物在内的许多常用药物都缺乏肥胖儿童的药代动力学和药效学资料,其相关结论基本来自于成人的相关文献。通常,药物分布容积($V_d$)决定药物负荷剂量,药物清除率决定维持剂量。因此,高度亲脂性药物如:丙泊酚、芬太尼、右美托咪定、顺式阿曲库铵及苯二氮䓬类药的$V_d$增大了,其剂量按总体重(TBW)计算,除外硫喷妥钠,它按IBW计算剂量,这是由于肥胖患者对其作用的敏感度增加。瑞芬太尼的实际$V_d$比脂溶性药物的预期的$V_d$低,并且由于其迅速的肝外代谢,它的剂量也是IBW而不是总体重(TBW)。

脂溶性低的药物,如氯胺酮、维库溴铵、罗库溴铵及吗啡是按瘦体重(比IBW多约20%)来计算剂量的,这是因为它们的限制分布容积不受脂肪储备的影响。肌肉松弛药和其他亲水性药物的$V_d$不受脂肪储备的影响,所以它们的剂量计算是基于IBW。表50.1总结了肥胖对的药代动力学影响。

以所举患儿为例(TBW 98kg, IBW=$22 \times 1.4^2$=41.8kg, LBM=120% × IBW=50.16kg),应该按如下剂量使用:

**丙泊酚:** 1~2mg/kg(TBW)=$2 \times 98 \approx 200$mg。清除率和$V_d$经过TBW校正。泵注速率使用经验公式可以精确计算出,"校正体重=IBM+(0.4 × 超重部分)"。需要谨慎执行基于TBW的推注给药,尤其是对于会导致血流动力学改变的药物; 给予这类药物最好的办法是滴定到产生临床效果。

**芬太尼:** 1~2μg/kg(TBW)=100~200μg,然后在手术结束前给予吗啡0.1~0.2mg/kg(LBM)=5~10mg。

**琥珀酰胆碱:** 1~2mg/kg(TBW)(琥珀酰胆碱不是按照亲水性药物本应的IBW计算,这是因为肥胖人群中血浆胆碱酯酶活性增加)=98~190mg。通常,120~150mg的剂量是合适的。

**表50.1　肥胖相关药代动力学概况**

| 生理因素 | 分布容积 | | 清除率 | | 推荐剂量（根据体重） | |
|---|---|---|---|---|---|---|
| | LD | HD | LD | HD | LD | HD |
| **身体组成*** | | | | | | |
| 脂肪组织增加↑ | ↑ | ↔ | ↔ | ↔ | 负荷剂量：总体重 | 按理想体重算 |
| 瘦体重增加↑ | ↑ | ↔ | ↑ | ↑ | 维持剂量：瘦体重 | |
| **器官功能和血流** | | | | | | |
| 肾脏血流,肾小球滤过率,肾小管分泌增加 | ↔ | ↑ | ↑ | ↑ | 资料不足以剂量推荐 | |
| 肝代谢改变（肝脏脂肪样变性） | ↔ | ↓ | ↓ | ↓ | 资料不足以剂量推荐 | |
| 蛋白结合位点改变 | | | 影响 | | | |
| 游离脂肪酸,胆固醇,甘油三酯及抑制蛋白结合脂蛋白的浓度增加 | | 游离药物水平增高 | | | | 推荐 |
| 血浆白蛋白未变、$\alpha_1$-酸性糖蛋白增加 | | 游离药物水平降低 | | | 剂量不变 | |

LD：亲脂性药物；HD：亲水性药物

*大约75%的多余体重是脂肪组织，但同一BMI的脂肪含量有非常大的可变性

引自：1. Casati A, Putzu M.Anesthesia in the obese patient: Pharmacokinetic consideration. J Clin Anesth 2005; 17(2): 134-145.
2. Mulla H, Johnson TN. Dosing dilemmas in obese children. Arch Dis Childhood Education Practice, 2010,95(4): 112-117

**顺式阿曲库铵:** 0.1mg/kg（TBW）=10mg。有证据显示按照TBW计算该药剂量会延长药物作用时间。

**局部麻醉药:** 应当按照IBW计算剂量。肥胖患者椎管内麻醉时剂量应减量25%,这是因为其硬膜外有丰富的静脉及腔隙容积的减少。

**地氟烷:** 该吸入麻醉药苏醒迅速、水溶性低,因此推荐选择。

## 总　结

1. 肥胖患者术前进行仔细的呼吸道评估是基本原则,有严重睡眠呼吸暂停的肥胖儿童首选静脉诱导,因为吸入诱导的第二阶段会延长并增加呼吸道阻塞风险。快速顺序插管对于过度肥胖儿童仍是明智的选择。

2. 患睡眠呼吸暂停的肥胖儿童对麻醉药和镇静药非常敏感。

3. 直立位预氧能减少氧饱和度降低的发生。

4. 促进肺复张的措施如增加通气时吸气峰压值和选择PEEP防止肺不张,对于术中有效通气很重要。

5. 非阿片类镇痛药和局部麻醉药对于术后尽早恢复有重要意义。肥胖患者硬膜外麻醉中应使用较低的局部麻醉药追加剂量。

（叶　茂　徐　颖　译）

## 注释参考文献

· Mulla H, Johnson TN. Dosing dilemmas in obese children. *Arch Dis Child Educ Pract Ed* 2010; 95 (4): 112–117.

　A guide to optimal dosing in children, with discussion of factors affecting pharmacokinetics.

- Nafiu OO, Reynolds PI, Bamgbade OA, Tremper KK, Welch K, Kasa-Vubu JZ. Childhood body mass index and perioperative complications. *Pediatr Anesth* 2007; 17(5): 426–430.

  In this retrospective review of 6,094 children who underwent general anesthesia, difficult airway, upper airway obstruction in the PACU, PACU stay longer than 3 hours, and the need for two or more antiemetics were more common in overweight and obese than normal-weight children.

- Samuels PJ. Anesthesia for adolescent bariatric surgery. *Int Anesthesiol Clin* 2006; 44(1): 17–31.

  A comprehensive review of anesthetic considerations for morbidly obese children undergoing bariatric surgery.

# 延伸阅读

Almarakbi WA, Fawzi HM, Alhashemi JA. Effects of four intraoperative ventilatory strategies on respiratory compliance and gas exchange during laparoscopic gastric banding in obese patients. *Br J Anaesth* 2009; 102(6): 862–868.

Casati A, Putzu M. Anesthesia in the obese patient: Pharmacokinetic considerations. *J Clin Anesth* 2005; 17: 134–135.

Collins JS, Lemmens HJ, Brodsky JB, Brock-Utne JG, Levitan RM. Laryngoscopy and morbid obesity: a comparison of the "sniff" and "ramped" positions. *Obes Surg* 2004; 14(9): 1171–1175.

Cook-Sather SD, Gallagher PR, Kruge LE, Beus JM, Ciampa BP, Welch KC, Shah-Hosseini S, Choi JS, Pachikara R, Minger K, Litman RS, Schreiner MS. Overweight/obesity and gastric fluid characteristics in pediatric day surgery: implications for fasting guidelines and pulmonary aspiration risk. *Anesth Analg* 2009; 109(3): 727–736.

Ogden CL, Flegal KM. Changes in terminology for childhood overweight and obesity. *National Health Statistics Reports*, June 25, 2010. Accessed Feb. 27, 2011. http://cdc.gov/nchs/data/nhsr/nhsr025.pdf.

Rowland TW. Effect of obesity on cardiac function in children and adolescents: A review. *J Sports Sci Med* 2007; 6: 319–326.

Tait AR, Voepel-Lewis T, Burke C, Kostrzewa A, Lewis I. Incidence and risk factors for perioperative adverse respiratory events in children who are obese. *Anesthesiology* 2008; 108(3): 375–380.

# 第十一部分

## 围生期的挑战

# 第五十一章 新生儿坏死性小肠结肠炎行剖腹探查术

## DUGALD McDAM

## 简 介

　　麻醉和新生儿医学技术的进步,诸如产前使用激素,人工表面活性物质替代以及运用减少肺损伤的通气策略等等,给极低体重(very low birth weight, VLBW, <1500g)和超低体重出生儿(extreme low birth weight, ELBW, <1000g)提供了更多的生存机会。结果,需要小儿麻醉医师参与处理的小婴儿越来越多,而且往往是在陌生的环境,或者危急的时刻。例如,当一个患有新生儿坏死性小肠结肠炎(NEC)的小婴儿需要外科处理的时候。

---

**学习目标**

1. 了解NEC以及NEC的常见合并症。
2. 认识在新生儿重症监护室(NICU)实施麻醉的难度和特点。
3. 掌握在NICU安全实施麻醉的方法。
4. 制定一个给新生儿进行"大量输血"的方案。

---

## 病例报告

　　现有一生后17天,体重920g的女孩,需要急诊行剖腹探查术。她在孕24周时出生,生后即因呼吸窘迫行气管插管和机械通气。13天后拔管代之以经鼻的CPAP。第17天又因为出现脓毒血症征象而重新插管(休克,气促和气急)。在容量支持的同时,给她进行了桡动脉置管和留置导尿,并经颈内静脉插入4Fr三腔静脉导管(CVC)。X线检查显示腹腔有**游离积气**,于是计划急诊行剖腹探查。但是由于呼吸参数需要不断调高,她已转**高频震荡通气**(HFOV)为,$\Delta P30mmHg$,平均气道压$14cmH_2O$,频率8Hz,$FiO_2$为0.8。术前生命体征监测显示脉搏190/m,血压42/20mmHg,$SpO_2$ 89%,食道温度为36.3℃。她腹胀明显,皮肤现花斑,而且有轻度全身性水肿的征象,当时尿量有1ml/h。胸片显示肺部没有局灶性病变,气管导管和胃管的位置正常。治疗药物除抗生素外还包括多巴胺和多巴酚丁胺,各$20\mu g/(kg \cdot min)$,吗啡$40\mu g/(kg \cdot h)$,咪达唑仑($1\mu g/(kg \cdot min)$)。补液速度为1ml/h(糖10%,NaCl 0.225%,KCl 20mmol/L)。头颅和肾脏超声未发现异常,心超显示有一中等大小的卵圆孔未闭(PFO),大的**动脉导管未闭(PDA)**伴左向右分流以及一些**肺动脉高压**的表现。动脉血气分析显示pH 7.13,$pCO_2$ 64mmHg,$pO_2$51mmHg,Hb 106g/L,乳酸则为5.3mmol/L。

手术在NICU进行,麻醉药物为潘库溴胺0.2mg和芬太尼(起始剂量$5\mu g$,然后视血流动力学状态酌情给予每次$2.5\mu g$)。开腹后看到腹腔严重污染,远端小肠有50cm的肠段缺血坏死。于是外科医师切除坏死肠段,进行腹腔冲洗,并在回肠近、远端分别造瘘。术中肝脏开始出血,MAP降至18mmHg,立即给予**新鲜浓缩红细胞(PRBCs)**15ml/kg,新鲜冰冻血浆(FFP)15ml/kg以及0.4ml 10%的**葡萄糖酸钙**,但是患儿情况无改善。于是开始给患儿输注$0.4\mu g/(kg \cdot min)$的去甲肾上腺素,MAP回升至31mmHg。关腹时,注意到**肝脏又开始出血**。输注新鲜FRBC20ml/kg,冷沉淀物10ml/kg,血小板15ml/kg,并经每次**葡萄糖酸钙**0.4ml,补充3次后,出血仍未停止。最后腹腔加压包扎并给了

**重组Ⅶa因子**180μg,待出血减少后关闭了腹腔。4个月后,这个患儿转出了NICU。

## 讨　论

### 1. 什么是NEC？什么样的孩子易患NEC？

NEC是一种严重的小肠炎症性疾病,病因至今未明。NEC既可以表现为节段性,也可以广泛累及所有小肠,可以发展为小肠全层坏死或穿孔。NEC的发病率和病死率均较高,好发于早产儿,发病率随出生时孕周的增加而下降,出现循环和呼吸系统并发症的早产儿是典型的易患NEC的高危人群。NEC通常有腹胀,胆汁性呕吐,大便隐血或肉眼血便等症状,早期则常有精神萎靡,呼吸暂停,呼吸抑制或者组织灌注不良等非特异性表现,疑似脓毒血症,直至诊断明确。有时病情迅速恶化,出现循环抑制,酸中毒,凝血功能障碍甚至多脏器功能衰竭。但何时是对穿孔性NEC进行外科治疗的最佳时机,目前仍不明确（Moss等,2006）。

### 2. 术前对患儿的呼吸循环状态需要做哪些考虑？

大多数怀疑有NEC的患儿,都已经处于机械通气的状态。很多新技术,如产前给母亲使用激素,产后进行人工表面活性物质替代治疗以及尽早使用无创辅助通气等等,降低了NEC的发病率和病死率。但也许正因为生存时间得以延长,这些机械通气中的孩子出现支气管肺发育不良或迁延性肺病的情况并不少见。另外,腹胀也进一步对呼吸功能造成了明显不利的影响,所以这些患儿很可能需要以**HFOV**的方式进行机械通气。麻醉时,如果使用这种特殊的通气方式,麻醉医师需要和新生儿科的医师密切配合。未足月出生的新生儿对心率或血压的波动耐受较差。与年长儿相比,他们心肌的收缩较弱,而且对细胞外钙的依赖程度更高。不仅动态储备功能较差,而且对后负荷增加或前负荷的急剧改变适应不良(Lönnqvist,2004)。这些孩子合并先心病的几率也较高,其中最常见的是存在**PDA**。不到1200g的小婴儿,其伴有PDA的几率高达80%。通常分流的方向是左向右,结果导致肺循环血流过度而全身氧供应不足。不过当出现肺动脉高压时,分流方向会逆转为右向左(部分是因为病情危重时出现的酸中毒或缺氧所致)。开腹后出现的体液重新分配,血管内容量丢失对处在失代偿边缘状态的心功能也会造成相当不利的影响。因此,术前心内科的会诊以及心动超声图的检查显得相当重要,不仅可以对心功能和心室的充盈状态进行量化的评估,也可以进一步完善对先心病的检查。

### 3. 术前访视还需要关注哪些问题?

在明确了NEC的诊断,了解了它对患儿呼吸和循环功能的影响,以及患儿对机械通气和药物支持的依赖程度之后,还有一些细节需要在术前明确。具体来说,有近期的血气分析,血常规,电解质水平(包括$Ca^{2+}$),以及凝血常规等等。术前需要血糖测定,术中也要对其进行监测。另外,还需要拍摄婴儿胸腹联合片,不仅可以确认气管导管和中心静脉导管处于正常的位置和深度,还能排除其他可以在术前纠正或改善的肺部情况(如气胸)。有创血压的监测,虽然不能说必须要有,但也应尽量建立,以方便在术中采血化验并对血压进行持续监测。中心静脉通路则几乎是"必须"的,因为术中常常需要监测血容量状态并输注正性肌力药物。不过,如果事先并未建立有创监测通路,临时穿刺又需要很长时间的话,则要权衡建立通路和延迟手术的利弊。如果无法建立中心静脉通路,那一定要保证外周血管通路的通畅。最后,输血和手术的风险要对家长充分告知。

## 4. 这样的手术应该在手术室,还是在NICU进行?

在手术室进行手术的好处是环境有利,可以使用吸入麻醉药并且手术照明条件较好。缺点是转运的过程无法使用高级的通气设备,可能导致体温下降,而且转运时空间和照明条件有限,不利于在出现险情时对转运中的患儿进行紧急处理。转运过程通常用加压皮球进行手控通气,这不能确保合适的PEEP,可能导致肺萎陷或缺氧。手控通气还可能因压力或潮气量过大而导致肺泡损伤。搬动患儿本身也可能造成气管导管滑出或过深,其他血管通路也可能被意外拔出。但是,患儿依赖于**HFOV**的现实可能不允许患儿转运到手术室进行手术。如果大家做出在NICU进行手术的决定,麻醉医师应该意识到患儿也许病情极重,以至不能安全转运。

## 5. 如果在NICU手术,应做哪些准备?

理想的情况是有另一个麻醉医师协助,并且配备一名训练有素的辅助人员。手术时,新生儿科常用的顶置式加热器一般无法使用,为了防止出现低体温,患儿需要一个U形的毯子覆盖身体,并用强制吹风机加热。尽可能用防水的敷料覆盖患儿的身体,以防消毒液或冲洗液浸湿过多的身体表面。所有的输液必须加温。加温器与患者之间用比较细短的延长管( 0.5ml )连接,并在加温器入口或出口处加入三通开关,这样可以在需要推注药物或液体时,方便地回抽掉死腔中的液体。常规监护方法之外,非常有用的监护手段还包括在动脉导管前端和后端分别监测氧饱和度,利用经皮传感器监测$CO_2$,以及利用食管探头监测体温。铺巾之前,应再次确认动静脉通路通畅,无弯折,而且易于使用。至关重要的是,气管导管要完全在麻醉医师可控的范围之内,而且必须备妥应急通气设备(如Neopuff$^{TM}$T形管式复苏( Fisher & Payker Healthcare, Aucklang, New Zealand )以及型号合适的吸痰管。抢救药物,正性肌力药物以及新生儿气道管理工具也要处于备用状态。应该考虑到术中可能会有较多的出血,所以血制品需要备在床旁并事先核对无误。具体来说,1单位(至少100ml)经照射处理(防止宿主抗移植物反应)的PRBC,1单位温水溶解的FFP以及1瓶50ml的4%的白蛋白理应在床旁备用。

## 6. 术中可能会有哪些危急情况?

除了各种早产合并症,脓毒血症,随时可能发生的大出血(详见第24章),难以保持的体温,以及频繁波动的血糖都对麻醉管理提出了挑战(表51.1)。以前面介绍的患儿为例,她的预计血容量为90~100ml/kg(仅82~92ml),所以术前应该做好大量输

表51.1　预防及处理术中险情的安全核查清单

| 术中险情 | 措施 |
| --- | --- |
| 通气管道脱开,气管导管弯折 | 预防:铺巾前检查通气管道及其所属各接口<br>术中:始终保持气管导管在自己可控范围内,有备用通气设备。 |
| 在开腹,关腹或者脓毒血症加重时通气过度或不足 | 密切监测ABG,$CO_2$,$SpO_2$,及时调整呼吸参数。 |
| 脓毒血症,失血,凝血功能障碍,低钙血症导致循环不稳定 | 备妥正性肌力药物,监测IABP,有应对大量出血的方案并备好血制品(详见正文),对输入血制品之后的低钙血症有预见,密切监测并及时纠正。 |
| 高钾性心律失常 | 预防:使用比较新鲜的红细胞(洗涤?) |
| 低体温 | 监测体温,使用塑料材质的辅料,强制吹风加热。 |
| 丧失IV通路(弯折,脱开,阻塞) | 预防:铺巾前确保静脉通路正常并且没有弯折。考虑建立多条IV通路以及中心静脉通路。<br>术中:如果患儿对液体注射没有反应,及时检查IV通路及其各个连接处。 |
| 低血糖 | 每小时测定一次血糖。 |

血的准备。为了及时了解出血量,应通过对话和观察保持与外科医师之间的沟通,密切关注监护仪,手术野和吸引瓶。虽然可以用各种公式计算最大允许出血量,以供判定输血时机之用,但是一旦确认患儿有出血的情况,大家通常希望立即开始输血。输血需使用加温过的PRBC,并根据ABP, CVP和[Hb]的数值调整输血的速度。特别需要指出的是,如果患儿处于**HFOV**的状态,那么在血容量不足时,有创血压的波形不会随呼吸节律出现"震荡"现象。有人研究过早产儿非急性失血时的输血效果(Bell, 2008),根据其结果推测,也许早产儿的血红蛋白应该维持在10g/dl(100g/L)才比较合理。

脓毒血症,低体温,血液稀释导致的凝血因子浓度或者血小板计数下降都可能引起凝血功能障碍。当失血量达到预计血容量时,临床上一般可以在手术野中观察到凝血因子缺乏的征象(Barcelona等,2005)。为了防止凝血功能障碍的发生,输血量超过40ml/kg时理当开始输注FFP(如果发现微血管出现弥漫性出血,或者INR/APTT不正常,则可以更早开始)。当出血量达到1个,2个甚至3个预计血容量时,血小板可以分别减少到基础值的60%,40%和30%。至于新生儿手术时可以接受的血小板计数的最低下限,目前并不明确,专家亦有不同意见。视血小板基础值的大小而定,通常只有当出血量达到1~2个预计血容量时,才会考虑输注血小板的问题。但是在出血不止,而且凝血状态逐渐变差的情况下,以血小板计数小于$100 \times 10^9$/L作为启动血小板输注的指标也是可以接受的(Chang, 2008)。纤维蛋白原可以用冷沉淀物补充,一般在纤维蛋白原浓度小于1g/L,出血不能控制,或者失血达1个预计血容量时可以开始输注。

对新生儿来说,预防高血钾性心搏骤停是特别重要的事情。经过照射或者储存时间过久的PRBC,的浓度较高,因此新生儿应该使用新鲜的**PRBC**,与照射处理的时间间隔也应尽量缩短。防止出现高钾性心律失常的措施主要是输注洗涤及加温过的红细胞,另外,通过外周静脉输血,心房内钾离子的浓度相对较低,有助于降低窦房结功能不全的风险(Sloan,2011)。血制品中含有枸橼酸作为抗凝剂,特别是FFP和血小板制品中其浓度较高,它会螯合钙离子和镁离子。低钙血症不仅恶化血钾升高的症状,而且对新生儿这个特殊人群的心脏有很强的负性肌力作用。

**7. 除了凝血功能障碍之外,为什么其他问题也可能导致这些患儿出血呢?**

对患有NEC的小婴儿而言,液体负荷过重是一个值得关注的问题。肝脏可能在术前积极扩容的同时出现充血,开腹后腹压骤减,解除了限制肝脏增大的束缚,于是肝脏会在短时间内肿胀起来,最终可能导致某些血管的撕裂,引起**自发性肝脏出血**(Pumberger等,2002)。手术中也存在同样的情况,如果扩容过于积极,也会导致自发性的肝脏出血。这个情况是手术操作之外的另一个医源性损伤。因此,手术中麻醉医师要与外科医师交流,以观察肝脏的大小及其充血程度。术中维持NEC患儿心血管系统的稳定需要输注大量的血制品,但是由于血管阻力的降低或者毛细血管的渗漏,有时即使充分扩容效果仍不满意。此时,可以加大正性肌力药物的剂量以防肝脏出血。鉴于有许多成功运用重组Ⅶa因子治疗NEC患儿术中肝脏出血的报道(Matthew和Young,2006),在出血严重时,可以考虑使用。

# 总　结

1. 体重最轻,病情最重的早产新生儿常在早产引起的病理基础上发生NEC。

2. 新生儿科医师,外科医师和麻醉医师一起制订计划,充分交流十分重要,这有助于对诸如在哪里手术,应如何通气,该如何迅速应对出血等问题,做出正确的决策。

3. NEC患儿术中很有可能需要大量输血,术前应与血库取得联系。

4. 为稳定发生脓毒血症时的循环状态,在不断输血的同时,应明智地上调正性肌力药物的剂量。

（王　炫　译）

## 注释参考文献

- Barcelona SL, Thompson AA, Cote CJ. Intraoperative pediatric blood transfusion therapy: a review of common issues. Part II: transfusion therapy, special considerations, and reduction of allogenic blood transfusions. *Pediatr Anesth* 2005; 15: 814–830.

  This second of two articles gives comprehensive coverage of transfusion and massive transfusion in the pediatric patient, including complications and methods to reduce allogenic administration.

- Lönnqvist PA. Major abdominal surgery of the neonate: anaesthetic considerations. *Best Pract Res Clin Anaesthesiol* 2004; 18(2): 321–342.

  A very good summary of neonatal physiology and pathophysiology and general principles of caring for babies with specific abdominal conditions.

- Royal Children's Hospital (Melbourne). *Massive Transfusion Clinical Practice Guidelines, 2005.* Accessed Dec. 2, 2010. http://www.rch.org.au/clinicalguide/cpg.cfm?doc_ id=11225.

  Practical guidelines and a flowchart for management of massive transfusion, and suggested triggers for red cell and component administration.

# 延伸阅读

Bell EF. When to transfuse premature babies. *Arch Dis Child Fetal Neonatal* 2008; 93: F469–473.

Chang T-T. Transfusion therapy in critically ill children. *Pediatr Neonatol* 2008; 49(2): 5–12.

Frawley G, Bayley G, Chondros P. Laparotomy for necrotizing enterocolitis: Intensive care nursery compared with operating theatre. *J Paediatr Child Health* 1999; 35: 291–295.

Mathew P, Young G. Recombinant factor VIIa in paediatric bleeding disorders: a 2006 review. *Haemophilia* 2006; 12: 457–472.

Moss RL, Dimmitt RA, Barnhart DC. Laparotomy versus peritoneal drainage for necrotizing enterocolitis and perforation. *N Engl J Med* 2006; 354: 2225–2234.

Pumberger W, Kohlhauser C, Mayr M, Pomberger G. Severe liver hemorrhage during laparotomy in very low birthweight infants. *Acta Pœdiatr* 2002; 91: 1260–1262.

Sloan RS. Neonatal transfusion review. *Pediatr Anesth* 2011; 21: 25–30.

# 第五十二章　有早产史的婴儿行疝修补术

## Geoff Frawley

## 简　介

目前,早产儿的存活率有了明显的提高。与此同时,外科患者中有早产史的孩子也越来越多,其中最常见的例子是给有早产史的婴儿行疝修补术。婴儿腹股沟疝的发病率与其出生时的孕周成反比(<32周者发病率为13%,出生时体重<1000g者,则为30%)。这种患儿术后最特征性的问题是容易出现呼吸暂停,有鉴于此,有人主张用局部麻醉,也有人坚持用全身麻醉,但往往都是凭自己的喜好,并非根据随机对照研究的结果来决定。

---

**学习目标**

1. 认识术后呼吸暂停/心动过缓的风险及其危险因素。
2. 了解各种麻醉方式下行婴幼儿疝修补术的利弊。

---

## 病例报告

现有一5个月大的婴儿,有孕28周**早产史**,因腹股沟疝嵌顿需要急诊行疝修补术。该患儿出生时因呼吸窘迫插管2周,随后又经鼻行持续正压呼吸(nCPAP)3周。曾经因呼吸暂停而使用咖啡因静脉注射,后改为口服。心脏超声曾发现过未闭的动脉导管,后经吲哚美辛处理后自动关闭。1个月前,他出院回家,但一直对呼吸和心率进行监护。目前口服铁剂和维生素,体重5kg。

麻醉方法采用清醒状态下的脊髓麻醉,注入0.5%不含副肾(肾上腺素)的布比卡因1ml,麻醉起效迅速,手术开始时很顺利,但是由于外科医师估计不准,术中发现疝囊较大,手术艰难而冗长。第一侧的修补耗时60分钟,对侧开始20分钟后,患儿开始体动,其下肢的动作影响了手术操作。于是麻醉改为全身麻醉,七氟烷诱导后插入1号的喉罩(LMA)。手术结束拔出喉罩后,患儿出现阵发性呼吸暂停,有时氧饱和度低至88%,需要不时给予刺激并用麻醉回路进行正压通气。一直等到呼吸正常后,患儿才转入PACU。

在PACU,患儿又出现呼吸暂停和心动过缓,心率最低时仅为80次/分。患儿仍然需要不断刺激才能维持氧饱和度在85%以上,于是又给了1次咖啡因(10mg/kg)。外科医师则担心患儿能否出院回家。

# 讨 论

### 1. 导致术后出现呼吸暂停的危险因素有哪些?

有早产史的婴儿是发生术后呼吸暂停以及氧饱和度下降的高危人群。Coté等总结了8个前瞻性研究的结果(255例患者),对此做了最全面的综述,发现出生时的孕龄(GA),孕后年龄(PMA)以及贫血是术后发生呼吸暂停的独立风险因素。他们得出的结论是一个孕35周出生的婴儿,到孕后年龄48周时,出现术后呼吸暂停的几率仍有5%,到PMA 54周时才降为1%。对于孕32周出生的婴儿而言,则到PMA 50周时,术后出现呼吸暂停的几率还有5%，PMA 56周时，此风险才降为1%（Coté等，1995）。但是，近年来麻醉技术的进步可能使上述情况发生了改变。Coté等分析的是那些使用氟烷或恩氟烷的研究，现代麻醉技术使用新的吸入麻醉药，使患儿术后的状态发生了明显的改观。但另一方面，使用阿片类药物，氯胺酮或者苯二氮䓬类药物则增加了术后呼吸暂停的发生率。在最近的一项较小规模的研究中，Murphy等作者（2008）发现有早产史的婴儿术后出现呼吸暂停的风险小于之前的数字，与其相关的危险因素分别是既往有呼吸暂停史，出生时孕龄小，出生时体重轻，或者病史复杂。

准确地判断一个婴儿术后是否会出现呼吸暂停确实困难，但大家通常认为早产和较小的PMA的确是婴儿术后出现呼吸暂停的危险因素。PMA指的是末次月经的第一天到出生那一天的时间（孕龄）再加上出生以来的时间（实足年龄）。

### 2. 哪种麻醉方法最好？

有早产史的婴儿行疝修补术，麻醉管理的目标是提供可以接受的手术条件，安全并尽可能地减少术中及术后的呼吸循环系统并发症。麻醉学文献对选择全身麻醉（GA）复合局部麻醉，清醒状态下的脊髓麻醉（SA）以及清醒状态下的骶管麻醉（CA）均有详细的阐述，最终的选择往往取决于操作者对某种技术的喜好或者熟练程度，而不是科学的证据。

**GA：**最大的问题时术后呼吸暂停的风险可能较高。大家通常假设全身麻醉后婴儿出现呼吸暂停的风险高于清醒状态下的局部麻醉，可惜目前并无有力的证据支持这一假设。早年的研究中使用的是老的吸入麻醉药，而且未用复合局部麻醉的方式减少全身麻醉药的用量。较新的研究使用新型麻醉药（七氟烷和地氟烷），并且在术前就加入局部麻醉，结果没有发现术后呼吸暂停增多的证据。尽管与以前的药物相比，新的吸入麻醉药可能减少了术后呼吸暂停的发生率,但在七氟烷或地氟烷麻醉后,患儿仍有可能出现呼吸暂停。Sale等(2006)用经鼻测量热敏和阻抗的方法研究有早产史的婴儿的呼吸道事件,分别在术前和术后连续观察12小时。结果发现,七氟烷或者地氟烷麻醉的患儿呼吸暂停的发生率术前分别为27%和40%,术后则分别上升为33%和60%。不过也有一些报道显示术后呼吸暂停的概率没有那么高。之所以不同的研究有不同的结果,可能是因为大家对呼吸暂停的定义不同,而且对呼吸暂停的检测方法也不一样。至于那些具自限性的、短暂的呼吸暂停是否也具有临床意义,目前也不清楚。

除了呼吸暂停的问题,不主张使用全身麻醉者还有其他一些理由。清醒状态下的局部麻醉不需要气管插管,这样可以避免潜在的再次损伤气道的风险,因为这些患儿往往曾经做过气管插管,而且有存在声门下狭窄或囊肿的可能。再有,全身麻醉药物可能对早产儿的中枢神经系统发育不利。

**清醒状态下SA:** 这一技术曾显示有降低高风险新生儿术后呼吸暂停概率的作用。迄今发表过的最大宗的一批婴儿SA数据,是对佛蒙特州婴儿脊髓麻醉登记库的1554个婴儿脊髓麻醉的经验总结(Williams等,2006)。在这个报道中,婴儿脊髓麻醉的成功率为97.5%。

一些小规模研究反映的情况则不是这样,其中找不到蛛网膜下腔,脑脊液带血或者需要辅助药物的机会较高。佛蒙特州婴儿脊髓麻醉登记库的数据显示,75%的患儿在脊髓麻醉后只需辅以安慰奶嘴或轻轻抚摸即可完成手术。但在其他一些研究中,则常需要用小剂量的咪达唑仑(20~50μg/kg)或丙泊酚(0.25~0.5mg/kg)来让那些难弄的婴儿平静下来。但加用辅助药物或改为全身麻醉之后,术后发生呼吸暂停的风险明显升高。

SA通常在侧卧位下完成,以髂嵴为定位的解剖标志。并非所有的患儿都可以在SA下行疝修补术,因为它需要外科医师的配合。对于某些巨大疝或比较难做的疝修补术,外科医师会觉得SA提供的麻醉时间太短。

表52.1列出了临床上比较适合采用SA的情况。不过需要注意的是,虽然比较少见,但SA确有导致脑脊髓膜炎的风险。

表52.1　有可能从脊髓麻醉中获益的婴儿

有早产史,出生时孕龄<35周

PMA<45周

目前有,或者既往有需要咖啡因或者甲基黄嘌呤治疗的早产儿呼吸暂停史

有慢性肺部疾病,在家也依赖氧疗

新生儿期病史复杂,如有IVH、NEC或者早产儿视网膜病等情况

合并先天性心脏病或气道畸形的高风险婴儿

任何没有禁忌证的婴儿

计划行日间手术的婴儿

**清醒状态下的CA:** 有报道显示清醒状态下采用CA也可以进行疝修补术。通常采用0.25%的布比卡因,剂量一般为0.8~1.2ml/kg(2.0~3.0mg/kg)。为了在回抽无血的情况下也能及时发现血管内注射,局部麻醉药中必须要加入肾上腺素。此外,这样做还能延缓局部麻醉药的吸收,并且降低局部麻醉药血药浓度的峰值。骶管阻滞的问题是起效较慢,运动阻滞可能不完善,维持时间较短或者意外的血管内注射。当使用较大剂量时,局部麻醉药中毒的风险也随之增高。最近有一项研究对早产儿或者有早产史的婴儿使用骶管阻滞或者脊髓麻醉的情况进行比较,结果并没有发现骶管阻滞有何优势。CA组术后呼吸暂停的发生率为8.9%,SA组则为5.6%(Hoelzle等,2010)。

### 3. 预防性使用咖啡因有作用吗?

鲜有证据可以表明咖啡因或茶碱能够降低全身麻醉后呼

吸暂停的发生率。虽然有一篇来自Cochrane系统评价数据库的综述认为可以预防性使用咖啡因,但是它同时强调这个结论只是在小样本研究结果的基础上得出的。在使用低溶解度麻醉药,如七氟烷或者地氟烷,进行全身麻醉的时候,预防性使用咖啡因是否有益,目前仍不清楚(Handerson-Smart和Steer,2005)。

### 4. 如何处理术后发生的呼吸暂停?

小婴儿GA后一旦出现呼吸不正常的情况,都应该尽快给予咖啡因或氨茶碱。茶碱是甲基黄嘌呤类药物中最常用的,但咖啡因几乎一样有效,而且半衰期较长,不良反应较少,而且使用方便。术后出现的任何呼吸暂停或心动过缓的情况,都预示患儿可能很快或在稍后的时间里出现循环呼吸方面的不良事件,因此有这些表现的患儿需要留院观察,直至连续12小时无不良事件发生。

### 5. 出复苏室后,这些患儿应该去往何处? 何时可以出院回家?

何时是出院的最佳时机目前尚无定论。比较保守,但被大多数人所接受的做法是将所有PMA小于60周的,有早产史的患儿在任何麻醉之后都留院观察过夜。除此之外,那些已经处于监护状态,已经在用甲基黄嘌呤药物或者那些术前使用中枢神经系统抑制性药物的患儿,也应照此处理。存在婴儿猝死风险的患儿(如父母吸烟,单亲家庭,社会经济地位低下等等),也应考虑收治入院。在有的医院,患儿出院"较早",适用的对象是那些不具危险因素的健康婴儿,或者是那些术中及术后8小时内没有呼吸暂停,心动过缓或者低氧血症的患儿。图52.1是处理有早产史婴儿的流程图,可供参考。

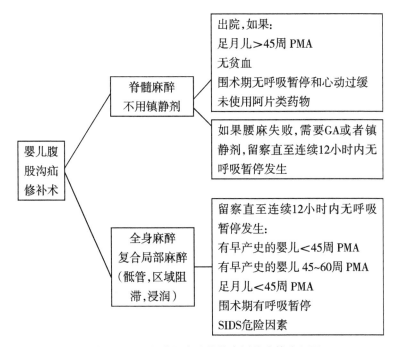

图52.1 婴儿行腹股沟疝修补术树状决策流程图

# 总 结

1. PMA小于60周的早产儿术后出现呼吸暂停的风险较高。其他导致术后呼吸暂停的危险因素有贫血,既往有呼吸暂停史以及新生儿期有复杂的病史。

2. 部分证据显示清醒状态下的局部麻醉可以减少术后出现呼吸暂停的机会,但是如果合用了镇静剂,则风险增高。

3. 是否采用清醒状态下的局部麻醉方案,很大程度上应根据麻醉医师的经验,外科医师的技术和手术速度而定。

(王 炫 译)

# 注释参考文献

- Coté CJ, Zaslavsky A, Downes JJ, Kurth CD, Welborn LG, Warner LO, Malviya SV. Postoperative apnea in former preterm infants after inguinal herniorrhaphy. A combined analysis. *Anesthesiology* 1995; 82: 809–822.

  This classic article used meta-analysis of risk factors to identify infants at risk of postoperative apnea and remains the most quoted article on this topic.

- Henderson-Smart DJ, Steer P. Prophylactic caffeine to prevent postoperative apnea following general anesthesia in preterm infants (Cochrane Review). *The Cochrane Library*, Issue 1, 2005.

  A short Cochrane meta-analysis that recommends caffeine prophylaxis in newborns at risk of apnea but warns about the small numbers in the series examined.

- Williams RK, Adams DC, Aladjem EV, Kreutz JM, Sartorelli KH, Vane DW, Abajian JC. The safety and efficacy of spinal anesthesia for surgery in infants: the Vermont Infant Spinal Registry. *Anesth Analg* 2006; 102: 67–71.

  The combined data from 30 years of spinal anesthesia at a single institution.

# 延伸阅读

Abajian JC, Mellish RW, Browne AF, Perkins FM, Lambert DH, Mazuzan JE. Spinal anesthesia for surgery in the high-risk infant. *Anesth Analg* 1984; 63: 359–362.

Breschen C, Hellstrand E, Likar R, Lonnqvist PA. Bupivacaine plasma concentrations associated with clinical and electroencephalographic signs of early central nervous system toxicity in infants during awake caudal anaesthesia. *Anaesthetist* 1988; 47: 290–294.

Frawley G, Ingelmo P, Smith K. Relative potencies of bupivacaine, levobupivacaine and ropivacaine for neonatal spinal anaesthesia. *Br J*

*Anaesth* 2009; 103(5): 731–738.

Hoelzle M, Weiss M, Dillier C, Gerber A. Comparison of awake spinal with awake caudal anesthesia in preterm and ex-preterm infants for herniotomy. *Paediatr Anaesth* 2010; 20(7): 620–624.

Murphy J, Swanson T, Ansermino M, Milner R. The frequency of apneas in premature infants after inguinal hernia repair: do they need overnight monitoring in the intensive care unit? *J Pediatr Surg* 2008; 43: 865–868.

Sale SM, Read JA, Stoddart PA, Wolf AR. Prospective comparison of sevoflurane and desflurane in formerly premature infants undergoing inguinal herniotomy. *Br J Anaesth* 2006; 96: 774–778.

Welborn LG, Rice LJ, Hannallah RS, Broadman LM, Ryttimann UE, Fink R. Postoperative apnea in former preterm infants: prospective comparison of spinal and general anesthesia. *Anesthesiology* 1990; 72; 838–842.

Williams JM, Stoddart PA, Williams SAR, Wolf AR. Postoperative recovery after inguinal herniotomy in ex-premature infants: comparison between sevoflurane and spinal anaesthesia. *Br J Anaesth* 2001; 86: 366–371.

# 第五十三章 食管气管瘘修补术

## Lorna Rankin

## 简 介

食管气管瘘（TEF）或食管闭锁（EA）是一种先天性畸形，发生率为1:（3000~4500）。就麻醉难度而言，这种疾病有特别之处。因为食管和气道之间有瘘道相通，患有TEF/EA的婴儿有误吸的风险，而且正压通气对他们不利。这种患儿还常伴有早产或低出生体重带来的问题，其中50%还可能并存其他先天性畸形，以先天性心脏病最为常见。

---

**学习目标**

1. 了解各种食管和气道之间的解剖畸形及其合并症。
2. 认识TEF/EA的临床表现以及术前评估的内容。
3. 正确评估麻醉的难度。
4. 制订合理的术后处理计划。

---

## 病例报告

现有1个1.6kg的女婴于孕32周时娩出，无羊水过多或其他产前异常。1分钟Apgar评分为8,5分钟为10,其后自主呼吸正常,不费力,呼吸空气时氧饱和度即可维持正常,于是转入NICU

寄养。来了以后发现无法顺利置入鼻饲管（NGT），婴儿胸腹联合X线片显示**NGT在食管上段盘曲，胃内有明显积气**（如图53.2所示）。据此怀疑患儿患有TEF/EA，并请外科会诊。体检显示末梢灌注佳，未见其他畸形，心肺正常。她胎粪已排，有尿。于是补液维持用10%的糖水60ml/kg·d，保持30°头高位以减少误吸，并定时吸引NGT。接下来，心超检查确认心脏形态正常，主动脉弓为左位。血常规、尿常规以及电解质检查无殊。头颅和肾脏超声未见异常。定血型并配血之后，即安排急诊手术。

麻醉时手术室保持温暖，并将患儿置于强制吹风加热毯之上。继续使用维持液的同时用七氟烷诱导，吸入纯氧，辅以轻柔的正压通气以防胃扩张。肌肉松弛以后经鼻插入3.0无套囊气管导管直至一侧支气管，随后缓慢后退直到两侧均可闻及呼吸音。连接Ayres T管后手控通气顺利，胃部未见膨隆，于是给予芬太尼$2\mu g/kg$，然后是阿曲库胺和抗生素。接下来桡动脉置入24G套管，并将温度探头放在鼻咽部。七氟烷维持麻醉，呼气末浓度为2.8%，吸入空氧混合气，$FiO_2$为0.4。硬质食管镜显示上段食管成盲袋，与下段不连，也未见上段与气管有瘘管相通。手术在左侧卧位下进行，体位摆好后再次确认气管导管的位置和两侧呼吸音正常。手术由右侧开胸，胸膜外分离食管并结扎瘘管。在此期间，术者对肺部的压迫导致$SpO_2$下降，于是提高$FiO_2$至0.8。食管上下段之间有一小段距离，需要插入10号胃管将上段向下推移以便与下段吻合，结果患儿的平均动脉压（MAP）下跌了20mmHg，放松牵拉之后，情况立即改善。分离和吻合过程中一直保持手法通气，因而有2次拉勾压瘪大气道的情形都被及时发现。手术历时150分钟，输入白蛋白30ml/kg。手术结束后开始以$10\mu g/(kg\cdot h)$的速度持续输注吗啡，并将患儿带管送至NICU，气管导管保留至次晨，然后拔管。

## 讨　论

### 1. TEF/EA有哪些解剖类型？还合并有哪些畸形？

大多数EA患儿（80%~85%）的食管在近端离断成盲袋，远端形成TEF（Holder等，1987）。另外10%~15%的患儿则有不同的变异（图53.1）。为了防止误吸入分泌物，奶甚至胃内容物，早期诊断和处理显得非常重要。50%的TEF/EA患儿合并有其他临床缺陷，最多的是心脏病（30%），而心脏病中又以室间隔缺损和法乐四联症居多（Greenwood和Rosenthal，1976），所以心超检查显然很重要。而且，它还可以排除右位主动脉弓的情况，此反常现象的发生率为2.5%，对手术入路有影响。许多先天性畸形可能成套出现，例如VACTERL（脊椎，肛肠，心脏，食管气管，肾脏和四肢多发畸形），以及CHARGE（眼裂畸形，心脏缺陷，肛门闭锁，发育迟缓，生殖器发育不良，耳畸形）或者18-三体综合征。当然也可合并另外一个单一畸形，如肾脏异形，无肛，十二指肠闭锁或者唇腭裂。

### 2. TEF/EA有哪些临床表现？如何确诊？

患有TEF/EA的胎儿在宫内就可能有征象，超声检查往往找不到胃泡。如果羊水过多，也应警惕胎儿有食管闭锁的可能。但绝大多数TEF/EA患儿，是在出生才后被发现的。患儿可能"看上去像分泌物过多"，结果常因为不能插入胃管而诊断出患儿有食管闭锁。不过，有的时候可能直到喂奶时患儿出现呛咳和误吸才意识到患儿存在食管闭锁。单一的TEF则更是在稍年长以后，因为肺炎迁延不愈才被发现。怀疑TEF/EA即应拍摄婴儿胸腹联合X线片，它是诊断TEF/EA的首要辅助检查，如发现**NG管在上纵隔盘曲，胃内有积气**等典型表现即可明确诊断（图53.2）。

同时,X线片还可以检查脊椎是否异常,确认脐动静脉插管(或气管导管)的位置,或者寻找误吸或先心病的征象。由于分泌物较多,需要不停吸引,患儿体液丢失较多需要不断补充,结果容易导致水盐电解质紊乱,所以血电解质水平需要勤查。

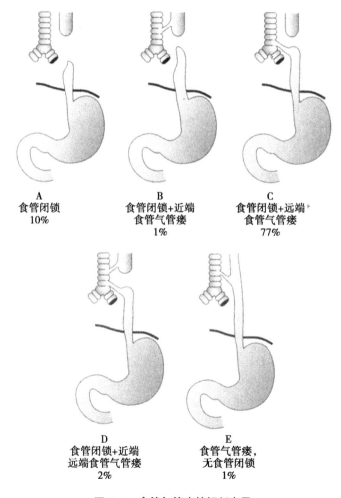

A
食管闭锁
10%

B
食管闭锁+近端
食管气管瘘
1%

C
食管闭锁+远端
食管气管瘘
77%

D
食管闭锁+近端
远端食管气管瘘
2%

E
食管气管瘘,
无食管闭锁
1%

图53.1 食管气管瘘的解剖变异

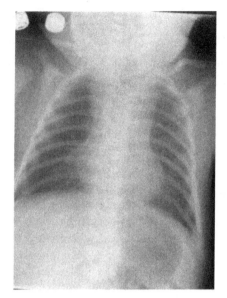

图53.2　TEF患儿的典型X线表现。注意盘
曲在食管上段的胃管以及胃内的气泡

### 3. TEF/EA患儿麻醉管理的关键问题是什么？

并发症：极度的早产或者严重的肺部疾病可能使通气变得非常困难。由于瘘管的阻力较低，气流更容易经过该处进入胃内。假如肺顺应性较差，则事态更为严重。结果导致通气不足，而且胃部膨胀。后者进一步限制通气，甚至造成胃破裂和气腹。以前处理这些高位患儿是往往先行胃造口术，待呼吸功能改善后方行开胸手术（Ulma等，2001）。但是，现在大多数人认为对于这些高危患儿，应该首选紧急开胸结扎瘘管的方案，以冀在8~10天后能够再次手术切断瘘管并修复闭锁。极低体重出生儿（<1500g）吻合口出现问题的机会较多，其他手术并发症的发生率也较高，通常考虑分期手术，先分离和结扎TEF，并做

胃造口术,待患儿情况稳定,体重达2000g时再延期行修补根治(Greenwood和Rosenthal, 1976)。早产或低体重出生儿还容易发生低血糖或低钙血症,无论在术前还是在术中,都需要经常检查并及时纠正。保持体温也需要特别注意,一旦身体有移动,还需要再次仔细检查气管导管的位置。

瘘管的位置和大小:对相对健康的患儿,麻醉的难度由瘘管的位置和大小而定。如果瘘管的位置接近隆突,或者存在多个瘘管,则很难避免将气压入胃部。有人曾在插管和开胸前,用硬质气管镜检查以明确是否存在瘘管,或瘘管的解剖类型以及位置和大小。气管镜检查还能了解患儿是否合并气管发育不良或支气管形态异常,以便对手术方案和拔管时间做出更好的判断和决定。纤维支气管镜也可以在插管以及体位变动之后使用,以判断导管前端是否处于瘘管和隆突之间的最佳位置。但是对早产儿而言,任何气管镜或纤支镜可能都太大了。而且,如果早产儿的呼吸功能明显受限的话,他们无法在接受气管镜检查的同时靠自主呼吸维持气体交换,而且经常会发生低氧血症,气道损伤,支气管痉挛或喉痉挛。同样的道理,如何做到在顺利完成诱导和气管插管的同时尽可能避免出现通气困难的险情,不同的地方也有不同的做法。理论上保留自主呼吸的诱导和插管具有优势,因为胸腔的负压更容易让气体进入肺部而不是TEF。但是,如果患儿术前的呼吸功能已经受损,肺顺应性很差,那么不采用正压通气恐怕很难保证有足够的气体交换。况且,在麻醉不够深的时候,患儿还可能出现咳嗽,屏气,或者其他影响有效呼吸的情况。所以有些作者提倡在插管前使用琥珀胆碱(McEwan, 2004)。

术者的压迫:患儿有时很难耐受手术操作对肺部的压迫,需要提高$FiO_2$并调高呼吸参数。**大气道也可能受到压迫而影响通气**,所以有的麻醉医师喜欢在外科医师进行胸内操作的阶段**手法控制呼吸**,以便及时发现通气状态的变化。大血管或右房受到压迫时,前负荷发生急剧的改变,常导致MAP突然下降,有创动脉直接测压的好处之一就是可以立即发现上述情况(但也有人认为有创测压并非"绝对必要")。绝对有好处的是在手术过程中与外科医师时时保持交流和沟通。

### 4. 正压通气为何在气管插管后变得困难?

插入气管导管以后,结扎瘘管之前,往往很难再保持自主呼吸。术者对肺的压迫,阿片类药物的使用以及呼吸系统的合并症等等情况合并在一起,更是让自主呼吸难以为继,正压通气成为必须。如果此时气体偏偏进入瘘管而不是肺部,那么形势将更为严峻。针对这一情况,有几种方案可供外科医师和麻醉科医师选择,至于采用哪一种,应视当时的危急程度和术前的预案而定(表53.1)。

**表53.1　正压通气出现问题时,麻醉科和外科的处理技术**

| 麻醉科技术 | 优点 | 缺点 |
| --- | --- | --- |
| 保留自主呼吸 | 不会将气体压入瘘管 | 开胸以后通气不足,甚至呼吸停止 |
| 通过"盲法"将ETT插过瘘管 | 解剖条件允许的话,简单易行 | 如果瘘管接近隆突,或在其下,则此法不可行 |
| 纤支镜确认ETT的位置 | 精确 | 纤支镜可能太粗;费时 |
| 球囊取栓导管经气管堵闭瘘管(有无支气管镜辅助均可) | 可能有用 | 对技术要求较高;费时 |
| 特意插管入支气管 | 可能有用 | 难以插入目标侧(左侧);如插入右侧,右侧进胸后将无法通气 |

续表

| 外科技术 | 优点 | 缺点 |
|---|---|---|
| 紧急结扎瘘管 | 有效;是外科熟悉的技术;可能是**首选的方案**,除非患儿处于极端情况 | 需要侧卧位 |
| 胃穿刺降压 | 快速;可以在胃部膨胀影响呼吸循环,或者胃有破裂风险时采用 | 暂时性措施;创伤性 |
| 胃造口术减压 | 可以保持平卧位。减压后再接水封瓶可以降低胃部进气的程度(Domajnko等,2007) | 耗时大于穿刺减压。创伤性。必须固定胃,在两盲端相距较远的时候,吻合难度加大。也可能降低瘘管内的阻力,通气反而更加困难 |
| 球囊取栓导管胃镜辅助下瘘管堵闭 | 有效 | 难度大,费时 |
| 阻塞胃食管结合部 | 有效;平卧位;某些极端情况下可采用 | 创伤性,费时 |

经Elsevier同意,复制自Knottenbelt G, Skinner A, Seefelder C. Tracheo-oesophageal fistula and oesophageal atresia. *Best Pract Res Clin Anaesthesiol* 2010; 24: 387-401

### 5. 术后有哪些呼吸并发症?

通常,患儿术后转入NICU行机械通气并充分镇痛。拔管的时机有多种因素决定,如肺部术前的状态,早产的程度,先天性畸形有无,以及外科医师的习惯。拔管后可能因气道水中而出现喉鸣。术后最常见的呼吸道问题是呼吸道分泌物造成的肺部炎症和肺泡萎陷。有10%~20%的患儿并发严重的气管或支气管发育不良,导致患儿出现窒息和缺氧发作,需要重新插管。少数致命的气管发育不良需要紧急行主动脉固定手术。

### 6. 可行的镇痛方法有哪些?

可以单独或联合使用多种镇痛方法,如静脉输注阿片类药物,局部麻醉,留置硬膜外导管或者胸膜外导管等等。具体应考虑以下几个问题后再定,即打算何时拔管,计划如何通气,医护人员对哪种方法比较熟悉,以及NICU对各种镇痛方法的护理水平如何?

持续**输注吗啡**或芬太尼都是安全有效的镇痛方法。一些医院偏爱芬太尼,对新生儿吗啡的代谢能力和代谢产物顾虑较多。可以经骶管,腰部或胸段置入硬膜外导管,留置导管头端于中胸段,其位置应该要通过电刺激,超声或者X线片加以确认(见第58章)。新生儿对局部麻醉药的清除能力较差,最大剂量及持续输注时间都要酌情减少,通常持续输注的时间不应大于48小时。局部麻醉药可以减少患儿阿片类药物的需要量,缩短机械通气的时间,但是否改善预后,则缺乏有力的证据。

## 总　结

1. TEF/EA挑战围术期的处理水平;30%的患儿是早产儿。

2. 许多患儿的呼吸功能受限,50%的患儿合并其他先天性畸形。

3. 手术在侧卧位下开胸,稳定循环,保持通气和充分镇痛都有难度。

4. 为了完善术前的评估,确定术中的应急预案,优化术后的镇痛和呼吸管理,需要与心内科,外科和新生儿科交流讨论。

（王　炫　译）

# 注释参考文献

- Knottenbelt G, Skinner A, Seefelder C. Tracheo-oesophageal fistula and oesophageal atresia. *Best Pract Res Clin Anaesthesiol* 2010; 24: 387–401.

  An excellent recent article. A good overview of anesthetic management of TEF/EA, including recent evidence for the use of preoperative bronchoscopy.

- McEwan A. Anaesthesia for repair of oesophageal atresia and trachea-oesophageal fistula. In Stoddart PA, Lauder GR, eds. *Problems in Anaesthesia: Paediatric Anaesthesia*. London: Taylor and Francis, 2004: 7–11.

  A nice summary chapter of the anesthetic management of TEF/EA.

# 延伸阅读

Domajnko B, Drugas GT, Pegoli W Jr. Temporary occlusion of the gastroesophageal junction: a modified technique for stabilisation of the neonate with esophageal atresia and tracheoesophageal fistula requiring mechanical ventilation. *Pediatr Surg Intern* 2007; 23: 1127–1129.

Greenwood RD, Rosenthal A. Cardiovascular malformations associated with tracheoesophageal fistula and oesophageal atresia. *Pediatrics* 1976; 57: 87–91.

Holder TM, Ashcraft KW, Sharp RJ. Care of infants with oesophageal atresia, tracheoesophageal fistula and associated abnormalities. *J Thorac Cardiovasc Surg* 1987; 94: 828–835.

Orenstein S, Peters J, Khan S Youssef N, Hussain SZ. The digestive system. Congenital abnormalities: esophageal atresia and trachesophageal fistula. In Behrman RE, Kliegman RM, Jenson HB, Stanton BF, eds. *Nelson Textbook of Paediatrics*, 18th ed. Philadelphia: Saunders Elsevier, 2007: 1219–1220.

Petrosyan M, Estrada J, Hunter C, Russell W, Stein J, Ford H, Anselmo DM. Esophageal atresia/tracheoesophageal fistula in very low birth-weight neonates: improved outcomes with staged repair. *J Pediatr Surg* 2009; 44: 2278–228.

Ulma G, Geiduschek J, Zimmerman A, Morray J. Esophageal atresia and tracheosophageal fistula: anesthesia for thoracic surgery. In Gregory GA, ed. *Pediatric Anesthesia*, 4th ed. Philadelphia: Churchill Livingstone, 2001: 440–443.

# 第五十四章　脐膨出及腹裂的修补

Peter Stoddart

## 简　介

先天性腹壁缺损（AWD）包括腹裂和脐膨出（脐疝）。几乎所有的AWD都需要在出生后数小时内紧急处理。近年来，脐膨出（3/10000）和腹裂（10000/4~5/10000）的发病率上升，好在医疗技术的进步使其死亡率降低至不足5%。其中当然也包括处理这两种疾病时麻醉技术的进步。

---

**学习目标**

1. 了解这两个疾病的异同。
2. 能够制定处理AWD的方案。
3. 学习AWD的并发症和预后。

---

## 病例报告

一个15岁的初产女性在孕36$^{+4}$周时，于一社区医院顺产一2.25kg的男婴。羊水被胎粪污染，1分钟时Apgar评分为7，5分钟后升至9分。该婴儿有腹裂，腹腔内容物成团外露。助产士用塑料膜包裹外露内脏（图54.1）后将患儿送入新生儿特护病房。患儿随即开始以80ml/（kg·24h）的速度补10%的糖水，并经口插入8F

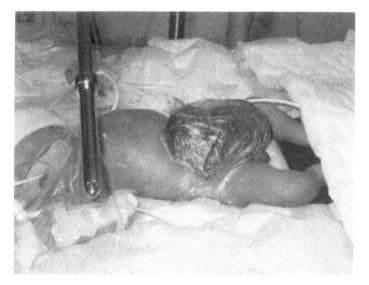

图54.1 进入OR的时候,患儿已用塑料薄膜覆
盖住肠管以防蒸发损失水和热

胃管。由于心率加快,而且末梢再充盈时间大于5秒,所以先后给
予4.5%的人血白蛋白(**HAS**)22.5ml静脉注射共2次。另外,还有
**预防性抗生素**和维生素K肌内注射。由于较远的距离以及路上
的耽搁,出生8小时后患儿才被转运至新生儿外科ICU。

外科医师决定在手术室(OR)于全麻下回纳部分内脏。
OR保持26℃(湿度50%),患儿平卧于吹风加热的保温毯上,连
接监护设备(包括导管前、后的SpO₂探头)连接完成后给予使用
经头部加热器。于平卧位及俯卧位分别经胃管吸引排空胃内
容物后开始麻醉诱导。吸入七氟烷及空氧混合气后,加入1mg
阿曲库铵和5μg芬太尼完成气管插管。随后以压力控制模式通
气,维持正常呼气末二氧化碳。外科医师打开塑料膜后发现脱
垂的肠管肿胀增厚,以中肠和升结肠为主,回盲部可疑闭锁(图
54.2)。在用稀释的泛影萄胺灌肠以清除胎粪时,患儿体温降至

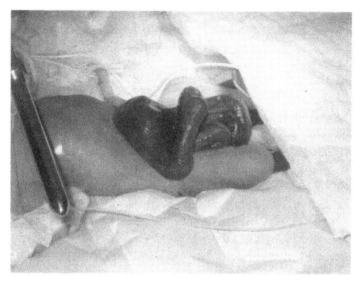

图54.2　手术前打开塑料薄膜

35℃。肠管回纳腹腔后,尽管将通气压力由12/4cmH$_2$O提高到26/4cmH$_2$O,但是患儿的潮气量一直下降。**ETCO$_2$**也同时降至22mmHg,心率则从130次/分升高到166次/分,**导管后测得的氧饱和度开始低于右手测到的SpO$_2$数值**。虽然4.5%的HAS 25ml给了2次,平均动脉压仍从38次/分降至30mmHg。Ⅰ期关腹的尝试最终放弃,代之以将部分肠管套入上紧"发条"的Silo袋(图54.3)的分期处理。最终循环恢复稳定状态,通气状态也恢复正常。送回NICU前,患儿留置了一根外周置入式中心静脉导管(PICC),为随后的**肠道外营养**做好了准备。12小时后患儿拔管并保持平卧位,悬吊Silo袋于身体上方,开始接受术后的特殊护理。经过72小时,残留在Silo袋内的肠管逐渐被挤入腹腔。遂在去掉Silo袋后,将残存脐带跨过腹裂缝合腹腔,包扎妥当后结束手术。随后几周中,排除了曾经被怀疑的肠闭锁,患儿逐渐恢复正常喂养,经过顺利。

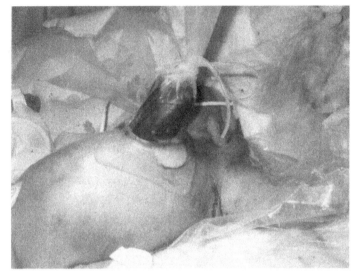

图54.3　Silo袋回纳肠管

# 讨　论

### 1. 腹裂和脐膨出有何异同?

AWD主要有两种类型: 脐膨出和腹裂。虽然外科或者麻醉科处理两种疾病的方式差不多,但是它们的发病机制和合并症并不相同,所以其预后也不相同(表54.1)。腹裂可以分为简单型或者复杂型,后者往往合并肠闭锁(有时甚至多发)或其他先天畸形,所以复杂型腹裂预后较差。脐膨出分为小型(缺损<5cm)和大型(缺损>5cm)两种。肝脏可能在大型脐膨出中突入外露的羊膜囊内。脐膨出也可能并发多种其他出生缺陷,如染色体异常(13,18,21-三体, Turner, Klinefelter), Beckwith-Wiedemann等综合征,先心病(如ASD/VSD,法乐四联症以及大血管转位)以及肺发育不良。

## 2. 处理AWD的首要原则是什么？

腹裂的治疗目标是回纳外露脏器。为了能够在最短的时间内回纳脏器，最理想的情况是能够利用超声检查做出产前诊断，然后在具备新生儿外科手术条件的医院就近分娩。可惜如果遇到早产，则可能来不及将产妇转入理想的产房。如果外露的脏器不多，腹腔不太小，则简单的腹裂可以在产房进行回纳和修补。不过在我们刚刚介绍的病例中，该产房没有新生儿手术的条件，需要将患儿转运到上级医院的NICU。如果是这样的情况，最简单的办法是用**塑料薄膜**包裹外露的肠管，以尽量减少水分和热量的散失，甚至可以用"肠袋"将外露脏器和下腹部（包括下肢）一起套起来。需要特别注意的是操作时千万不可无意中扭转肠管，必须保持肠道血供的通畅顺直。因此，密切观察肠道的颜色和灌注状态显得十分重要。在手术之前，患儿应该平卧于恒温的暖箱中，并持续补充液体。在英国，一般还会补充4.5%的**人血白蛋白**。为了方便手术时回纳肠管，需要置入胃肠减压管，此管最好能够**经口置入**，因为早产儿倾向于通过鼻孔呼吸。如上述病例介绍的描述，部分外科医师喜欢用泛影葡胺灌肠排出胎粪，但是目前并无证据表明该措施可以提高一期关腹的成功率，反而是冒了核心体温急剧下降的风险。

**抗生素**应该在术前就开始使用，因为术后容易发生伤口感染/脓毒血症，特别是在使用Silo袋或者加用补片修补的时候。如果脐膨出的包膜完整，则无必要再行额外的包裹，但要注意保护，以防包膜破裂，特别是当脐膨出较大的时候。脐膨出患儿合并其他先天性畸形的情况较多，所以术前常规需要心脏超声检查。腹裂患儿中有10%可能合并先心病，因此腹裂患儿也应在术前特别重视心脏超声检查的结果。术后因为腹压增加，或者合并其他消化系统问题，如肠闭锁，新生儿坏死性小肠结肠炎以及腹腔感染等，肠道内营养往往需要推迟，开始代之以肠道外营养,然后在可能的情况下,应尽早逐步开始少量的肠道内喂养。

表54.1　脐膨出和腹裂的比较

| 脐膨出 | 腹裂 |
| --- | --- |
| • 内脏经腹部中央缺损疝入脐带基底部,外露脏器有层囊膜覆盖,但可能破裂,特别是在分娩的时候<br>• 孕后第6~10周,肠管未能如期迁移入腹腔内<br>• 发生率3:10000<br>• 较少早产<br>• 75%合并其他先天性畸形,涉及染色体,心脏,GU以及头面部 | • 肠管或者还有其他脏器经脐旁一个2~5cm的缺损外露(几乎总是在脐右);没有包囊:脏器直接暴露在羊水或外界的化学性刺激之下<br>• 发育异常:孕后第4周侧腹壁皱褶不能正常关闭,类似于神经管缺损<br>• 发生率(4~5):10000:与低龄产妇及初产妇相关,呈地区性分布;北欧多于地中海国家<br>• 60%为早产或宫内发育迟缓<br>• 合并其他先天性畸形的概率较低,为10%~30% |

### 3. 脏器回纳造成哪些生理改变？何谓腹腔综合征( ACS )?

脏器回纳使腹压升高,升高的幅度取决于被回纳部分的体积和腹腔的大小。腹腔压力增加使呼吸和循环功能受限。膈肌抬高限制了肺的扩张,导致潮气量下降和肺萎陷。下半身静脉回流受阻以及后负荷的增加,引起心输出量下降(同时右房压升高 )。腹腔压力超过15mmHg时,肾脏灌注受限,影响机体水和电解质的动态平衡。超过20mmHg时,腹腔脏器血供受限引起ACS。脏器缺血(特别是肝脏和肠管)可以导致长期的肠麻痹,代谢性酸中毒, NEC以及脓毒血症( Marven和Owen,2008 )。所以,手术时应根据腹腔发育的程度,区别对待每一个患儿,灵活掌握脏器回纳的多少,以防ACS的发生。

腹腔压力有时可以通过胃管或者导尿管测量。如果在全身麻醉状态,回纳脏器后腹内压不超过20mmHg,可以考虑一期关腹。不过在英国,并不常规进行腹内压的直接监测,而是采用一些替代方法进行评估,如EtCO$_2$的突然下降(提示潮气量或心输出量下降),**潮气量的锐减**,吸气期平台压升高至25cmH$_2$O以上,或者出现**下肢SpO$_2$明显低于**动脉导管前的上肢SpO$_2$的情况。像病例介绍里发生的情况一样,只要出现上述情况之一,就应该放弃一期关腹的尝试。大多数医院在那时,都会选择Silo袋并分期关腹。有时也会借助合成材料做成的补片(特别是处理大型脐膨出时)。

### 4. AWD的并发症有哪些?

术前或术中,裸露的肠管和"第三间隙"会丢失大量的液体,患儿晶体液的需要量可能高达200ml/(kg·24h),并根据心率、血压和毛细血管再充盈时间的情况,另需酌情补充胶体液。术后患儿可能因为肾脏功能受限,容易出现出水肿和低钠血症,因此尿量,血电解质和入液量都应保持严密的监测。部分患儿可能需要正性肌力药物支持,以维持肾脏和其他重要脏器的灌注压。在内脏尚未回纳的时候,热量的散失很大,往往难以维持患儿的体温,早产儿问题更加严重。尽早回纳脏器入腹腔或Silo袋有助于体温的维持。其他保温措施也有助于体温的维持,如提高OR室温至27℃以上,使用隔水且隔热的人工鼻(HME),使用热风毯和顶置式加热器,加热输液,并且用防水辅料保持非手术部位身体的干燥等等。

肠道畸形,闭锁,炎症,扩张,NEC或者腹压升高这些情况可能在术后单独或同时存在,常常引起肠道功能减退甚至完全丧失。正因为如此,加之患儿多数为早产,所以营养支持是十分必要的。为了给予肠道外营养,应该通过外周血管置入一个Silastic导管,如果预计肠道功能恢复所需的时间较长,则应该从中心静脉留置带气囊的Hickmann/Broviac导管。用挤出的母乳尽早开始肠道内喂养对早产儿有利,对腹裂患儿可能也有好处。另一个严重的问题是脓毒血症,特别是对于那些非常小的新生儿,他们并发NEC,伤口感染以及导管相关的感染的风险很高,所以问题更加严重。一旦患儿的病情出现变化,则要积极寻找脓毒血症的征象。

### 5. AWD的远期预后如何?

AWD患儿的死亡率与其伴发的遗传或先天性缺陷有关,也取决于患儿早产的程度及其发育迟缓的程度。美国近期的一项研究显示,一般腹裂患儿的死亡率为2.9%,高危患儿则高达24.4%( Chang等,2010 )。所谓高危,是指并发NEC,复杂先心病,肺发育不良或支气管肺发育不良的情形。另一少见但却严重的问题是小肠功能衰竭,它通常继发于短肠综合征,后者则多由肠闭锁,NEC,宫内或转运途中发生的肠扭转引起。后果则是长期依赖肠道外营养,需要进行肠移植,甚至还要联合肝移植。

如果患儿无需反复多次手术,而且脐带残端能够保留(而且长大后位置正常),一般腹部的外形并不难看。多数孩子刚开始的时候发育迟缓,但随着疾病的治愈,一般都能具备正常的IQ和体力。

# 总　结

1. 腹裂和脐膨出的合并症不同,因此预后不同。

2. 治疗的目标是将外露脏器回纳入腹腔,理想状态是一期关腹,但一定要避免出现腹腔综合征。

3. 绝大多数患儿在能够恢复肠道内营养之前都需要营养支持。

4. 远期预后好,除非患儿有严重的早产或发育迟缓的情况,除非患儿合并遗传性或先天性缺陷。

（王　炫　译）

## 注释参考文献

- Holland AJ, Walker K, Badawi N. Gastroschisis: an update. *Pediatr Surg Internat* 2010; 26: 871–878.
  The most recent review of gastroschisis, including antenatal care and overall prognosis.
- Marven S, Owen A. Contemporary postnatal surgical management strategies for congenital abdominal wall defects *Seminar Pediatr Surg* 2008; 17: 222–235.
  This is an excellent review of the various options for the surgical management of AWD. It discusses the risks of ACS and outcomes of treatment.

## 延伸阅读

Chang DC, Salazar-Osuna JH, Choo SS, Arnold MA, Colombani PM, Abdullah F. Benchmarking the quality of care of infants with low-risk gastroschisis using a novel risk stratification index. *Surgery* 2010; 147: 766–771.

Sadler T. Embryological origin of ventral body wall defects. *Sem Pediatr Surg* 2010; 19: 209–214.

Vachharajani AJ, Rao R, Keswani S, Mathur AM. Outcomes of exomphalos: an institutional experience. *Pediatr Surg Internat* 2009; 25: 139–144.

# 第五十五章 先天性膈疝修补术

Anne C. Boat, Senthilkumar Sadhasivam

## 简 介

2500个活产婴儿中大约有1个可能出现先天性膈疝（CDH）。在膈肌形成过程中,某种胚胎学方面的缺陷导致腹腔内容物进入胎儿的胸腔,于是发生膈疝。在新生儿期,它是致病和致死的重要原因,治疗措施和疾病预后因膈疝的发生部位或疝内容物的不同而各异。病情过程发展中,患儿的多个器官或系统可能受累,因此在对新生儿CDH进行修补的时候,麻醉涉及的问题也很多。

---

**学习目标**

1. 了解CDH的发病机制。
2. 认识提示疾病预后的指标和CDH的处理方案。
3. 学习给进行CDH修补术的新生儿实施麻醉时需要考虑的重要问题。

---

## 病例报告

现有一生后11天,体重3.5kg的男孩计划行CDH修补术。他于孕38周时出生,产前即诊断出左侧CDH,并对其严重程度评估如下:**肺-头颅比例（LHR）**为1.6,**McGoon指数**为1.49,而且

486

在孕34周时,肺容积只有预计值的26%。患儿经阴道正常娩出后立即给予气管插管,目前在压力控制/支持模式下机械通气,呼吸频率40bpm,峰压23cmH$_2$O,FiO$_2$0.30。考虑到其肺动脉压力可能已接近体循环的压力,**一氧化氮**也以20ppm($20\times10^{-6}$)的浓度持续**吸入**。**心脏超声**发现一个小型动脉导管未闭,伴双向分流,左右室的收缩功能正常。头颅超声则发现脑室内有程度为Ⅰ级的出血。患儿正以持续输注咪达唑仑的方式处于镇静状态,间或需要静脉注射吗啡加强镇静。

# 讨 论

### 1. 导致膈疝的胚胎学缺陷是什么?

在人类胚胎发育的前4周中,胸腹是一个共同腔。其后胸腹腔隔膜逐渐形成,并最终在第8周时演变成膈肌,将此前的共通腔分割为胸腔和腹腔。其中,此膜的左后侧部分发育最晚,当胸腹腔隔膜发育时如不能完全分割胸腹腔,则腹部脏器,如小肠,结肠,胃,脾,肝等等,就会移行并疝入胸腔(图55.1)。根据疝在膈肌上形成的位置,可以将膈疝分为几类,最常见的是左后侧位(Bochdalek裂孔),其他可能发生的位置还有右后侧,前方的Morgagni裂孔,或者食管裂孔。

### 2. CDH的病理生理是怎样的?

腹腔脏器进入胸腔形成巨大占位,导致肺受压,肺发育不良,肺血管病变以及心脏移位。患侧肺发育不良最为严重,但对侧肺的发育也可能受到影响。内脏疝入胸腔的时间正是肺发育的关键时期,那时支气管和肺动脉正在形成分叉。此过程受到影响的结果就是肺血管的总截面积随肺发育不良的发生而减小,肺动脉的管壁异常则增厚,最终导致肺血管发育异常

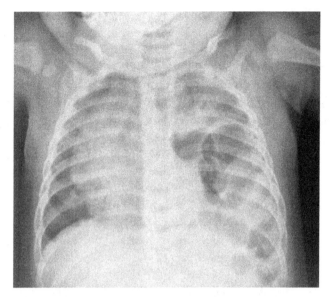

图55.1 CDH患儿的典型胸片。注意左半胸内
的肠管以及右移的胸腔脏器

（Chinoy，2002）。功能健全的肺体积减小，肺血管的阻力增加，可以让患儿在出生后出现缺氧和酸中毒，严重者引起右心功能衰竭。酸中毒和缺氧加剧肺血管的收缩，后者反过来又加重发绀和呼吸窘迫，形成恶性循环。左侧CDH经常伴发心脏异位（中位或右位），下腔静脉受压使患儿出现类似休克的临床表现。最后，23%的CDH患儿可能合并先心病（Greenwood等，1976）。

### 3. 如何诊断CDH？

现代的产前检查非常仔细，CDH一般都能在产前通过超声或MRI检查诊断出来。任何出生后不久即出现呼吸衰竭征象的新生儿，应该考虑其是否患有CDH的可能。左侧膈疝的患儿查体往往可以看到舟状腹和桶状胸，而且左侧呼吸音降低或缺如。胸片显示扩张的肠管位于左侧胸腔，纵隔右移（图55.1）。

## 4. 哪些指标可以提示CDH的严重程度?

肝脏的位置以及宫内超声测量到的**肺-头比例**（LHR）是预测CDH严重程度的常用指标。肝脏疝入胸腔或者LHR小于1.0往往预示CDH严重,死亡率高。有人还建议使用其他一些指标来预测CDH的严重程度,比如改良**McGoon指数**（MMI）。MMI由心超测得,它是两侧肺动脉直径之和与膈肌水平的主动脉直径之比。有研究显示MMI小于1.3与较高的死亡率有关（Suda等,2000）。其他用来预指标还包括测CDH预后的指标,出生体重,Apgar评分,以及膈肌缺损的大小等（CDH Study Group,2007）。另一个与严重程度有关的判断是CDH患儿或胎儿是否还合并其他染色体或先天性异常。CDH患儿合并的先天性畸形大多见于中枢神经系统、消化系统、泌尿生殖系统或心血管系统。如果合并的其他先天性畸形严重或者致命,那么也许情况已不允许对CDH进行积极的治疗。

## 5. 现有的治疗手段有哪些?

处理CDH患儿的中心是内科治疗,其次是外科手术。胸腔内的腹腔脏器不是导致呼吸和循环功能受限的唯一原因,肺发育不良和肺动脉高压才是真正的罪魁祸首,它们造成心脏左向右分流,低氧血症以及右侧心力衰竭。对CDH患儿的内科治疗措施主要是镇静和机械通气,以防通气不足,酸中毒和肺动脉高压的进一步恶化。不过,肺部过度膨胀造成的气压伤以及高浓度氧的毒性作用可以导致呼吸机相关性肺损伤,继而恶化肺部情况。因此机械通气的策略是用小于25cmH$_2$O的峰压,达到导管前SpO$_2$大于85%,同时维持PaCO$_2$在45~55mmHg,且pH值大于7.3。如果需要更高的吸气峰压才能满足氧合,则应换用高频振荡通气（HFOV）,因为后者造成气压伤的风险较小。理论上,较高的吸入氧浓度不仅可以降低肺动脉压力,增加肺血流量,而且通气压力得以降低,从而减少发生机械性肺损伤的机会。

其他增加肺血流量的方法还有吸入**一氧化氮(iNO)**和HFOV。一氧化氮是内源性血管张力调节因子,是肺血管的选择性扩张剂,对其他原因导致的肺动脉高压有好处,但是有些CDH患儿的肺血管异常是肺发育不良所致,这些肺血管可能对肺血管扩张剂反应不佳,甚至反而变得更糟(Finer和Barrington,2006)。所以iNO对CDH患儿是否有用,对此目前仍有争议。HFOV通过一个振荡器产生很高的呼吸频率,但输送较小的潮气量,人们认为这样的通气方式可以使气体在肺内均匀分布,并可以避免肺的过度膨胀,减少后者引起的炎症介质释放(Van den Hout等,2009)。

当内科处理无法维持病情的稳定时,通常需要体外膜肺氧合(ECMO)来支持患儿的呼吸和循环。ECMO可以暂时稳定患儿的病情,争取到更多的时间或更多的药物治疗机会,以待肺动脉高压或呼吸衰竭的状况好转。有些情况下无法使用ECMO,如早于34周的早产,出生体重小于2kg,出现Ⅱ度或比Ⅱ度更为严重的颅内出血,合并有不可逆转的病理改变等。膈疝修补术可在ECMO转流期间进行,也可以等到ECMO停用,拔管之后。

对胎儿进行干预是比较现代的治疗技术。这些技术包括胎儿镜下气管堵闭以及产时宫外处理(EXIT)-ECMO技术。人们认为堵闭胎儿的气管可以阻断胎儿肺内液体的外流,从而起到促进胎儿肺发育以及维持胎儿肺容积的作用。但是,它是否真的能减少发病率或提高生存率,目前并未得到证明(Harrison等,2003)。EXIT-ECMO技术适用于生后即刻就需要ECMO支持的患有重度CDH的胎儿。此技术在患儿仍处于胎盘循环状态的时候,即建立ECMO以及有创监测所需要的血管通路,然后再断脐并完全从子宫内娩出,这样可以防止患儿在出生后到ECMO开始之前这段时间内出现病情恶化的危象。

### 6. 给CDH患儿实施麻醉需要注意哪些问题？

手术地点由患儿当时的状态决定,可以在手术室,但如果患儿已使用ECMO,则可以在重症监护室进行。不管手术在哪里进行,术前均需全面了解患儿的治疗过程,治疗药物以及通气状态,包括合并哪种畸形,心脏超声结果如何,血气结果怎样,对肺血管扩张剂、正性肌力药物的依赖程度如何,以及使用了多少镇静药物等等。手术大多在平卧位下经腹进行CDH修补,一期缝合膈肌的缺损,如果缺损较大,可以采用人工补片修补。一般建立外周静脉通路及有创动脉测压即可(尽量在右手桡动脉穿刺测压,以便监测导管前的氧饱和度)。中心静脉穿刺可以选用,但要注意保护颈部的血管,以备需要ECMO时插管之用。

手术时,呼吸参数需要特别注意,如潮气量,吸气峰压以及血气分析结果等。胃管在手术前即应置入,以防胸腔内肠道胀气降低功能残气量。同理,不应使用笑气或长时间进行面罩通气,以免加剧肠胀气。通气力求"柔和",避免用高压进行通气(Van Den Hout等,2009)。一旦突然出现吸气峰压升高,肺顺应性降低或者血压下降的情况,应警惕气胸的可能。气胸一般发生在患侧,但是对侧也有可能。如果出现气胸,外科医师应立即进行胸腔引流。

另外,需要密切关注的是心肌功能和心输出量的变化。纠正低血压以及补充血容量是维持足够心输出量的关键,如果补充晶体/胶体后低血压或低灌注的状态不能改善,那么可能应该加用正性肌力药物(如多巴胺,肾上腺素或多巴酚丁胺)。输入血制品后易发低钙血症,应该及时纠正,以维持心功能在良好状态。虽然对iNO的使用存有争议,但如果CDH患儿已经在使用iNO,那么谨慎的做法是在术中继续保持吸入,因为突然停用有肺动脉压力反跳及右侧心力衰竭的可能。

与其他新生儿一样，CDH患儿手术时保持体温很重要，低体温会增加氧耗并影响血小板的功能。许多方法可以用来给患儿保温，提高手术室的室温，加热输入的液体，使用温毯和辐射加热器等措施对新生儿都很重要。

麻醉药物的选择根据患儿的心血管状态、呼吸机的类型以及麻醉医师的喜好而定。氟化吸入麻醉药可以使用，但要注意的是即使吸入较低浓度亦可能导致血流动力学指标不稳定。通常大家更喜欢芬太尼静脉麻醉，因其对血流动力学指标的影响较小。如果反复调节麻醉机自带的呼吸机仍不能给患儿提供足够的通气，或者无法满足同时吸入NO的要求，最好换成ICU的呼吸机以策安全。由于CDH患儿往往在术前接受内科治疗时一直处于镇静状态，所以可能已经对麻醉性镇痛药和苯二氮䓬类药产生了耐受，麻醉时对药物的需求量可能增加，为减少麻醉药物的使用，建议在手术时使用足量的肌肉松弛药。

# 总　结

1. CDH是在胎儿发育早期，因膈肌不能分隔胸腹腔，导致腹腔脏器疝入胸腔形成的疾病。它可以造成肺发育不良和其他病理改变，常见的发生部位是膈肌的侧后方。

2. 腹腔脏器占据胸腔导致肺发育不良而且肺血管结构异常，进而引起肺动脉高压。肺动脉高压及右侧心力衰竭是CDH患儿病危或死亡的主要原因。

3. 现代的治疗方案是以内科治疗稳定患儿的病情，然后再行手术修补膈肌。治疗方法视患儿病情不同，可以选择传统机械通气，或者ECMO支持，甚至可以在胎儿期手术。

4. 麻醉时需要密切关注患儿的呼吸状态，一旦突然出现吸气峰压升高，肺顺应性降低或者血压下降的情况，应警惕气胸的可能。气胸在患侧及对侧都有可能发生。通气力求"柔和"，以防发育不良的肺出现气压伤和气胸。

5. 术前吸入NO治疗肺动脉的患儿，术中应继续吸入，以防肺动脉压力反跳。

6. 心血管功能的状态应利用有创通路密切监测，出现低血压要积极处理。

（王　炫　译）

## 注释参考文献

· Finer N, Barrington KJ. Nitric oxide for respiratory failure in infant born at or near term. *Cochrane Database of Systematic Reviews* 2006; 4. Art. No.: CD000399.

A review of the use of iNO for respiratory failure in term or near-term infants. The review found the outcome of infants with CDH was not improved and may have been slightly worsened with iNO.

· Suda K, Bigras J-L, Bohn D, Hornberger LK, McCrindle B. Echocardiographic predictors of outcome in newborns with congenital diaphragmatic hernia. *Pediatrics* 2000; 105: 1106–1109.

A study aimed at identifying echocardiographic predictors of outcome for infants with isolated CDH. Measurement of the hilar pulmonary arteries may be an indicator of the adequacy of the pulmonary vascular bed, which may help guide treatment.

· Van den Hout L, Sluiter I, Gischler S, De Klein A, Rottier R, Ijsselstijn H, Reiss I, Tibboel D. Can we improve outcome of congenital diaphragmatic hernia? *Pediatr Surg Internat* 2009; 25: 733–743.

A nice review of CDH discussing etiology, prenatal predictors of survival, treatment strategies, and long-term outcomes.

# 延伸阅读

Chinoy MR. Pulmonary hypoplasia and congenital diaphragmatic hernia: advances in the pathogenetics and regulation of lung development. *J Surg Res* 2002; 106: 209–223.

Congenital Diaphragmatic Hernia Study Group. Defect size determines survival in infants with congenital diaphragmatic hernia. *Pediatrics* 2007; 120; 651–657.

Greenwood RD, Rosenthal A, Nadas AS. Cardiovascular abnormalities associated with congenital diaphragmatic hernia. *Pediatrics* 1976; 57(1): 92–97.

Harrison M, Keller R, Hawgood S, Kitterman J, Sandberg P, Farmer D, Lee H, Filly R, Farrell J, Albanese C. A randomized trial of fetal endoscopic tracheal occlusion for severe fetal congenital diaphragmatic hernia. *N Engl J Med* 2003; 349: 1916–1924.

Langham MR Jr, Kays DW, Ledbetter DJ, Frentzen B, Sanford LL, Richards DS. Congenital diaphragmatic hernias: epidemiology and outcome. *Clin Perinatol* 1996; 23: 671–688.

# 第五十六章　脊髓脊膜膨出修补术

Anne C. Boat Senthilkumar Sadhasivam

## 简　介

脊髓脊膜膨出（MMC）是胚胎神经管不能正常闭合而导致的表现在脊髓部位的出生缺陷。脊膜膨出时因为脊膜和（或）神经结构外露，所以神经出现损伤。感觉或运动障碍的程度取决于病变发生的脊髓平面，还常常影响肠道和膀胱的功能。除直接造成神经的病理损伤外，MMC还经常伴发Chiari Ⅱ 畸形和脑积水。由于存在脊髓感染的风险，通常需要在生后24~48小时内行修补手术。因为千万不能直接压迫膨出的神经组织，所以麻醉MMC患儿有特别的难度。

---

**学习目标**

1. 了解MMC发病的机制和可能的病因。
2. 学习出生后或胎儿期治疗MMC的方法。
3. 学习麻醉MMC患儿时需要关注的问题。

---

## 病例报告

现剖宫产下一个足月的女婴，她在产前已诊断出患有MMC，**Chiari Ⅱ 畸形和脑积水**。1分钟和5分钟Apgar评分分别为7和8分。出生体重4070g。胎儿娩出时发现MMC将要破裂，于是用**盐水纱布**覆盖后转入NICU。产前MRI检查显示脊柱腰段和骶段之间神经管缺损开放，重度脑积水，以及表现为**后颅窝脑干内容物**疝入低位颈椎椎管的Chiari II畸形。胎儿超声显示心脏结构正常。娩出后体格检查示患儿皮肤红润，反应好，无明显的痛苦面容。见巨颅畸形，头围46cm，前后囟饱满。检查背部发现骶部有一6cm×3cm的缺损，外覆一层薄膜。患儿置于俯卧位，四肢见自主活动，生理盐水在MMC上方持续滴下，保持包膜和神经组织湿润。神经外科医师要求立即转往手术室进行MMC修补术，备脑室腹腔（VP）分流术。

# 讨　论

### 1. 什么是MMC，它在胚胎发育的什么阶段发生？

MMC，又名脊柱裂，是一种胚胎发育到第3~4周时发生的出生缺陷，造成脊柱和脊髓的异常。神经管关闭不全在脊柱上形成一个裂缺，于是脊膜、神经组织或脑脊液经此裂缺疝出。仅有脊膜疝出时，称为"脊膜膨出"。如果脊膜和神经结构均有涉及，则称为MMC。病变在全脊柱可发生，但以低胸段，腰段或者骶尾段最为常见（图56.1）。神经外露致其发育异常，通常仅能形成扁平的原始神经板，而且人们认为羊水会对裸露于其中的神经板造成进一步的损害。这就是所谓MMC患儿神经损伤的"双重打击"假说。

虽然大多数MMC患儿都能活着出生，而且看上去还相对健康，但是严重的病残往往伴随此病患儿的一生。随病变位置的不同，感觉和运动功能，肠道，膀胱和性功能，都可能受到影响。

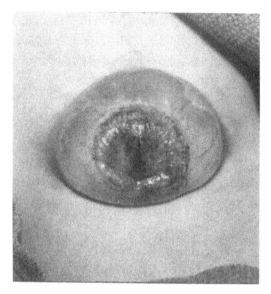

图56.1 腰段脊髓脊膜膨出

## 2. 为什么脑积水或ChiariII畸形与MMC密切相关?

大多数MMC患儿都伴发**脑积水**,其中80%的脑积水患儿都需要放置脑脊液分流管。脑积水的征象可以在出生后几周内逐渐显现,修补脊膜膨出之后,脑积水程度会越来越重。有人认为在修补MMC的同时放置脑脊液分流管可以缩短住院时间,但也有人觉得这样会延长手术时间,而且增加发生分流管相关感染的风险。一旦发生分流管相关的感染,抗生素的使用时间往往被迫延长。曾有资料显示MMC患儿,特别是包膜破裂者,修补术后暂不放置分流管,而是观察一段时间,排除脊膜或脑室内感染后再做决定的做法可以减少感染的发病率以及MMC的死亡率。况且,部分MMC患儿可能不需要进行VP分流术。

脑积水可能是**Chiari II 畸形**的继发表现,后者在MMC患儿中普遍存在。Chiari II 畸形是指**小脑和脑干**组织经枕骨大孔**疝**

入颈部椎管。症状包括吞咽困难,吸气相喉鸣,呼吸暂停,咳嗽/咽反射受损,上肢无力或强直,身体平衡或协调性差等。MMC患儿中可能有1/3的人出现Chiari II 畸形的症状,所以在处理他们的气道或者在安置他们颈部的时候需要特别注意。早期发现Chiari II 畸形的症状并尽早采取减压措施非常重要,否则患儿容易出现呼吸衰竭或神经损害。有Chiari II 畸形症状的MMC患儿中,15%的人一般会在3岁前死亡,1/3的人会有永久性的神经损伤(Stephenson,2004)。颅内高压与Chiari II 畸形的症状相似,所以两者之间需要鉴别诊断,一般可以通过放射学诊断或者观察脑室腹腔分流术后症状的改善情况加以鉴别。

### 3. MMC的病因可能是什么?

每2000个活产婴儿中有1个可能出现MMC,人们认为其病因既有遗传性因素也有非遗传性因素(Mitchell等,2004)。如果哥哥或姐姐有MMC,那么弟弟或妹妹也出现MMC的风险很高。MMC是一个具有多因素多基因特质的疾病。与神经管缺陷相关的非遗传因素有叶酸缺乏,使用抗叶酸剂(如卡马西平,丙戊酸或甲氧苄啶)以及孕前糖尿病等。母亲在孕前或孕早期补充叶酸,可以降低胎儿神经管缺陷的发生率。在给居民常规补充叶酸制剂的社区,MMC的发病率很低。叶酸在核酸合成及甲基化的过程中发挥重要作用,但是目前人们并不了解叶酸缺乏导致神经管缺陷的确切机制。

### 4. MMC的治疗方法有哪些?

MMC可以在出生后24~48小时内进行手术治疗,也可以在宫内就行修补。先进的产前诊断和影像检查技术可以在产前发现MMC,可以在自然产程开始前择期剖宫产,这样可以降低包膜破裂的风险,并将分娩过程安排在有小儿神经外科手术条件的地方进行。

娩出并完成初步的体检后,患儿即可置于俯卧位以防压迫神经板,并用**无菌盐水纱布**覆盖缺损处,以免神经组织干燥或进一步受到损伤。产后的修补手术需要重建神经板,缝合硬膜、肌层和皮肤时应仔细,已免将来对脊髓的发育造成限制(Gaskill、2004)。手术时脑脊液需要做细菌培养,术后一直使用抗生素直至培养结果阴性。

目前,胎儿期手术修补MMC正处于探索阶段。争取在胎儿期手术的原因是因为人们认为MMC患儿神经板的附加损伤是长期暴露于羊水以及后续的压迫或创伤造成的。有一些动物实验研究以及人类中进行的研究的结果支持这一理论(Bouchard等,2003; Meuli等,1996)。经常规的胎儿超声筛查,并用胎儿MRI确诊,一般在孕18周时即可诊断出MMC。所以手术有可能在孕19~25周这个时间窗内进行,这段时间正好是严重的神经损伤尚未形成,而且胎儿组织还可以完整修复的时期。

在一项被称为MMC之处理(MOMS)的多中心的前瞻性随机对照临床研究中,研究者们发现,与出生后再手术的方案相比,这种孕中期手术的方案使得胎儿或婴儿的死亡率大大地降低,而且明显降低1岁以前置入或需要置入VP分流管的几率。孕中期手术的患儿在生后第30周时,其有关智力发展和运动能力的综合评分也明显改善。同时该研究还发现孕中期手术的患儿在生后第12周时,后脑疝的程度较轻; 生后第30周时,能够走路的孩子所占的百分比也较高。胎儿手术可能有好处,但也应权衡利弊,因为它使早产的发生率增高,有手术并发症,而且分娩时可以见到子宫有明显的瘢痕,孕妇分娩时需要输血的机会较高(Adzick等,2011)。

### 5. 行MMC修补术时,关于麻醉有哪些问题需要关注?

术前明确患儿有哪些合并症非常重要。许多MMC患儿的气管较短,需要拍摄胸片以排除。实施麻醉者必须仔细检查患儿的心脏,并了解心脏超声报告的内容。由于近1/3的MMC患儿可能合并先心病,所以术前应该常规用心脏超声筛查。先心病中以继发孔房间隔缺损以及室间隔缺损最为常见,尤以女孩为甚。大多数MMC患儿有脑积水,其中有些患儿头部变大,导致气道管理方面的问题。不过,脑积水的问题一般在MMC修补术之后才逐渐变得严重。所有MMC患儿都有Chiari Ⅱ畸形,但不是每个患儿都有症状。如果第 X 对脑神经受损(迷走),患儿可以出现吸气相喉鸣;如果延髓的呼吸中枢出现功能障碍,则还可能出现呼吸暂停或其他呼吸节律问题;如果第Ⅸ对脑神经受损(舌咽),还可以出现咽反射不全或吞咽困难等症状。其他可能出现的症状和体征还有肌张力低,角弓反张,眼球震颤或者哭声细弱等。

手术前应建立通畅的外周血管通路,并仔细评估血容量状态。MMC常常导致大量液体丢失,除基础需要量外,晶体维持液中还应包括这些额外损失量。血糖需要监测并保持在正常范围内,因此补液中可能需要加入葡萄糖。MMC修补手术一般出血不多,除非需要翻转皮瓣缝合大的缺损,因此通常不需要建立动脉或中心静脉血管通路,但是应该建立两条通畅的外周血管通路。

麻醉诱导及插管时摆放患儿的体位有一定的难度,需要特别小心以防对MMC的包囊形成压迫或造成损伤。因此,插管可能需要在侧卧位下进行,或者将MMC的突出部分置于环形软垫的中空部分之后再将患儿转为平卧位。Chiari Ⅱ 畸形可能使颈髓或者脑干明显受压,窥喉和插管时颈部的后仰则进一步加剧这种压迫,在进行气道操作前,必须仔细斟酌这些问题,而MRI检查的结果则对了解脊髓和脑干的受压范围有帮助。

气管插管以后,患儿置于俯卧位,髋部和胸部垫高,垫高时需要注意避免对腹部形成压迫,以免影响呼吸或因硬膜外静脉淤血而增加术中出血量。麻醉维持可用吸入麻醉药并复合静脉阿片类药物。肌肉松弛药的使用应与外科医师协调,如果术者需要在术中使用神经刺激器,那么最好不要使用肌肉松弛药。为防止患儿在术中出现体温下降,术前就应维持体温于正常状态,还需要保持温暖的室温,并使用强制吹风加热毯。

如果患儿有呼吸道或呼吸中枢受累的症状,则术后不宜拔管,以便维持通畅的气道和足够的通气。如果没有,那么一般可以拔管,但术后也应密切观察,以防患儿出现呼吸暂停。有些医院在脊椎麻醉下进行MMC修补术,方法是直接在MMC包囊的骶侧注入高比重局部麻醉药( Viscomi等,2005 )。这种方法可以不用全身麻醉药或者气管插管,但是麻醉持续的时间有限,而且有"麻醉平面过高"的风险,所以目前还未被普遍接受。

## 总 结

1. MMC因胚胎发育到第3~4周时神经管关闭不全而发病,发病率约为1/2000活产婴儿。自病变部位以下的脊髓所支配的感觉和运动功能缺失,同时肠道和膀胱往往也出现功能障碍。

2. MMC患儿合并有Chiari Ⅱ畸形,后者使大多数MMC患儿出现脑积水。

3. MMC修补术(生后24~48小时)的麻醉需要关注合并症(先心病和有症状的Chiari Ⅱ畸形),操作体位,以及血容量的评估和补充。术后患儿有通气不足的风险。

4. 终其一生,MMC患儿往往需要多次手术治疗,对乳胶形成过敏的风险增加。

( 王 炫 译 )

# 注释参考文献

- **Gaskill A. Primary closure of open myelomeningocele.** *Neurosug Focus 2004;* **16: 1–4.**

A nice review of the neurosurgical technique for postnatal MMC repair. It is helpful for anesthesia providers to understand the phases of surgical care and the postoperative course.

- **Mitchell L, Adzick NS, Melchionne J, Pasquariello P, Sutton L, Whitehead A. Spina bifida.** *Lancet* **2004; 364, 1885–1895.**

A thorough review of MMC, including epidemiology, diagnosis, treatment, and prevention. If the reader were to pick one review article to read on MMC, this should be it.

- **Stevenson KL. Chiari II malformation: past, present and future.** *Neurosurg Focus* **2004; 16(2): E5.**

This is an informative review of Chiari II malformations, including an extensive explanation of the clinical complexity of presenting signs and symptoms. Multiple images illustrate the anatomic derangement found with Chiari II malformations.

# 延伸阅读

Adzick NS, Thom EA, Spong CY, et al.; the MOMS Investigators. A randomized trial of prenatal versus postnatal repair of myelomeningocele. *N Engl J Med* 2011; 364: 993–1004.

Bouchard S, Davey MG, Rintoul NE, Walsh DS, Rorke LB, Adzick NS. Correction of hindbrain herniation and anatomy of the vermis after in utero of myelomeningocele in sheep. *J Pediatr Surg* 2003; 38: 451–458.

Hirose S, Farmer D. Fetal surgery for myelomeningocele. *Clin Perinatol* 2009; 6(2): 431–438.

Meuli M, Meuli-Simmen C, Hutchins GM, Yingling CD, Timmel GB, Harrison MR, Adzick NS. In utero repair of experimental myelomeningocele saves neurologic function at birth. *J Pediatr Surg* 1996; 31: 397–402.

Rintoul NE, Sutton LN, Hubbard AM, Cohen B, Melchionno J, Pasquariello

P, Adzick NS. A new look at myelomeningoceles: functional level, shunting, and the implications for fetal intervention. *Pediatrics* 2002; 109, (3): 409–413.

Ritter S, Lloyd YT, Shaddy, RE, Minich LL. Are screening echocardiograms warranted for neonates with meningomyelocele? *Arch Pediatr Adolesc Med* 1999; 153: 1264–1266.

Sival DA, Begeer JH, Staal-Schreinemachers AL, Vos-Niel JM, Beekhuis JR, Prechtl HF. Perinatal motor behavior and neurological outcome in spina bifida aperta. *Early Hum Dev* 1997; 50: 27–37.

Viscomi CM, Abajian JC, Wald SL, Rathmell JP, Wilson JT. Spinal anesthesia for repair of meningomyelocele in neonates. *Anesth Analg* 1995; 81: 492–495.

# 第十二部分

区域麻醉和疼痛所面临的挑战

# 第五十七章　骶管和阴茎神经阻滞

Charles B. Eastwood, Kenneth R. Goldschneider

## 简　介

　　包皮环切术是一个普遍实施的手术。尽管在医学上常规行包皮环切术其必要性存有争议,该手术的常见适应证包括宗教信仰、父母倾向、保健意识、包茎和嵌顿包茎。对任一手术操作来说,充分的术后镇痛是一个非常值得考虑的事情。对于包皮环切术的不同镇痛方法选择,每一种都有潜在的危险和益处。

---
**学习目标**

1. 讨论包皮环切术后镇痛。
2. 了解有关骶管和阴茎神经阻滞的基本解剖知识和技术。
3. 识别骶管和阴茎神经阻滞潜在的风险和益处。
---

## 病例报告

　　男,2.5岁,拟行包皮环切术。他的父母说给他们的儿子提供卫生保健已经变得很困难,因为他在包皮回缩时越来越困难并且疼痛。他无过敏史,无手术史,其他都健康。他已经能走和跑,但还是不能自己控制大小便。体格检查示胫部、膝盖、前额有大量皮肤挫伤。脊柱检查显示有一骶骨韧窝,可被探测到盲端。无其他可见的皮肤异常。他的父母希望在手术后"不要使用强止痛药"。在对给予施行骶管阻滞的讨论期间,患儿父母对此表现出关注,因为他们邻居的小孩在儿科医师的常规检查中发现脊柱有一骶骨韧窝,后被诊断为脊髓束紧症脊髓栓系。麻醉诱导后,患儿在超声引导下行阴茎神经阻滞。手术结束到恢复室时,小孩需要对乙酰氨基酚(扑热息痛)和小剂量的芬太尼进行镇痛,出院回家后也给予对乙酰氨基酚(扑热息痛)继续进行镇痛。

# 讨　论

## 1. 骶骨韧窝的存在有什么临床意义?

这个患儿的体格检查显示存在一个"骶骨韧窝"。尽管这个异常可以见于超过4%的正常儿童,但研究发现该异常与脊髓束紧综合征(脊髓管闭合不全)有关。对脊柱闭合不全患者的其他皮肤征象包括覆盖的色素沉积改变、肥厚性增长、脂肪瘤、皮肤窦道、皮肤附属物以及血管瘤(Zywicke和Rozzelle,2011)。能够显著提示可能存在脊髓和(或)脊椎疾病的病史发现包括进展性的运动或感觉缺失,由于下肢协调功能差而导致运动困难、频繁摔倒,以及泌尿系统或肠道控制问题导致排便训练延迟或更新问题。有临床意义的一个或多个的病史或体格检查结果都应该使得麻醉医师考虑到采用非椎管内麻醉方法给予术后镇痛。因为脊髓束紧症可以导致延迟性但进展性的神经损害,骶管注射这样的操作可能会混淆这些变化的因果关系,对这些患者是相对禁忌证。阴茎神经阻滞和应用静脉镇痛药能够提供可行的、安全的选择。如果有迹象提示患儿可能患有脊髓束紧症,那么需要进行更进一步的病情检查,与儿科医师合作,应当与患儿的父母一起讨论病情。在本病例中的这个患儿,骶骨韧窝有一个显而易见的终端且没有相关的红斑。这种浅凹陷常与脊髓管闭合不全关系不大,唯一需要的干预措施就是再次确认。

## 2. 阴茎的神经支配是什么?

阴茎的神经支配来自于阴部神经( $S_2$~$S_4$ )和盆腔神经丛。绝大部分的阴茎感觉神经由阴部神经支配,该神经深入到Buck筋膜形成阴茎的背神经。阴茎的背神经侧向移行到阴茎表面,同时深部的背静脉和背动脉位于阴茎的背面走行。

## 3. 骶管和阴茎神经阻滞怎样实施?

骶管阻滞本质上是属于一种硬膜外阻滞,通常给予单次注射局部麻醉药,可以加或不加辅助药,将其注入硬膜外腔。将穿刺针穿过骶尾韧带到达硬膜外腔,该韧带在骶裂孔上面。骶管阻滞的解剖标志是髂后上棘( posterior superior iliac spines,PSIS),髂后上棘是形成向后凸出的等边三角形的底边,而三角形的顶点接近骶裂孔。位于三角形的下部顶端前面的正好是骶角,触摸起来像两个0.3~1cm的小突起。这些和尾骨一起,形成了一个小三角形,被尾骨骶尾膜所覆盖。为了进行骶管阻滞操作,患儿需侧卧位,膝盖尽量屈向胸部。经过体表标志和骶裂孔位置的确认后,用聚维酮碘或洗必泰进行皮肤消毒。对于任何椎管内阻滞,操作期间严格注意无菌技术是非常必要的。

不同的操作医师对骶管阻滞可能会选择不同的针头。当组织层被穿透时,短斜面的针头能提高突破的触觉,因此被倡导使用。其他有一部分人更愿选择静脉穿刺针穿刺置管行骶管阻滞,由于静脉穿刺针很难置入骨内间隙,因此可以减少潜在骨内注射大量局部麻醉药以及随之继发全身毒性反应的几率。置管技术的好处包括能够把导管留置在硬膜外腔,覆盖以消毒贴膜后,对较长手术患儿在其手术结束后可以再次注射给药,无需额外的穿刺操作。

当穿刺针在稍低于骶角处穿刺进皮肤后,针的斜面朝前,以45°角进入。这种进针的斜面方向理论上减少了刺穿骶骨皮质的可能性。随着骶尾膜的穿破,能够感觉到"落空感",针的角度要降至近似骶管的角度。进一步推进1~2mm后,置入针或套管。在整个过程中,针和套管的进入不应该有任何阻力;否则应怀疑穿刺针误入其他位置,需要退回针和套管;重新定位,整个步骤重新开始。

　　一根长度较短的无菌静脉注射延长管,被连接到含有骶管阻滞液体的注射器并加以管道预充,然后连接到穿刺针或套管。通常的做法是直接将注射器与针相连;然而,附加上延长管可以防止给药的那只手移动,以致穿刺针的深度和角度发生改变。注射器给药前回抽的目的是为了检查发现有无血液或脑脊液存在。回抽之后缓慢、分次注入阻滞药液,注药过程中重复回抽检查是否有血液和脑脊液。骶管阻滞的剂量传统上被认为最多不超过1ml/kg(取决于局部麻醉药的浓度和患儿的大小)。随着皮片被限制用于包皮环切术中(见上),0.5ml/kg通常就已经足够并将减少潜在的局部麻醉药毒性。肾上腺素往往添加到局部麻醉药中以便通过监测心电图(ECG)的变化用来提示有无血管内注射。一些其他方法可以被选择用以避免局部麻醉药血管内注射,因为麻醉状态下心电图的改变不完全可靠,并且较大剂量的骶管内血管收缩作用可能会影响到远端脊髓的血流,理论上有可能导致脊髓或神经根缺血性损伤。试验剂量后给予不添加肾上腺素的局部麻醉药是一个合理的妥协。一些不同的阴茎神经阻滞方法已见诸报道。阴茎背神经阻滞(dorsal penile nerve block,DPNB)操作是经由耻骨支下缘中线穿刺入针一定深度(0.5~1cm,取决于患儿的大小),当通过浅筋膜(Scarpa氏筋膜)的时候可以感觉针的突破感。穿刺针先以一定的角度朝向中线的一侧,然后再朝向另一侧。回抽后注入不加肾上腺素的局部麻醉药。出现任何注射的阻力时都应该重新定位穿刺针的位置,以避免损坏位于中线的神经血管束。虽然这种阻滞方法能覆盖大部分的阴茎支配神经,但它或许不能阻滞横向侧和腹侧区域的感觉神经。超声辅助似乎有助于提高阴茎神经阻滞的成功率,但其相关经验正在不断发展。环形阻滞(ring block)是环绕着阴茎根部皮下浸润局部麻醉药而产生阻滞作用。复合DPNB与环绕阴茎根部的不同位点局部麻醉药注射也已被报道。无论选择哪一种阴茎神经阻滞方法,必须注意使用不加肾上腺素的局部麻醉药液以避免因血管收缩引发阴茎缺血的风险。

### 4. 骶管阻滞和阴茎神经阻滞的潜在风险是什么?

任何涉及穿刺针穿刺的操作都有存在出血或感染的风险。所有神经周围的注射都有神经损伤的风险,尽管这些听起来似乎更像是理论性的而非实际的东西。大样本的回顾性调查研究表明,骶管注射后永久性神经损伤的风险非常小(如, Giaufre 等,1996; Llewellyn和Moriarty,2007)。骶管麻醉的风险具体包括硬膜外血肿或脓肿、硬膜外高位麻醉或全脊髓麻醉、硬脑膜穿破、穿刺后头痛和血管内或骨内注入大量的局部麻醉药和随后的全身毒性反应。关于对出血的风险评估,体格检查和询问病史时必须考虑到小孩的生长发展阶段。对本病例患儿,出现许多挫伤青紫是可以解释的,是由于活泼的刚学会走路的孩子经常摔倒导致,表明受伤的方式与向前运动(如果不稳定)是一致的。挫伤青紫如果出现在不是预料到的承受摔倒冲力的地方,如臀部、背部或腹部,同时伴有口腔清洁时发生出血,这些情况就需要更加的关注。

阴茎神经阻滞的风险包括血肿、血管内注射、阴茎局部缺血(如果使用肾上腺素)、感染和阻滞不全。尽管这些技术可能的并发症其变异性和严重程度有很大的不同,但主要不良事件还是罕见的。

由于并发症的罕见以及良好数据的缺乏,很难明确地说哪种阻滞有更高的风险,但一些问题可能影响一个人选择阻滞方法的决定。如果有理由怀疑脊柱畸形,那么阴茎神经阻滞则更好。如果可能除包皮环切术之外需要更大的覆盖范围(如疝修补术),选择骶管阻滞则更好。如果穿刺部位皮肤感染,则应当考虑更改区域麻醉方法;如果手术涉及阴茎底部或阴茎本身,暂时取消手术也是合乎规程。如果既往病史显示有明显的出血异常或正在使用抗凝剂对硬膜外镇痛来说是禁忌证。

### 5. 一种区域阻滞方法与其他方法相比就有明显的益处吗?

许多研究报道已经对包皮环切术后不同区域麻醉镇痛方法进行了比较。大多数都只涉及少量(大约50例)的患者。这些研究最一致的发现是不同方法其镇痛效应相似(术后即刻阶段均需要额外的镇痛),骶管和阴茎神经阻滞的镇痛持续时间为2~8小时。阴茎神经阻滞被报道有更多的技术操作失误,而骶管阻滞则有更高恶心、呕吐发生率、排尿延迟(8~9小时内解决)和运动阻滞导致延迟活动。对小的患儿来说,活动可能不是一个实际的问题,但对较大患儿,需要父母来搬动孩子这样的情况则可能使得趋向于选择阴茎神经阻滞的方法。

一项研究比较了包皮环切术新生儿给予DPNB、环阴茎根部阻滞和局部麻醉三种不同方法的效果,结果表明环阴茎根部阻滞能达到更完全的阴茎感觉阻滞(Irwin和Cheng,1996)。这项研究还发现,与安慰剂相比,任何提供局部麻醉的尝试均能有效地减轻婴儿的疼痛征象。除了镇痛方法的可操作性之外,还要考虑这两种区域镇痛的优缺点,需要的时候可以采用阴茎神经阻滞复合口服扑热息痛和非甾体类抗炎药,必要时额外口服阿片类药物。

骶管麻醉的一种特别优点是可以选择行连续硬膜外输注3%氯普鲁卡因(Henderson等,1993)或用罗哌卡因或布比卡因单剂量阻滞。这个技术使得像包皮环切术这样的操作无需全身麻醉就可以实施。葡萄糖橡皮奶头(dextrose pacifier)复合连续阻滞可以给小婴儿提供一个舒适的手术体验,尽管对稍大的婴儿和初学走路的孩子不是特别有效。

表57.1概括了骶管阻滞与阴茎神经阻滞用于包皮环切术术后镇痛的优缺点。

表57.1　骶管阻滞与阴茎神经阻滞对包皮环切术后镇痛的利弊

| 骶管阻滞 | | 阴茎神经阻滞（PNB） | |
|---|---|---|---|
| 优点 | 缺点 | 优点 | 缺点 |
| 减少阿片类药使用 | 持续时间有限 | 减少阿片类药使用 | 持续时间有限 |
| 提高患者或父母的满意度 | 与PNB相比风险几率增加 | 提高患者或父母的满意度 | 与骶管阻滞相比,失败率增加 |
| 无需全身麻醉下施行操作 | 与PNB相比恶心、呕吐发生率增加 | 恶心、呕吐减少 | 血肿风险 |
| | 运动和排尿延迟 | 早期运动和排尿 | |

## 总　结

1. 阴茎神经阻滞和骶管阻滞对包皮环切术疼痛都有效,相关数据更支持选择阴茎神经阻滞。

2. 患儿出现骶骨韧窝值得仔细的检查,但是存在骶骨韧窝并不都是骶管阻滞的禁忌证。

3. 当包皮环切术复合其他手术时,骶管阻滞优于阴茎阻滞。

（向　强　上官王宁　唐　媛　译）

## 注释参考文献

- Cyna AM, Middleton P. Caudal epidural block versus other methods of postoperative pain relief for circumcision in boys [review]. *Cochrane Library* 2009; Issue 4.

  A comprehensive, up-to-date review of the literature comparing caudal blockade to a variety of analgesic approaches for patients undergoing circumcision.

- Lander J, Brady-Fryer B, Metcalfe J B, Nazarali S, Muttitt S. Comparison of ring block, dorsal penile nerve block, and topical anesthesia for neonatal circumcision: a randomized controlled trial. *JAMA* 1997; 278(24): 2157–2162.

  A well-designed study comparing multiple approaches to anesthetizing the penis. An interesting (and controversial) aspect of this study is the inclusion of a placebo control group of patients.

## 延伸阅读

Giaufré E, Dalens B, Gombert A. Epidemiology and morbidity of regional anesthesia in children: a one-year prospective survey of the French-Language Society of Pediatric Anesthesiologists. *Anesth Analg* 1996; 83(5): 904–12.

Irwin MG, Cheng W. Comparison of subcutaneous ring block of the penis with caudal epidural block for post-circumcision analgesia in children. *Anaesth Intens Care* 1996; 24: 365–367.

Llewellyn N, Moriarty A. The national pediatric epidural audit. *Pediatr Anesth* 2007; 17(6): 520–533.

Margetts L, Carr A, McFadyen G, Lambert A. A comparison of caudal bupivacaine and ketamine with penile block for paediatric circumcision. *Eur J Anaesthesiol* 2008; 25: 1009–1013.

Sandeman DJ, Reiner D, Dilley AV, Bennett MH, Kelly KJ. A retrospective audit of three different regional anaesthesia techniques for circumcision in infants. *Anaesth Intens Care* 2010; 38: 519–524.

Weksler N, Atias I, Klein M, Rosenztsveig V, Ovadia L, Gurman GM. Is penile block better than caudal epidural block for postcircumcision analgesia? *J Anesth* 2005; 19: 36–39.

White J, Harrison B, Richmond P, Procter A, Curran J. Postoperative analgesia for circumcision. *Br Med J* 1983; 286: 1934.

Zywicke HA, Rozzelle CJ. Sacral dimples. *Pediatr Rev* 2011; 32:109–114.

# 第五十八章　新生儿硬膜外麻醉操作

David L. Moore, Kenneth R. Goldschneider

## 简　介

　　过去几十年我们已经逐渐意识到,在新生儿中使用阿片类药用于术后镇痛或许并不能带来最佳的转归。与此同时,现在已经逐渐增加区域阻滞技术用于新生儿的术后镇痛,特别是硬膜外麻醉。最常见的技术是通过骶管置管行硬膜外阻滞。骶管置管技术在理论上比经典的阻力消失技术更安全。

---

**学习目标**

1. 了解区域阻滞技术与静脉注射阿片类药相比用于新生儿术后镇痛的风险和益处。
2. 掌握通过骶管和腰椎路径的硬膜外置管技术。
3. 学习确认婴儿骶管导管准确定位的方法。

---

## 病例报告

　　女,7日龄,其母亲在妊娠20周时,胎儿被诊断为先天性肺性腺瘤样畸形,送往手术室拟$T_{6-7}$水平行右开胸术切除畸形。在顺利的麻醉诱导和气管插管之后,给予一个暂停( time out-手术切皮前核对时间点)以确认行硬膜外穿刺。患儿被放置于侧卧位,背部行无菌消毒,准备经骶管置入胸段硬膜外导管。从骶部穿刺点到预计的胸段位置（$T_{5-6}$）的距离被测量。18G的静脉穿刺针通过骶尾韧带进入硬膜外腔。负压回抽无血和脑脊液后，注射1ml 0.9%生理盐水预注感受最小阻力用于确认是否进入硬膜外腔。将20G的导管通过静脉套管针置入到达先前测量的长度。一旦放置完成，导管尖端位置通过透视检查确认。移除静脉套管后，穿刺点贴上敷贴，经导管单次给予0.1%布比卡因0.5ml/kg。手术开始平稳后，给予持续输注0.2mg/（kg·h）的布比卡因，一直持续到术后阶段。术毕，患儿拔除气管导管，术后阶段是平静和舒适的。硬膜外导管在术后第2日拔除。

# 讨　论

### 1. 婴儿行硬膜外镇痛的好处是什么？

施行胸外科手术的患者采用硬膜外镇痛被认为比静脉阿片类药镇痛具有更好的镇痛效果，术后通气功能改善，并发症发生率较少。与年长患者相比，新生儿和婴儿的呼吸储备较低，对吗啡的代谢能力下降，阿片类药镇痛容易导致婴儿镇静和呼吸抑制，通常需要术后呼吸支持。长期气管插管和机械通气可导致医源性疾病如声门下狭窄、呼吸机获得性肺炎和肺气压伤。此外，减少暴露于阿片类药可以减少尿潴留的机会，缩短术后肠梗阻时间，并允许婴儿足够清醒与父母产生更多的互动。另外，在一个其他方面健康的新生儿，硬膜外镇痛允许术后更快的气管拔管（Tobias等，1996）。如果小心地处理，采用硬膜外镇痛的婴儿可以由他们的父母抱着，这样能充分利用他们觉醒着的这段时间。

### 2. 硬膜外阻滞对婴儿有特殊的风险吗？

采用经骶管和下腰段途径的方法置入到胸段的硬膜外导管可以使得穿刺导致脊髓损伤的风险降至最低，通过低于脊髓圆锥（新生儿通常在$L_3$水平）的穿刺点穿刺置入。新生儿硬脑膜囊终止于$S_3$水平，所以这两种途径技术确实有硬脑膜穿破的风险。虽然目前为止这种技术尚未见有神经根损伤的报道，但硬膜外导管仍然必须小心地置入以避免损伤。

与较大儿童相比，出生后前6个月的婴儿其局部麻醉药的清除率较低。此外，婴儿血中白蛋白和α1-酸性糖蛋白水平较低，这两种蛋白质是血液中与局部麻醉药结合的主要物质。因此，年龄在6个月以下的患儿局部麻醉药的总剂量必须低于年龄较大的患者。布比卡因输注率不超过$0.25mg/(kg \cdot h)$该是安全的，尽管缺乏确切的数据。值得注意的是，布比卡因的血药水平已被发现在输注后24小时还是在增加，因此对心肺功能的监测至关重要，即使患者在术后即刻时期看起来很稳定。然而目前尚没有静脉注射脂肪乳剂用于复苏和治疗婴儿局部麻醉药中毒的相关报道，但我们或许可以预测，如果患儿发生惊厥、抽搐或局部麻醉药中毒心血管征象时是值得使用的。

2-氯普鲁卡因是一个较好的局部麻醉药替代选择，对婴儿也有作用。作为一种酯，它的半衰期很短，即使在胎儿血液中（Kuhnert等，1988），可以长时间输注而没有蓄积。硬膜外导管的尖端必须准确地放置在所需的节段，因为这个局部麻醉药通常单独输注而没有复合使用阿片类药辅助，所以就不会有阿片类复合使得麻醉节段超过范围的效应。

理论上经骶管麻醉时其感染的风险要比经腰段穿刺较高，因为发现经骶管置入的硬膜外导管比经腰段的导管其细菌种植率高。部分原因是由于接近肛门，但也可能由于维持无菌敷料干燥比较困难。粪便造成穿刺点的污染并不少见，如果发生这种情况就应该拔除硬膜外留置导管。

### 3. 婴儿胸段硬膜外腔放置导管有哪些替代技术？

在本案例分析中，我们采用了经骶管穿刺置入硬膜外导管至胸段水平的方法。这种方法的好处是可以利用众所周知的标记点-骶裂孔,该方法其实就是常见的骶管阻滞的一种延伸(Bosenberg等,1988)。可以用一根18G的静脉穿刺针套管置入骶管作为硬膜外导管的引导通路,虽然Crawford针也可以用来引导。硬膜外导管顺着套管置入,置管之前可以预先通过单次注射约1ml不含防腐剂的0.9%生理盐水以打开硬膜外腔,便于硬膜外导管顺利置入。该技术的缺点是穿刺点靠近肛门,靠近臀部褶皱使得术后维持无菌的条件受到限制。褶皱往往迫使敷贴中心脱离皮肤,使得尿液或粪便积在敷贴下面。这种情况限制了硬膜外导管可以在此处保留一定长的时间。

第二个方法对很多人来讲可能还不是太熟悉,但能够解决这些问题。这个方法就是改良泰勒(Taylor)技术-使用$L_5\sim S_1$间隙作为穿刺点(Gunter,2000)。这个点是脊柱中最大的间隙,采用不含防腐剂的0.9%生理盐水,依据阻力消失法可以很容易地穿刺置入18G的Crawford针。穿刺操作者应该知晓穿刺深度通常约1cm,较大儿童其韧带更为柔和,采用阻力消失法时需要一个谨慎的操作技术。进针的角度应该大约45°,朝向头侧进针,以允许硬膜外导管通过。一旦感到阻力消失,注入大约1ml的生理盐水以扩张硬膜外腔,然后硬膜外导管就可以顺着置入。对于经骶管的方法,硬膜外导管的置入应当很容易。置入过程中出现任何阻力都应该撤回导管,调整导管位置或患儿体位后重新置入(见下文)。尽管不是太熟悉,但这种技术很容易学会,可以使穿刺敷贴放置在臀部褶皱上方并且远离肛门。

对任何操作而言,都应当要遵守暂停点(也称为手术切皮前核对时间点)制度,就是操作开始前确认手术操作的正确性、设备的准确性、患者的正确性并处于最佳位置。这个过程对麻醉医师来说相对较新,但已成为普遍的做法,以避免错误部位的手术操作并确保所需的设备是可用的以及手术前准备工作已经做好。

## 4. 如果硬膜外导管不能置入,用什么技术来纠正这种情况?

硬膜外导管能容易地置入硬膜外腔以避免造成椎管内结构的创伤性损伤这一点很重要。表58.1列举出了一些硬膜外导管难以置入时的解决方法。对应用射线照相技术来说(见下文),X线透视检查最适合用于识别定位和导管的轨迹。通过一根Tuohy针拔出硬膜外导管通常不被采用,因为要冒着剪切掉部分导管的风险;然而,这种风险必须与重新置入穿刺针的风险进行权衡。

表58.1　对不能置入硬膜外导管的解决方案

**经腰段路径**

**置入即刻出现阻力**

小心地回退导管,注射1ml生理盐水以重新检测阻力消失并使硬膜外腔隙扩大;压低针使角度更尖锐,使导管轨迹与脊柱平行。

**延迟的阻力**

回退导管1cm,在置入推进的时候轻轻地转动导管以慢慢改变角度;通过重新摆放患儿的体位减少脊柱的弯曲;考虑透视检查确认轨迹并排除导管的卷缩。

**经骶管路径**

置入即刻的阻力

如果开始没有用管芯的话,那么使用一根管芯通一下;移除导管,注射1ml生理盐水确认低阻力并感觉套管针是否皮下放置以及使硬膜外腔扩张。

**延迟的阻力**

如果开始没有用管芯的话,那么使用一根管芯通一下;回撤导管1~2cm,旋转导管90°~180°,然后重新置入;考虑使用透视引导看是否有导管的卷曲;轻轻地弯曲或伸展患者的脊柱。

### 5. 有哪些选择可以确认导管尖端的位置？

骶管导管的准确定位无法保证（Valairucha等，2002）。现场实时的技术包括超声、透视和刺激。超声是一种快速的确认技术，又不致将患儿暴露于射线之下。但它仅适用于6个月以下的婴儿，原因是6个月之后脊柱棘突开始骨化，使可视化变得困难。若导管是不透射线的或者有导丝，透视也可确认置入的导管。去除导丝之后，小剂量神经兼容的放射对比剂可用于确认位置。此方法有使患者暴露于射线和便携式影像增强剂有效性的局限性。最后，刺激导管可引发导管置入位置相应脊髓水平的躯体运动。作为其次的安全监测，极低的刺激电流的需求则表明导管在鞘内。

放射影像可证实位置，但必须采用对神经安全的放射对比剂。还有，不透射线的导管或导丝有助于不用显影剂来证实导管的位置。放射影像可能有延迟，特别是导管位置不正确并需要重新调整再确认。

## 总　结

1. 婴儿经腰段（改良Taylor方法）和骶管路径方法置入硬膜外导管至胸段水平都是可行的。

2. 婴儿硬膜外持续输注的监测与观察延迟的局部麻醉药毒性反应方面的需要之间有所不同。

3. 导管位置的确认最好实时进行，可用透视、刺激或超声。

（向　强　上官王宁　唐　媛　译）

## 注释参考文献

- Bösenberg AT, Bland BA, Schulte-Steinberg O, Downing JW. Thoracic epidural anesthesia via caudal route in infants. *Anesthesiology* 1988; 69: 265–269.

  This is a landmark article in which the author demonstrates this technique.
- Bösenberg AT. Epidural analgesia for major neonatal surgery. *Paediatric Anaesthesia* 1998; 8:479–483.

  Bösenberg demonstrates that better postoperative respiratory function by way of epidurals leads to better surgical outcomes. His impetus for providing neuraxial analgesia was the lack of ventilators for his patients.
- Valairucha S, Seefelder C, Houck C. Thoracic epidural catheters placed by the caudal route in infants: the importance of radiographic confirmation. *Paediatr Anaesth* 2002; 12: 424–428.

  This report shows the large error rate in placement of these catheters, explaining the need to confirm the position of the catheter.

## 延伸阅读

Anand K. Pharmacological approaches to the management of pain in the neonatal intensive care unit. *J Perinatol* 2007; 27: S4–S11.

Flandin-Blety C, Barrier G. Accidents following extradural analgesia in children. The results of a retrospective study. *Paediatr Anaesth* 1995; 5(1): 41–46.

Gunter JB. Thoracic epidural anesthesia via the modified Taylor approach in infants. *Reg Anesth Pain Med* 2000; 25(6): 561–565.

Guruswamy V, Roberts S, Arnold P, Potter F. Anaesthetic management of a neonate with congenital cyst adenoid malformation. *Br J Anaesth* 2005; 95(2): 240–242.

Kuhnert BR, Kuhnert PM, Philipson EH, Syracuse CD, Kaine CJ, Yun CH. The half-life of 2-chloroprocaine. *Anesth Analg* 1986; 65(3): 273–278.

Tobias JD, Rasmussen GE, Holcomb GW 3rd, Brock JW 3rd, Morgan WM 3rd. Continuous caudal anaesthesia with chloroprocaine as an adjunct to general anaesthesia in neonates. *Can J Anaesth* 1996; 43(1): 69–72.

Tsui BC, Wagner A, Cave D, Kearney R. Thoracic and lumbar epidural analgesia via the caudal approach using electrical stimulation guidance in pediatric patients: a review of 289 patients. *Anesthesiology* 2004; 100(3): 683–689.

Willschke H, Bosenberg A, Marhofer P, Willschke J, Schwindt J, Weintraud M, Kapral S, Kettner S. Epidural catheter placement in neonates: Sonoanatomy and feasibility of ultrasonographic guidance in term and preterm neonates. *Reg Anesth Pain Med* 2007; 32(1): 34–40.

# 第五十九章 急性疼痛治疗

## Jason Chou, George Chalkiadis

## 简 介

在儿童急性疼痛治疗中,与年龄相适应的疼痛评估与治疗至关重要。疼痛评估应定期进行并清楚记录;如有疼痛必须治疗,并且常规复查。如果急性和术后环境中疼痛治疗不当,将会出现短期和长期后遗症。多模式镇痛是最有效的镇痛计划。本章重点讨论急性环境中的疼痛系统治疗。

---

**学习目标**

1. 知晓一些与儿童年龄相适应的疼痛评价工具。
2. 知晓与儿童年龄相适应的疼痛治疗的本质。
3. 了解阿片类药物、非甾体抗炎药和患者自控镇痛在儿童急性和术后疼痛治疗中的作用。

---

## 病例报告

7岁健康男性患儿,体重25kg,与兄弟在卧室内玩耍时从上铺摔落,右侧胫骨受伤。家长急送至急诊室。患儿主诉患肢剧烈疼痛。在分诊区,即紧急经鼻给予35μg芬太尼镇痛,同时手背涂抹局部麻醉药软膏。X线检查证实胫骨粉碎性骨折,需手术治疗。10分钟后,患儿再次接受疼痛评分,并再次接受芬太尼治疗。

在骨折开放复位内固定的手术中,外科医师询问术后镇痛计划,对术后使用患者自控镇痛泵不满意。术者担心阿片类药物可能掩盖骨筋膜室综合征的症状。同时,他还要求不得在术后给予患者非甾体类抗炎药镇痛。

# 讨　论

### 1. 如何在急诊室、麻醉后苏醒室及病房内评估患儿的疼痛?

良好的疼痛评估有利于早期认识到疼痛并给予有效治疗。它应该包括在与患儿和(或)家长、监护人的临床交谈和体格检查中,使用年龄和环境相关的疼痛强度测试工具。儿童疼痛评估包括以下三个基本途径:自述、观察或行为学以及生理学。语言自述是疼痛治疗的"金标准",应尽可能使用。儿童对疼痛的理解和描述能力随着年龄和认知能力增长而改变,而且可能受到一系列社会、文化和其他因素影响。因此,疼痛自述评测标准应与患儿的年龄和发育水平相适应。评估应由所有参与患儿诊治的医护人员进行,既常规进行又个体化施行。

疼痛自述通常适用于4岁以上患儿。此年龄段的儿童开始可以分辨"多"、"少"和"相同"的区别,并且可以使用以形象为基础的自述工具,例如OUCHER或者面容疼痛评分(图59.1)。如果患儿无法自述,可使用FLACC评分或CHEOPS评分。8岁以上患儿可使用0~100视觉类比评分或者0~10的数字等级评分。

### 2. 如何在急诊室内有效处理急性疼痛?

如患儿可疑骨折,在分诊区内阿片类药物使用越来越多,以提供及时的镇痛。进行X线检查常比体格检查或者打石膏更为疼痛。为了避免口服给药缓慢起效或静脉、肌内注射带来的不适,经鼻给予阿片类药物越来越流行。经鼻给予芬太尼

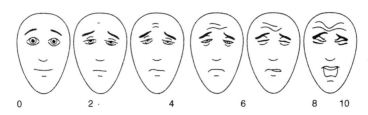

**图59.1　改良面容疼痛评分(数字不向患儿展示)**
此改良疼痛评分使用已由国际疼痛研究组织(IASP)
批准。未经批准,此图不能复制用于其他目的。

可提供与直肠给予吗啡类似的镇痛效果以及相似的不良反应
(Borland等,2007)。经鼻给药需要较大的剂量,因其生物利用
率较低。经鼻芬太尼在儿童可用于中至重度疼痛的初始镇痛,
或用于建立静脉通路前的疼痛诊疗过程中。禁忌证包括双侧
鼻腔阻塞或鼻出血。芬太尼通过黏膜雾化装置吸入(没有雾化
装置亦可滴鼻);总剂量分为两部分经双侧鼻腔给药。经鼻芬
太尼3~15分钟可起效。因此,二次给药可以在10分钟后进行。
此后如果仍需进一步镇痛,可以考虑其他形式或途径的镇痛方
式。0.2%~0.7%甲氧氟烷在有些国家可用于患者自控吸入,可
减少儿童严重外伤所致疼痛,但不良反应包括镇静和呕吐较为
常见。

　　建立静脉通路可引起儿童明显的不适。局部使用局部麻醉
药可减少注射痛和对建立静脉通路的焦虑,丁卡因比局部麻醉
药的低共熔混合物更有效,起效也更快。利多卡因电离子渗透
或压缩氮驱动冻干利多卡因给药装置则起效更快。氧化亚氮可
减轻疼痛和焦虑,但有恶心、呕吐的风险。联合使用局部麻醉药
和氧化亚氮比单用任何一种方法更有效(Hee等,2003)。

　　重要的非药物方法:例如转移注意、小心地放置体位和父
母的怀抱,都可以减轻年龄较大儿童的疼痛和焦虑,对年龄较小
的儿童也可减少家长能感知的痛苦。

### 3. 术后镇痛有什么选择？

　　静脉输注阿片类药物对任何年龄阶段的儿童都安全、有效。患者自控镇痛泵在5岁以上儿童可以使用，但需要家长谨慎选择、对患儿和家长宣教、合适的设备和训练有素的医护人员（包括监护和急性疼痛服务支持）。与持续静脉阿片类药物输注相比，患者自控镇痛泵可提供类似的镇痛效力和更大的剂量调节范围，但阿片类药物用量更大，皮肤瘙痒的发生率也更高（但其他阿片类药物相关的不良反应发生率没有区别）。患者自控镇痛泵通常使用吗啡。如果不良反应限制了吗啡的使用，氢化吗啡也是一种有效的替代选择；在发生肾损害（或吗啡相关不良反应）的患儿，芬太尼是另一个选择。恶心、呕吐较为常见（30%~45%），应预防性给予止吐药（如昂丹司琼或异丙嗪）。皮肤瘙痒用低剂量纳洛酮（阿片类拮抗药）来进行治疗效果最好，或者加用激动-拮抗剂混合制剂，如布托啡诺或纳布啡。

　　对乙酰氨基酚（扑热息痛）是一种有效的镇痛药，易耐受，因此术后可常规定期使用。它的另一个优势是有静脉制剂，适用于不能进行口服给药或者发生术后恶心呕吐的患者。

　　曲马多是另一种有效的术后镇痛药物，与阿片类药物的不良反应类似（如恶心呕吐、镇静和眩晕），便秘和瘙痒少见，呼吸抑制风险低。

### 4. 患者自控镇痛泵会掩盖发生骨筋膜室综合征的诊断吗？

　　有零星报道认为，患者自控镇痛泵减轻了疼痛可能会掩盖骨筋膜室综合征的诊断。疼痛是骨筋膜综合征最可靠（也是最早）的症状，应在静息状态下被动运动患肢肌肉来进行评价。如果患儿没有认知或语言表达能力来提供有意义的信息或对症状进行定位，诊断将更加困难。

目前的共识认为,镇痛掩盖外科并发症非常少见。只要常规进行高度敏感的监测和临床检查,作为早期敏感指标来监测疼痛评分和镇痛要求的改变(Yang和Cooper,2010),有效镇痛不会增加漏诊骨筋膜室综合征的风险。若患儿有发生骨筋膜综合征风险,出现了镇痛不足或者阿片类药物用量上升,应立刻进行骨科检查来排除这种极度危险的潜在并发症。

**5. 非甾体类药物在术后镇痛中扮演什么角色?非甾体抗炎药对骨融合有损害吗?**

作为多模式镇痛的一部分,非甾体类抗炎药提高镇痛质量,减少阿片类药物使用,特别是在联合使用对乙酰氨基酚时。短期使用非甾体类药物的不良反应和对乙酰氨基酚类似,但在严重哮喘和3个月以下婴儿应避免使用。

对骨融合的影响尚有争议,临床效应也未知。虽已有动物模型的报道,但是与人类的相关性仍不清楚。研究证据来源于对脊柱融合术后使用高剂量酮咯酸的回顾性研究,得出了不同的结论,目前为止尚无随机对照试验或前瞻性研究的证据。一个在儿童中进行的回顾性研究发现,对骨折复位术的术后并发症没有影响(Kay等,2010)。酮咯酸常被认为有害,但它不能代表非甾体类药物这一类,特别是在肠道外高剂量使用时。但非甾体类抗炎药有效地减少术后异位骨形成的并发症。它们不显著影响再骨折的风险。

# 总　结

1. 常规进行年龄和环境相适应的疼痛评估及测量是儿童疼痛治疗的重要组成部分。
2. 阿片类药物对治疗急性的、诊疗相关的和术后疼痛非常重要。多模式镇痛要求少用阿片类药物,而镇痛更完善,不良反应更少。同时还应该包括非药物治疗。

3.患者自控镇痛泵可提供有效的术后镇痛。对易发骨筋膜室综合征的患者行应严密监护并及时进行临床检查可及早发现这种严重的并发症。

4.缺乏有效证据证实非甾体类抗炎药对人类骨融合有损害,而短期使用非甾体类药物对镇痛的益处比这种理论上的风险更为重要。

(向 强 译)

## 注释参考文献

· Howard R, Carter B, Curry J, Morton N, Rivett K, Rose M, Tyrrell J, Walker S, Williams G; Association of Paediatric Anaesthetists of Great Britain and Ireland. Special issue: good practice in postoperative and procedural pain management. *Pediatr Anesth* 2008; 18 Suppl 1: 1–81.
Evidence-based article with recommendations on what constitutes good practice. Section 3, "Pain Assessment," and Section 5, "Postoperative Pain," are particularly pertinent.
· Macintyre PE, Schug SA, Scott DA, Visser EJ, Walker SM; APM: SE Working Group of the Australian and New Zealand College of Anaesthetists and Faculty of Pain Medicine. *Acute Pain Management: Scientific Evidence,* 3rd ed. Melbourne: ANZCA & FPM, 2010.
Definitive evidence-based book on acute pain management. Chapter 10 is dedicated to the assessment and management of acute pain in all settings in the pediatric patient.

# 延伸阅读

Babl FE, Jamison SR, Spicer M, Bernard S. Inhaled methoxyflurane as a prehospital analgesic in children. *Emerg Med Austral* 2006; 18(4): 404–410.

Borland M, Jacobs I, King B, O'Brien, D. A randomized controlled trial comparing intranasal fentanyl to intravenous morphine for managing acute pain in children in the emergency department. *Ann Emerg Med* 2007; 49(3): 335–340.

Bozkurt P. Use of tramadol in children. *Pediatr Anesth* 2005; 15(12): 1041–1047.

Hee HI, Goy RW, Ng AS. Effective reduction of anxiety and pain during venous cannulation in children: a comparison of analgesic efficacy conferred by nitrous oxide, EMLA and combination. *Paediatr Anaesth* 2003; 13(3): 210–216.

Hicks CL, von Baeyer CL, Spafford PA, van Korlaar I, Goodenough B. The Faces Pain Scale-Revised: toward a common metric in pediatric pain measurement. *Pain* 2001; 93(2): 173–183.

Kay RM, Directo MP, Leathers M, Myung K, Skaggs DL. Complications of ketorolac use in children undergoing operative fracture care. *J Pediatr Orthop* 2010; 30(7): 655–658.

Lejus C. What does analgesia mask? *Pediatr Anesth* 2004; 14: 622–624.

Yang J, Cooper MG. Compartment syndrome and patient-controlled analgesia in children: analgesic complication or early warning system? *Anaesth Intens Care* 2010; 38: 359–363.

# 第六十章 外周神经阻滞导管用于肢端手术

Elizabeth Prentice

## 简 介

连续外周神经阻滞（CPNB）可以提供良好的术后镇痛。许多成人的研究报道了CPNB的效果。虽然没有广泛地用于儿科，但有几项研究支持其运用。在有严重术后疼痛的单侧肢体手术后患者，CPNB能48~72小时提供镇痛。在儿科群体中下肢的手术比上肢更为常见，如马蹄内翻足修复术、截骨术或肉瘤切除术等。本章介绍了两例CPNB在术后镇痛的运用。

> **学习目标**
>
> 1. 复习坐骨神经和锁骨下臂丛神经的解剖和阻滞技术。
> 2. 评估坐骨神经和锁骨下臂丛神经阻滞的适应证和禁忌证。
> 3. 复习儿童外周神经导管的安全管理。

## 病例报告1：下肢CPNB

一位28kg，5岁的男孩欲行马蹄内翻足的再次矫治术。他有阻塞性睡眠呼吸暂停（OSA）病史，并在先前的扁桃体切除术后只得到部分改善；他的睡眠监测提示在中间的80秒有轻到中度的缺氧。他使用一个5cmH$_2$O的夜间连续气道正压通气。患儿在上次手术时,有苏醒延迟。他似乎对吗啡的镇静效果非常敏感。这个择期手术包括足部的双侧骨性切口。体格检查方面,他有单纯性肥胖(高114cm,体重指数21.5)而其他正常。他的母亲要求避免硬膜外麻醉,因为她曾因生产经历过一次痛苦的硬膜外麻醉。全身麻醉诱导后,在超声引导下置入坐骨神经阻滞导管于股骨中段水平。给予10ml 0.5%浓度的罗哌卡因并在术后2日以4ml/h速度持续注入0.2%浓度的罗哌卡因。除了在术后第一日足中部有轻微疼痛外,此阻滞在术后为患者提供了良好的镇痛。CPNB终止后给予乙酰氨基苯酚和曲马多口服。

## 病例报告2: 上肢CPNB

一个54kg,15岁的男孩患有左臂痛性包块。诊断为近肱骨处破坏性骨肉瘤。现正进行分期检查和活检及辅助性化疗。计划实行一次广泛的手术切除与金属假体重建术。他在上次活检后的12小时感到恶心。他的父亲曾在一次全膝关节重建术中接受过股部CPNB并希望类似的技术能用于儿子。手术切口将从三角肌下面延至近肘部。静脉诱导后,动脉置管并且在超声引导下用0.2ml/kg(11ml)0.5%罗哌卡因进行锁骨下臂丛神经阻滞。保留臂丛神经导管,在术中开始并在术后以7ml/h速度持续注入0.2%罗哌卡因。镇痛效果非常好。术后48小时试验性停止注药引起了严重的疼痛,口服对乙酰胺基酚(扑热息痛)和羟考酮不能得到控制。给予单次推注罗哌卡因同时又持续输注另一个48小时。注入。

# 讨　论

## 1. 病例1中缓解术后疼痛的选择有哪些?

镇痛的核心要么是静脉注射阿片类药物,要么是在术后几日使用区域阻滞技术。辅助给予例如对乙酰胺基酚和曲马多镇痛也是合适的。考虑到可能使骨延迟愈合,通常避免给予NSAIDs类药物。

阿片输注: 阿片类药物不良反应包括术后恶心、呕吐、嗜睡和呼吸抑制,而这些将导致患者的不适甚至意外,增加护理工作并延迟治愈。此患儿因其OSA病史将经历高风险的呼吸抑制,并因此需要在一个高度监护的观察室内护理。如果输入吗啡,则需减少剂量; 氯胺酮可作为部分的阿片类制剂被输注。7岁以上的患儿往往能使用患者自控镇痛(PCA)。

硬膜外导管: 包括截骨术在内的双侧多节段下肢手术通常采用连续硬膜外阻滞(CEB),其风险收益分析比起单侧手术更不确定。除了潜在的神经并发症,双侧阻滞是不必要的并因会导致尿潴留(20%发生率)而需留置导尿管。其母亲希望在此情况下避免使用硬膜外阻滞。

单次外周神经阻滞镇痛(SIPNB): 给予有时限的镇痛(8~12小时),除非已建立其他的阿片类药物的镇痛(输注或PCA),SIPNB在术后第一晚的阻滞作用逐渐消失会导致无法控制的疼痛。如此则阿片类药物的不良反应将无法避免。如果预计疼痛将持续较短时间,则SIPNB将是一个合理的选择。

CPNB: 对术后疼痛可能持续多日的患者行外周神经连续阻滞是不错的选择。在此病例中术后骨筋膜室综合征的发生可能性相对于股骨或胫骨病例要小得多,但需要采取预防措施以保证早期诊断(见问题2)。除了可避免使用阿片类药物,外周神经导管能提供有针对性的单侧阻滞,可以增强患者健肢活动。CPNB导管可以连接一个简单、便携式、轻质塑料的自动给药装置。

## 2. 在选择CPNB或CEB之前手术关注点是什么?

四肢手术可能会导致骨筋膜室综合征;关注点在于由于神经阻滞麻醉可能使此诊断延误。这是一个棘手的问题;疼痛在骨筋膜室综合征的诊断的重要性是有争议的。事实上几乎所有的镇痛方式均被认为可能会延误骨筋膜室综合征的诊断。然而,报告通常将镇痛归结为其诱因而非延误诊断的相关因素。大部分临床医生都将接受这样的观点,除了保持术后警觉性,别无他法。训练有素的人员必须在病房护理导管(见问题8)。与外科医生交流手术的细节问题并制定一个合理的风险效益分析是必需的。避免使用稀释的局部麻醉药引发广泛运动神经阻滞以便问题的早期发现(Mar等,2009)。

## 3. 支配足部的感觉的主要是什么神经?

坐骨神经和股神经的分支最终支配足部。股神经支配小部分皮肤,前述病例1中大部分手术区域由坐骨神经支配。

## 4. 坐骨神经的走向是什么?

它起源于腰骶丛($L_4$~$S_3$)并沿着胫骨和腓总神经包绕在一个共同的纤维鞘内,通过坐骨大孔离开盆骨后壁并进入臀部向中央延伸通过坐骨结节和股骨大转子之间,然后垂直向下到腿后部中线。坐骨神经能在这里的任何阶段分为两个部分,但更为常见的是在腘窝的顶点进行分支。胫神经分支支配脚掌而腓总神经支配足背。

## 5. 三点定位超声引导下坐骨神经阻滞是什么?

麻醉后的患者置于半俯卧位的"Sims"体位,腿被固定在最上面。

　　腘水平：放置一个高频（＞7MHz）探头横向于腘窝中点并找到腘动脉。在腘水平，此神经常分为腓总神经和胫神经两个分支。向头侧移动探头，两条神经的结合处便可识别出坐骨神经。神经在动脉的后侧方（浅表处）。这将是一个高回声结构（白色），并常常可见肌束。实用技巧：使用彩色血流找到动脉。如果动脉不清晰，可横向或向中间移动探头以减少膝关节周围肌腱的干扰。

　　大腿中部水平：坐骨神经位于股二头肌肌腹的深处（侧面）和半肌腱和半膜肌肌肉（中部）。实用技巧：为确定结构，90°旋转探头至长轴（LAX）；坐骨神经可见为一管状的"绑带"。

　　臀肌下水平：定位探头横向于坐骨结节与大转子之间的臀下折痕处。坐骨神经被视为在接近二头肌长头下一扁椭圆或三角形高回声结构（图60.1和图60.2）。

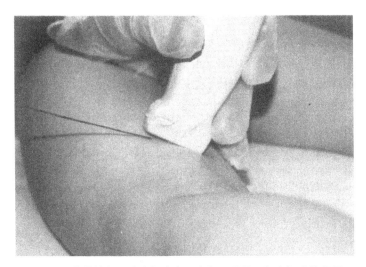

图60.1　坐骨神经阻滞途径中大腿中部阻滞针和超声探头的位置

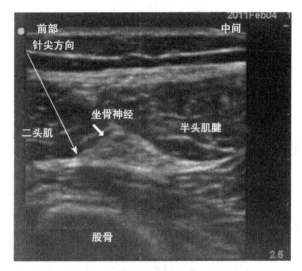

图60.2 坐骨神经阻滞途径大腿中部的超声影像

### 6. 针头如何被超声探头引导下定向？

超声探头横向放置在长轴,给予一个坐骨神经的短轴视角。抬高针尖从探头侧面水平进针并向神经中部推进。曾被麻醉学者认为具有里程碑意义的"平面外"(OOP)技术可能更依靠直觉,然而超声引导下平面内(IP)方法能连续地观察针头。它更能简单地提供可视化的导管尖端并提供更长的皮下通道以固定导管。

### 7. 如何操作用超声引导插入一个神经导管？

需要三只手进行操作:一个用于进针,一个操作探头,一个用于置入导管。这个程序在有一名助手时要容易得多,虽然也可由单人完成,即在进导管时将探头放在一边。用SAX IP的方法,引导针与神经长轴呈90°放置,所以导管需向前不超过针尖1cm以避免从神经移位。若用SAX OOP方法,导管可超过神经。

市售CPNB包通常包括一个18号或19号的Tuohy-tip针；这些针不能穿透神经并在超声中高度可视。一个标准的硬膜外包也同样可以使用，然而CPNB导管的多孔末端能提供更好的局部麻醉药分布。

## 8. 局部麻醉药的种类和剂量

常使用左旋布比卡因和罗哌卡因。初始剂量为0.3ml/kg左右以确保神经周围良好的扩散。例如，一个28kg的小孩进行单次阻滞，给予0.3ml/kg的0.5%的左旋布比卡因（总量$0.3 \times 5=39mg=1.5mg/kg$）。若有超声引导下可视扩散程度，可根据需要减少用量。左旋布比卡因和罗哌卡因的最大安全剂量为2.5mg/kg。输注0.1~0.2ml/kg的0.125%或0.2%的罗哌卡因溶液能产生良好的镇痛效果并避免严重的运动阻滞；自主的肢体运动可避免区域压力并作为重要术后评估手段。

## 9. 病例2为什么选择锁骨下阻滞？它是如何实施的？

锁骨下区域为置管提供良好的解剖定位点；它为手术部位提供可靠的阻滞，神经丛的位置深意味着导管在出锁骨下的胸壁前能安全地被包埋。相比较于肌间沟阻滞，可避免膈神经阻滞。

儿童的锁骨下阻滞需在仰卧位下将患儿患侧手臂放在身体侧边并充分隔开进行。将一10MHz的线性探头于矢面放置在锁骨下内侧喙突下。此点接近于肩部和胸骨上切迹的中点。三条臂丛神经的显示为高回声的圆形结构；它们位于锁骨下动脉周围：后索较深，侧索在锁骨旁，内侧索在动脉和静脉之间。在血管的后尾方可见胸膜。插入一根18号80mm的TUOHY-TIP针并定位于锁骨下动脉后，避开后索。抽负压，注入0.2ml/kg的0.5%罗哌卡因。可见一马蹄型的局部麻醉模式。将一20号导管超过针端15mm置入。通过导管另外给予0.1ml/kg 0.5%罗哌卡因以确定定位。去除穿刺针并固定导管。

## 10. 在病房如何监护神经导管？

护理人员需训练如何护理带有CPNC的患者。定期评估和记录镇痛效果，运动阻滞程度和局部麻醉的不良反应（生命体征）是必要的。输液需要检查不正确的用药及药物的错误。检查导管位置是否脱出、渗漏及感染。肢体需要定期评估是否肿胀或神经血管损伤。作为医学综述，对不良事件管理和发生的明确指导是需要的。

## 总 结

1. 许多人将CPNB作为为单侧肢体手术提供术后镇痛的金标准；然而，穿刺前审慎的风险-效益评估是重要的。

2. 护理人员需被训练为进行CPNB的患儿进行正确的评估。

3. 超声提高成功阻滞的稳定性。它同样能减少局部麻醉药的用量。

（向 强 译）

## 注释参考文献

· Lonnqvist PA. Is ultrasound guidance mandatory when performing pediatric regional anesthesia? *Curr Opin Anesthesiol* 2010; 23(3): 337–341.
    Very good review appraising the use of ultrasound for regional blocks in children.
· Rochette A, Dadure C, Raux O, Capdevila X. Changing trends in pediatric regional anesthetic practice in recent years. *Curr Opin Anesthesiol* 2009; 22(3): 374–377.

Good overview of this rapidly changing subspecialty.

- **Rochette A, Dadure C, Raux O, Capdevila X. Continuous epidural block versus continuous popliteal nerve block for postoperative pain relief after major podiatric surgery in children: a prospective, comparative randomized study.** *Anesth Analg* **2006; 102: 744-749.**

  Good practical descriptions of the blocks covered in this chapter.

# 延伸阅读

Dadure CS, Bringuier S, Raux O, Rochette A, Troncin R, Canaud N, Lubrano-Lavadera JF, Capdevila X. Continuous peripheral nerve blocks for postoperative analgesia in children: feasibility and side effects in a cohort study of 339 catheters. *Can J Anesth* 2009; 56(11): 843-850.

Gonano C, Kettner SC, Ernstbrunner M, Schebesta K, Chiari A, Marhofer P. Comparison of economical aspects of interscalene brachial plexus blockade and general anaesthesia for arthroscopic shoulder surgery. *Br J Anaesth* 2009; 103(3): 428-433.

Mar GJ, Barrington MJ, McGuirk BR. Acute compartment syndrome of the lower limb and the effect of postoperative analgesia on diagnosis. *Br J Anaesth* 2009; 102(1): 3-11.

Oberndorfer UP, Marhofer P, Bosenberg A, Willschke H, Felfernig M, Weintraud M, Kapral S, Kettner SC. Ultrasonographic guidance for sciatic and femoral nerve blocks in children. *Br J Anaesth* 2007; 98(6): 797-801.

van Geffen GJ, Gielen M. Ultrasound-guided subgluteal sciatic nerve blocks with stimulating catheters in children: a descriptive study. *Anesth Analg* 2006; 103(2): 328-333.

# 第六十一章　急诊科的复杂区域疼痛综合征

Gillian R. Lauder

## 简　介

持续慢性疼痛的急性发作可以看作是一种可诊断的临床困境。慢性疼痛的患儿需要一个跨学科的方法来评估和治疗。而且,孩子必须能够积极参与治疗。当这种方法不奏效,或是受累区域出现急性创伤时,急诊科慢性疼痛的患儿可呈现极度疼痛。急症健康护理专业人员可能发现采用标准镇痛药物治疗已经无法缓解疼痛强度。镇痛的手段需要谨慎的临床管理和对疼痛持续监管的慢性疼痛团队的合作。

---

**学习目标**

1. 明确慢性疼痛是一种生物–心理–社会问题,需要跨学科的方法来管理。
2. 从既往史和体检来确定关键特性,以确定急性疼痛加重的性质。
3. 在等待后续慢性疼痛治疗团队时对在急诊科环境中的疼痛治疗手段有足够的认识。

---

# 病例报告

Samantha是一个12岁，体重35kg，既往患有左足复杂区域疼痛综合征（CRPS）的女孩。她因左足剧烈疼痛（9/10）来到急诊科。Samantha自述今晚脚撞到餐桌，立即引发左足剧烈疼痛。她的CRPS发病于3个月前：在体操练习时她的脚踝轻微扭伤后，突然发展到左足后跟疼痛。疼痛超过2天，进展到她无法承重；然后发展为左足出现紫色斑点和感觉发冷，并无炎症、骨科、血栓形成或其他神经学的病因。骨骼扫描显示左脚有延迟摄入骨显像剂，MRI显示左足后骨髓液体含量增加。她的医师把100mg每日3次的加巴喷丁处方量增加到200mg每日3次。由于家里只有简单的镇痛药物可以使用，她不得不使用拐杖移动。她已经不能承重，不能接受常规的物理治疗，且由于疲劳和疼痛不能去学校。简单的镇痛药已经无效，而可待因和曲马多导致她出现恶心和呕吐。加巴喷丁最初能够改善疼痛，但这种效应在减弱。除此之外，她没有服用其他药物，亦无既往病史。

目前她的足后跟疼痛是一种持续烧灼感，一直伴随刺痛达她的膝盖；随着皮肤颜色和温度的变化，疼痛的强度也发生改变。疼痛可因轻微触碰（例如穿袜子），承重和把脚放在一个被动体位而加重。没有其他缓解因素。疼痛夜间加重，从接触毯子和复发性剧痛来源的疼痛导致很难入睡。Samantha的食欲、驱动力、精力、情感和饮食行为是正常的。通过测试发现，Samantha性格愉快和活跃。无发热，生命体征稳定。没有瘀伤、裂伤和肿胀；然而，当她把脚悬于某一个被动体位时，脚呈现斑点。她的左腿远端颜色较右侧加深，且轻触左脚跟引起剧烈疼痛，限制了体格检查。走动时，她把重力放在左脚前一半，而不是脚跟。她的足部X线显示正常。静脉给予18mg酮咯酸，口服对乙酰氨基酚(扑热息痛)( 500mg),口服可乐定( 40μg )30分钟后达到缓解效果。与慢性疼痛的管理团队( CPMT )讨论后,给她安排了一个一周内在一个疼痛诊所门诊的预约,届时她将由一名物理治疗师、一名心理学家和一名疼痛医师和护士组成的跨学科团队接诊。她的出院带药是加巴喷丁300mg,一日3次,睡前阿米替林10mg,睡前褪黑素3mg,每日一次5%利多卡因透皮贴。

# 讨　论

### 1. 什么是CRPS？

　　CRPS是一种发生在周围神经和中枢神经系统的病理生理变化最终造成严重疼痛的异常状况。这种疼痛常伴随触摸痛(疼痛来源于一般情况下不会引起疼痛的刺激),痛觉过敏(对疼痛刺激大于正常灵敏度或疼痛阈值降低),异常汗腺分泌活动,受疼痛影响出现指甲、骨骼、头发的变化。然而,不同患者间的症状不同,同一个体的症状也随时间而变化。具体的诊断标准现在正在完善( Harden等,2007 )。儿童CRPS可能发生于创伤后,但常常不伴随诱发事件。CRPS疼痛是神经病理性疼痛(刺痛或灼痛),常对针对伤害性疼痛或炎性疼痛的药物无效。疼痛与激发事件不成比例。只有排除其他导致疼痛的程度和功能紊乱的情况,才能做出CRPS的诊断。

### 2. CRPS长期治疗的策略是什么？

　　理想情况下,CRPS和慢性疼痛由跨学科团队来治疗,后者应包括儿童和家庭,家庭医师,理疗师,心理学家,疼痛医师,疼痛护士,药剂师和专业治疗师。跨学科团队制定一个自我治疗的方案,让患儿去控制他们的症状和逐日改善身心社会功能

（例如，一个着重于睡眠、饮食、体力活动,情绪、社会和学校功能的功能康复方法）。疼痛和疼痛的后果,如失眠或焦虑,都能使用多种疗法来治疗（表61.1）。这些包括有节律的体育活动、心理支持和结合医疗干预的心理疗法（药物治疗或介入阻滞）。改善CRPS患儿疼痛和功能的主要方式是物理治疗。成功的关键是进行适度的干预,教育患儿和家庭成员（Lauder 和Massey,2010）,并且小组成员之间更好地进行交流。这种跨学科方法已被证明对儿童慢性疼痛是有效的（Eccleston等,2003; Lee等,2002; Maynard等,2010; Sherry等,1999）。

表61.1　CRPS患儿的药物选择

| 药物 | 特征 |
| --- | --- |
| 加巴喷丁 | 功能: 结合中枢神经系统电压依赖性钙离子通道α-2-δ亚单位<br>代谢: 无; 肾排泄<br>药物相互作用: 无; 对肝微粒体酶无作用<br>副作用: 嗜睡、眩晕、外周水肿,体重增加,情绪波动（包括自杀意念）<br>评价: 有戒断综合征,应该脱离 |
| 普瑞巴林 | 功能,代谢,药物相互作用,副作用,戒断综合征: 同加巴喷丁<br>剂量: 一日2次或一日3次<br>评价: 滴定速度超过加巴喷丁 |
| 阿米替林 | 功能: 防止5-羟色胺和去甲肾上腺素再摄取<br>代谢: 肝脏,酶的功能受遗传方差<br>药物相互作用: 多样的, CYP 2D6（例如SSRIs）抑制剂,延长心脏QTc间期<br>不良反应: 镇静,口干,视力模糊,体重增加,直立性低血压,延长QTc间期<br>评价: 开始TCA治疗前强烈推荐做心电图。去甲阿米替林,较弱镇静作用,多虑少抗胆碱能。应该放弃使用 |

续表

| 药物 | 特征 |
|------|------|
| 5%利多卡因局部贴剂 | 功能: 阻断受损神经处调节钠通道受体<br>代谢: 不详, 吸收可忽略不计<br>药物相互作用: 不详, 吸收可忽略不计<br>不良反应: 轻度皮肤反应<br>评价: 对范围非常有限的CRPS疼痛有效 |
| 曲马多 | 功能: 弱μ阿片受体激动剂, 也抑制脊髓5-羟色胺释放和去甲肾上腺素再摄取<br>代谢: 前体药物。依赖肝微粒体酶: 因此, 个体性、遗传变异性<br>药物相互作用: 多重性, 尤其是抑制细胞色素P450系统, 5-羟色胺抑制剂<br>不良反应: 恶心、呕吐<br>评价: 5-羟色胺的可能毒性, 特别是和SSRIs、SNRTs、MAOIs或TCAs同用。有肾损害, 建议减量 |
| 阿片类 | 功能: 主要是μ受体拮抗剂<br>代谢: 肝<br>药物相互作用: 添加了镇静药物, 酒精<br>不良反应: 镇静, 恶心, 便秘, 瘙痒<br>评价: 有助于物理疗法, 很少长期使用 |
| 可乐定 | 功能: 选择性$\alpha_2$肾上腺素能受体激动剂, 镇痛、镇静、抗焦虑, 心血管效应<br>代谢: 肝和肾(大约50:50)<br>药物相互作用: β受体阻滞剂, 三环类抗抑郁药<br>不良反应: 镇静, 口干, 低血压<br>评价: 有效的辅助用药, 可作为阿片替代药物 |

注意: 使用加巴喷丁和普瑞巴林联合治疗, TCA似乎比单用物理疗法更有效

　　找到适合不同个体患儿的方法有赖于病史和检查中发现的证据, 以及疼痛团队的专业意见(Berde和Lebel, 2005)。重要

的是尽量保持事情简单化,二是以循序渐进的方式调整治疗措施。好转可能需要数周或数月;有些人可能又回到最初的疼痛;有些人可能会伴随持续的疼痛问题直到成年。由于CRPS自身复杂的性质,想要通过合适的治疗来改善病情,急诊科显然不是一个合适的地方,进行制度的改革还有待时日。

### 3. 在急诊科要考虑的主要问题是什么?

需要一份详尽的病史和检查,排除疼痛加重的急性可治疗因素,来确诊CRPS。在这个评估中,承认并相信孩子有疼痛。除了疼痛应明确其他在影响孩子的生活的因素,包括情绪改变或睡眠差,据此制定出院带药。用一种冷静的方式和患儿或家长解释为何严重疼痛持续3个月。注意确保你使用的语言不会贬低孩子,或是传达侮辱含义。制定跨学科研究方法来管理这些条件。解释说明理疗师主要的治疗方法,可用来改善疼痛区域的功能。阐明药物治疗的目的是提供一些镇痛药物,保持物理疗法,而不是提供一个完全无痛的状态。药物使用必须个体化。首先使用简单药物的多通道治疗是一个合适的方法。给孩子安排一个随访,因此需要CPMT组织跨学科管理。尽可能避免"医学化"和准入限制。然而这在非常忙碌的急诊科或许不太可能,简要的准入制度仍是必需的,从而提供镇痛并且制订一个治疗计划。

### 4. 介入阻滞应该在急诊科进行吗?

介入阻滞不应该看作是减少疼痛的魔杖,而应作为促进规律的物理治疗和改善功能的一种手段。急诊科不是以此为目的的场所。CRPS病理生理学变化存在于外周及中枢神经系统,因此针对外周和(或)脊髓的神经阻滞可能对缓解疼痛没有效果。如果有证据表明疼痛是由交感神经介导和维持的,执行交感神经阻滞可能是适当的。然而急诊科不是进行神经阻滞的理想场所,这

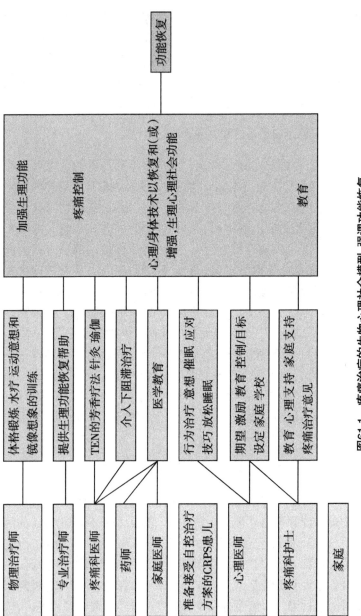

图61.1　疼痛治疗的生物心理社会模型，强调功能恢复

需要一定的专业技术、准备、设备和后续处理。如果认为交感神经或其他阻滞有效,可以将患儿转诊给擅长这种儿童专业技术的医师。

**5. 在急诊科开始的药物治疗,有哪些选择?**

急诊的药物治疗目的是提供足够的舒适度从而使患儿可以出院及防止患儿再次发病进入急诊科治疗或是得不到住院治疗。不幸的是,目前发表的支持CRPS患儿特异性药物治疗的证据非常有限,治疗推荐方案主要来自于成人研究,儿童个案报道,专家意见及来自疼痛科医师或疼痛治疗小组对小儿的经验(Berde和Lebel,2005)。简单的药物治疗和阿片药物可能对于合并感染或创伤因素的急性渐进性疼痛有效,但对CRPS疼痛可能效果欠佳。表61.1总结了在急诊科开始的用于治疗儿童CRPS的一些药物。

# 总 结

1. 对于有复杂需求的患儿,CRPS的适宜治疗需要全面的病史和体格检查。

2. 在急诊科对这些患儿的急性期治疗需要合适药物滴定治疗达到舒适的效果。

3. 只要可能,应该让患儿出院,同时制订一个合适的长期治疗计划,包括足够的药物治疗以帮助控制患儿的症状直到他们能够加入慢性疼痛治疗小组。

(向 强 译)

## 注释参考文献

- Berde CB, Lebel A. Complex regional pain syndromes in children and adolescents. *Anesthesiology* 2005; 102(2): 252–255.

  A good overview on CRPS; includes the differences between the condition in children/adolescents and adults. Also critically appraises the evidence for modalities of treatment, including intravenous regional blockade and continuous nerve blocks.
- Harden RN, Bruehl S, Stanton-Hicks M, Wilson PR. Proposed new diagnostic criteria for complex regional pain syndrome. *Pain Med* 2007; 8: 326–331.

  Clarifies the diagnostic criteria for CRPS.
- Lauder GR, Massey R. *Complex Regional Pain Syndrome (CRPS) Explained. For Teenagers by Teenagers.* Bloomington, IL: Xlibris Publishing, 2010.

  Book recently written for teenagers with CRPS. A good source of education specifically intended for these patients.

## 延伸阅读

Eccleston C, Malleson PN, Clinch J, Connell Sourbut C. Chronic pain in adolescents: evaluation of a program of interdisciplinary cognitive behavior therapy (ICBT). *Arch Dis Child* 2003; 88: 881–885.

Gilron I, Bailey JM, Tu D, Holden RR, Jackson AC, Houlden RL. Nortriptyline and gabapentin, alone and in combination for neuropathic pain: a double-blind, randomised controlled crossover trial. *Lancet* 2009; 374(9697): 1252–1261.

Hoebert M, van der Heijden KB, van Geijlswijk IM, Smits MG. Long-term follow-up of melatonin treatment in children with ADHD and chronic sleep onset insomnia. *J Pineal Res* 2009; 47(1): 1–7.

Khaliq W, Alam S, Puri N. Topical lidocaine for treatment of postherpetic neuralgia, *Cochrane Database Syst Rev* 2007; 18:CD004846.

Lee BH, Scharff L, Sethna NF, et al. Physical therapy and cognitive behavioral treatment for complex regional pain syndromes. *J Pediat* 2002; 140: 135–140.

Maynard CS, Amari A, Wieczorek B, Christensen JR, Slifer KJ. Interdisciplinary behavioral rehabilitation of pediatric pain-associated disability: a retrospective review of an inpatient treatment protocol. *J Pediatr Psychol* 2010; 35(2): 128–137.

Perry TL. *Neurontin: Clinical pharmacologic opinion of Dr. Thomas L. Perry.* Accessed Feb. 10, 2011. http://dida.library.ucsf.edu/pdf/oxx18p10.

Sherry DD, Wallace CA, Kelley C, Kidder M, Sapp L. Short- and long-term outcomes of children with CRPS type 1 treated with exercise therapy. *Clin J Pain* 1999; 15: 218–223.

# 第十三部分

---

## 儿童综合征的挑战

# 第六十二章　唐氏综合征

Brica P. Lin，James P. Spaeth

## 简　介

21-三体或唐氏综合征是人类最常见的染色体疾病，占出生比例的1：700。因为与先天性发育异常有关，所以有这种综合征的儿童常常存在与全身麻醉有关的外科疾病。麻醉医师需要了解它并做好围术期治疗。

---

**学习目标**

1. 熟悉唐氏综合征患者的临床表现。
2. 了解唐氏综合征要面临的问题：气道困难、颈椎的不稳定和先天性心脏病。
3. 明白使用全身麻醉的问题：从术前评估开始到术后护理。

---

## 病例报告

2岁唐氏综合征男孩行双侧鼓膜切开、鼓室置管术和腺样体切除术。患儿足月出生顺产曾行房室通道缺损修补术。4天前完成了中耳炎的抗生素治疗过程。父母说他在睡觉时打呼噜并有5~10秒的呼吸暂停。患儿有典型的唐氏面容包括张口呼吸，舌体大。查体基本正常，没有拍颈椎片。

患儿使用吸入全身麻醉，使用吸氧气、笑气和七氟烷，麻醉诱导时发生了气道梗阻,但可通过使用托下颌和放置口咽通气道方法来解决。然而,他的心率最低下降到40次/分,停止吸入笑气和七氟烷,立即施行心肺复苏,启动急救呼叫系统。患儿的血压48/24mmHg,给予肌内注射阿托品10μg/kg。右手腕建立静脉。心动过缓和低血压持续存在(收缩压30mmHg),虽然再次静脉给予阿托品,但是股动脉波动消失,迅速给予肾上腺素1μg/kg纠正血流动力学变化。

在置入喉镜时要避免颈部的过度伸展,插入3.5mm气管插管。麻醉维持使用氧气、空气和七氟烷。耳鼻喉科医师行腺样体切除术时没有悬吊,平稳地完成了手术。术后镇痛直肠给予乙酰氨基酚(paracetamol)30mg/kg以及芬太尼1μg/kg。患儿清醒拔管,在PACU的恢复中发生了气道梗阻,持续性的低氧血症。于是送到ICU进一步观察治疗。

# 讨　论

## 1. 唐氏综合征的临床特征是什么?

唐氏综合征的患者通常有特殊面容,短头畸形、扁鼻梁、内眦赘皮畸形,虹膜上有Brushfield斑。他们的手呈通关手,小指的中间指骨发育不良。拇趾与第二趾指间距大,关节呈多活动性,肌张力下降。智力发育障碍,短身材和肥胖。

表62.1列举了唐氏综合征的麻醉要点。

表62.1　唐氏综合征的系统问题

| 系统 | 病理生理 | 麻醉的问题 |
|---|---|---|
| 心脏 | 先天性心脏病<br>肺高压 | 1. 仔细地术前评估<br>2. 根据患者的心肺功能设计麻醉方案<br>3. 预防亚急性心内膜炎 |

续表

| 系统 | 病理生理 | 麻醉的问题 |
|---|---|---|
| 气道/肺 | 鼻咽狭窄、半脸发育不良、小颌畸形、腺样体和扁桃体肥大、反复呼吸道感染、声门下狭窄、睡眠窒息 | 1. 容易发生气道梗阻<br>2. 使用正常尺寸的气管插管（可以小一些），保持些漏气<br>3. 尽可能"清醒"拔管<br>4. 术后监护方案中的气道/肺因素 |
| 神经方面 | 认知缺陷<br>张力减退 | 1. 合作和评估受限<br>2. 镇静/麻醉时气道反应减退 |
| 骨骼肌肉方面 | 寰椎不稳定<br>枕骨不稳定 | 1. 仔细地术前评估<br>2. 在喉镜插管和术中摆体位时避免颈部过伸/弯曲/旋转 |

**2. 这类患者的气道如何受影响，气管内插管的大小如何受影响?**

在上气道，鼻咽部通常是窄的，通常有一侧面部发育不良、巨舌、扁桃体和腺样体肥大，大舌头一般都是阻塞于口咽和下咽水平，使梗阻性睡眠窒息上升率达到63%~79%。这类患者的父母否认他们有睡眠问题，但是多导睡眠图提示他们有一定的梗阻发生比例。

唐氏综合征的患者有声门下狭窄是很普遍的，在大多数病例中都可见到。因为唐氏综合征的儿童很容易在年幼时行外科手术，因此这些患者容易发生声门下狭窄。胃食管反流在唐氏综合征很普遍，也容易发生声门下狭窄。黏膜一旦受损，酸性物质反流会在声门下形成瘢痕。

另外，由于有解剖性气道狭窄和声门下狭窄，唐氏综合征患儿通常比没有唐氏综合征的儿童瘦小，更容易发生气道狭窄。总之，唐氏综合征的患儿选择气管插管的型号需要选择比没有唐氏综合征的儿童小2号。插管后,一定要用漏气试验确保插管的漏气压力(需要行吸气压力看看插管周围有无漏气),漏气压力在10~30cmH$_2$O(Shott,2000)。

### 3. 每个唐氏综合征的患者都要拍颈椎片吗?

1983年残奥会强制唐氏综合征的患者在参加高风险运动前必须行颈椎的拍片。从那以后,有文献提供了有争议和模糊的数据,关于这类患者是否需要拍颈椎片一直存在着争议。毫无疑问,有唐氏综合征的患者会有异常的关节解剖和韧带松弛导致的颈椎关节不稳定。事实上,唐氏综合征的患者10%~30%会有寰枢椎的不稳定(AAI)(Brockmeyer,1999)。AAI可以没有症状,当半脱位很严重时症状会很严重导致脊髓受压。是否无症状的AAI会转成有症状的AAI还不清楚。另外,唐氏综合征的患者会有枕寰不稳定导致的旋转不稳定,这一点容易被忽略。

尽管存在智力发育障碍和不合作的困难,但是对有颈椎不稳定的患者也要仔细询问病史和检查。有症状的不稳定的神经表现包括喜欢坐姿,行走困难,不正常的步态包括容易摔倒和或蹒跚、颈痛、颈部移动受限、斜颈、不协调笨拙、强直和反射亢进。

主管医师回顾这些患者大部分学龄前的放射科检查结果,标准颈椎片包括正常位、屈曲位和伸展位的侧位片来测量寰椎-牙齿线之间的距离(ADI,颈1前突孔的后方和牙齿线的前方的距离)或神经管宽度(NCW,牙齿线的后方和C1后弓的前方)的距离。如果ADI的距离大于4.5mm或NCW小于14mm,则应该做MRI检查。如果影像检查未发现寰枢椎和寰枕椎的不稳定,就要派一名在评估和治疗儿童脊柱功能不良方面很有经验的医师来给这名患者进行评估。影像学检查的意义在于提示唐氏综合征患儿关节半脱位的情况随着时间的推移几乎没有或只有很小的变化。因此,如果患儿到了10岁还没有发现显著的异常,可以不再做影像检查。显然有脊髓病的患者存在任何症状都要立即做检查。择期手术需要延期,急诊的外科患者要小心他的颈椎问题。

美国儿科学会(2001年)推荐所有患唐氏综合征的儿童在3~5岁都要拍颈椎片。如果大于此年龄的儿童需要做麻醉,但未拍过颈椎片,那么拍一个片子来了解患者总的畸形情况和骨骼异常是明智的,可以提供一个基础信息。3岁以前的儿童拍片,骨骼还没有完全骨化,还需要再次拍片显示骨骼情况。当使用喉镜插管困难时,或外科手术体位需要非正中位的过伸时,可能需要拍颈椎片来证实一下颈椎的稳定性。在任何情况下,当行气管插管或摆体位时,麻醉医师都要谨防颈部暴力和过伸。

**4. 有先心病史会如何影响麻醉管理?**

这类患者如果有心脏病,特别是有肺动脉高压。麻醉风险会显著增加。40%~60%的唐氏综合征患者有心脏异常。房室通道畸形是最常见的。其次是室间隔缺损、动脉导管未闭和法洛四联症(Weijerman等,2010)。超声心动图检查有利于儿童先天性心脏病的早期诊断和制订最佳治疗方案。和没有唐氏综合征的儿童相比,在外科矫正过程中的发病率和死亡率会由于伴发肺动脉高压而增加,同时容易增加其再感染的机会,包括肺炎。心脏术后患者容易发生残余瘘,听诊可闻湍流音。根据心脏病的种类和术式,可以使用预防性抗生素防止亚急性心内膜炎。麻醉技术需要根据每个患者的心肺功能具体制定(详见32章)。

**5. 没有先心病的唐氏综合征的患者会发生肺高压吗?**

唐氏综合征的患者发生肺高压的危险明显增加。这除了先心病有持续性左向右分流外还有其他原因。可以是慢性上呼吸道梗阻、低通气综合征、阻塞性睡眠窒息和由于反复肺感染引起的慢性低氧血症。唐氏综合征的患者发生肺高压和心脏术后发生持续性肺高压的速度增加。尽管随着时间的增长肺血管床的损害在增长,唐氏综合征的患者还会有特发性新生儿肺动脉高压（PPHN）的发生，这些患者还是会有内在的肺血管疾病发生的内在原因（Cua等，2007）。

### 6. 需要关注与麻醉有关的并发症是什么？

最容易发生的并发症是心动过缓，特别容易发生在麻醉诱导期间。心动过缓可以发生在没有心脏病的情况下。因为心输出量部分依赖于心率，尤其是年幼的儿童，心动过缓会对血流动力学产生明显的影响。新生儿和婴幼儿的交感活性会降低，因此在术前使用阿托品拮抗迷走作用是有效的。阿托品可以维持心率，它不会阻止或逆转吸入麻醉药的正性肌力的不良反应。在麻醉诱导期逐渐增加吸入七氟烷的浓度（相对于8%七氟烷的迅速诱导）可以防止发生低血压和心动过缓，但是不可能完全避免。诱导期间需要仔细观察心率和血压。如果发生了心动过缓，要立即减少七氟烷的浓度并使用阿托品。如果还没有建立静脉通路可以肌内注射阿托品。特殊情况下，如果心动过缓不纠正或血流动力学异常持续存在，则需要给予肾上腺素。另外，重要的与麻醉有关的并发症包括气道梗阻和插管后喘鸣（Borland等，2004）。

### 7. 术后早期的普遍问题是什么？

唐氏综合征的患者容易发生气道并发症，特别是气道梗阻、低氧血症和插管后喘鸣。他们容易发生上下呼吸道感染，可以加重围术期呼吸损害。有阻塞性睡眠窒息病史的和（或）其他并发症的年轻患者术后，特别是气道手术术后可能会送到ICU。有气道梗阻病史的患者在拔管前可以放口咽或鼻咽通气道。唐氏综合征的患者要清醒拔管而非睡眠下拔管。插管后喘鸣可以是由于使用了过大的气管内插管或不正确使用带套囊的插管引起声门下水肿而引起。一旦明确，喘鸣需要湿化氧气、雾化吸入肾上腺素和静脉使用地塞米松来治疗（见第30章）。

术后的疼痛管理是有挑战性的。当唐氏综合征的患者经历疼痛的困扰时,由于智力障碍的原因,他们描述疼痛和不适会很缓慢或有失精确。和正常的兄弟姐妹相比,其父母可能对有唐氏综合征孩子的疼痛程度认识不全。因此,为了更精确地评估疼痛,需要从行为和客观方法上来观察,例如心率。阿片类药物要小心地使用和加量来避免有气道危险的患者的呼吸损害。局部阻滞麻醉可以提供非常好的术后镇痛效果,不会有使用阿片类的呼吸抑制。

## 总　结

1. 唐氏综合征的患者可以有多系统异常,包括气道梗阻、睡眠窒息、先心病的高发、颈椎不稳定、智力迟缓和肥胖。

2. 麻醉诱导有发生气道梗阻、心动过缓和低血压的危险。

3. 应该使用小于正常大小的气管内插管,在插管时保持头部中位进行。

4. 术后仔细观察气道梗阻和低氧血症是很重要的。

（张建敏　译）

## 注释参考文献

· Borland LM, Colligan J, Brandom BW. Frequency of anesthesia-related complications in children with Down syndrome under general anesthesia for noncardiac procedures. *Pediatr Anesth* 2004; 14: 733–738.

This retrospective chart review encompasses ~74,000 anesthetic encounters of Down syndrome patients undergoing non-cardiac surgeries and identifies the most prominent anesthesia-related complications.

· **Brockmeyer D. Down syndrome and craniovertebral insta-**

bility. *Pediatr Neurosurg* 1999; 31: 71–77.

This article provides a thorough topic review, summarizing much of the data previously presented. Based on a literature review and study of the biomechanics of the craniovertebral junction, it makes recommendations for both screening and clinical management algorithms when instability is detected.

- **Shott SR. Down syndrome: analysis of airway size and guide for appropriate intubation.** *Laryngoscope* **2000; 110: 585–592.**

This study prospectively evaluated the airway size in children with and without Down syndrome and makes recommendations for choosing the proper ETT size.

## 延伸阅读

American Academy of Pediatrics. Committee on Genetics. American Academy of Pediatrics: Health supervision for children with Down syndrome. *Pediatrics* 2001; 107(2): 442–449.

Cua CL, Blankenship A, North AL, Hayes J, Nelin LD. Increased incidence of idiopathic persistent pulmonary hypertension in Down syndrome neonates. *Pediatr Cardiol* 2007; 28: 250–254.

Dyken ME, Lin-Dyken DC, Poulton S, Zimmerman MB, Sedars E. Prospective polysomnographic analysis of obstructive sleep apnea in Down syndrome. *Arch Pediatr Adolesc Med* 2003; 157: 655–660.

Hata T, Todd MM. Cervical spine considerations when anesthetizing patients with Down syndrome. *Anesthesiology* 2005; 102: 680–685.

Kobel M, Creighton RE, Steward DJ. Anaesthetic considerations in Down's syndrome: experience with 100 patients and a review of the literature. *Can J Anaesth* 1982; 29: 593–599.

Marcus CL, Keens TG, Bautista DB, von Pechmann WS, Ward SLD. Obstructive sleep apnea in children with Down syndrome. *Pediatrics* 1991; 88: 132–139.

Weijerman ME, van Furth AM, van der Mooren MD, van Weissenbruch MM, Rammeloo L, Broers CJM, Gemke RJBJ. Prevalence of congenital heart defects and persistent pulmonary hypertension of the neonate with Down syndrome. *Eur J Pediatr* 2010; 169: 1195–1199.

# 第六十三章　肌营养不良

Renee Nierman Kreeger, James P. Spaeth

## 简　介

　　胃造瘘置管术通常是一种并发症发生率和死亡率都很低的常规外科手术。然而,患有杜氏肌营养不良(Duchenne muscular dystrophy, DMD)的患者却并非如此简单。杜氏肌营养不良的患儿存在一种独特的临床两难境地,因为他们通常不需要胃造瘘置管术,直到患者的身体状态恶化到出现呼吸或衰竭功能不全以及临床上表现出严重的心肌病时才接受胃造瘘置管术。为确保患者预后良好,对此种疾病病理生理的认识和积极主动的围术期管理是非常重要的。

---

**学习目标**

1. 理解杜氏肌营养不良的自然病程。
2. 熟悉美国胸科医师学会对于杜氏肌营养不良患者的麻醉管理共识。
3. 明确晚期杜氏肌营养不良患者围术期管理策略。
4. 理解积极主动的处理原则对晚期杜氏肌营养不良的重要性。

---

## 病例报告

　　患儿,男,17岁,患有DMD,因严重的体重减低需要接受经皮内镜辅助下胃造瘘管置入术进行营养支持。因为疾病进展到晚期,在手术前日请麻醉科进行会诊。患者自主活动受限需依靠轮椅。对其气道的检查显示Mallampati Ⅱ级,伴有轻微的颈部活动度和张口度受限。肺部听诊和心音正常。患者表示在过去的一年中,呼吸动作更加费力并且呼吸疾病增多。患者最近的肺功能检查(PFTs)提示,与先前的检查结果相比,指标有严重的下降,用力肺活量(FVC)为呼气峰流量(PCF)预测值240L/min的38%,最大呼气压(MEP)为55cmH$_2$O。患者吸空气血氧饱和度为98%。建议术后转入儿童重症监护病房(PICU)拔管,并行经鼻正压通气(NPPV)。

一周前的心脏评估,包括:心脏超声,提示:稳定期的扩张型心肌病(DCM),短轴缩短率法测EF(SF)为20%。心电图(ECG)提示正常窦性心律(NSR),伴偶发室性期前收缩(PVCs)。心脏科医师表示患者正处在最佳的状态,并在术后提供内科支持。

患儿入室后行标准的美国麻醉医师协会(ASA)监测,预给氧后静脉注射依托咪酯和芬太尼诱导。面罩通气轻度困难,应用口咽通气道可改善。使用Macintosh片直接喉镜只能暴露会厌,改用直喉镜片,用力按压环状软骨后部,可见杓状软骨后部,成功置入带导丝的气管导管(EET)。静脉注射丙泊酚和瑞芬太尼维持麻醉。多巴胺注射液安装于微量泵上备用。在外科医师开始插入胃造瘘管时,发现患者的饱和度下降至88%,减少胃部注气,增加通气并且调整呼气末正压(PEEP)从5到8cmH$_2$O后,饱和度恢复正常。室性期前收缩的频率增加,但是患者的血流动力学未受影响。手术过程顺利,术后患者带管转入PICU。当天下午患儿拔管并行NPPV,第二天脱离NPPV,自主呼吸空气,并且协助其咳嗽排痰。

# 讨　论

### 1. 杜氏肌营养不良的定义及其自然病史是什么?

DMD是一种渐进性的, X染色体隐性遗传的神经肌肉疾病, 发病率占男性出生儿的1/3500。在女性患儿中估计有8%~10%存在轻微的临床表现, 例如: 轻度肌无力。此种疾病的特点是运动发育异常, 包括: 年龄18个月时不能独立行走, 不能跑、跳、爬楼梯和腓肠肌假性肥大。通常可见到经典的Gower症, 两脚尽力分开, 并且需通过用手扶住支撑物来帮助他从地上站起来。约30%的本病患儿有一定程度上的发育迟缓。这些临床征象是某种肌营养不良蛋白基因缺失或突变的表现, 导致肌肉坏死以及被结缔组织或脂肪组织取代。2/3的DMD患儿无家族史, 确诊的平均年龄为4.5岁。此种疾病是无情的, 患者到12岁就须使用轮椅, 并且存在逐渐加重的呼吸肌损害, 并伴随扩张型心肌病。1/3的患者在14岁时发生扩张型心肌病, 几乎所有患者到18岁时会出现心肌病。若不治疗, 平均死亡年龄是19岁。通过皮质类固醇激素的治疗, 以及严密监测肺功能和照顾患者如厕, 患者可以存活至30岁。

### 2. 在围术期对于杜氏肌营养不良的患者应该关注些什么?

对麻醉医师来说, 主要关注的应该是患儿的心肺功能, 潜在的困难气道, 恶性高热样反应的可能。我们应警惕此类患儿存在高风险的困难气道, 就是已知杜氏肌营养不良患儿合并舌体肥大, 上气道肌群无力, 颈椎活动度受限, 下颌前移度受限。从呼吸功能的角度来看, 这些患者是非常虚弱的, 并且有许多患者需要使用NPPV。另外, 他们的咳嗽反射减弱, 术后呼吸道感染风险增加。术前的肺功能检查可以给术中和术后的呼吸治疗以指导。术后有选择性地进入ICU是明智的,允许患者在恰当的时机拔管,继而行NPPV或者类似的无创通气支持。

DMD患者进展为扩张型心肌病,可致其血流动力学不稳定,心律失常,以及猝发心衰。依据心肌病的不同程度,患儿可能需要以大剂量的阿片类药为基础的麻醉方法来维持血流动力学稳定。若临床情况允许,氯胺酮是一种可供选择的麻醉剂。有些药物如丙泊酚,静脉注射时可致严重低血压,用于一些异常敏感的患者时必须严密监测。精细的液体管理和电解质的调整优化是必要的。在胃造瘘置管术中DMD患者的出血情况比其他患者更加突出,男性患儿的失血量往往多于平均失血量,应做好输血的准备。即使对于"小"手术,给予正性肌力支持药物仍是明智的,大多数患者需要这样的支持治疗。

以往的研究显示肌营养不良的患者恶性高热的风险增加(见第8章)。然而,2009年一份来自费城儿童医院(CHOP)的麻醉文献综述引用的说法是肌营养不良患者在接受吸入麻醉药物情况下发生"恶性高热样综合征"风险增加(Gurnaney等,2009)。因此,吸入麻醉应避免,除非有特别的适应证。由于在这些患者中,致死性高钾血症的风险与琥珀胆碱(司可林)的应用有关,因此对这些DMD患者来说琥珀胆碱禁用。

### 3. 杜氏肌营养不良患者围术期处理的指导原则是什么?

麻醉医师必须要关注DMD患者身体的多个器官系统。完善术前检查和调整患者的状态是至关重要的,因为在术中或术后甚至检查结果正常时患者都有出现并发症的可能。准备ICU以及术中和术后的心肺功能的支持是非常明智的。表格63.1总结了DMD患者围术期注意事项的指导原则,这些原则是基于美国胸科医师学会的推荐。

表63.1　DMD患者围术期关注事项

| 术前 |
| --- |

多学科参与

　　肺部的会诊及评估：包括FVC，最大吸气压力（MIP），平均有效压力（MEP），PCF和脉搏氧监测吸空气血氧饱和度

ⅰ）FVC：<50%提示增加呼吸并发症的风险；<30%提示高风险。建议为了NPPV的应用行术前训练

ⅱ）PCF和MEP：<270L/min或<60cmH$_2$O提示无效咳嗽的高风险。建议术前应用人工或者机械辅助排痰进行训练

心内科参考：临床评估和优化

注意：正常的ECG和心脏超声结果不完全可靠

营养状态的评估与优化以及吞咽困难的管理

讨论高级的指导原则，DNR状态，麻醉的风险评估。

预先准备术后ICU支持

| 术中 |
| --- |

TIVA

配备足够的麻醉人员

尝试呼吸支持的多种选择，如ETT，NPPV，BiPAP，LMA下的机械通气

辅助或控制模式的通气支持用于FVC<50%的患者

监测：至少是标准的ASA检测

| 术后 |
| --- |

FVC<50%的患者考虑拔管后过渡到NPPV

呼吸道分泌物不能很好地排出或者氧合低于基线的患者考虑延迟拔管

在寻找氧饱和度下降的病因时，要谨慎地辅助给氧

应用人工和咳嗽排痰辅助工具

若要优化疼痛控制，应延迟拔管

心内科会诊，使心功能最佳

开始肠道调整，如果肠内营养被推迟>24~48小时，应开始肠外营养

来源：Birnkrant DJ, Panitch HB, Benditt JO, et al. American College of Chest Physicians Consensus statement on the respiratory and related management of patients with Duchenne muscular dystrophy undergoing anesthesia or sedation. *Chest*, 2007, 132（6）: 1977-1986

### 4. 有没有什么方法能替代气管内插管?

在一些病例报道中使用了非气管内插管进行通气。这些方法是根据多种情况而开发出来的,例如,一些患有终末期疾病而不能行气管插管的患者(见第6章),有报道应用NPPV行双水平气道正压通气(BiPAP)通气,喉罩通气(LMAs),喉舌或鼻罩(Birnkrant等,2006)。虽然这些工具应用成功,但是仍然存在潜在风险。应用NPPV的患者,一旦给予镇静可能出现危险情况并且可能自主呼吸停止。LMA的应用存在争议,即便是对位良好时也不能通过喉罩内行经皮内镜胃造瘘管的放置。

## 总　结

1. DMD自然病史的特点是逐渐加重的肌无力,始于学龄前,直到12岁逐渐丧失行走能力,以及伴有逐渐加重的心肌病,直到青春期出现呼吸功能减弱/衰竭,大多需要接受辅助通气。积极的治疗,应用大剂量的激素有助于延长生命至20岁。

2. 美国胸科医师学会2007共识对围术期关注事项是一重要参考。

3. 多方面的术前评估对于明确和优化患者的医疗问题以及设计最好的围术期预案是必要的。

4. 术中的关键原则包括避免使用琥珀胆碱和吸入性麻醉剂。需要全凭静脉麻醉(TIVA),仔细监测以及对扩张型心肌病的管理。

5. 术后应在ICU治疗,密切关注并增强呼吸功能。

(张建敏　译)

# 注释参考文献

- Birnkrant DJ, Ferguson RD, Martin JE, Gordon GJ. Noninvasive ventilation during gastrostomy tube placement in patients with severe Duchenne muscular dystrophy: Case reports and review of the literature. *Pediatr Pulmonol* 2006; 41: 188–193.

This paper offers alternative methods for airway management in patients with DMD, including LMA and NPPV.

- Birnkrant DJ, Panitch HB, Benditt JO, et al. American College of Chest Physicians Consensus statement on the respiratory and related management of patients with Duchenne muscular dystrophy undergoing anesthesia or sedation. *Chest* 2007; 132(6): 1977–1986.

This is the best summary of the vital components of the perioperative care of patients with DMD. It provides parameters for assessing risk for complications as well as a proactive multidisciplinary approach to management. It is a must-read for any anesthesiologist who may encounter these patients.

- Brambrink AM, Kirsch JR. Perioperative care of patients with neuromuscular disease and dysfunction. *Anesthesiol Clin North Am* 2007; 25: 483–509.

A good overview of the most common neuromuscular disorders. It highlights the specific anesthetic challenges that are most commonly encountered with each disorder and offers suggestions for patient management.

# 延伸阅读

Bushby K, Bourke J, Bullock R, Eagle M, Gibson M, Quinby J. The multidisciplinary management of Duchenne muscular dystrophy. *Current Pediatrics* 2005; 15: 292–300.

Gurnaney H, Brown A, Litman RS. Malignant hyperthermia and muscular dystrophies. *Anesth Analg* 2009; 109(4): 1043–1048.

Ihmsen H, Schmidt J, Schwilden H, Schmitt HJ, Muenster T. Influence of disease progression on the neuromuscular blocking effect of mivacurium in children and adolescents with Duchenne muscular dystrophy. *Anesthesiology* 2009; 110(5): 1016–1019.

# 第六十四章　黏多糖病

## Geoff Frawley

## 简　介

黏多糖病（MPS）是由7种慢性进展性疾病组成的综合征，病因是体内缺乏糖胺聚糖（GAGs）分解代谢所需的11种溶酶体酶。其中，Hurler综合征（MPS IH）是由于α-L-艾杜糖醛酸酶缺乏所导致的一种常染色体隐性遗传病。Hunter综合征（MPS Ⅱ）是由于艾杜糖醛酸,2-硫酸纸酶代谢异常导致的一种X染色体隐性遗传病。MPS患者许多临床表现表明其具有潜在的麻醉风险性。严重的气道不良事件格外多见，其原因有软组织不断增厚，舌体胖大，不能活动的短颈，颈椎和颞下颌关节活动欠佳。脊柱畸形,肝脾大,气道内肉芽肿组织和反复发作的肺部感染均会限制肺功能。临床可见牙齿发育不良和X线摄片提示的颈1和颈2椎体半脱位,并且有可能导致寰椎前脱和脊髓受压。

---

**学习目标**

1. 回顾Hurler综合征相关的麻醉问题。
2. 建立识别和管理小儿困难气道的能力。
3. 讨论对于可预见的MPS患儿困难插管的管理方法。

---

# 病例报告

一个5岁，体重16kg的女孩，具有Hurler综合征典型临床表现，合并有不可复性脐疝。由于疾病已经侵犯她的神经系统，故其婴儿期时评估的结果是她不适合进行骨髓移植术，所以从3岁开始，她开始使用经静脉酶类替代疗法。她有中度的发育迟缓。她的一般健康状况良好，但是她的父母反映，她夜间睡眠打鼾严重并且有时会出现呼吸暂停。近来，经评估她需要使用夜间CPAP设备。她的既往史包括，在12个月前接受了腕管松解术，麻醉记录单记载她有中度喉暴露困难；体检该患儿身高只有98cm；心脏听诊可闻及Ⅲ度收缩期杂音；超声心动提示左室功能正常，左心室中度肥大，三尖瓣增厚、主动脉瓣轻度狭窄和二尖瓣发育不良伴增厚。她不能配合肺功能检查。睡眠监测提示她有中度阻塞性睡眠呼吸暂停，并且在快速动眼睡眠期间发作了3次，血氧饱和度低于85%。术前，患儿焦虑并哭泣，术前用药给予咪达唑仑。

事先准备好特殊的插管设备。经七氟烷诱导后，发生了几乎完全性的呼吸道梗阻，患儿的$SpO_2$降至80%；尝试面罩通气但不是很管用。直接喉镜检查发现不能识别喉部结构。成功的置入喉罩后仅能部分缓解血氧的快速下降，发现造成缺氧的原因是虽然可以看见胸廓的起伏但是潮气量很小。尝试使用一个2.8mm的纤维支气管镜插管。纤维支气管镜通过了喉罩，可见声门口被声门上组织和向下折叠的会厌阻挡。经过多次尝试，只能插进3.5mm的无套囊气管导管。脐疝手术很顺利，但是术后拔除气管导管多次失败，并且发展成梗阻后肺水肿。患儿多次经纤维支气管镜引导气管插管，并转运至PICU继续治疗。经静脉使用地塞米松治疗，于24小时后拔除气管导管，并且继续使用面罩CPAP通气24小时。

# 讨　论

**1. 哪些治疗方法可以改善Hurler( MPS IH ) 和Hunter ( MPS II )综合征患儿长期临床生存状态?**

治疗方法包括姑息性治疗、来源于骨髓或是脐带血的造血干细胞移植术和使用重组人体酶替代疗法。Hurler综合征患儿使用人重组( Aldurazyme, laronidase ), Hunter综合征患儿使用idursulfase( Elaprase )。

（1）Hurler综合征( MPS IH )

临床观察发现那些2岁以前接受造血干细胞移植,并且术前评估发育指数大于70分的患儿( Meunzer等,2009 )术后效果最好。MPS I型患儿成功进行造血干细胞移植术后可以影响疾病的进程,提高预期寿命,减轻肝脾大,保持循环系统稳定,并且缓解气道梗阻症状。然而,上述改善并不代表黏多糖病被根治,其神经疾病的临床表现很多。使用艾杜糖醛酸酶替代疗法很快被FDA证实可以减轻MPS IH患儿的病情和神经损伤程度。艾杜糖醛酸酶不能通过血脑屏障直接作用于神经系统疾病。

（2）Hunter Syndrome( MPS II )

同Hurler综合征一样,自从没有观察到神经系统的保留,目前不建议HSCT用于重症 II 型MPS的治疗,因为临床上没有观察到HSCT对神经系统的保护。骨髓移植术可以用于治疗那些症状较轻的Hunter综合征。重组ERT与idursulfase( Elaprase )联合注射可以增进运动耐受力,但是导致一些患者出现严重的过敏反应。有一类症状较为相似,被称为Hueler Scheie病( MPS IH/S )患者,ERT可改善OSA肺功能检查的结果。并没有数据证实HSCT可使患者气道不良事件发生率降低,但是移植术后患儿上气道疏松结缔组织减少,同时小范围使用ERT可以改善气道管理和容易气管托管。

**2. 对于MPS IH和MPS II型患者来说,术前评估的关键点是什么?**

气道评估: 较为理想的做法是,麻醉医师应该回顾一下患者近期的麻醉记录单中有关插管和通气困难的描述(新型插管技术可以克服这些困难)。上述病历提示在12个月之前已经记录了困难气道的问题。在使用ERT之前,曾经有人预言该患儿困难气道的严重程度会随着时间加深;一份详尽描述气道梗阻症状的既往史也是判断疾病进展程度的标志。上一次麻醉之后,艾杜糖醛酸酶的使用已经减缓了疾病的进程。特殊的检查还包括睡眠监测,鼻内镜检查,颈椎X线检查(证实寰枢关节形态正常)。应用MRI和CT技术检查上气道并不是常规的术前评估手段,但是可以在可配合的年长儿童中开展(或者可以调出以前的颈椎CT影像)。曾有文章证实有70%的MPS患者临床上存在显著的上气道梗阻,原因是增大的舌体、扁桃体和腺样体,变窄的气道,增生的气道组织和增厚的声带。( Yeung等,2009 )。大多数严重的MPS I 型患儿在2、3岁后就会出现上气道的梗阻。

呼吸功能评估: 所有MPS患儿因限制性肺疾病和反复发作的肺部感染,呼吸功能很有可能会受到严重危害。训练过与不曾训练过耐受力的患儿作比较,可以得到非常有用的关于心肺功能的指数;正式的呼吸功能检查对于年龄小于7岁的患儿是非常困难的,并且有可能因为发育的滞后而变得几乎不可能。

心脏病学评估: 所有MPS患儿在确诊时都应该经过心脏病学评估,并且此后每1~2年需要复查一次( Meunzer等,2009 )。心脏疾病很常见并会随着年龄增长恶化。严重的MPS I 型患儿,可能合并瓣膜疾病,心律失常,心肌病,充血性心力衰竭,冠状动脉疾病和肺源性或系统性高血压。中至重度的冠脉狭窄有可能在出生后1年以内发生,完全性的冠脉堵塞有可能在5岁前发生。MPS Ⅱ型患儿多合并瓣膜疾病(患病率达50%),心肌病少见但是可导致心脏节律异常。

### 3. 发现婴儿期MPS患儿潜在困难气道的线索是什么?

MPS患儿在HSCT和ERT治疗阶段,困难气道的发病率是未知的。但是在接受治疗前,困难气道的发病率,其中困难插管占全部病例的25%,Hurler综合征更高(54%),Morquio综合征(50%)。对困难插管的预计与其说是科学,不如说更像是一门艺术。那些可增加预期的危险因素列在表64.1中。以前的近期的麻醉记录无疑是最有实际用处的。

表64.1　MPS患者疾病表现与困难气道管理的关联

| |
|---|
| Hueler和Morquio综合征(比Hunter综合征风险更高) |
| 年长儿及青少年不适于接受干细胞移植术 |
| 既往困难插管史 |
| 增大的舌体、腺样体和扁桃体 |
| 梗阻性睡眠呼吸暂停(特别是患儿使用家庭式夜间CPAP设备) |
| 过伸位时放射学证实存在气道狭窄或凹陷 |
| 心脏疾病(心肌病、室间隔增厚、冠状动脉包块并缺血和二尖瓣或三尖瓣关闭不全) |
| 短颈并活动受限 |
| 寰枢关节半脱位 |
| 梗阻性肺疾病 |
| 脊柱侧弯及腰椎前凸 |

### 4. 哪些插管设备和技术是适用于气道管理的?

大部分已发表的系列性文章表示需要配备经验丰富的麻醉医师和多种插管设备。大部分文章的作者推荐使用吸入麻醉诱导更适用于气道的管理。与成人困难气道处理步骤相反的是,清醒条件下光导纤维插管对MPS患儿是不可行的,并且紧急的气管切开术可能极端困难而且时间很漫长。MPS患者最常见的气道管理形式是使用声门上插管设备; 这些设备可以单独使用,也可以作为光导纤维插管的通路。使用光导纤维插管可保护气道并便于麻醉,还有很多设备也已经开始使用,例如喉罩,插管改良型面罩( VBM Medizintechnik, Sulz, Germany ),以及一种新型鼻咽通气道。现有的插管设备可以帮助解决成人困难插管的问题已经报道多例( Niforopolou等,2010 ),其中很多设备也适用于MPS患儿。

### 5. 哪种操作手法可以挽救MPS患者的脆弱的气道?

所有插管设备均可列入儿童困难气道管理的预案,但是只有7种用于MPS患者是已经报道的。尽管LMA可成功用于MPS患者已被报道( Walker, 2000 ),但是尚未能成功普及。LMA的其他衍生物(包括Flexible喉罩和Proseal喉罩)尚未被证实可用于MPS患者。有报道称I-Gel喉罩已用于一成年Hunter综合征患者。紧急气管切开术处理困难气道,对于合并短颈、细小的气管环和插管前糖胺聚糖沉积的MPS患儿并不是一个好的选项,并且该操作耗时长达一小时。在紧急情况下,试图保持患儿清醒比应对气道难题更有意义,待以行气管切开术。一份困难气道推荐处理方案如图64.1。

### 6. 清醒区域麻醉适用于MPS患儿吗?

通过MPS IH和Ⅱ型患儿认识到神经系统问题是由糖原复合物沉积造成的,意味着MPS是区域麻醉相关禁忌证。只有非常少的报道证实患儿椎管内麻醉成功。一名9岁的Hurler综合征患儿硬膜外麻醉无效,因而认为GAGs沉积在硬膜外间隙和神经纤维鞘表面均可阻止局部麻醉药物直接作用于神经( Vas和Naregal,2000 )。

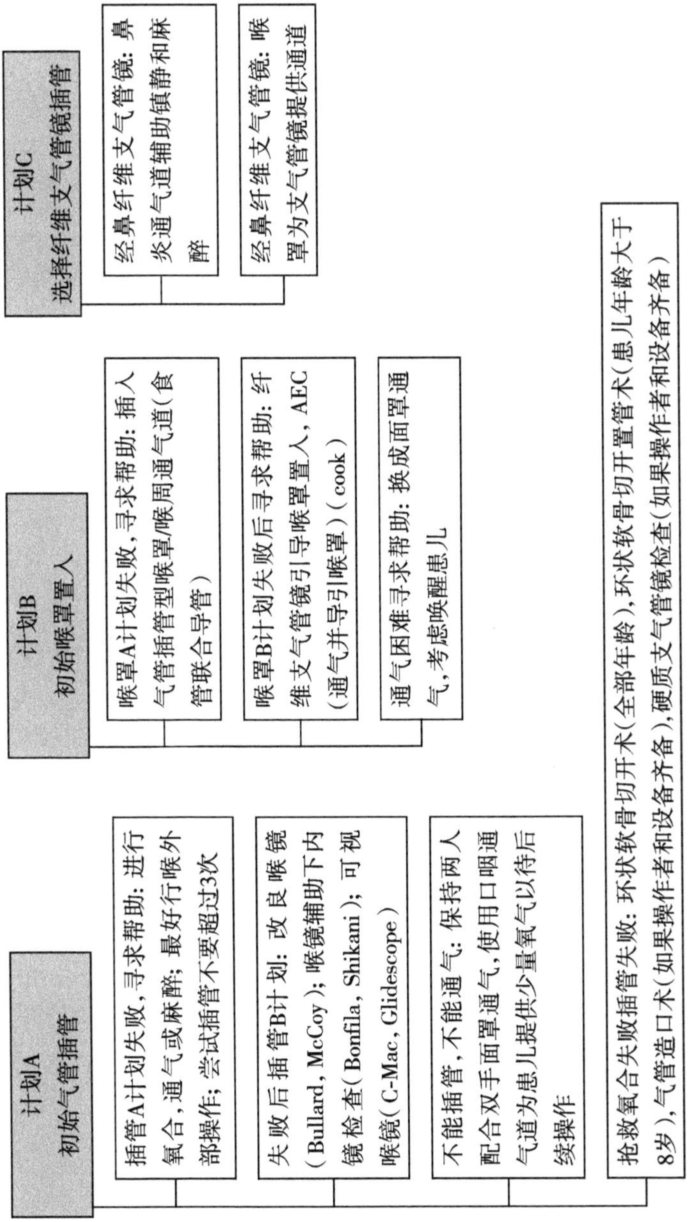

**计划C 选择纤维支气管镜插管**

经鼻纤维支气管镜：鼻炎通气管辅助镇静和麻醉

经鼻纤维支气管镜：喉罩为支气管镜提供通道

**计划B 初始喉罩置入**

喉罩A计划失败，寻求帮助：插入气管插管型喉罩/喉周通气管道（食管联合导管）

喉罩B计划失败后寻求帮助：纤维支气管镜引导喉罩置入，AEC（通气并导引喉罩）（cook）

通气困难寻求帮助：换成面罩通气，考虑唤醒患儿

**计划A 初始气管插管**

插管A计划失败，寻求帮助：进行氧合，通气或麻醉，最好行喉外部操作；尝试插管不要超过3次

失败后插管B计划：改良喉镜（Bullard，McCoy）；喉镜辅助下内镜检查（Bonfila，Shikani）；可视喉镜（C-Mac，Glidescope）

不能插管，不能通气，保持两人配合双手面罩通气，使用口咽通气道为患儿提供少量氧气以待后续操作

抢救氧合失败插管失败：环状软骨切开术（全部年龄），环状软骨切开置管术（患儿年龄大于8岁），气管造口术（如果操作者和设备齐备），硬质支气管镜检查（如果操作者和设备齐备）

图64.1 MPS患儿困难气道管理推荐方案

# 总　结

1. 大多数MPS患儿存在明显的气道异常，预示着需要困难气道的管理。麻醉医师需要谨慎地进行评估，制订预案和来自专家们的帮助。

2. 如果患儿合并明显的梗阻性睡眠呼吸暂停或上气道梗阻，最好不进行诱导麻醉。

3. 保留自主呼吸直到完全的评估以确定气道的安全性。

4. 不间断的培训和规律的操作练习高级插管技术是必要的。

（张建敏　译）

## 注释参考文献

- Muenzer J, Wraith J, Clarke L. Mucopolysaccharidosis 1: Management and treatment guidelines. *Pediatrics* 2009; 123: 19-29.

This is a consensus paper from a MPS working party that outlines all aspects of disease presentation and management but has minimal anesthetic input.

- Walker R, Darowski M, Wraith J. Anaesthesia and mucopolysaccaridoses. *Anaesthesia* 1994; 49: 1078-1084.

A paper from the leading authority on the anesthetic management of MPS details techniques in use prior to the widespread availability of HSCT and enzyme replacement.

# 延伸阅读

Aucoin S, Vlatten A, Hackmann T. Difficult airway management with the Bonfils fiberscope in a child with Hurler syndrome. *Pediatr Anesth* 2009; 19: 421–422.

Crocker K, Black A. Assessment and management of the predicted difficult airway in babies and children. *Anaesth Int Care Med* 2009; 10(4): 200–205.

Difficult Airway Society. *Simple Composite Chart*, 2001. Accessed Jan. 28, 2011. http://www.das.uk.com/guidelines/downloads.html.

Mahoney A, Soni N, Vellodi A. Anesthesia and the mucopolysaccharidoses: a review of patients treated by bone marrow transplantation. *Pediatr Anesth* 1992; 2: 317–324.

Niforopolou P, Pantazopoulos I, Demestiha T, et al. Video-laryngoscopes in the adult airway management: a topical review of the literature. *Acta Anaesthesiol Scand* 2010; 54: 1050–1061.

Vas L, Naregal F. Failed epidural anesthesia in a patient with Hurler's disease. *Pediatr Anesth* 2000; 10(1): 95–98.

Walker R. The laryngeal mask airway in the difficult pediatric airway: an assessment of positioning and use in fiberoptic intubation. *Pediatr Anesth* 2000; 10: 53–58.

Yeung A, Cowan M, Rosbe K. Airway management in children with mucopolysaccharidoses. *Arch Otolaryngol Head Neck Surg* 2009; 135(1): 73–79.

# 第六十五章 大疱性表皮松解症

Nancy B. Samol, Eric P. Wittkugel

## 简 介

大疱性表皮松解症(EB)是一组以皮肤和黏膜对机械损伤易感并形成大疱和广泛瘢痕为特征的多基因遗传性皮肤病。EB症患儿的麻醉处理比较棘手。麻醉方案应首先预测和管理潜在的困难气道以及保护脆弱的皮肤和黏膜。即便使用最常规的麻醉监测和外周静脉,也可能出现并发症。制定完善的围术期计划和精心的围术期护理可以减少并发症的发生,对患者和临床医师而言有个平稳的麻醉。

---

**学习目标**

1. 回顾EB的病理和临床表现,特别关注麻醉的问题。
2. 探讨术前评估的原则和EB患者的围术期管理。
3. 完善EB患者的麻醉管理,包括诱导,监测,气道管理,术后护理。

---

## 病例报告

一名患隐性营养不良大疱性表皮松解的12岁白种男孩,伴有食管狭窄,拟行食管扩张术。相比过去吃只有菜泥的清淡食物,现在伴有食管狭窄,拟行食管扩张术。既往有明显的慢性鼻窦炎、哮喘(控制良好)及龋齿。家长反映1年前在外院做牙科康复时,出现困难插管。体格检查时,发现患者是个体重25kg的小男孩,能配合检查,但有焦虑。具有隐性营养不良大疱性表皮松解特征:在不同的愈合阶段有广泛的皮肤水疱,四肢裹着敷料,假并指的手和脚,部分脱发,手肘及膝盖出现挛缩性屈曲。气道检查发现明显的小口畸形,张口度仅有1.4cm,牙齿有多发的根冠,舌系带过短,口腔黏膜表面起大水疱。肺部听诊有少量啰音,但没有喘鸣。

手术间准备好困难气道车和纤支镜后,患儿和他的父母被带入麻醉准备室。用一个润滑好的面膜轻轻扣于患者面部,使用氧气、氧化亚氮和七氟烷吸入诱导。使用脉搏血氧测量夹而不是粘接式探头监测氧饱和度。用几层棉纱布包裹肢端后绑血压袖带,并保证血运。放置心电导联时使用去掉粘性部分的电极片,确保患儿使用无粘性的电极片。电刀电极轻轻地放置于包裹纱布层的肢端,静脉导管放置在肘前窝。静脉针应该用无粘性的敷料,纱布轻轻地包裹,再包上弹性敷料。静脉给肌肉松弛药和阿片药后,使用直喉镜轻轻地置入涂润滑剂的喉镜片,在有限的可视范围内扦入带套囊的5.0号气管导管有些困难但是依然插管成功。导管用棉带系上,松散地固定于颈后。用不含防腐剂的滴眼液润滑眼睛,并覆盖蘸生理盐水的纱布。使用静压球囊技术和透视,儿外科医师进行食管扩张术操作。患者完全清醒后拔管和转运到PACU,在PACU没有新的水疱形成导致呼吸道梗阻表明患者已康复。经过一段密切观察期后,患者可出院回家,但每年需返回医院行食管扩张术。

# 讨　论

## 1. EB的基本的病理生理和临床表现是什么?

EB是一种罕见的,由基因决定的疾病。这个疾病即使轻微的皮肤摩擦也会形成水疱,之后出现瘢痕。EB的病理生理主要是复合体异常锚定在表皮到真皮层的底层及以下。基于水疱在表皮层存在的位置,EB分为三种主要的类型,有20个亚型。常染色体显性遗传的单纯EB(92%的患病率)是最温和的变异。单纯的EB导致表皮基底膜异常并造成广泛的大疱,愈后一般不留瘢痕。交界EB(患病率1%)是常染色体隐性遗传模式,表现为真皮的基底膜异常。因黏膜广泛受累的变异可能使患儿在2岁前因呼吸窘迫或败血症导致死亡。发育不良型EB(患病率5%)可能是常染色体隐性或显性遗传,起因于基底膜以下层的异常。这种失去能力、变形的变体导致广泛的瘢痕形成,经常累及口腔和食管。

隐性发育不良型EB患者因嘴角的瘢痕和挛缩导致张开受限(小口畸形),舌头到口底的瘢痕(舌系带过短),口腔黏膜的腐烂和水疱。牙齿经常向里生长,可能存在广泛的龋齿。由于眼睑瘢痕,EB患者常困难闭合眼睛,可发展成复发性角膜擦伤,皮肤极度脆弱可见一斑,沿着愈合了伤口的瘢痕处出现广泛水疱及糜烂导致皮肤的明显极度的脆弱。狭窄可能在食管近端。目前四肢的挛缩伴随指头的融合导致假的并指畸形。不断地愈合过程中的高能量的需求导致发育迟缓和难以存活是常见的。发育不良可能导致免疫力受损,并可能导致影响面部受损的皮肤完整性而出现慢性感染。缺铁性贫血和慢性疾病是目前经常出现的。最后,在心肺功能方面,这些患者可能表现误吸,因为反复呼吸道感染以及胸壁的瘢痕导致呼吸机械运动受限而出现的肺功能降低。隐性遗传性发育不良型EB患者可发展为扩张型心肌病。

## 2. 有什么术前评估方面的问题值得关注?

潜在的困难气道的管理和脆弱的皮肤和黏膜是麻醉过程中优先要考虑的。面罩通气通常不困难,但应特别关注呼吸道评估,以避免意想不到的困难插管。儿童期使用直接喉镜插管通常容易些。当患者快到青春期,小口畸形变得更加严重,插管变得很困难,往往需要纤维支气管镜插管。一个完整的血常规和超声心动术前检查是有用的。许多EB中心已经开始获取心肌病患者每年的超声心动图影像。

患EB的患者可以接受区域麻醉。在无禁忌证的情况下,骶管麻醉、脊椎麻醉或硬膜外麻醉应用于腹部、骨盆或肢端的手术以及外周神经阻滞应用于四肢都是全身麻醉可行的补充或可替代全身麻醉。

### 3. EB患儿治疗过程通常是如何实施的?

虽然EB患者目前面临着需要实施任何类型的外科手术,但某些手术通常是要实施的。这些包括手矫正假并指手术,内镜术或具有透视的球囊食管扩张术的诊断和管理食管狭窄,经皮内镜下胃造瘘术(PEG)或开放式胃造瘘术补充营养,皮肤活检排除鳞状细胞癌和随后的用移植的皮肤切除鳞状细胞癌。要经常进行牙科修复广泛的腐烂和因存在小口畸形和脆弱的口腔黏膜的问题需保持口腔卫生。最后,在伤口换药或漩涡浴治疗护理,如皮肤清创时需要提供合适的麻醉。

### 4. 在手术间应做什么预防措施?

手术室的准备工作应包括一个暖和的带护垫的手术台,围术期放置于患者下面的一个条板箱或其他软质泡沫床垫。尽管有潜在的困难插管,一般而言,气管内麻醉对于许多外科手术往往是最安全和最有效,这是防止气道误吸和提供最佳的手术条件。

皮肤和黏膜是很脆弱的,所以减少损伤是最重要的。术前口服咪达唑仑有助于促进镇静麻醉的诱导即最小焦虑、躁动和不安。为了减少患者焦虑，麻醉的诱导期是允许家长参与的。由于建立静脉通路困难，麻醉通常是由吸入性麻醉药面罩诱导。使用Aquaphor®或类似软膏润滑麻醉面罩，为了最小的减少皮肤损伤，必须轻轻的扣压面罩。另一种方法，可以放置无粘性敷料（美皮康®）在面部，即麻醉面罩接触的地方和麻醉医生的双手接触面部的地方。另外，清醒的行静脉诱导麻醉患者可以放置外周静脉套管。

　　止血带轻柔地放置在纱布层上。静脉针用无粘性敷料固定（美皮贴®或mepitac®），然后用纱布和coflex®卷轻柔的包裹。为减少口腔的损伤，用润滑的喉镜片轻轻地进行气管插管是重要的。导管用棉带松散的固定于颈后。润滑眼睛，眼睛润滑液是无羊毛脂，密闭的，用蘸生理盐水的纱布垫或无粘性的胶带盖上眼睛。可以使用任何类型的无粘性的胶带（图65.1a和65.1b）。

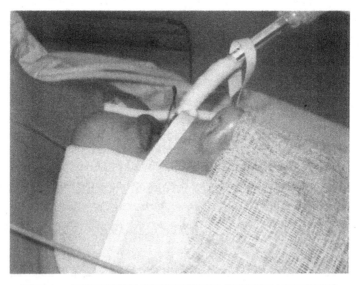

图65.1a　不使用粘贴胶布固定气管导管，使用湿润纱布保护眼睛

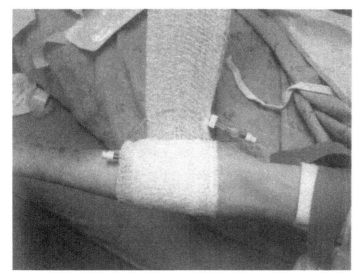

图65.1b　外周静脉穿刺置管,不使用粘贴胶布固定

　　极端脆弱的肌肤给使用常规的麻醉监护仪器带来挑战。脉搏氧饱和度探头最好是粘接式探头。捆绑血压袖带的肢体用数层的棉花纱布缠绕。如果使用心电图导联电极,必须把粘结部分去除并用纱布或其他无粘性的东西包扎固定。听诊器可以简单的放置在胸前区,没有粘合剂。

　　完全面罩通气后,肌肉松弛药有助于气管插管,给予止吐药防止术后恶心、呕吐。应避免使用引起组胺释放减少的药物以防发生术后瘙痒症的风险。虽然在麻醉结束时,清醒拔管可能出现咳嗽和患者的活动,但它最大限度地减少误吸的风险和拔管后需要持续面罩加压给氧。虽然水疱的形成会出现术后气道阻塞的风险,但麻醉恢复期明显的气道阻塞是不常见的。一段观察期后,许多患者当天可以出院回家。

表65.1　EB患者围术期基本的麻醉管理

**一般原则**
- 避免机械损伤,以减少肺大疱形成
- 对皮肤的压力是在耐受的范围
- 在转移过程中抬起患者,而不是挪动患者
- 避免使用所有的粘性胶带,心电图导联,粘性的脉搏血氧仪探头
- 如果患者敷料的位置不受影响,可以不移动敷料处
- 不影响鼻孔柱状黏膜,喉,气管远端到声带不受影响
- 气管插管是可以接受的

**手术间的准备**
- 暖和的手术间
- 软垫的手术台
- 轻柔地转运患者
- 围术期蛋箱床垫放置于患者身下
- 使用防腐剂,不含羊毛脂润滑剂润滑眼睛(Refresh®)和使用湿润的纱布垫或非粘性的带(Mepitel®或®Mepiform)覆盖眼睛
- 提前安装所有必要的耗材
- 频繁地检查静脉针的位置,因为静脉针更加容易移位

**气道管理**
- 软膏润滑面罩(例如,AQUAPHOR®)
- 尽可以避免使用口咽通气道,因为它可能会导致黏膜起疱
- 使用润滑好的喉镜轻柔的插管和使用较小号的气管导管
- 预计困难插管
- 如果需要使用口腔纤支镜插管,除非必要,避免使用经鼻气管插管
- 喉罩(LMA)可能引起黏膜损伤和咽大疱
- 非粘性棉带固定ETT或缝合牙齿

**麻醉技术**
- 面罩麻醉对于简短的手术是合适的
- 漩涡治疗使用全凭静脉麻醉(TIVA)或外周的手术使用氯胺酮,丙泊酚,瑞芬太尼

- 区域麻醉是可以接受的,包括外周阻滞,蛛网膜下腔阻滞,硬膜外阻滞,骶管阻滞
- 肌肉松弛剂,包括琥珀胆碱是可以使用的

**急救/术后管理**

- smooth急救,以避免出现呼吸道和皮肤损伤
- 需要的时候使用润滑吸痰管
- 清醒拔管,减少气道阻塞和需要面罩加压
- 适当的镇痛,避免使用组胺释放的药物
- 注意新的皮肤破损
- 预防术后恶心和呕吐
- 监测呼吸道压力

### 5. 必需的辅助材料是什么?

- 无粘性敷料:例如美皮贴®,美皮护®,美皮康®, mepitac 带®( Molnlycke健康中心,瑞典哥德堡港,www.molnlycke.com ) 或凡士林纱布/telfa®。
- 无粘性胶带:如coflex®( Andover )胶带或科班®3M ), Kling®(强生), Webril®( Kendall )。
- 甲基纤维素润滑眼睛。
- 棉带固定气管导管。
- Aquaphor®软膏(或类似的)润滑麻醉面膜,水基润滑剂 (例如Surgilube® )润滑口腔气道和喉镜片。
- 血氧探头夹。
- 硅树脂的粘性去除剂。

# 总 结

1. EB是由基因决定的起水疱的疾病。这个疾病影响多个器官系统,对麻醉的管理影响很大。

2. 手术间必须考虑患者固定的体位和移动,以及困难气道和静脉通路。

3. 为了安全,术中监测需要适度的调整,术后疼痛的管理可以参照其他患者。

（张建敏 译）

## 注释参考文献

· Bissonnette B. Epidermolysis bullosa. In Bissonnette B, ed. *Syndromes: Rapid Recognition and Perioperative Implications.* New York: McGraw-Hill, 2006: 272–275.

An excellent overview of the disease and perioperative anesthetic management.

· Herod J, Denyer J, Goldman A, Howard R. Epidermolysis bullosa in children: pathophysiology, anaesthesia and pain management. *Paediatr Anaesth* 2002; 12: 388–397.

This comprehensive review article provides a multidisciplinary approach to EB management with an overview of pathophysiology, complications, and practical recommendations for anesthetic care.

## 延伸阅读

Ames WA, Mayou BJ, Williams K. Anaesthetic management of epidermolysis bullosa. *Br J Anaesth* 1999; 82: 746–751.

Azizkhan RG, Stehra W, Cohen AP, Wittkugel E, Farrell MK, Lucky AW,

Hammelmane BD, Johnson ND, Racadio JM. Esophageal strictures in children with recessive dystrophic epidermolysis bullosa: an 11-year experience with fluoroscopically guided balloon dilation. *J Pediatr Surg* 2006; 41(1): 55-60.

Baum VC, O'Flaherty JE. Epidermolysis bullosa. In *Anesthesia for Genetic, Metabolic and Dysmorphic Syndromes of Childhood*. Philadelphia: Lippincott Williams & Wilkins, 2007: 122-124.

Goldschneider KR, Lucky AW, Mellerio JE, Palisson F, Vinuela Miranda MDC, Azizkhan RG. Perioperative care of patients with epidermolysis bullosa: proceedings of the 5th International Symposium on Epidermolysis Bullosa, Santiago, Chile, Dec. 4-6, 2008. *Pediatr Anesth* 2010; 20: 797-804.

Iohom G, Lyons B. Anaesthesia for children with epidermolysis bullosa: a review of 20 years' experience. *Eur J Anaesthesiol* 2001; 18: 745-754.

Mellerio JE, Weiner M, Denyer JE, Pillay EI, Lucky AW, Bruckner A, Palisson F. Medical management of epidermolysis bullosa: Proceedings of the IInd International Symposium on Epidermolysis Bullosa, Santiago, Chile, 2005. *Int J Dermatol* 2007; 46(8): 795-800.

Spielman F, Mann E. Subarachnoid and epidural anesthesia for patients with epidermolysis bullosa. *Can Anaes Soc J* 1984; 31(5): 549-551.

# 第六十六章 成骨不全

Mario Patino, Anna M. Varughese

## 简 介

成骨不全(OI)是一种由表达Ⅰ型胶原蛋白的不同遗传基因紊乱所引起的疾病。虽然人们普遍认为它只是表现为多发和反复骨折的一种"脆骨综合征",但是OI在其他有Ⅰ型胶原蛋白存在的组织里也有临床表现。此外,脑干、颈椎和肺由于骨骼异常也会直接受到影响。对于OI患者,麻醉术前评估必须覆盖各个系统,同时必须考虑应用特殊的麻醉药去降低这类患者的并发症和改善预后。

---

**学习目标**

---

1. 认识OI最常见的临床表现。
2. 区分OI的不同类型。
3. 在术前评估OI患者时,判断哪些是重要的麻醉相关信息。
4. 制订一套针对OI患者围术期的特殊方案,最大程度地降低并发症的发生和改善。

---

## 病例报告

8岁,17kg,女孩,双侧弓形股骨,诊断为Ⅲ型OI,正在进行双侧股骨切开髓内钉固定术。既往行胸腰段椎体融合矫正脊

588

柱侧弯的同时,曾多次出现继发的长骨骨折。她目前正在接受静脉注射氨羟二磷酸二钠来提高骨密度。患儿曾因声门暴露有限导致困难插管的病史,需要纤支镜引导进行气管插管。她还曾因脊柱侧弯继发有限制性肺疾病而且逐渐加重。然而在她行椎体融合的前后,呼吸功能尚且保持稳定。她还有双侧听力损失。虽然她的家长叙述说她曾在脊柱融合手术中输注2单位的血,但是他并没有异常的出血病史。因为之前做无创血压监测时骨折,所以家长对血压袖带有所顾虑。体格检查:身材矮小,右臂上有石膏固定,张口困难,颈部活动受限,胸廓60°脊柱侧弯畸形,股骨呈弓形。术前血常规、肾功能、凝血功能均正常。

患儿在手术室为了避免受伤被极其小心地挪到手术台上,血压袖带内铺上一层垫绑在左上臂根部进行常规血压监测,每十分钟测一次,采用笑气、氧气、七氟醚吸入诱导,在左臂上留置两根22号套管针,在纤支镜引导下插入4.5号带套囊的气管插管,上臂被良好的垫起来。在手术期间,外科医师抱怨伤口处一直渗血,并申请了一单位的血,手术开始两个小时后,出血量大概有500ml,收缩压60mmHg,HCT 20%,术中输注了一单位浓缩红细胞,患儿一般情况稳定,HCT最终为27%,术后清醒拔管并开启吗啡术后镇痛泵。患儿在术后恢复室(PACU)抱怨测量血压的左上臂根部很痛,X线显示左侧肱骨骨折,根部有空洞阴影。患儿在术后第三天出院。

## 讨 论

### 1. 什么是OI?

OI是一种由表达Ⅰ型胶原蛋白的不同遗传基因紊乱所引起的疾病。胶原蛋白是人体最多的蛋白质,是结缔组织和类骨质(帮助成骨的有机基质)的重要组成蛋白,其结构由三个多肽链组成,两个α1和一个α2亚基,形成一个三螺旋结构。Ⅰ型胶原蛋白的改变会导致结缔组织紊乱并有骨质缺乏。Ⅰ型胶原蛋白存在于骨骼、皮肤、肌腱、巩膜、耳、牙齿、心脏腱索、血管和瘢痕组织。有两个基因涉及Ⅰ型胶原蛋白的合成: COL1A1基因和CCOL1 A2基因,最常见的导致OI的原因就是编码合成Ⅰ型胶原蛋白的这些基因发生了突变,还有一些自然基因突变也会导致这种疾病。在合成蛋白质的最关键时期,基因突变可以导致合成一种多肽链,不具有胶原蛋白特定三螺旋结构的多肽链,而且会被酶分解,在其他并不重要的合成时期,基因突变可以导致合成Ⅰ型胶原蛋白减少但是蛋白质是正常的。

OI最初根据临床表现特定分为四型(表66.1),但是最新分型包括了八个遗传类型。

表66.1　OI的主要分型

| OI类型 | 遗传特点 | 临床表现 | 寿命 |
|---|---|---|---|
| Ⅰ型 | 常染色体显性遗传 | 骨骼脆性大,巩膜呈蓝色,听力损失,身高正常 | 正常 |
| Ⅱ型 | 常染色体显性遗传,有散发的基因突变 | 胎儿在子宫内可见骨折,肺功能和吞咽功能从出生开始就较弱 | 新生儿期会出现死亡 |
| Ⅲ型 | 常染色体显性遗传,有散发的基因突变 | 骨骼脆性大,以后会出现长骨弯曲,身材矮小,脊柱侧弯,牙齿缺失,外表呈三角形 | 缩短 |
| Ⅳ型 | 常染色体显性遗传 | 骨骼脆性小,身材矮小,很早出现蓝色巩膜,牙齿受牵连会发生改变 | 正常 |

Ⅰ型是最常见、临床症状最轻的类型,新生儿发病率为1∶30000(Benca等,2009;Karabiyik等,2004)。这类患儿有正常的Ⅰ型胶原蛋白,但是表现出质量很低。Ⅰ型患儿通常没有明显畸形,而且易发骨折的现象会在青春期后减少。Ⅲ型是存活患儿中最严重的类型,它会有很多严重的畸形,很小的压力就可以导致患儿多发骨折,生长迟缓,脊柱侧弯,听力损失以及牙齿异常。脊柱侧弯是由于脊椎压缩性骨折、脊柱前移和韧带不稳固所致。眼睛的表现包括薄的角膜和呈蓝色很薄的巩膜。寿命缩短了20~40年的时间,最常见的死因是胸廓畸形和脊柱侧弯导致的呼吸衰竭。

## 2. 为什么OI患儿存在困难气道,在这类患儿中常见么?

在比较严重的OI患儿中存在气道异常,这给气道管理带来很大困难。这类患儿面部和下颌骨骨折使得张口受限,颈部的骨折使得颈部骨骼发生重建,会导致颈部活动和伸展困难。面罩通气要尽量动作轻柔,避免造成新的面部和下颌骨骨折。体位对伴有脊柱畸形的患儿也是重大挑战,而且气管插管也会十分困难。颈部活动在直接喉镜时应受到限制,因为颈椎过伸会导致其骨折造成脊髓损伤。牙齿异常在OI患儿中也较为常见,因此在围术期应注意对牙齿的保护以免造成牙齿损伤。对于困难气道的病例,可以应用喉罩代替气管插管。

## 3. 对于OI患儿术前还应该考虑哪些问题?

术前评估时邀请到护理人员参与讨论很重要,他们对于患儿平时的日常护理更加熟悉,例如体位的处理,这样可以最大限度地避免骨折。还应关注以前发生过的应力性骨折问题,以免发生相同的损害,应在术前评估中重点记录以前和近期的骨折情况。

OI患儿由于脊柱畸形和胸廓畸形可以导致不同程度的限

制性肺疾病,术前评估肺功能尤其重要,包括吸氧需求史、肺通气量的检查结果和肺科医生的评估。

OI患儿还常常伴有心血管异常,包括:房间隔缺损、室间隔缺损和瓣膜异常。由于Ⅰ型胶原蛋白异常导致腱索异常可以引起主动脉瓣关闭不全(最常见的临床表现)、二尖瓣脱垂、二尖瓣关闭不全。其他结缔组织异常可以引起主动脉扩张。这些心血管异常通常会出现在20~40岁。对于有胸廓畸形的患儿,还有出现肺源性心脏病的危险。20岁以后,对于怀疑有心血管异常和胸廓异常的患者术前超声心动图可见协助检查(Stynowick等,2007)

中枢神经系统症状归因于骨骼形成异常的影响,枕骨及其斜坡的异常造成颈椎嵌入枕骨大孔导致脑干受挤压,这种情况通常出现在20岁之前。OI患儿应根据颈部脊髓压迫症状进行评估,例如上肢疼痛、颈部活动和感觉异常、肢端麻木、肠和膀胱的功能紊乱。这类患儿很容易引起寰枢关节不稳定和由于脑脊液回流障碍造成的脑积水。

凝血异常在OI患儿中的发病率为10%~30%,原因是在血管中的Ⅰ型胶原蛋白发生改变导致血小板黏附、聚集、血管收缩出现问题。常规的凝血检查通常是正常的(Stynowick等,2007;Keegan等,2002)。

### 4. OI患儿术中应该注意哪些问题以及会有哪些潜在的陷阱?

如果一个OI患儿有应用袖带测压导致骨折的病史,那就最大限度地使用袖带,应用动脉测压装置在避免腕部过伸的情况下可以代替无创血压监测,术前评估应该包括向家长交代有创监测与无创监测的利与弊。应用止血带止血可以导致骨折也应该慎用。OI患儿应用骨髓腔作为血管通路是绝对禁忌,除非是没有其他办法的危及生命时刻。

在这类病例中,病史中一些关于出血严重性的细节可以帮助我们判断术前是否需要进行交叉配型试验确定血型。去氨加压素和Ⅶ因子可以被用于改善凝血功能防止大量出血,非甾体类药物应慎用,因为在OI患儿中发现有破坏血小板功能的情况,如果治疗需要应用非甾体类药物,环氧酶-2选择性抑制剂可以用于术前,因为它对血小板抑制较少。

OI患儿还有一个常见的现象就是伴随着体温升高和代谢性酸中毒出现高代谢状态,这种现象和恶性高热(MH)并没有直接联系,不伴有呼吸性酸中毒和肌肉强直。OI患儿恶性高热的发生率并不比普通儿童高,抗胆碱药应慎用,因为会干扰散热因此导致发热。琥珀胆碱是禁用的药物,因为肌肉肌束震颤可以引发骨折。

皮肤脆性大在OI患儿中是一种常见的现象,用适当的平板垫在身下保持良好体位对防止伤害很关键,对患儿的搬动一定要动作轻柔,因为韧带和跟腱一样可以像骨折似的损伤。Ⅰ型胶原蛋白也存在于瘢痕组织,可以导致伤口愈合延期。

麻醉过程中出现的咳嗽、呛咳应该被控制,同时不安的患儿可以导致多发骨折。由于听力障碍造成了交流困难,给患儿术前做好计划尤其重要,这也是为了能和患儿在术后恢复室有更有效的交流,能安静下来。

### 5. 区域麻醉对OI患者有什么作用?

OI患儿应用区域麻醉可以提供术中和术后的镇痛,然而,对于OI患儿,尤其是凝血有异常的,硬膜外血肿的风险很高,还有区域麻醉的体位也是一个重大挑战,它可以导致新的骨折。穿刺针也可以伤到异常的骨骼对脊椎造成骨折伤害。如果考虑应用区域麻醉,可以选择周围神经阻滞或者单次骶尾部注射药物,而不采用硬膜外穿刺。

# 总　结

1. OI是一种胶原蛋白缺陷导致的骨骼疾病,它会造成多器官损害,所以围术期要认真管理。

2. 由于先天气道组织和颈部活动受限造成气道管理困难。

3. 出血风险很大,而且很难预计,所以需要格外细心观察。

（张建敏　译）

## 注释参考文献

· Baum VC, O'Flaherty JE. Osteogenesis imperfecta. In *Anesthesia for Genetic, Metabolic and Dysmorphic Syndromes of Childhood*, 2nd ed. Philadelphia: Lippincott Williams & Wilkins, 2007: 283-285.

This chapter about OI is in an outstanding textbook that offers concise and practical recommendations for the anesthetic management of many different pediatric disorders.

· Benca J, Hogan K. Malignant hyperthermia, coexisting disorders and enzymopathies: risks and management options. *Anesth Analg* 2009; 109: 1049-1053.

A review article about the association (or lack thereof) of different disorders with MH.

· Stynowick GA, Tobias JD. Perioperative care of the patient with osteogenesis imperfecta. *Orthopedics* 2007; 30: 1043-1049.

An excellent review of the perioperative care of patients with OI.

# 延伸阅读

Cunliffe M, Sarginson R. Osteogenesis imperfecta. In Bissonnete B, Dalens B, eds. *Pediatric Anesthesia: Principles and Practice*. New York: McGraw-Hill, 2002: 1096.

Ghert M, Allen B, Davids J, Stasikelis P, Nicholas D. Increased postoperative febrile response in children with osteogenesis imperfecta. *J Pediatr Orthop* 2003; 23: 261–264.

Karabiyik L, Capan Z. Osteogenesis imperfecta: different anaesthetic approaches to two paediatric cases. *Pediatr Anesth* 2004; 14: 524–525.

Kastrup M, von Heymann C, Hotz H, Konertz WF, Ziemer S, Kox WJ, Spies C. Recombinant factor VIIa after aortic valve replacement in a patient with osteogenesis imperfecta. *Ann Thorac Surg* 2002; 74: 910–912.

Keegan M, Whatcott B, Harrison B. Osteogenesis imperfecta, perioperative bleeding and desmopressin. *Anesthesiology* 2002; 97: 1011–1013.

Porsborg P, Astrup G, Bendixen D, Lund AM, Ording H. Osteogenesis imperfecta and malignant hyperthermia: Is there a relationship? *Anaesthesia* 1996; 51: 863–865.

Tetzlaff J. Osteogenesis imperfecta. In Fleisher L, ed. *Anesthesia and Uncommon Diseases*. Philadelphia: Elsevier, 2005: 341–343.

# 第六十七章　脑　　瘫

## George Chalkiadis

## 简　介

　　脑瘫是引起儿童残疾最普遍的原因。脑瘫患儿存在许多问题，需要频繁的手术麻醉治疗。这些患儿在围术期麻醉和疼痛管理都要给麻醉医师带来一系列额外的挑战。这些包括肌肉痉挛和运动障碍，认知障碍，肌阵挛发作，行为异常，营养不良，沟通障碍和吞咽困难。这篇文章目的是帮助麻醉医师针对患儿的特点需求建立个体化的麻醉管理方案。

> **学习目标**
>
> 1. 了解需要外科手术的脑瘫患儿围术期评估内容。
> 2. 着重阐述脑瘫患儿的麻醉问题。
> 3. 了解脑瘫患儿实施术后镇痛的方案。

## 病例报告

　　脑瘫患儿，男，12岁，不能言语，痉挛性瘫痪。需要行多次整形外科手术，包括双侧股骨旋转截骨，下肢腱索切断肢体延长术。用托吡酯控制惊厥，奥美拉唑治疗胃食管反流，经皮肤胃造瘘口给予巴氯芬控制痉挛。此患儿消瘦，膝关节和肘关节挛缩。其家长不能确定他的理解能力水平，但是当有人对他说话时也能注视此人。家长提到患儿最近在麻醉下做MRI检查后苏醒时间很长。他们的问题是术后如何评估疼痛,如何护理能使患儿更舒适。

# 讨 论

### 1. 什么是脑瘫

脑瘫是导致儿童残疾的最普遍原因,在发达国家每出生1000个婴儿就有2~3个是脑瘫。它主要是由于在产前、围生期、产后阶段大脑生长发育早期的中枢神经系统损害引起非进展性的情感与运动失调。这种机能失调表现为痉挛和挛缩,进而导致发展成为畸形,需要整形外科治疗。其他一些共存残疾包括感觉缺失(听力和视觉),惊厥,沟通能力和行为紊乱,认知障碍,还有智力缺陷,这些取决于最初的脑损害程度。涉及多个肢体严重痉挛会增加残疾的可能性。

随时间的进展,脑瘫的临床表现不同于大脑机能损害。最轻型患者仅表现为单侧瘫痪或者双侧麻痹。最严重型除了以上列出的问题外还有胃食管反流和球神经麻痹诱发的反复误吸,以及进展性的脊柱侧弯。

### 2. 术前要寻找的特殊功能条件是什么?

**麻醉前要点:** 在此病例中,麻醉对脑瘫患儿的严重影响会延迟出现。延迟出现的严重影响甚至更可能发生在任何时间,包括进行手术主要步骤时,低体温,用阿片类药物或者可乐定止痛的过程中。

**癫痫:** 询问患儿是否有过癫痫病史很重要,是否癫痫仍然发作,还是已经得以控制。在这个病例中,患儿正在接受抗惊厥的治疗。应该告诉家长在术前早上服用托吡酯的常用剂量。

术后也应继续服用常用剂量托吡酯。制订一个周密的方案控制惊厥发作并且找到一个途径能使患儿避免出现术后的恶心、呕吐。

**认知障碍和智力缺陷:** 确定患儿是否能够理解其他人所说的话,以及是否能感知发生在他身边的事情,或许是一件困难的事。在这个病例中患儿尽管已经注意看这个人在说话,但是从他缺乏交际的眼神看外表像个盲人。有人总是假设患儿还是有一定理解能力的。询问患儿姓名,对患儿解释一些事情的方法是家长所赞赏的,甚至更有可能得到患儿的配合。询问家长如何知道患儿疼痛正在发作是很重要的。对先天性损害的患儿进行疼痛评估是很困难的,但患儿平时的行为和睡觉的方式对于评估是有一定帮助的。父母是最合适的人选,能区别患儿是疼痛还是其他原因引起的抑郁。

**痉挛状态:** 患儿可能在早期就表现为严重的痉挛状态。在这个病例中,安静地、温和地接近他们可以避免发生痉挛。他们也可以经过治疗减少痉挛的发生,例如这个病例中患儿应用巴氯芬控制痉挛。重要的一点是围术期应该继续应用巴氯芬,如果停药后果将是很严重的,甚至致死。其他一些口服抗痉挛药物如地西泮、丹曲林、替扎尼定。家长有时候忘记提及患儿一直持续鞘内巴氯芬治疗。存在鞘内导管是硬膜外麻醉的相关禁忌证。导管污染或者断裂对于患儿都是灾难性的。

**胃食管反流,吞咽困难,误吸:** 在患儿发育到12岁左右,大多数孩子都有明显的反流和吞咽问题,其次延髓性麻痹的孩子行胃底折叠术后将由胃造瘘口喂养。重要的是还要询问患儿是否有反复的肺炎病史,这意味着此类患儿有过隐匿或者明显的反复误吸经历。

**体温:** 严重脑瘫患儿的家长描述他们的孩子经常四肢冰冷。这种儿童术中很可能有低体温发生。

### 3. 寻找围术期脑瘫的关键体格特征是什么?

**小头畸形:** 这种情况反映出大脑损害严重。这些孩子可能有更多的残疾和感觉麻木。这组患儿术中低体温或麻醉后延迟出现体温降低很普遍的。

**挛缩:** 有明确挛缩的患儿在手术台上摆体位是困难的。在这个病例中,关键问题如何牢固安全地摆放患儿的胳膊使其远离术野,特别是做股骨截骨术时候更好地暴露需要手术的臀部。

**营养状况:** 严重脑瘫儿童通常消瘦营养不良。他们可能有骨质缺乏并导致病理性骨折,所以手术室内搬运患儿要小心谨慎。

**脊柱侧弯:** 大一点有严重脑瘫的患儿通常会发展为脊柱侧弯,此病限制肺的呼吸功能,且会使硬膜外置管变得很困难。

**静脉通路:** 挛缩和脱水的患者有时候很难建立静脉通路。此类患者在吸入诱导麻醉下避免多次尝试穿刺置管,可以很快建立静脉通路。

### 4. 术中应注意什么?

**低体温:** 脑瘫患儿接受单次多层次外科手术易发生低体温。有许多因素可以导致低体温发生,包括体温调节异常,孩子营养状况不良,术前硬膜外麻醉和置入尿管暴露时间过长,术前准备更大程度暴露时间长。一旦患儿发生了低体温,即使输注温的液体,使用空气加温等方法,作用也不是很明显的。有研究表明术前充分的保温可以减少低体温的发生。

**后续问题:** 由于腕关节和肘关节挛缩的原因可以使置入前臂静脉的套管固定不动,成为一个天然的夹板。这个装置可以使不伴有挛缩的患儿的腕部和肘部轻微的活动。小心的固定位置,压力区域的护理和移动取决于患儿挛缩程度,营养情况和,骨质减少的程度。患儿接受双侧股骨旋转截骨术中或术后通常需要输血。所以如果需要输血一定要提前备好血。

**麻醉维持：**有证据表明不能言语和先天损伤的脑瘫患儿比正常孩子需要较少量的丙泊酚就可以达到相同的BIS值。存在智力问题的脑瘫患儿接受氟烷麻醉时比正常孩子的MAC值低。

**镇痛：**脑瘫患儿似乎静脉注射阿片类药物镇痛比正常孩子少，但是没有证据表明镇痛效果需要比正常孩子小。在这个病例中皮肤感觉阻滞平面在$T_{12}$~$S_2$。在双侧手术即使超过这个阻滞平面也很难达到很好的镇痛效果。术中疼痛最敏感的是在做股骨截骨这个手术环节，因此充分地考虑术中截骨能达到的良好镇痛的麻醉平面应该是$T_{12}$~$L_2$。硬膜外置管应该在$L_{1~2}$或$L_{2~3}$。

对于脑瘫患儿评估是很困难的，重要的是评估硬膜外在术中的效果，对于一旦出现的置管效果不确切要及时更换或者重新置管。硬膜外置管及阻滞的平面效果要在麻醉患儿手术切皮之前，术中出现心率加快、血压的升高都反映阻滞效果不充分。如果再次给予局部麻醉药物仍然阻滞效果不好的时候，硬膜外成像可以显示其内在的问题。根据图像结果可以把插入过深的导管往外退一点，或者重新放置。如果硬膜外效果依然不确定，就考虑改变镇痛治疗方式。

### 5. 术后应该考虑些什么？

最普遍的问题就是整形外科术后肌肉痉挛性疼痛，这疼痛即使在最轻型的脑瘫患儿也可能发生。痛性肌痉挛可能是术后疼痛的反应，更有可能是术前存在的痉挛在术后对疼痛的夸大反射。

肌痉挛的临床表现通常是突然发作，严重、持续的疼痛，呈波动样病程。在术后早期最佳的硬膜外镇痛可以避免肌肉痉挛的发生。无痛常意味着没有痉挛。可以比较积极地应用抗痉挛药物，需要时可以给予口服地西泮（安定）。静脉安定制剂应该随时准备好。事先考虑好这些，包括术后药物处方要便于指导给药次数。虽然这个案例中的孩子现在应用基本量的巴氯芬，但是仍然在需要的时候应用地西泮来打破痉挛状态。带有鞘内巴氯芬泵的患儿，术后时期应考虑增加巴氯芬注射频率。

脑瘫患儿服用其他患儿相同范围的辅助药物是有益处的。控制患儿镇痛可以通过培训护士，教育好家长来实施。静脉注射阿片药物或氯胺酮，非甾体抗炎药物，对乙酰氨基酚也可以应用。如果没有惊厥病史也可以使用用曲马多。如果行多次外科术后有难以完成的术后镇痛应该考虑存在神经性疼痛。触摸痛通常是典型的体征。神经性疼痛通常由延伸性神经损伤引起，即使一个小的外科手术如腿筋切断肢体延长术也很可能发生，特别是在要做挛缩膝关节手术前发生神经痛。

术后硬膜外护理应该包括观察穿刺点部位，肢体受压区域（骶骨和脚踝），并且检查每次护理移动患者后感觉平面范围。在不能言语的孩子中，阻滞范围充分的话可以使压力感觉超过截骨损伤平面，孩子对应用寒冷刺激测试也超过相应的皮肤感觉平面。经过主要的整形外科手术后，48小时内发热是很普遍的。如果硬膜外注射能提供充分的镇痛，且置入位置没有硬膜外感染的征象（红、脓或柔软），硬膜外持续镇痛在这些情况下的优点还是高于风险，大于不利影响的。术后硬膜外镇痛可以持续48~96小时。

充分的镇痛应该是治疗的一部分。安定通常是接下来解除止痛后必要的，因为肌肉痉挛有时候仍然是比较麻烦的。便秘是这些孩子通常出现的问题，因此通便剂也应该使用，特别是给予阿片类镇痛药后。

# 总　结

1. 术前对于这些患者的评估包括癫痫，先天损害，智力缺陷，小头畸形，痉挛状态及控制情况，静脉通路，胃食管反流，吞咽困难，体温失调，挛缩畸形，营养状况和脊柱侧弯。

2. 麻醉事件包括低体温，静脉置管困难，体位和移动，潜在减轻麻醉因素，硬膜外麻醉和失血。

3. 术后事件包括镇痛，肌肉痉挛，发热和神经痛。

（张建敏　译）

## 注释参考文献

- Lauder GR, White MC. Neuropathic pain following multilevel surgery in children with cerebral palsy: a case series and review. *Pediatr Anesth* 2005; 15: 412-420.

This case series describes six children who experienced neuropathic pain following multilevel surgery and includes a comprehensive review of potential etiology and treatment options.

- Nolan J, Chalkiadis GA, Low J, Olesch C, Brown TCK. Anaesthesia and pain management in cerebral palsy. *Anaesthesia* 2000; 55: 32-41.

This comprehensive review article highlights the etiology, one classification, and the anesthetic implications for children with CP and their management. It includes pain assessment and the management of chronic pain problems in this patient population.

## 延伸阅读

Frei FJ, Haemmerle MH, Brunner R, Kern C. Minimum alveolar concentration for halothane in children with cerebral palsy and severe mental retardation. *Anaesthesia* 1997; 52: 1056-1060.

Long LS, Ved S, Koh JL. Intraoperative opioid dosing in children with and without cerebral palsy. *Pediatr Anesth* 2009; 19: 513-520.

Saricaoglu F, Celebi N, Celik M, Aypar U. The evaluation of propofol dosage for anesthesia induction in children with cerebral palsy with bispectral index (BIS) monitoring. *Pediatr Anesth* 2005; 15: 1048-1052.

# 第十四部分

麻醉苏醒室里的挑战

# 第六十八章　苏醒期谵妄

Charles B. Eastwood, Paul J. Samuels

## 简　介

苏醒期谵妄是小儿麻醉苏醒期一种常见且具有挑战性的并发症,表现为短暂发作的无法安抚、定向障碍、暴力倾向。苏醒期谵妄患儿由于可能会发生一些自我伤害行为,也可能拔除静脉输液管、导尿管或引流管,从而给患儿安全造成危害。苏醒期谵妄患儿在苏醒室的观察时间的延长和相应的药物治疗会增加患者的医疗费用,也增加了苏醒室工作人员的工作量。另外,虽然苏醒期谵妄持续时间短,但其会明显降低患儿家长对医疗服务的满意度。苏醒期谵妄至今仍无有效的治疗措施。对于从事小儿麻醉的医务人员而言,熟悉苏醒期谵妄的预防和处理十分重要。本章将就小儿麻醉苏醒期谵妄的现状进行阐述。

---

**学习目标**

1. 综述苏醒期谵妄的临床表现、发生率与发病因素。
2. 确定麻醉方式对苏醒期谵妄发生率的影响。
3. 讨论苏醒期谵妄的处理。

---

## 病例报告

患者男性,4岁,身体健康。因反复发作中耳炎拟行鼓膜切开及压力均衡管置入术。患儿术前数周无明显感染症状,并予以预防性抗生素治疗。无过敏史,既往无手术史。体格检查无明显异常。

麻醉诱导通过面罩吸入七氟烷加60%$N_2O$/40%$O_2$混合气来实施,随后经直肠给予对乙酰氨基酚(扑热息痛)(40mg/kg),将七氟烷吸入浓度降低至3%。术中面罩吸入麻醉维持,手术经过简短,未建立静脉通道。

患儿转入麻醉苏醒室后很快苏醒,伴随大声哭喊、手脚乱动、思维混乱,两名护士和患儿母亲一起将患儿四肢约束固定于床上。患儿不认识其母亲,并表现异常惊恐,不停尖叫“不!不!不!”。

10分钟后患儿开始平静下来,20分钟后完全清醒,躺在母亲臂弯吃着红色冰棍。1小时后患儿达到PACU出室标准,即随母亲离开医院。

# 讨 论

### 1. 苏醒期谵妄的临床表现是什么?

小儿苏醒期谵妄发生于全身麻醉后,表现为胡乱或不自主肢体运动和定向障碍,对周围人、刺激或安抚行为的反应发生过激改变,且这些异常行为与疼痛无关但与疼痛所致异常难以区分。这种现象也被称为“苏醒期躁动”,多发生于全身麻醉后30分钟内,症状持续时间多为5~15分钟,更长时间者少见。苏醒期谵妄是常见的小儿围术期并发症,发生率在10%~50%(Vlajkovic和Sindjelic,2007)。

苏醒期谵妄最早报道于20世纪60年代早期,患者在接受乙醚或环丙烷麻醉后出现上述症状。而在20世纪60年代至90年代早期,氟烷、异氟烷作为主流吸入麻醉药物应用于临床时,苏醒期谵妄少见报道。90年代后期,当七氟烷、地氟烷引入临床应用后,苏醒期谵妄发生率又再度升高,引起了人们的关注。

### 2. 苏醒期谵妄的病因是什么?

小儿麻醉苏醒期谵妄的病因学至今尚不清楚。镇痛不全可以引起与苏醒期谵妄类似的行为表现,但观察发现,患儿在接受区域阻滞后手术部位镇痛效果良好,或在接受MRI等无痛性检查的情况下,仍然会发生苏醒期谵妄,这说明苏醒期谵妄与疼痛是不能等同的。术前焦虑与苏醒期谵妄存在一定相关性。近期的一项研究发现,大鼠在暴露于七氟烷后,其负责中枢神经系统唤醒作用的蓝斑区去甲肾上腺素浓度升高(Yasui等,2007)。进一步研究将确定是否这会是苏醒期谵妄发病的分子机制。

通常认为,与氟烷、异氟烷相比,七氟烷、地氟烷麻醉术后苏醒期谵妄的发生率更高,这可能是由于后两者血气分布系数低、排出快有关。尽管如此,目前研究无法明确证实某一种吸入麻醉药相比其他吸入麻醉药存在更高的苏醒期谵妄发生率。氟烷在美国已退出临床应用,其与目前尚在临床应用的吸入麻醉药不存在可比性。

### 3. 怎样识别苏醒期谵妄?

在PACU,苏醒期谵妄的典型表现一样可以出现在因疼痛、恐惧、焦虑或发怒时的小儿身上,难以区别。目前文献报道的大部分评估量表缺乏合理的心理测评标准,无法对苏醒期谵妄进行有效鉴别。为填补这一空白,Sikich和Lerman在2004年制订了小儿麻醉后苏醒期谵妄量表(Pediatric Anesthesia Emergence Delirium,简称PAED)并证实了这一标准的可靠性、有效性。这一标准对苏醒期谵妄的严重程度进行了有效评估,但未指明具体评判阈值,也未阐述何时可以干预治疗。

### 4. 苏醒期谵妄的危险因素有哪些?

苏醒期谵妄的潜在危险因素很多,包括疼痛、苏醒过快、吸入麻醉药物、学龄前、无手术史、适应力差、术前焦虑、头颈部手术。众多研究之间存在差异,这可能与实验设计和样本量有关(Vlajkovic和Sindjelic,2007)。目前看来,麻醉后苏醒过快是苏醒期谵妄最有力的相关因素(Voepel-Lewis等,2003)。

**表68.1　小儿麻醉苏醒期谵妄(PAED)评分**

| | |
|---|---|
| 1. 患儿与照顾者可进行眼神交流 | 前3项评分标准: |
| 2. 患儿行为具有目的性 | 4=无,3=差,2=良,1=好,0=极好 |
| 3. 患儿关注周围环境 | |
| 1. 患儿焦躁不安 | 后2项评分标准: |
| 2. 患儿哭闹无法安抚 | 0=无,1=轻,2=中,3=重,4=极重 |

总分最高为20

### 5. 如何预防苏醒期谵妄?

降低苏醒期谵妄发生率需从多方面进行预防,单一干预措施很难达到满意的效果。对于高危风险的患儿,可以通过减慢苏醒速度,或联合应用各种其他药物如阿片类、苯二氮䓬类药物、丙泊酚、α受体激动剂、NMDA受体拮抗剂比如氯胺酮等。

值得注意的是,目前为止相关研究表明围术期应用苯二氮䓬类、5HT-3受体激动剂(例如昂丹司琼)不影响苏醒期谵妄的发生风险,而术中应用氯胺酮、α-受体激动剂或鼻腔内滴入芬太尼可有效地降低苏醒期谵妄的发生率。有趣的是,有研究表明静脉应用芬太尼可能增加苏醒期谵妄的发生率(Dahmani等,2010)。丙泊酚术中持续输注或术毕时注射均能降低苏醒期谵妄发生率,而手术开始时注射丙泊酚却达不到这种效果。可乐定经静脉或硬膜外应用均能有效地降低苏醒期谵妄的发生率。在对具备镇静、镇痛作用的高选择性$\alpha_2$受体激动剂右美托咪定的研究中发现,单次静脉使用(Ibacache等,2004)或术中持续输注(Shukry等,2005)均能降低苏醒期谵妄的发生率。

## 6. 如何治疗苏醒期谵妄?

苏醒期谵妄的处理上最重要的要素就是防止患者受伤。目前对于高危患者,应从多方面考虑,对症处理。注意保护患者的手术切口及敷料、静脉通道和引流管路,用带软垫的约束带限制患者活动,避免患者自伤或伤害护理人员。如患儿因医源性因素如气道痉挛、缺氧、通气不足、出血等出现严重躁动或精神状态变化等紧急情况,应及时采取强制措施。如为镇痛不足所致,应予适当的术后镇痛处理,同时注意观察患者反应。苏醒期躁动往往使PACU工作量增加,从而加大PACU医务人员的配置需求。某些情况下,需要应用丙泊酚、阿片类或$\alpha_2$受体激动剂对患者进行镇静处理或者行再次麻醉诱导(在物品和人员准备充分情况下)以避免患者发生意外。表68.2列出了预防和处理苏醒期谵妄的常用药物及其作用。适度镇静可以使患者安全、平稳度过苏醒期,直至恢复正常意识。苏醒期谵妄持续时间短,但在发生时非常引人注目,令人感到紧张不安,过后对患儿父母和看护人员的解释安抚工作也是不可以忘记的。

表68.2　苏醒期谵妄预防与治疗药物选择

| 药物 | ED预防 | ED治疗 |
| --- | --- | --- |
| 地氟烷 | – | NA |
| 七氟烷 | – | NA |
| 注射丙泊酚 | +/– | + |
| 持续泵注丙泊酚 | ++ | NA |
| 昂丹司琼 | +/– | +/– |
| 可乐定或地塞米松 | + | + |
| 芬太尼 | + | + |
| 氯胺酮 | +/– | – |
| 咪达唑仑 | + | + |

++,显著; +,有效; +/-,轻微; -,无效; NA,不适用

# 总　结

1. 苏醒期谵妄是全身麻醉后苏醒期出现的一种临床表现，表现为短暂发作的定向障碍、攻击倾向，其病因目前尚未清楚。

2. 苏醒期谵妄是多种因素协同作用的结果，还没有单一的病因能够完全解释为何小儿全身麻醉后会出现躁动。

3. 降低苏醒期谵妄发生率的最有效措施是通过平衡麻醉使患者平稳、无痛地度过苏醒期，恢复正常意识。

（向桂芳　译）

## 注释参考文献

- Dahmani S, Stanly I, Brasher C, Lejeune C, Bruneau B, Wood C, Nivoche Y. **Pharmacological prevention of sevoflurane- and desflurane-related emergence agitation in children: a meta-analysis of published studies.** *Br J Anaesth* 2010; 104(2): 216–223.

  A meta-analysis of studies, combining over 1,600 patients, focused on reducing the incidence of emergence delirium. Although no single treatment is demonstrated as being superior, multiple options, including propofol, NMDA receptor antagonists, alpha agonists, and narcotics, may be helpful. The timing and route of medication administration influence the effectiveness of the intervention.

- Voepel-Lewis T, Malviya S, Tait R. **A prospective cohort study of emergence agitation in the pediatric postanesthesia care unit.** *Anesth Analg* 2003; 96: 1625–1630.

  A cohort analysis of 571 patients identifying factors associated with the development of emergence delirium, its incidence, and impact.

- Wells L, Rasch DK. Emergence "delirium" after sevoflurane anesthesia: paranoid delusion? *Anesth Analg* 1999; 88: 1308–1310.
A series of brief case reports detailing observations of patients who experienced emergence delirium. Also contains self-reports from patients who were able to recall what they experienced during these episodes. No emergence delirium episode was characterized as painful. Varying degrees of disorientation, paranoia, and terror appear as common themes.

## 延伸阅读

Cravero JP, Beach M, Thyr B, Whalen K. The effect of small-dose fentanyl on the emergence characteristics of pediatric patients after sevoflurane anesthesia without surgery. *Anesth Analg* 2003; 97: 364–367.

Galinkin JL, Fazi LM, Cuy RM, Chiavacci RM, Kurth CD, Shah UK, Jacobs IN, Watcha MF. Use of intranasal fentanyl in children undergoing myringotomy and tube placement during halothane and sevoflurane Anesthesia. *Anesthesiology* 2000; 93: 1378–1383.

Ibacache ME, Munoz HR, Brandes V, Morales AL. Single-dose dexmedetomidine reduces agitation after sevoflurane anesthesia in children. *Anesth Analg* 2004; 98: 60–63.

Sikich N, Lerman J. Development and psychometric evaluation of the Pediatric Emergence Delirium Scale. *Anesthesiology* 2004; 100(5): 1138–1145.

Shukry M, Mathison CC, Kalarickal PL, Ramadhyani U. Does dexmedetomidine prevent emergence delirium in children after sevoflurane-based general anesthesia? *Pediatr Anesth* 2005; 15: 1098–1104.

Vlajkovic GP, Sindjelic RP. Emergence delirium in children: Many questions, few answers. *Anesth Analg* 2007; 104(1): 84–91.

Yasui Y, Masaki E, Kato, F. Sevoflurane directly excites locus coeruleus neurons of rats. *Anesthesiology* 2007; 107(6): 992–1002.

# 第六十九章 气管拔管后喘鸣

## Junzheng WU，C. Dean Kurth

## 简 介

接受气管插管和机械通气的婴幼儿，拔管后在麻醉后恢复室（PACU）偶尔会发生喘鸣。严重的患儿，拔管后喘鸣（post-extubation stridor，PS）同时伴有呼吸抑制和氧饱和度下降。采取适当的预防措施，加上及时处理，不仅能有效地预防PS，还能改善PS时的症状和体征。

---

**学习目标**

1. 列出诱发PS的危险因素。
2. 讲述减少PS的预防措施。
3. 讲述有效地处理PS的方法，从而避免再次插管和声门下狭窄。

---

## 病例报告

一名10月龄的婴儿，拔管后30分钟，在手术室出现了高调的喘鸣音，同时伴有呼吸困难。患儿足月分娩，既往身体健康，体重7.2kg，刚完成腹股沟疝修补术。患儿易激惹，偶发干咳，吸气性喘鸣并胸骨上窝凹陷。生命体征：心率155次/分，呼吸频率48次/分，血压87/46mmHg，体温37.5℃，吸入10L/min湿化的纯氧，$SpO_2$ 95%。患儿母亲诉，患儿平素在家呼吸时经常伴有杂音，尤其是哭闹时。过去两周，患儿有鼻塞，间断干咳。麻醉记录单显示，患儿有轻度困难气道。麻醉诱导时一名住院医师尝试三次后才成功插入3.5号带套囊气管导管（ETT）。正压通气，在气道压达35cm $H_2O$ 时，未检测到ETT周围存在漏气。手术期间，七氟烷维持麻醉，并给予5μg芬太尼镇痛，静脉输注150ml乳酸林格液。

该患儿被诊断为PS，雾化吸入外消旋肾上腺素（0.3ml 2.25%肾上腺素加入5ml生理盐水），3.5mg地塞米松静脉注射，在接下来的20分钟内，患儿病情逐渐恶化，出现呼吸困难，喘鸣逐渐加重，肋间隙凹陷。$SpO_2$ 逐渐降至90%以下，呼吸音基本不能闻及。面罩正压通气无明显好转。静脉注射阿托品0.1mg，丙泊酚20mg，琥珀胆碱10mg后，插入2.5mm ETT，导管置入时有少许阻力。当气道压达35cm$H_2O$压力，能闻及套囊周围漏气。静脉输注芬太尼和咪达唑仑镇静，并转入儿科重症监护病房（pediatric intensive care unit，PICU）进一步治疗。

在PICU中，持续输注芬太尼和咪达唑仑镇静，用压力支持模式行机械通气。胸片未见明显肺水肿。每6小时给一次地塞米松，再插管后24小时，$SpO_2$ 能维持在98%以上，潮气量50ml~70ml。压力支持辅助通气下自主呼吸频率为30次/分，这时，气道压力为12cm$H_2O$时ETT周围漏气。成功拔管，患儿未出现呼吸窘迫，转入普通病房，第二天出院，2个月后诊断为轻度先天性声门下狭窄。

# 讨　论

### 1. 拔管后喘鸣有哪些危险因素？

拔管后哮吼，也称插管后哮吼，定义为拔管后出现吸气性喘鸣。症状通常出现在拔管后1小时内,但偶尔也会延迟至24小时才出现症状。PS主要病因是ETT压迫气管引起黏膜缺血,从而导致声门及声门下水肿。由于插入ETT防止了气管腔狭窄,一旦拔管,肿胀的气管壁可引起管腔狭窄,因此症状出现在拔管后。症状包括吸气性喘鸣,声嘶,三凹征。如果气道严重梗阻,出现动脉氧饱和度下降,可能需要再插管以维持呼吸道通畅。

　　PS的风险因素:①ETT:紧贴气管,压力大于$25cmH_2O$时ETT周围才出现漏气;②年龄:小于4岁,由于他们的气管腔相对较小;③插管手法:多次插管,或者插管损伤;④插管持续时间:随着时间延长,增加了损伤或者缺血的风险;⑤头颈部手术:很多头颈部手术需要频繁地改变体位,因而增加了气管黏膜损伤或者缺血的风险;⑥持续的上呼吸道感染:气管黏膜已经有炎症或水肿;⑦气道损伤或者高反应性:吸入性损伤、烧伤、痉挛性哮吼或反应性气道疾病病史;⑧拔管:保留气管导管期间患儿剧烈咳嗽;⑨声门下狭窄:一些先天性、获得性病变或者综合征,如唐氏综合征等,出现气道与年龄不成比例地狭窄。

### 2. 哪些措施能减少PS的风险?

　　为了减少拔管后喘鸣,就必须确定每一个危险因素。合适的气管导管:过去小于8岁的患儿通常使用不带套囊的ETT,导管大小按下列公式计算,即[年龄(岁)+16]/4。但大量研究表明,不带套囊ETT与带套囊ETT对PS的发生率没有明显区别。在儿童,使用比计算公式小0.5mm外径的带套囊ETT并不会增加PS的风险。较之不带套囊的ETT,带套囊的ETT有如下优点:减少吸入麻醉药的污染,更有利于机械通气,减少误吸风险及患儿呼吸道感染风险。当患有急性或慢性肺部疾病,需要行高压机械通气以使肺充分膨胀时,良好的机械通气显得特别重要。插管后,应做漏气试验。压力在$10\sim30cmH_2O$,不带套囊ETT周围轻微漏气,但能维持气道黏膜灌注良好,同时能保证通气良好。带套囊ETT套囊抽空后,应该与不带套囊ETT一样漏气。当气道压低于$20cmH_2O$漏气时,套囊应该缓慢地充气直到$20cmH_2O$时刚好密封。创伤性插管成功率高,但多次插管及有创插管均应避免。当有可能存在困难气道时,应该由经验丰富的麻醉医师行气管插管,尤其是对婴儿。平稳拔管:拔管期间躁动或者用力咳嗽,会增加声门下损伤和水肿的风险。具有良好拔管经验的麻醉医师能将这些风险降至最低,甚至消除。择期手术和上呼吸道感染:当患儿近期患有病毒性上呼吸道感染,则应推迟手术,延期气管插管。地塞米松:如果是气道手术,或者多次插管损伤了气道,在拔管前静脉注射地塞米松有助于减轻气道水肿。漏气试验:插管时间较长的患者,在拔管前做漏气试验能有效地预测拔管后喘鸣的发生。婴幼儿应尽量缩短气管插管时间。

### 3. 如何处理拔管后喘鸣?

过去20年中,由于对PS的发病机制有了更深刻的了解,并且建立了预防措施,因此PS的发生率已明显降低。尽管对某些PS治疗方法的疗效存有争议,但下列处理措施已得到了广泛推荐:①术后躁动管理:患儿在PACU中哭闹和躁动将会加剧喘鸣和呼吸困难。给予右旋美托咪啶或其他的镇静剂镇静,同时用阿片类药物止痛能有效地预防患儿哭闹和躁动,从而有助于平稳呼吸。②低温雾化:在仅有喘鸣的轻型患儿,冷却并湿化气体可以减少黏膜水肿从而减轻PS症状。③外消旋肾上腺素:对于存在呼吸困难或吸气三凹征的中度PS患儿,推荐用外消旋肾上腺素。理论上,外消旋肾上腺素是通过收缩血管而减轻黏膜水肿。在PACU和PICU,将0.2~0.5ml 2.25%的外消旋肾上腺素用生理盐水稀释至3~5ml,5~10分钟雾化吸入。雾化后,需要严密观察患儿4小时,因为存在病情"反弹"的可能,也就是说,肾上腺素代谢后可能再次发生喘鸣。④氦氧混合气：氦氧混合气，是一种密度比空气低，能增加层流，降低湍流的气体。近年已有研究表明，在PICU中，氦氧混合气成功用于对外消旋肾上腺素无反应的PS患儿。它能短期缓减上呼吸道梗阻的症状，以避免在其他治疗起效前或喘鸣症状自然缓解前再次插管。⑤类固醇：近来Markowitz和Randolph等研究建议，预防性应用类固醇，能减少长时间机械通气和气道手术后的患儿PS的发生率或再次插管的几率。推测可能是抑制了因插管导致气道损伤而产生的炎症反应。按下列方法给予地塞米松：拔管前给予高风险患儿地塞米松0.5mg/kg，每4~6小时重复一次，每日最大剂量不超过40mg，持续使用2天。也可以雾化吸入布地奈德。⑥再插管：对上述治疗方法疗效不佳的严重PS患儿，可能很快就会发展成呼吸衰竭，应该在阻塞性肺水肿、低氧血症和酸中毒发生之前再次插管。应该选择比第一次气管插管小的气管导管。通常用比计算的气管导管小0.5mm，并行通气试验给予确认。气管导管应留置24~48小时，以使水肿消退。给予镇静以避免气道进一步损伤至关重要。丙泊酚和非去极化肌肉松弛药是非常合适的再插管前麻醉诱导药。并且持续输注镇静剂。当观察到导管周围漏气后，说明可以拔管。表69.1对PS进行了总结。

表69.1　气管拔管后喘鸣总结

| 危险因素 | 预防方法 |
| --- | --- |
| 气道压 >30cmH$_2$O时漏气 | 保持气道压 <30cmH$_2$O时漏气 |
| 年龄 <4岁 | |
| 反复多次插管或者插管损伤 | 无创伤性插管 |
| 长时间气管插管 | 尽可能缩短气管插管时间 |
| 头颈部手术 | |
| 上呼吸道感染 | 对需要插管的上感患儿延期手术 |

| 危险因素 | 预防方法 |
|---|---|
| 气道创伤,吸入性损伤(如烧伤等),痉挛性哮吼,哮喘 | |
| 拔管前剧烈咳嗽 | 平稳拔管(避免咳嗽) |
| 声门下狭窄 | 地塞米松 |
| **症状** | **治疗** |
| 吸气性喘鸣 | 处理躁动 |
| 躁动 | 冷湿氧气 |
| 三凹征 | 雾化吸入外消旋肾上腺素 |
| 声嘶 | 静脉注射地塞米松或者雾化吸入布地奈德 |
| 低氧血症 | 氦氧混合气体<br>再插管 |

## 4. PS患儿出院的指针有哪些?

对于轻度喘鸣患儿,也就是仅轻度躁动伴吸气性喘鸣的患儿,只需要给予冷雾化吸入,镇静和充分镇痛。术后观察1小时后,患儿症状得到改善或者没有加重即可以出院,但在出院前应该给予父母详细正确的指导。对于中度喘鸣患儿,定义为喘鸣,中度呼吸困难,吸气时胸骨上窝凹陷的患儿,需要雾化吸入外消旋肾上腺素,同时给予地塞米松治疗。患儿症状明显改善,而且已经过了外消旋肾上腺素产生反弹效应的窗口期后,患儿仍然没有再发喘鸣时,可以出院。如果症状没有明显地改善,应该增加外消旋肾上腺素雾化的次数,尤其是婴幼儿。拔管后严重喘鸣的患儿,如出现严重的呼吸困难,肋间隙凹陷,氧饱和度不能维持,昏睡等症状,应该选择小一号的气管导管再次插管,并转入ICU进一步治疗。

# 总　结

1. 拔管后喘鸣最常见于4岁以下的患儿；其他的风险因素包括：持续的上呼吸道感染，气道狭窄病史，长时间气管插管，插管所致气道损伤等。

2. 预测危险因素并预防性治疗，以及早期识别和处理症状可能可以避免再次插管。

3. 患者出院的指征取决于症状的严重性以及他们的临床过程。

（向桂芳　译）

# 注释参考文献

- Markovitz BP, Randolph AG. Corticosteroids for the prevention of reintubation and postextubation stridor in pediatric patients: A meta-analysis. *Pediatr Crit Care Med* 2002; 3(3): 223–226.

Data analysis from six controlled clinical trials showed convincing evidence that IV steroids reduce the risk of postextubation stridor and re-intubation.

- Newth CJ, Rachman B, Patel N. The use of cuffed versus uncuffed endotracheal tubes in pediatric intensive care. *J Pediatr* 2004; 144: 333–337.

The study results demonstrate the significant advantages using cuffed ETTs in pediatric patients as opposed to the traditional textbook teaching that cuffed tubes should not be used in children younger than 8 years of age.

# 延伸阅读

Cohen T, Deutsch N, Motoyama EK. Induction, Maintenance and Recovery. In Davis PJ, Cladis FP and Motoyama EK, eds. *Anesthesia for Infants and Children*. Mosby-Elsevier, 2011: 365–394.

Metha R, Hariprakash SP, Cox PN, Wheeler DS. Diseases of the upper respiratory tract. In Wheeler DS, Wong HR, eds. *Pediatric Critical Care Medicine: Basic Science and Clinical Evidence*. London: Springer, 2007: 480–505.

Sinha A, Jayashree M, Singhi S. Aerosolized L-epinephrine vs. budesonide for postextubation stridor: A randomized controlled trial. *Indian Pediatr* 2010; 47: 317–322.

Suominen P, Taivainen T, Tuoninen N, et al. Optimally fitted tracheal tubes decrease the probability of postextubation adverse events in children undergoing general anesthesia. *Pediatr Anesth* 2006; 16: 641–647.

# 第七十章 QTc延长的患儿术后恶心、呕吐的处理

Shilpa Rao, Jerrold Lerman

## 简　介

　　目前,许多药理和非药理的方案被用来减少儿童术后恶心、呕吐的风险,包括5-羟色胺3(5-HT$_3$)受体拮抗剂。5-HT$_3$受体拮抗剂能延长QT间期,进而成为尖端扭转型室性心动过速(TdP)的一个诱因,特别是那些有先天性或获得性QT间期延长的患儿。本章节主要阐述的是QT间期延长的病因,止吐药和麻醉药物对QT间期延长所产生的潜在影响,以及预防术后恶心、呕吐的策略。

---

**学习目标**

1. 理解QT间期延长的本质及风险。
2. 解释5-HT$_3$受体拮抗剂对于心肌复极的潜在影响。
3. 回顾目前使用和将来会用到的止吐药。
4. 处理QT间期延长患儿的术后恶心、呕吐。

---

## 病例报告

　　一门诊患儿,6岁,男,21kg。因慢性咽炎拟行扁桃体切除

术。既往除一次记忆模糊的短暂晕厥史外无特殊,内科医师认为可能是与QT间期延长有关。随后亦无心血管方面随访记录。手术当日体格检查未见明显异常。患儿未服用药物。术前口服15mg咪达唑仑后,用70%氧化亚氮/氧气和8%七氟烷吸入行麻醉诱导,气管插管后,自主呼吸恢复,患儿便吸入3%七氟烷及70%氧化亚氮。直到手术结束,患儿先后经静脉给予1.8mg吗啡一次,经直肠给予650mg对乙酰氨基酚一次,经静脉给予5-HT$_3$受体拮抗剂昂丹司琼2mg和地塞米松8mg。给予昂丹司琼不到1分钟,心电图出现室性期前收缩并恶化为室性心动过速。经静脉给予20mg利多卡因后20秒内转为窦性节律。外科手术被迫迅速结束后,拔除气管导管,患儿转运至术后恢复观察室,自主呼吸,氧饱和度100%,窦性心律。在术后恢复观察室,12导联心电图显示QT间期延长,为480毫秒,余无异常。患儿最终恢复良好。

# 讨　论

### 1. 什么是QT间期,什么因素会影响其变化?

QT间期是心室肌细胞恢复到它静息膜电位,大约-90mV水平所需要的时间。电生理学里,这一间期是指从1相动作电位开始到3相终止。复极是通过多种膜转运离子通道的开放和关闭来调节的,该离子通道可协助阳离子和阴离子在心肌细胞内外移动。特别是,当动作电位发生时,Na$^+$快速内流的早期同时K$^+$外流,而K$^+$是调节复极的主要因素。心脏电生理学认为,QT间期是QRS波群起始到T波终止之间的时间间隔。

QTc间期是QT间期的心率校正值。成年男性正常QTc间期小于450毫秒,成年女性则少于470毫秒。而除了新生儿和婴儿早期的儿童,正常QTc间期无论性别均小于450毫秒。许多因素影响着QT间期的时长,包括先天性长QT综合征(cLQTS)和多种药物。cLQTS的发生率在1/2500~1/6500。在三种离子通道上有五种基因(LQT1,2,3,5,6)编码了超过200个突变:慢延迟$K^+$通道,快延迟$K^+$通道,慢$Na^+$通道。这些离子通道是由这些基因中的一种或多种产物所形成,例如,慢激活延迟整流钾通道$I_{ks}$,是由KCNQ1和KCNE1基因产物所构成。对于cLQTS突变来说,95%与$K^+$通道(复极时的K外流)有关,而5%是与$Na^+$通道($Na^+$缓慢内流)有关。从基因上来分析,cLQTS病例的60%与LQT1和LQT5有关,35%与LQT2和LQT6有关,4%与LQT3有关,而LQT5和LQT6则占1%,cLQT4则占微乎其微,而且也并非离子通道。最常见的cLQTS类型是Romano-Ward综合征,99%的病例都是常染色体显性遗传缺陷,它包括LQT1到LQT7的突变。Jervill-Lange-Nielson综合征则是另外一种缺陷,它主要发生在小于1%的cLQTS患者(常染色体隐性遗传并伴随耳聋)(Chiang和Roden,2000)。

许多诱因延长了QTc间期。QTc间期的延长与电解质紊乱有关,如低钾血症、低镁血症、低钙血症、甲状腺功能减退症以及其他相关疾病,如冠状动脉疾病、心肌病变、高血压、心动过缓、甲状腺功能减退、女性和休克等。神经性厌食症、液体蛋白饮食、胃病和腹腔疾病也可能延长QTc间期。某些口服药物也能影响QTc间期(见表70.1和其他讨论部分)。

**表70.1　能延长QT间期的药物**

| |
|---|
| Ⅰ类和Ⅲ类抗心律失常药物 |
| 吸入麻醉剂 |
| 5-HT$_3$受体拮抗剂(除帕诺) |
| 氟哌利多 |
| 酚噻嗪 |

利奈唑胺

水合氯醛

锂

苯海拉明

红霉素

可卡因

利尿剂

阿霉素

离子型造影剂

泼尼松

他克莫司

垂体后叶素

　　单一的QT间期延长通常是一种隐性的疾病,很少表现出心律失常,当未校正QT间期超过500毫秒或者校正QT间期超过470毫秒则会显著增加心律失常的风险。有些患儿曾有不明原因晕厥,或有猝死家族史,或麻醉中无法解释的死亡均应在术前行12导联EGG用以评估其心律失常的风险。

　　起源于复极异常的恶性心律失常,如室性期前收缩、室性心动过速和尖端扭转型室性心动过速(TdP)(图70.1),它们的发生需要两个先决条件: QT间期延长和复极离散度增加。虽然QT间期延长已被熟知,但复极离散度却是一个较为陌生的表述。它评价的是整个心室肌QT间期的方差或异质性。随着复极离散度的增加,恶性心律失常的风险也随之增加。用以评估复极离散度最佳的心电图度量方式尚未明确。

## 2. 5-HT₃受体拮抗剂对心电图的影响是什么样的?

　　5-HT$_3$受体拮抗剂是通过延长PR, QRS波群和QT间期来影响

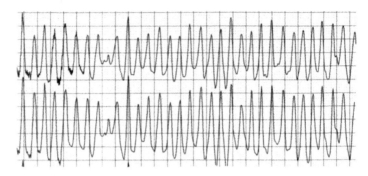

图70.1 尖端扭转型室性心动过速，心电图 I 导联和 II 导联

ECG的。它们在心肌细胞复极时（通过HERG受体）阻滞了$K^+$快速外流，延长了QT间期。这些拮抗剂通过HERG通道抑制$K^+$外流的强弱顺序是：昂丹司琼，格拉司琼，多拉司琼。多拉司琼的活性代谢产物可能阻滞钠通道，而与5-HT$_3$受体阻滞的活性无关。

5-HT$_3$受体拮抗剂常常在没有术前筛查ECG的情况下被常规使用在无症状的患儿身上，到目前为止，只有极少数患儿在给予昂丹司琼、托烷司琼和多拉司琼后出现多形性室性心律失常的报道，包括室性心动过速和TdP，而这其中绝大多数都自发地转为窦性心律（如McKechnie，Froese，2010）。最近的证据表明，在健康儿童中给予0.1mg/kg昂丹司琼并未对QT间期产生临床效果，也没有超过500毫秒。而且，复极离散度也没有改变（Mehta等，2010）。然而，对于已知QT间期延长的患儿给予可以延长QT间期的药物似乎是非常不明智的，特别是当预防围术期恶心、呕吐有其他备选方案的时候。

一种新型的5-HT$_3$受体拮抗剂：帕洛诺与现有的5-HT$_3$受体拮抗剂主要有三点不同：①它不结合5-HT$_3$受体；②它不延长QT间期；③它拮抗多形性药物转运通道P乙二醇和CYP450 2D6的异构体。

现有的5-HT$_3$受体拮抗剂通过吲哚环结合在5-HT$_3$受体，但新型5-HT$_3$受体拮抗剂帕洛诺缺乏吲哚环。其结果是,帕洛诺扭曲了受体的构象结构,使其失活。这一构象改变主要是帕洛诺引起5-HT$_3$受体内旋,也部分说明了帕洛诺消除半衰期明显延长的原因。帕洛诺的这些特点使得其经静脉单次给药后止吐半衰期长达30~40小时。

### 3. 氟哌利多和QT间期的关系?

伴有QT间期延长的患儿不建议使用氟哌利多。美国食品药品管理局于2004年发出黑色警报,反对其作为常规止吐药物以防止出现大量恶性心律失常和TdP。近期的研究表明在健康儿童中经静脉单次给予氟哌利多0.02mg/kg能显著延长QT间期,但并无临床表现。然而,没有一名儿童的QT间期延长到超过500毫秒。给予氟哌利多后复极离散度也没有显著改变(Mehta等,2010)。

### 4. 如何处理室性心动过速或TdP?

处理多形性室性期前收缩、室性心动过速和TdP需要非同一般的特殊干预。核心处理包括增加心率,心脏电击复律(1~2J/kg),静脉给予镁剂(50mg/kg)和静脉给予利多卡因(1mg/kg)。Ⅲ类抗心律失常药如胺碘酮和Ⅰ类抗心律失常药(奎尼丁)都必须避免使用,因为它们很可能加剧已有的QT间期延长状态。

### 5. 地塞米松是否安全有效?

大量的研究表明围术期使用地塞米松具有止吐效果。但地塞米松对于QT间期没有影响。单次给予地塞米松极少引起不良反应。但也发现其导致多例肿瘤溶解综合征的发生,并有一例未诊断的急性白血病患儿死亡。

### 6. 何为NK1止吐药?

P物质是神经肽家族中主要成员之一,它能调节致吐活性,主要作用于G蛋白受体亚型NK1(神经激肽1)。该受体亚型主要存在于中枢、外周神经系统及胃肠道中,现有的NK1受体拮抗剂都是非常有效的止吐药物且不引起镇静作用。许多原型化合物(如,阿瑞吡坦)已被改进,但仅仅用于口服。磷酸化的阿瑞吡坦就是福沙吡坦,一种水溶性化合物,是一种有效的静脉止吐药物。但尚无小儿的资料。在成人中,剂量达到3mg/kg都不延长QT间期(Marbury等,2009)。福沙吡坦的作用能持续30分钟,且经静脉给药时会引起疼痛。

### 7. 患儿在PACU时有无有效的止吐药?

许多研究表明,QT间期延长的患儿经预防性治疗失败后进入PACU发生呕吐时进行再次治疗是有效的。甲氧氯普胺(胃复安)就是一种非常有效的止吐药物,但是张力障碍作为其副作用之一也有极少数报道。茶苯海明(晕海宁)也较为有效,但会产生镇静类的不良反应。

### 8. 还有什么止吐治疗?

除了止吐治疗之外,还有许多的策略可以减少儿童PONV的发生。其他的干预措施包括将空腹时间缩短到最低限度(依据美国麻醉医师协会ASA指南)以及术后避免口服流质,除非患儿自己要求。术中策略包括在面罩通气时避免胃部胀气,使用含丙泊酚的全凭静脉麻醉,避免使用氧化亚氮。区域阻滞可能减少阿片类制剂的用量,单独用其他非阿片类镇痛剂。充足或足量的液体治疗也可能减少PONV的发生。

## 总　结

1. QT间期延长的患儿发生恶心、呕吐应使用地塞米松和茶苯海明和(或)甲氧氯普胺。

2. QT间期延长的患儿须谨慎,避免同时使用可能引起QT延长的因素(包括药物因素)。

3. 在不久的将来,理想的预防性止吐三联治疗可能包括帕洛诺、地塞米松, NK1激动剂,它们都不会干扰心肌复极或引起室性心律失常。

(向桂芳　译)

## 注释参考文献

- Chiang C-E, Roden DM. The long QT syndromes: genetic basis and clinical implications. *J Am Coll Cardiol* 2000; 36: 1–12.
  This review introduces the genetics and the clinical presentation of channelopathies of the ventricular muscle for the uninitiated.
- McKechnie K, Froese A. Ventricular tachycardia after ondansetron administration in a child with undiagnosed long QT syndrome. *Can J Anesth* 2010; 57: 453–457.
  An 11-year-old with a recognized long QT interval has ventricular tachycardia after a single dose of ondansetron. After IV lidocaine, the ECG converted to sinus rhythm.
- Mehta D, Sanatani S, Whyte SD. The effects of droperidol and ondansetron on dispersion of myocardial repolarization in children. *Pediatr Anesth* 2010; 20: 905–912.
  This is the first study to measure the QT interval and dispersion of repolarization in children undergoing elective anesthesia after ondansetron, droperidol, both drugs, and neither drug.

Although the QT interval increased statistically, the increase was clinically irrelevant, 10 msec. The dispersion of repolarization did not differ before and after the study medications.

# 延伸阅读

Apfel CC, Malhotra A, Leslie JB. The role of neurokininin-1 receptor antagonists for the management of postoperative nausea and vomiting. *Curr Opin Anaesthesiol* 2008; 21: 427–432.

Choi EM, Lee MG, Lee SH, Choi KW, Choi SH. Association of ABCB1 polymorphisms with the efficacy of ondansetron for postoperative nausea and vomiting. *Anaesthesia* 2010; 65: 996–1000.

Ho K-Y, Gan TJ. Pharmacology, pharmacogenetics, and clinical efficacy of 5-hydroxytryptamine type 3 receptor antagonists for postoperative nausea and vomiting. *Curr Opin Anaesthesiol* 2006; 19: 606–611.

Marbury TC, Jin B, Panebianco D, Murphy MG, Sun H, Evans JK, Han TH, Constanzer ML, Dru J, Shadle CR. Lack of effect of aprepitant or its prodrug fosaprepitant on QTc intervals in healthy subjects. *Anesth Analg* 2009; 109: 418–425.

Rojas C, Stathis M, Thomas AG, Massuda EB, Alt J, Zhang J, Rubenstein E, Sebastiani S, Cantoreggi S, Snyder SH, Slusher B. Palonosetron exhibits unique molecular interactions with the 5-HT$_3$ receptor. *Anesth Analg* 2008; 107: 469–478.

Towbin JA, Wang Z, Li H. Genotype and severity of long QT syndrome. *Drug Metabolism and Disposition* 2001; 29: 574–579.

Vener DF, Carr AS, Sikich N, Bissonnette B, Lerman J. Dimenhydrinate decreases vomiting after strabismus surgery in children. *Anesth Analg* 1996; 82: 728–731.

Vincent GM. The long QT syndrome. *Indian Pacing Electrophysiol J* 2002; 2: 127–146.

# 第七十一章　术中并发症的信息公开

Mark J.Meyer，Norbert J. Weidner

## 简　介

　　有关医疗差错和并发症的知情,患者及其家属均有迫切的要求。患者希望医疗机构对医疗过错或并发症的信息公开,并告知其可能导致的不良后果。一旦差错发生,患者要求医院需及时通知,并在事故原因不明的情况下积极展开调查。当调查结果表明该事件确由医疗过错引起,患者和家属希望医院不隐瞒真实的原因,并真诚地道歉。而后他们还希望得到持续的精神慰藉和心理疏导,并期望医院能够尽力地鉴定事故原因并及时纠正错误。历来,医疗机构充分地公开事故过程和原因的速度一直较慢,特别是当事故本来可以避免时。患者的诉求经常得不到支持而使得他们感觉到恐惧和被医院疏远、排斥。医疗事故的即时效应虽然严重,但之后对患者及其亲属身心造成的影响可能才是最让人痛苦的。医方当事人的沉默、羞愧、内疚,患者对医院失去了信任,这使得医患关系因此而更加紧张,也使得患者及其家庭不得不承受由此带来的无尽的痛苦和悲伤。

---

**学习目标**

1. 区别医疗过错和不良反应。
2. 明确安全告知患者及其家属不可预料事件的关键要点。
3. 了解发生了对患者有伤害的不良事件后,患者管理的政策性原则。

# 病例报告

患儿，男性，9月大，足月顺产。在全身麻醉下行痣切除术。在面罩全身麻醉诱导后，建立静脉通道和置入喉罩并对生命体征进行检测。外科医师要求切皮前给予头孢唑林40mg/kg静脉滴注。抗生素滴入后几分钟，该患儿出现心动过速和低血压。动脉氧饱和度波形与呼末二氧化碳监测波形消失，触诊确认动脉搏动消失。立刻撤除患儿身上的手术巾，开始胸外按压，并行气管插管机械通气。麻醉医师两次给予肾上腺素和40mg/kg的乳酸林格液灌注后，患儿心跳恢复，之后持续泵入多巴胺维持其循环稳定。外科医师迅速关闭手术切口，将患儿送入重症监护室进一步观察。

几个小时后，患儿生命体征平稳，停用多巴胺，拔出气管导管。该患儿出现的症状与过敏反应相符，因此怀疑抗生素是该反应的主要引发因素。事后与家属沟通后得知，该患儿曾经对头孢菌素过敏。既往史表明患儿曾因中耳炎服用头孢氨苄而出现哮喘和水肿。术前病史小结对此有清楚的记录，而且患儿的手腕带上也赫然写着"头孢氨苄"过敏。事后，该患儿的父母要求麻醉医师与手术医师对此给他们一个交代。

# 讨 论

### 1. 什么是不良反应？什么类型的事件属于不良反应？

患者由于治疗引起的伤害和并发症被认定为不良反应，这是和原发性疾病过程的区别。不良事件可能是由医疗过失或其他原因引起的，如药物的不良反应。医疗过失是实施的治疗过程预期失败或对治疗目的的实施计划选择错误，包括误诊、用错药物或者剂量等。在上述病例,相关的医师、护士、药剂师对患者没能采取有效措施阻止医疗伤害的发生就是一种医疗事故。医疗事故划分为重度、轻微和险些发生的医疗事故三种级别。严重事故可导致患者持续性伤害或短暂但威胁生命的伤害。"警讯事件" 是必须立即得到制止的严重事故,它的发生难以预料,和患者的疾病无关,但是却可以导致严重的身体和心理伤害,例如手术部位的错误和心搏骤停等。轻微的过失虽然不会引起伤害,但是有潜在致伤害的可能性。一个险些发生的过失可能已经引起伤害但是还没有在患者身上表现出来。该案例就是一个由严重医疗过错引起的可预防的不良事件的例子。

### 2. 如果医疗过错未对患者产生伤害,还有必要公开吗?

警讯事件,严重医疗事故以及需要增加护理,延长住院时间,增加检查和干预措施的非预期伤害需要公开相关信息。但那些险发生或者无伤害性的失误则不太适合告诉患者及其家属。然而,这些问题可能需要在质量安全制度上有所反馈。根据这些原则,该案例符合公开标准,因为这是一起可能导致伤害的严重事故。

### 3. 一旦患者情况稳定,下一步该怎么办?

此类事件的反应时序有待提高,特别是在第一个24小时内。首先应该告知患者和家属解释所发生的情况,以及对患者的影响和预后。通常事件发生后不能马上知道最终结果,在这种情况下,应该将这种不确定性明确地告知患者。如果当时已经知道事发原因,应该向患者解释清楚。如果医疗方出现了明显过错,应勇于承认并向患者表示遗憾和歉意。但是,当事件的原因尚不清楚时,应该在明确原因后再公开。

在向患者解释事件原因时,医疗事件的主要参与者(主治医师)应该在场,如果会诊医师也参与了,那么会诊医师也应该出席。无论结果是否由医疗事故导致,与患者建立医疗关系的人——通常是患者的主治医师——都应该对此事件负责。在本案例中,主治医师和麻醉医师应该出席。

　　该会议应该被安排在一个环境十分安静且能提供足够座位数的场所内。避免各种干扰,包括呼叫器和手机铃声。然而环境固然重要,但是和患者及家属交流的方式更要讲究,例如眼神交流、换位思考、真诚的态度以及尊重的肢体语言才是最重要的。交谈时简单直接的语言最好,要鼓励患者和家属提问,对复杂的问题要简明扼要地解释清楚。交流过程应该不紧不慢、有条不紊地进行。

　　如果事件的原因还需要更多的信息才能确定,外科医师应该努力调查病理原因。如果是严重的伤害事件,和患者及家属保持不间断的交流是非常必要的。确定伤害级别时,可以采用影像和咨询专家的意见等方法。但是,不是所有的患者和家属在巨大的压力下都可以理解复杂的医学知识。如果是这样的话,应该推迟这些医疗信息公布的时间。对于复杂的医疗信息,阶段性的公布会产生更好的效果。实际上,公布医疗信息是复杂的,精准微妙的交流方式应该根据医疗事件的性质、临床环境和医患关系不断调整。

　　表71.1列出了向患者公布不可预料事件的安全惯例组成要点。

### 表71.1　向患者公布非预料性医疗结果的安全惯例要点

及时准确地说明患者发生了什么情况以及将对患者的健康产生什么影响。

说明事件的原因及已经采取的预防措施。

当事件是由医疗过错引起的,应对此表示真诚的遗憾和道歉。

保证展开调查以防止将来再次发生此类事件。

与患者和家属保持联系,提供相关信息和医疗技术支持。

事件发生后,通过培训护理人员给患者及其家属提供精神支持。

　　转载于美国国家质量安全论坛。更好的医疗保健安全实践-更新于2010年: 共识报告。华盛顿特区: 国家质量安全论坛,2010

**4. 如果事先知道该患儿对该抗生素过敏,但是注射后未出现不良反应,该事件又会有什么不同的进展?**

尽管注射了抗生素后,并没有对患儿造成即刻的损伤,但是严重的不可逆转的伤害仍然可能已经发生。所以,仍然需要对患儿父母做出解释和赔礼道歉。

为了防止此类可预防性问题的发生,需要建立一种调查和改进的反馈制度。加强对这些家庭的随访,告知他们系统的干预措施和改进。

**5. 如果发生严重医疗事故,披露事件会影响案件的责任方吗?**

如果发生了严重的医疗事故,为了减少法律责任,回避过失长期以来都是风险管理的一种惯用做法。现在人们普遍认为只有在对医师和医院采取了法律措施时他们才会承认错误。相反,在美国的大多数州颁布了有关事件披露的"道歉法律",用于保护有法律责任的被告。八个州已有保护承认过失方权益的法律。这些法律允许在发生严重医疗事故时披露事件信息和致歉的行为,但是不允许在进行法律诉讼后再出现这些行为。许多其他的州只保护"表达同情"不保护"承认过失"(McDonnell等,2008)。

一些协会和卫生机构已经采取了一种开放的公布信息的政策,该政策正逐步表明能够有效地减少医疗方的法律责任。实施该项政策的卫生机构法律诉讼数量,医疗赔偿金额和律师代理费都有所减少。例如,美国密歇根大学实施了开放的医师承认事故过失和道歉政策,自从这项政策实施后,医院处理医患纠纷的时间减少了,律师代理费也比以往减少了2/3以上,而且法律诉讼数量也减少了。总的来说,"道歉法律"和开放的信息披露政策在诉讼案件中的成效还是比较显著的。

因为第三方的医疗赔偿是根据质量和安全评估结果决定的,医疗服务者和机构不得不趋向于采取开放的信息披露政策。通过准确的事件经过和结果安全评估报告使医疗质量得到改进,医疗机构将依靠这些不良事件和安全质量事故的准确报告显示他们的竞争力,因为不断改进,竞争力高低也在不断变化。这种趋势也正在医疗消费者中间出现,因为他们要承担越来越大的医疗费用比例。

### 6. 什么是"制度性回应",发生医疗过失时,医疗机构应该承担什么责任?

不良事件发生后,制度性回应的第一步是通知医院临床和行政的领导。他们包括安全负责人,风险经理和监察专员。应该立即把相关的药物、器械和文档资料监控起来以便调查分析。

随着事件原因越来越清晰,医疗机构的领导和主治医师应该为患者和相关治疗医师制订应对方案。通常此类事件发生后,患者会感觉到被医院疏远,焦虑和害怕,而医师可能会觉得遗憾和懊悔。事件发生后,医患关系经常会变得越来越复杂;医疗机构和主治医师应该主动牵头采取措施缓解这一紧张关系。

不良事件发生后,对患者的帮助可采取多种形式。患者的精神和心理创伤可能是非常严重的。医疗机构应及时并长期给予相应的支持治疗和咨询服务,医疗机构可以免除患者需要缴纳的额外医疗费用并且给予补偿。但是,医师个人不应该私自给出免除费用的承诺,或以其他方式与患者家属协商费用问题。此类事件发生后,确认患者需要承担的额外医疗费用可能需要司法裁定,尤其是事件由医疗过失所致时。当这些发生在患者身上时,他们承受的太多,这就意味着医疗方更需要向患者表示出足够的尊重和同情。

除了给予患者相应的帮助,医疗机构还需要积极配合不良事件的原因调查分析,一旦事件原因调查清楚,医疗机构就应该采取改进和完善措施。

# 总 结

1. 如果发生了不幸的事件,患者及家属需要且期望医疗机构与其公开、诚信地进行沟通。

2. 公开披露信息有很多益处,包括重新建立医患之间的信任,减少法律责任和精神压力。

3. 医疗机构在不良事件发生后的歉意、对事件进行调查的承诺和措施改进都至关重要。

4. 未来医疗质量安全的提高,有赖于准确的信息公开和不良事件报告的减少。这样才有利于营造一个更加安全的医疗体系。

(向桂芳 译)

## 注释参考文献

- Delbanco T, Bell SK. Guilty, afraid and alone—struggling with medical error. *N Engl J Med* 2007; 357: 1682–1683.

  This article reveals the strong negative emotions felt by those involved in a medical error. Patients are fearful of retribution and further mistreatment. Family members feel guilty they did not do more. Physicians involved feel ashamed and alone.

- Gallagher TH, Studdert D, Levinson W. Disclosing harmful medical errors to patients. *N Engl J Med* 2007; 356: 2713–2719.

  This article discusses the current state of disclosure of medical errors as a safe practice to improve the delivery of high-quality healthcare.

- Massachusetts Coalition for the Prevention of Medical Errors. *When Things Go Wrong: Responding to Adverse Events: A Consensus Statement of the Harvard Hospitals, 2006.*

**Accessed Jan. 23, 2011.** http://www.ihi.org/NR/rdonlyres/
A4CE6C77-F65C-4F34-B323-20AA4E41 DC79/0/Responding
AdverseEvents.pdf

This effort provides thorough recommendations for the
management of medical error, including guidance on open dis-
closure and the appropriate institutional response. Well worth
reading.

- **National Quality Forum (NQF).** *Safe Practices for Better
Healthcare—2010 Update: A Consensus Report.* **Washington
DC: NQF, 2010. Accessed Dec. 12, 2010.** http://www.quality-
forum.org/Publications/2010/04/Safe_Practices_for_Better_
Healthcare_%e2%80%93_ 2010_Update.aspx.

The 2010 update presents 34 practices that have been dem-
onstrated to be effective in reducing the occurrence of adverse
healthcare events.

## 延伸阅读

Bell SK, Moorman DW, Delbanco T. Improving the patient, family, and
clinician experience after harmful events: the "When Things Go Wrong"
curriculum. *Acad Med* 2010; 85: 1010–1017.

Gallagher TH, Waterman AD, Ebers AG. Patients' and Physicians'
attitudes regarding disclosure of medical errors. *JAMA* 2003; 289(8):
1001–1007.

Hickson GB, Federspiel CF, Pichert JW, Miller CS, Gauld-Jaeger J, Bost P.
Patient complaints and malpractice risk. *JAMA* 2002; 287: 2951–2957.

Hobgood C, Peck CR, Gilbert B, Chappell K, Zou B. Medical errors—what
and when: what do patients want to know? *Acad Emerg Med* 2002; 9: 1156–
1161.

Kachalia A, Kaufman SR, Boothman R, Anderson S, Welch K, Saint S,
Rogers MA. Liability claims and costs before and after implementation of a
medical error disclosure program. *Ann Intern Med* 2010; 153(4): 213–221.

Matlow AG, Moody L, Laxer R, Stevens P, Goia C, Friedman JN. Disclosure
of medical error to parents and pediatric patients: assessment of parent's
attitudes and influencing factors. *Arch Dis Child* 2010; 95: 286–290.

McDonnell WM, Guenther E. Do state laws make it easier to say "I'm
sorry?" *Ann Intern Med* 2008; 149: 811–815.

# 索　引